国家卫生健康委员会"十四五"规划教材

全国高等学校教材

供本科护理学类专业用

眼耳鼻咽喉科护理学

第 5 版

主　　编　席淑新　肖惠明

副 主 编　张惠荣　施颖辉　田梓蓉

编委名单（按姓氏笔画排序）

王宇鹰　郑州大学第一附属医院　　　　　　　　田梓蓉　首都医科大学附属北京同仁医院

冯　彦　山西医科大学第一医院　　　　　　　　李连红　大连医科大学附属第一医院

肖适崎　中国医科大学附属盛京医院　　　　　　肖惠明　中山大学中山眼科中心

吴沛霞　复旦大学附属眼耳鼻喉科医院　　　　　余　蓉　四川大学华西医院

张惠荣　华中科技大学同济医学院附属同济医院　郑　岩　哈尔滨医科大学附属第二医院

施颖辉　温州医科大学附属眼视光医院　　　　　高　骥　福建医科大学护理学院

席淑新　复旦大学附属眼耳鼻喉科医院　　　　　黄　辉　中南大学湘雅三医院

常　健　上海交通大学附属第一人民医院　　　　韩　樱　贵州医科大学附属医院

蔡永华　中国医学科学院北京协和医院

编写秘书　吴沛霞　复旦大学附属眼耳鼻喉科医院
　　　　　张　宇　中山大学中山眼科中心

人民卫生出版社

·北　京·

图书在版编目（CIP）数据

眼耳鼻咽喉科护理学 / 席淑新，肖惠明主编. —5 版. —北京：人民卫生出版社，2021.12（2024.8 重印）

ISBN 978-7-117-32480-9

Ⅰ. ①眼… Ⅱ. ①席…②肖… Ⅲ. ①五官科学－护理学－医学院校－教材 Ⅳ. ① R473.76

中国版本图书馆 CIP 数据核字（2021）第 242096 号

| 人卫智网 | www.ipmph.com | 医学教育、学术、考试、健康，购书智慧智能综合服务平台 |
| 人卫官网 | www.pmph.com | 人卫官方资讯发布平台 |

眼耳鼻咽喉科护理学
Yanerbiyanhouke Hulixue
第 5 版

主　　编：席淑新　肖惠明

出版发行：人民卫生出版社（中继线 010-59780011）

地　　址：北京市朝阳区潘家园南里 19 号

邮　　编：100021

E - mail：pmph @ pmph.com

购书热线：010-59787592　010-59787584　010-65264830

印　　刷：人卫印务（北京）有限公司

经　　销：新华书店

开　　本：850×1168　1/16　印张：24

字　　数：710 千字

版　　次：2002 年 7 月第 1 版　　2021 年 12 月第 5 版

印　　次：2024 年 8 月第 5 次印刷

标准书号：ISBN 978-7-117-32480-9

定　　价：98.00 元

打击盗版举报电话：010-59787491　E-mail：WQ @ pmph.com

质量问题联系电话：010-59787234　E-mail：zhiliang @ pmph.com

第七轮修订说明

2020年9月国务院办公厅印发《关于加快医学教育创新发展的指导意见》(国办发〔2020〕34号),提出以新理念谋划医学发展、以新定位推进医学教育发展、以新内涵强化医学生培养、以新医科统领医学教育创新,并明确提出"加强护理专业人才培养,构建理论、实践教学与临床护理实际有效衔接的课程体系,加快建设高水平'双师型'护理教师队伍,提升学生的评判性思维和临床实践能力。"为更好地适应新时期医学教育改革发展要求,培养能够满足人民健康需求的高素质护理人才,在"十四五"期间做好护理学类专业教材的顶层设计和规划出版工作,人民卫生出版社成立了第五届全国高等学校护理学类专业教材评审委员会。人民卫生出版社在国家卫生健康委员会、教育部等的领导下,在教育部高等学校护理学类专业教学指导委员会的指导和参与下,在第六轮规划教材建设的基础上,经过深入调研和充分论证,全面启动第七轮规划教材的修订工作,并明确了在对原有教材品种优化的基础上,新增《护理临床综合思维训练》《护理信息学》《护理学专业创新创业与就业指导》等教材,在新医科背景下,更好地服务于护理教育事业和护理专业人才培养。

根据教育部《关于加快建设高水平本科教育 全面提高人才培养能力的意见》等文件要求以及人民卫生出版社对本轮教材的规划,第五届全国高等学校护理学类专业教材评审委员会确定本轮教材修订的指导思想为:立足立德树人,渗透课程思政理念;紧扣培养目标,建设护理"干细胞"教材;突出新时代护理教育理念,服务护理人才培养;深化融合理念,打造新时代融合教材。

本轮教材的编写原则如下:

1. 坚持"三基五性" 教材编写坚持"三基五性"的原则。"三基":基本知识、基本理论、基本技能;"五性":思想性、科学性、先进性、启发性、适用性。

2. 体现专业特色 护理学类专业特色体现在专业思想、专业知识、专业工作方法和技能上。教材编写体现对"人"的整体护理观,体现"以病人为中心"的优质护理指导思想,并在教材中加强对学生人文素质的培养,引领学生将预防疾病、解除病痛和维护群众健康作为自己的职业责任。

3. 把握传承与创新 修订教材在对原有教材的体系、编写体裁及优点进行继承的同时,结合上一轮教材调研的反馈意见,进一步修订和完善,并紧随学科发展,及时更新已有定论的新知识及实践发展成果,使教材更加贴近实际教学需求。同时,对于新增教材,能体现教育教学改革的先进理念,满足新时代护理人才培养在知识结构更新和综合能力提升等方面的需求。

4. 强调整体优化 教材的编写在保证单本教材的系统和全面的同时,更强调全套教材的体系性和整体性。各教材之间有序衔接、有机联系,注重多学科内容的融合,避免遗漏和不必要的重复。

5. 结合理论与实践　针对护理学科实践性强的特点,教材在强调理论知识的同时注重对实践应用的思考,通过引入案例与问题的编写形式,强化理论知识与护理实践的联系,利于培养学生应用知识、分析问题、解决问题的综合能力。

6. 推进融合创新　全套教材均为融合教材,通过扫描二维码形式,获取丰富的数字内容,增强教材的纸数融合性,增强线上与线下学习的联动性,增强教材育人育才的效果,打造具有新时代特色的本科护理学类专业融合教材。

全套教材共 59 种,均为国家卫生健康委员会"十四五"规划教材。

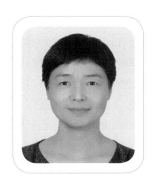

席淑新，主任护师，护理学硕士，硕士研究生导师，复旦大学附属眼耳鼻喉科医院医务部主任。中华护理学会耳鼻喉科护理专委会副主任委员，上海护理学会第十二届耳鼻喉科护理专委会主任委员，上海市医学会第三届医疗鉴定专家库成员。

主要研究方向为眼科、耳鼻喉科临床护理，获得上海市科学技术委员会、上海市卫生健康委员会、复旦大学护理科研基金等25项，核心期刊发表论文100余篇，主编和参编教材和专著35本。担任《中华护理杂志》《护理学杂志》《上海护理》《解放军护理杂志》《护理研究》等专业期刊编委或审稿专家。

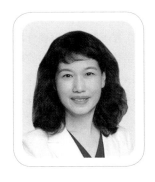

肖惠明，主任护师，中山大学中山眼科中心护理部主任，中华护理学会眼科护理专委会副主任委员，广东省护理学会眼科护理专委会主任委员，广东省护士协会副会长。《中华护理杂志》《中国护理管理》《南方护理学报》等专业期刊编委。

主要研究方向为眼科临床护理，眼科护理教育，获得广东省医学研究基金、中山大学教学改革课题、中山大学护理科研基金等10余项，核心期刊发表论文60多篇，主编、副主编、参编教育部本科规划教材及眼科护理专著10余部。曾获教育部科学进步二等奖一项（主要完成人），广东省科技进步三等奖一项（主要完成人）。

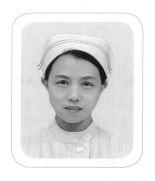

张惠荣，主任护师，华中科技大学同济医学院附属同济医院总护士长，湖北省武汉市五官专业委员会副主任委员，湖北省外科（五官科）专业委员会委员，华中科技大学专任教师，中华护理学会耳鼻咽喉专业专科基地评审专家，国家统计源期刊《护理学杂志》特约审稿专家，中华护理学会第二十七届理事会专家库成员。

主要研究耳鼻咽喉 - 头颈外科专病护理管理及护理教育，发表论文 60 余篇，主编《五官科护理学知识精要和测试》、湖北省高职高专护理类专业规划教材《眼耳鼻咽喉口腔科护理》，参编全国高等学校十三五本科规划教材《眼耳鼻咽喉口腔科护理》《中华护理学会团体标准》及相关教材教辅共 7 部，主持湖北省科技厅自然科学基金面上项目 1 项、华中科技大学创新基金 2 项，获湖北省护理学会科技进步二等奖、三等奖各 1 项。

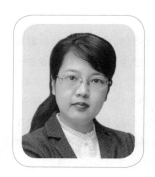

施颖辉，副主任护师，硕士，温州医科大学附属眼视光医院护理部主任，美国奥罗尔罗伯茨大学访问学者。

主要专业方向为眼科护理、医院感染管理。现任浙江省医院协会护理管理专业委员会委员、温州市护理质控中心委员、温州医科大学护理学院五官科教研室主任，有着丰富的眼科临床护理和教学经验。副主编国家级规划教材及专著 6 部，参编教材及专著 10 部，参编专业技术教学视频教材 3 部，国内核心期刊发表论文 20 余篇。

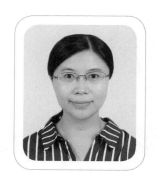

田梓蓉，主任护师，副教授，首都医科大学附属北京同仁医院护理部副主任；任中华护理学会耳鼻喉专业委员会副主任委员、北京护理学会耳鼻喉专业委员会主任委员。

主要研究方向为护理管理、耳鼻喉科护理、伤口护理。发表论文 70 余篇，SCI 论文 2 篇，编写专著 10 余本，承担市局级课题 7 项，获批实用型专利 10 余项，获中华护理学会科技奖三等奖，北京护理科技进步二等奖，入选北京市医院管理局"青苗人才计划"和"培育计划"，获首都五一劳动奖章。

为加快眼耳鼻咽喉科护理学教育改革与发展步伐，既夯实基础知识，又拓宽专业视野，紧跟学科新进展、新趋势，来自全国眼耳鼻咽喉科护理领域的近 20 位专家同道共同编撰第 5 版《眼耳鼻咽喉科护理学》。本教材是对第 4 版《眼耳鼻咽喉口腔科护理学》中的"眼耳鼻咽喉护理学"进行的补充与修订，"口腔护理学"部分则独立成书。整体内容较上一版进行了较大的更新，多个章节均根据最新指南、专家共识或重要文献进行了相应修订。

全书共分为 23 章，眼科部分 16 章，耳鼻咽喉部分 7 章。眼科患者护理概述章节更新了部分眼科常用药物；疾病章节修订了干眼的定义、辅助检查的方法和诊断数值，白内障的定义，糖尿病性视网膜病变的临床分期，视神经炎的病因、分类和治疗，近视和远视程度的分类，弱视的定义，视网膜母细胞瘤的分期及治疗方法，视觉损伤分类标准；新增了一些更典型、更清晰的图片，使读者更容易牢记疾病的特征；增加了青少年近视防控相关内容。耳鼻咽喉患者护理概述增加了咽鼓管功能测量、面神经功能检查，删除了不常用的护理操作，拍摄了实际工作场景的图片，如耳鼻喉科常用器械、耳鼻喉科多功能诊疗台、检查者与被检查者姿势等，为读者提供了更为直观的学习素材。耳科护理学的章节补充了耳源性眩晕最常见的疾病：良性阵发性位置性眩晕和前庭神经炎，突出了护理措施中前庭康复的重要作用。

全书继承了第 4 版的编写体例，每个疾病的护理均以护理诊断 / 护理问题为主线，以表格形式将护理诊断 / 护理问题、护理措施及措施的依据一一对应呈现，以"措施的依据"支撑具体的护理措施。帮助学生培养科学严谨的逻辑思维，强化独立分析问题的评判性思维能力，但本版进一步丰富了护理依据的内涵。另外，调整了学习目标的内容，由第 4 版的"识记、理解、运用"修订成"知识目标、能力目标和素质目标"，使学习目标更加贴合临床实际应用的需要，同时更加明确、有层次感。每章节增设了知识拓展，通过介绍该领域的新知识和新进展，帮助学生在原有知识体系下进一步延伸、补充或强化、巩固，扩大知识面，提高自主学习的积极性。每章末补充了思考题，帮助复习和梳理重要知识点。

本书各章节还配套了数字内容，包括课件、案例、自测题、视频等，使书本内容呈现方式多样化，增加趣味性，也丰富了教师的教学形式。

本书编写过程中得到了复旦大学附属眼耳鼻喉科医院、中山大学中山眼科中心等多方支持，在此一并致谢。由于编者水平所限，不足之处难免，望广大师生及读者不吝赐教，提出宝贵意见，以便再版时修改。

席淑新　肖惠明
2021 年 10 月

NURSING

目 录

URSING

第一章

眼的应用解剖和生理

01章 数字内容

学 习 目 标

知识目标：

1. 掌握眼球的解剖结构和生理特点，房水循环途径。

2. 熟悉眼眶解剖结构、眼的血液循环与神经支配。

3. 了解视路的视野特点。

能力目标：

能根据患者情况，选择合适的评估方法对患者进行护理评估。

素质目标：

对患者有爱心、耐心，具有保护患者隐私的职业精神以及发现、分析、解决问题的能力。

患者,女性,67岁,诉右眼视力下降5天。既往糖尿病史20年,专科检查:右眼:光感,左眼:0.15,眼压:右眼7.1mmHg,左眼12.3mmHg,角膜透明,晶状体混浊,右眼上方视网膜青灰色隆起。

请思考:

1. 该患者发生疾病的部位在哪里?

2. 什么原因导致患者视力下降?

眼是人体最精密的感觉器官,外界信息主要由眼睛获得,由眼球、视路和眼附属器三部分组成。外界光线进入眼内,在视网膜上成像,通过视路传导至视皮质形成视觉,感受外界物像。眼附属器对眼球起保护、运动等作用。

第一节 眼球的应用解剖和生理

眼球(eye ball)位于眼眶前部,借助眶筋膜、韧带与眶壁相联系。前面有眼睑保护,周围有眶脂肪垫衬,后部受眶骨壁保护且与视神经相连。正常眼球前后径出生时约为16mm,3岁时达23mm,成年时平均为24mm,垂直径和水平径比前后径略小。眼球向正前方平视时,一般突出于外侧眶缘12～14mm,两眼间相差通常不超过2mm。分为眼球壁和眼球内容物两部分(图1-1)。

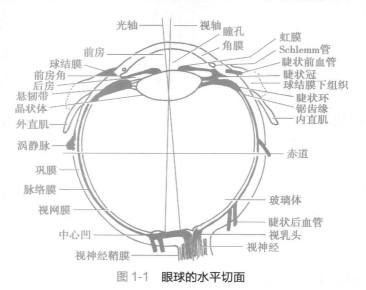

图1-1 眼球的水平切面

一、眼球壁

眼球壁分为三层,外层为纤维膜,中层为葡萄膜,内层为视网膜。

（一）外层

外层起保护眼内组织、维持眼球形状的作用,前1/6是透明的角膜,后5/6是瓷白色的巩膜,两者移行区称角巩膜缘。

1. 角膜(cornea) 位于眼球前部中央,略向前突,横径约11.5～12mm,垂直径约10.5～11mm。角膜前表面曲率半径约为7.8mm,后表面曲率半径约为6.8mm。角膜中央厚度约0.5mm,周边部厚度约1mm。

组织学上角膜由前向后分为5层(图1-2):①角膜上皮层(cornea epithelial):厚约35μm,由5～6层上皮细胞组成,无角化,再生能力强,损伤后修复快且不留瘢痕,易与其内面的前弹力层分离。

②前弹力层（bowman membrane）：厚约 12μm，为一层均质无细胞成分的胶原纤维膜，损伤后不能再生，留下薄翳。③基质层（storma）：厚约 500μm，约占角膜厚度的 90%，由近 200 层排列规则的胶原纤维束薄板组成，其间有角膜细胞和少数游走细胞，损伤后不能再生，由不透明的纤维结缔组织代替，留有瘢痕。④后弹力层（descemet membrane）：为较坚韧的透明均质膜，厚约 10～12μm，对化学物质和细菌毒素的抵抗力强，损伤后可再生。⑤角膜内皮（corneal endothelium）：厚约 5μm，为单层六角形扁平细胞构成，具有角膜－房水屏障功能，损伤后不能再生，靠邻近的内皮细胞扩展和移行来覆盖其缺损区，若失代偿，角膜将发生水肿和大泡性角膜病变。

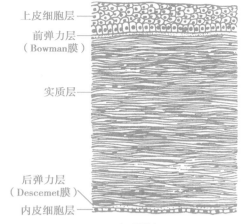

上皮细胞层
前弹力层
（Bowman膜）

实质层

后弹力层
（Descemet膜）
内皮细胞层

图 1-2　角膜横切面

角膜特点：①透明：最重要的屈光间质，相当于 43D 的凸透镜，其屈光力占眼球总屈光力的 3/4。②无血管：其营养主要来自角膜缘血管网和房水，代谢所需的氧主要来自空气。③感觉敏锐：三叉神经末梢分布丰富且无髓鞘，角膜知觉特别敏感。角膜表面的泪膜，起到保持角膜平滑，维持角膜光学特性和防止角结膜干燥的作用。

2. 巩膜（sclera）　质地坚韧，呈乳白色，主要由致密且相互交错的胶原纤维组成。前接角膜，后部视神经纤维束穿出眼球处呈网眼状称巩膜筛板。此板薄弱，若持续高眼压可使其向后凹陷形成青光眼杯。巩膜厚度不一，眼外肌附着处最薄（0.3mm），视神经周围最厚（1.0mm）。巩膜表面被眼球筋膜包裹，前面又被球结膜覆盖，于角巩膜缘处角膜、巩膜和结膜三者结合。

3. 角巩膜缘（limbus）　角膜和巩膜的移行区域，其前界为角膜前弹力层和后弹力层止端连线，后界为巩膜内缘与前界的平行线，平均宽约 1.0mm，是前房角及房水引流系统的所在部位，包含有小梁网及 Schlemm 管等组织结构，临床上是许多内眼手术切口的标志部位，尤其重要。另外，角巩膜缘比较薄弱，也是眼球钝挫伤时眼球破裂的常见部位。

（二）中层

中层为葡萄膜（uvea），又称眼球血管膜，富含色素和血管。包括三部分，由前到后依次为虹膜、睫状体和脉络膜。主要功能为营养和遮光作用。

1. 虹膜（iris）　是葡萄膜最前部，介于前房与后房之间，为一圆盘状膜，颜色因不同种族而异，中央有一圆孔即瞳孔，约 2.5～4mm。虹膜分 4 层，主要由前面的基质层和后面的色素上皮层构成，表面有辐射状凹凸不平的皱褶称虹膜纹理和隐窝。虹膜周边与睫状体连接处为虹膜根部，此部很薄，当眼球受挫伤时，易从睫状体上离断。虹膜组织内有两种肌肉：瞳孔括约肌和瞳孔开大肌，瞳孔括约肌环绕瞳孔周围，由副交感神经支配，司缩瞳作用；瞳孔开大肌向虹膜周边部呈放射状排列，由交感神经支配，司散瞳作用。光照下瞳孔缩小，称为瞳孔对光反射；当注视近物体时，瞳孔缩小，同时发生调节和辐辏，称为近反射。由于虹膜位于晶状体的前面，当晶状体脱位或手术摘除后，虹膜失去依托，在眼球转动时可发生虹膜震颤。

2. 睫状体（ciliary body）　为位于虹膜根部与脉络膜之间、宽约 6～7mm 的环状组织，其矢状面略呈三角形。巩膜突是睫状体基底部附着处。睫状体前 1/3 较肥厚，称睫状冠，宽约 2mm，富含血管，内表面有 70～80 个纵行放射状突起，称睫状突；后 2/3 薄而平坦，称睫状体扁平部。扁平部与脉络膜连接处呈锯齿状，称锯齿缘，为睫状体后界。

睫状体主要由睫状肌和睫状上皮细胞组成。睫状肌由外侧的纵行、中间的放射状和内侧的环形三组肌纤维构成，受副交感神经支配，该肌收缩与舒张，可以松弛或拉紧悬韧带，调节晶状体屈光度。睫状上皮细胞层由外层的色素上皮和内层的无色素上皮两层细胞组成。睫状体内富含血管和三叉神经末梢，炎症时可产生渗出物并引起显著疼痛。

3. 脉络膜（choroid） 为葡萄膜的后部，前起锯齿缘，后止于视盘周围，介于视网膜与巩膜之间，有丰富的血管和色素细胞。脉络膜平均厚约 0.25mm，由三层血管组成：外侧的大血管层，中间的中血管层，内侧的毛细血管层。脉络膜外侧为脉络膜上腔，内侧借玻璃膜与视网膜色素上皮相连。在血管神经穿过巩膜处，脉络膜与巩膜粘着紧密。脉络膜血液主要来自睫状后短动脉，供视网膜外层营养。

（三）内层

内层为视网膜（retina），是一层透明的膜，前界为锯齿缘，后界位于视盘周围，内侧为玻璃体，外侧为脉络膜。组织学上视网膜分为 10 层，按胚胎发育来源，可分为两层，外层为色素上皮层，内层为视网膜神经感觉层。两层间有潜在间隙，临床上视网膜脱离即由此处分离。

视网膜后极部有一中央无血管的凹陷区，称为黄斑，是由于该区富含叶黄素而得名。其中央有一小凹，称为黄斑中心凹，是视网膜上视觉最敏锐的部位。中心凹处可见反光点，称中心凹反射。

视网膜神经感觉层主要由三级神经元构成，光感受器是第一级神经元，分视锥细胞和视杆细胞两种。视锥细胞主要分布在黄斑区，感强光（明视觉）和色觉，视杆细胞分布在黄斑以外的视网膜周边部，感弱光（暗视觉）和无色视觉，如视杆细胞功能障碍，则产生夜盲。双级细胞为第二神经元，神经节细胞为第三神经元。黄斑中心凹只有视锥细胞，而且三级神经元在此处为单线连接，故黄斑视觉最敏锐和精确。

距黄斑鼻侧约 3mm 处，有一直径约 1.5mm 境界清楚的、橙红色的圆形盘状结构，称为视盘（optic disc），是视网膜上视觉神经纤维汇集组成视神经、向视中枢传递穿出眼球的部位。视盘中央有小凹陷区，称视杯或杯凹，此处无感光细胞，不形成视觉，在视野中称为生理盲点。

二、眼内容物

眼内容物包括房水、晶状体和玻璃体，与角膜一并构成眼的屈光系统。

（一）房水

房水（aqueous humor）由睫状体的睫状突上皮产生，充满后房与前房，总量为 0.15～0.3ml。其主要成分是水，尚含有少量的氯化物、蛋白质、尿素及无机盐等。房水具有营养角膜、晶状体、玻璃体和维持眼压的功能。

房水的循环途径为由睫状突上皮细胞产生后进入后房，经瞳孔到前房，再经前房角小梁网、Schlemm 管、集液管和房水静脉，最后进入巩膜表层的睫状前静脉而回到血液循环。另有少部分房水是经虹膜表面隐窝被吸收和从脉络膜上腔排出（图 1-3）。房水循环通道任何部位受阻，将导致眼压升高诱发青光眼。

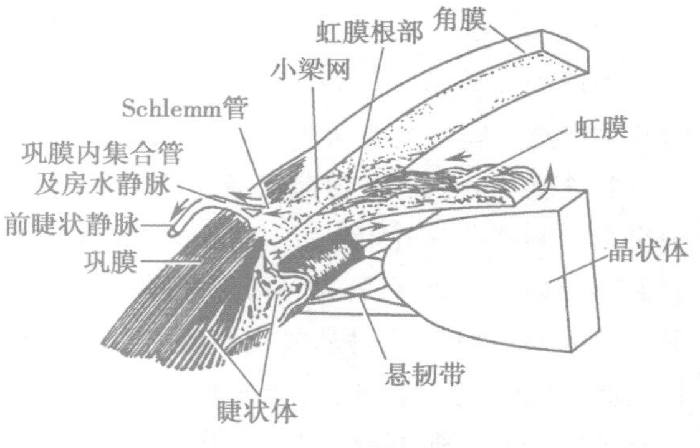

图 1-3　**房水循环**

（二）晶状体

晶状体（lens）透明无血管，形如双凸透镜，处于虹膜后表面和玻璃体前表面之间，通过晶状体悬韧带与睫状体相连。晶状体前面的曲率半径约 10mm，后面约 6mm，前后两面交界处称晶状体赤道部，两面的顶点分别称晶状体前极和后极。晶状体直径约 9mm，厚约 4～5mm。

晶状体由晶状体囊和晶状体纤维组成。囊为一层具有弹性的均质基底膜，前囊比后囊厚约一倍。前囊和赤道部囊下有一层立方上皮细胞，后囊下缺如。晶状体纤维为赤道部上皮细胞向前后伸展、延长而成。一生中晶状体纤维不断生成，并将旧的纤维挤向中心，逐渐硬化而形成晶状体核。晶状体核外较新的纤维称为晶状体皮质。晶状体富有弹性，随年龄增长晶状体核逐渐浓缩、增大，弹性逐渐减弱，临床表现为老视。晶状体正常无调节状态下相当于 20D 的凸透镜，主要功能是与睫状肌一起共同完成调节作用。当晶状体囊受损或房水代谢发生变化时，可发生混浊形成白内障。

（三）玻璃体

玻璃体（vitreous body）为透明的胶质体，主要成分为水，充满于玻璃体腔内，占眼球内容积的4/5，约 4.5ml。玻璃体前面有一凹面称玻璃体凹，以容纳晶状体，其他部分与视网膜和睫状体相贴，其间以视盘边缘、黄斑中心凹周围及玻璃体基底部即锯齿缘前 2mm 和后 4mm 区域粘连紧密。玻璃体中央部有一光学密度较低的中央管，称 Cloquet 管，从晶状体后极至视盘前，为原始玻璃体的遗留，在胚胎时曾存在玻璃体血管。玻璃体无血管，其营养来自脉络膜和房水，无再生能力，除有屈光作用外，主要是对视网膜和眼球壁起支持作用。随年龄增加，玻璃体内黏多糖解聚，可呈凝缩和液化状态，表现为可见漂浮物（飞蚊症）。

第二节 视 路

视路（visual pathway）是视觉信息从视网膜光感受器开始，到大脑枕叶皮质视觉中枢的传导路径。包含 6 个部分：视神经、视交叉、视束、外侧膝状体、视放射和视皮质（图 1-4）。视网膜神经纤维汇集于眼底后极部偏鼻侧，形成视盘，其纤维穿过巩膜筛板形成视神经。经视神经孔、视神经管进入颅内。两侧视神经来自视网膜鼻侧的纤维在蝶鞍处交叉到对侧，与同侧的视网膜颞侧纤维合成左右视束，视束绕过大脑脚外侧终止于外侧膝状体更换神经元，新的视纤维经过内囊、颞叶形成视放射，终止于枕叶皮质纹状区的视中枢。

视神经是中枢神经系统的一部分，全长约40mm。分为 4 段：球内段、眶内段、管内段和颅内段。

眼内段是从视盘开始，神经节细胞的轴突组成神经纤维，成束穿过巩膜筛板出眼球，长约1mm。筛板前的神经纤维无髓鞘，筛板以后开始有髓鞘包裹。眶内段长约 25～30mm，呈 S 形弯曲，以利于眼球转动。视神经外由视神经鞘膜包

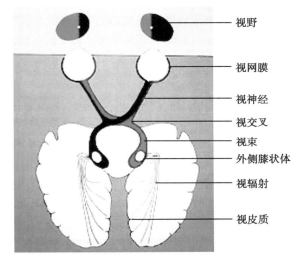

图 1-4 视路

右侧标注（从上到下）：视野、视网膜、视神经、视交叉、视束、外侧膝状体、视辐射、视皮质

裹，此鞘膜是三层脑膜的延续。鞘膜间隙与颅内同名间隙连通，有脑脊液填充。当颅内压升高时，常发生视神经乳头水肿。管内段即视神经通过颅骨视神经管的部分，长 6～10mm，鞘膜与骨膜紧密相连，以固定视神经。颅内段为视神经出视神经骨管后，进入颅内到达视交叉前脚的部分，约为 10mm。

由于视觉纤维在视路各段排列不同，所以在神经系统某部位发生病变或损害时，对视觉纤维的损害各异，表现为特定的视野异常。因此，检出这些视野缺损的特征性改变，对中枢神经系统病变的定位诊断具有重要意义。

第三节 眼附属器的应用解剖和生理

眼附属器包括眼眶、眼睑、结膜、泪器和眼外肌。

一、眼眶

眼眶（orbit）为四边锥形的骨窝，其开口向前，尖朝向后略偏内侧，由 7 块骨构成，即额骨、筛骨、泪骨、上颌骨、蝶骨、腭骨和颧骨。成人眶深为 40～50mm，容积为 25～28ml。眼眶有上、下、内、外 4 壁。眼眶外侧壁较厚，其前缘稍偏后，眼球暴露较多，有利外侧视野开阔，但也增加了外伤机会。

其他三壁骨质较薄,较易受外力作用而发生骨折,且与额窦、筛窦、上颌窦毗邻,鼻窦的炎症和肿瘤常累及眼眶内。

眼眶内容纳了眼球、眼外肌、泪腺、血管、神经和筋膜等,其间有脂肪填充,脂肪起软垫作用。眶内无淋巴管和淋巴结。眼眶前部有一弹性的结缔组织膜,连接眶骨膜和睑板,与眼睑形成隔障,称眶隔。

眼眶骨壁有下列主要结构:

1. **视神经孔和视神经管** 视神经孔为位于眶尖部的圆孔,直径 4~6mm,视神经管由此孔向后内侧,略向上方通入颅腔,长 4~9mm,管中有视神经、眼动脉及交感神经纤维通过。

2. **眶上裂** 位于视神经孔外上方,在眶上壁和眶外壁的分界处,与颅中窝相通,有动眼神经、滑车神经、外展神经、三叉神经第一支、眼上静脉和部分交感神经纤维通过。此处受损则累及通过的神经、血管,出现眶上裂综合征。

3. **眶下裂** 位于眶外壁和眶下壁之间,有三叉神经第二支的分支眶下神经、眶下动脉、眼下静脉等通过。

4. **眶上切迹(或孔)** 位于眶上缘的内 1/3 处,有眶上神经、三叉神经第一支(眼支)及血管通过。眶下孔位于眶下缘内 1/3、离眶缘约 4mm 处,有眶下神经、三叉神经第二支通过。

此外,眶外上角有泪腺窝、内上角有滑车窝,内侧壁前下方有泪囊窝。泪囊窝前缘为泪前嵴,后缘为泪后嵴,前后泪嵴为泪囊手术的重要解剖标志。

二、眼睑

眼睑(eye lids)位于眼眶前部,覆盖于眼球表面,分上睑和下睑,其游离缘称睑缘。上、下睑缘间的裂隙称睑裂,睑裂颞侧端称外眦,鼻侧端称内眦。正常平视时,睑裂高度约 8mm,上睑遮盖角膜上部 1~2mm。内眦处有一椭圆形肉样隆起称泪阜。睑缘分前后唇。前唇钝圆,有 2~3 行排列整齐的睫毛,毛囊周围有皮脂腺(Zeis 腺)及变态汗腺(Moll 腺)开口于毛囊。后唇呈直角,与眼球表面紧密接触。两唇间有一条灰色线,为皮肤与结膜的交界处。灰线与后唇之间有一排细孔,为睑板腺的开口。上下睑缘的内侧端各有一乳头状突起,其上有一小孔称泪点。眼睑的主要功能是保护眼球免受外伤和防止强光进入眼内,眼睑的瞬目运动可使泪液湿润眼球表面,保持角膜光泽。

眼睑组织学上从外向内分 5 层:

1. **皮肤层** 是全身皮肤最薄的部位,易形成皱褶。

2. **皮下组织层** 为疏松结缔组织和少量脂肪。容易发生水肿,外伤时易淤血。

3. **肌层** 包括眼轮匝肌、提上睑肌和 MÜller 肌。眼轮匝肌是横纹肌,肌纤维走行与睑裂平行呈环形,由面神经支配,司眼睑闭合。当面神经麻痹时,会发生睑裂闭合不全和溢泪。提上睑肌由动眼神经支配,司提起上睑作用。起自眶尖视神经孔周围的总腱环,沿眶壁向前呈扇形散开,止于睑板上缘、睑板前面,部分纤维穿过眼轮匝肌止于上睑皮肤下,形成重睑。动眼神经麻痹时会出现上睑下垂。MÜller 肌受交感神经支配,起于提上睑肌的肌腹下面,止于睑板上缘和上穹隆部结膜,助提上睑。下睑 MÜller 肌起于下直肌,附着于睑板下缘。

4. **睑板层** 由致密结缔组织形成的半月状结构,两端借内、外眦韧带固定于眼眶内外侧眶缘上。睑板内有若干与睑缘呈垂直方向排列的睑板腺((Meibomian 腺),是全身最大的皮脂腺,开口于睑缘,分泌类脂质,参与泪膜的构成,对眼表面起润滑作用。

5. **结膜层** 覆盖于眼睑的后表面和眼球前部的黏膜。

三、结膜

结膜(conjunctiva)是一薄层透明的黏膜,柔软光滑且富弹性,覆盖于眼睑后面和眼球巩膜前表面,按解剖部位不同分为睑结膜、球结膜和穹隆结膜,这三部分结膜形成一个以睑裂为开口的囊状间隙,称结膜囊。

1. **睑结膜**　与睑板牢固黏附不能被推动，正常情况下可见小血管走行和透见部分睑板腺管。上睑结膜距睑缘后唇约 2mm 处，有一与睑缘平行的浅沟，称上睑下沟，较易存留异物。

2. **球结膜**　覆盖于眼球前部巩膜表面，止于角巩膜缘，是结膜的最薄和最透明部分，可被推动。球结膜与巩膜间有眼球筋膜疏松相连，在角膜缘附近 3mm 以内与球筋膜、巩膜融合。

3. **穹隆结膜**　此部结膜组织疏松，多皱褶，便于眼球活动。

结膜组织内分布有杯状细胞和副泪腺，分泌黏液和泪液以湿润眼球表面。结膜血管来自眼睑动脉弓及睫状前动脉。睑动脉弓穿过睑板分布于睑结膜、穹隆结膜和距角巩膜缘 4mm 以外的球结膜，充血时称结膜充血。睫状前动脉在角巩膜缘 3～5mm 处分出细小的巩膜上支，组成角膜缘周围血管网，并分布于球结膜，充血时称睫状充血。两种不同充血对眼部炎症部位的判断有重要意义。结膜的感觉受三叉神经支配。

四、泪器

泪器（lacrimal apparatus）包括泪腺和泪道两部分（图 1-5）。

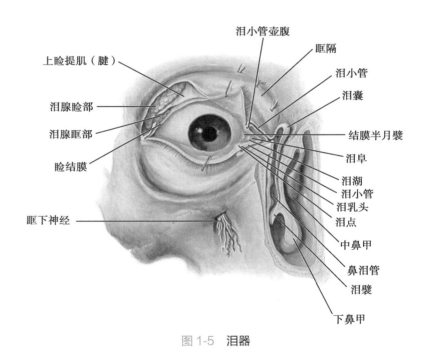

图 1-5　**泪器**

（一）泪腺

位于眼眶外上方的泪腺窝内，长约 20mm，宽 12mm，借结缔组织固定于眶骨膜上，提上睑肌外侧肌腱从中通过，将其分隔成较大的眶部泪腺和较小的睑部泪腺，正常时从眼睑不能触及。泪腺的排出管 10～12 根，开口于外侧上穹隆结膜。血液供应来自眼动脉分支的泪腺动脉。副泪腺位于穹隆结膜下，分泌泪液润湿结膜囊。

泪液的分泌由面神经的副交感神经纤维支配，正常情况下 16 小时内分泌泪液 0.5～0.6ml。当受到外来有害物质刺激时，可反射性分泌大量泪液而引起流泪，以冲洗和稀释有害物质。泪液排出到结膜囊后，经眼睑瞬目运动，分布于眼球的前表面，并聚于内眦处的泪湖，再由接触眼表面的泪小点和泪小管的虹吸作用，进入泪囊、鼻泪管到鼻腔，经黏膜吸收。泪液为弱碱性透明液体，还含有溶菌酶、免疫球蛋白等，泪液除具有润滑眼球作用外，还具清洁和杀菌作用。

（二）泪道

泪道是泪液的排出通道，由泪点、泪小管、泪囊和鼻泪管 4 部分组成。

Note:

1. 泪点　泪道的起始部位,位于上、下睑缘后唇,距内眦 6.0～6.5mm 的乳头状突起上,直径为 0.2～0.3mm 的小孔,贴附于眼球表面。

2. 泪小管　为连接泪小点与泪囊的小管。从泪小点开始后的 1～2mm 泪小管与睑缘垂直,然后呈一直角转为水平位,长约 8mm。到达泪囊前,上、下泪小管多先汇合成泪总管后进入泪囊中上部,亦有直接进入泪囊的。

3. 泪囊　位于内眦韧带后面、泪骨的泪囊窝内。其上方为盲端,下方与鼻泪管相连接,长约 10mm,宽约 3mm。

4. 鼻泪管　位于骨性鼻泪管内,接泪囊,向下后稍外走行,开口于下鼻道,全长约 18mm,鼻泪管下端的开口处有一半月形瓣膜,称 Hasner 瓣,有阀门作用。如出生后未开放可发生新生儿泪囊炎。

五、眼外肌

眼外肌(extraocular muscles)是司眼球运动的肌肉。每眼有 6 条眼外肌,即 4 条直肌和 2 条斜肌。4 条直肌为上直肌、下直肌、内直肌和外直肌,它们均起自眶尖部视神经孔周围的总腱环,向前展开越过眼球赤道部,分别附着于眼球前部的巩膜上(图 1-6)。直肌止点距角膜缘不同,内直肌最近为 5.5mm,下直肌为 6.5mm,外直肌为 6.9mm,上直肌最远为 7.7mm。内、外直肌的主要功能是使眼球向肌肉收缩的方向转动。由于上、下直肌走向与视轴呈 23° 角,收缩时除使眼球上、下转动的主要功能外,同时还有内转内旋、内转外旋的作用。2 条斜肌是上斜肌和下斜肌。上斜肌起自眶尖总腱环,沿眶上壁向前至眶内上缘,穿过滑车向后转折,经上直肌下面到达眼球赤道部后方,附着于眼球外上巩膜处。下斜肌起自眼眶下壁前内侧上颌骨眶板近泪窝处,经下直肌与眶下壁之间,向后外上伸展,附着于赤道部后外侧的巩膜上。上、下斜肌的作用力方向与视轴呈 51° 角,收缩时主要功能是分别使眼球内旋和外旋;其次要作用上斜肌为下转、外转,下斜肌为上转、外转。

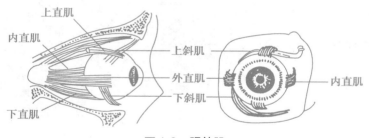

图 1-6　眼外肌

眼外肌血液供应来自眼动脉的内外两个分支。外直肌受第Ⅵ(外展神经)、上斜肌受第Ⅳ(滑车神经)支配,其余眼外肌均受第Ⅲ(动眼神经)支配。

第四节　眼的血液循环与神经支配

一、血管及血液循环

(一)动脉

眼球的动脉供应主要有视网膜中央血管系统和睫状血管系统。

1. 视网膜中央动脉　为眼动脉眶内段的分支,在眼球后 9～12mm 处从内下或下方进入视神经中央,再从视盘穿出,分为颞上、颞下、鼻上、鼻下 4 支,走行于视网膜神经纤维层内,逐级分支达周边部,主要供给视网膜内 5 层。视网膜毛细血管网分浅、深两层,浅层分布于神经纤维层和神经节细胞层,深层位于内核层。在视网膜黄斑区中央为一无血管区,部分人后极部存在由睫状后短动脉发出的睫状视网膜动脉，主要供给黄斑区视网膜。

2. 睫状动脉　按部位和走行分为睫状后短动脉、睫状后长动脉和睫状前动脉。

（1）睫状后短动脉：为眼动脉的一组分支，分鼻侧和颞侧两主干，在视神经周围穿入巩膜前分为约 20 支，进入脉络膜内再逐级分支直至毛细血管，呈小叶分布，营养脉络膜及视网膜外 5 层。

（2）睫状后长动脉：由眼动脉分出 2 支，在视神经周围稍远处，斜穿巩膜进入脉络膜上腔，前行达睫状体后部，开始发出分支。少数分支返回脉络膜前部，大多数分支到睫状体前、虹膜根部后面，与睫状前动脉的穿通支交通，组成动脉大环。大环再发出一些小支向前，在近瞳孔缘处形成虹膜小环，一些小支向内至睫状肌和睫状突，构成睫状体的血管网。

（3）睫状前动脉：是由眼动脉分支肌动脉而来，在肌腱止端处发出的分支，走行于表层巩膜与巩膜实质内，前行至角膜缘组成角膜缘血管网。部分分支穿过巩膜到睫状体，参与动脉大环的组成。在穿入巩膜前还分出结膜前动脉，营养前部结膜。

（二）静脉

1. 视网膜中央静脉　与同名动脉伴行，经眼上静脉或直接回流到海绵窦。

2. 涡静脉　位于眼球赤道部后方，共 4～6 条，汇集脉络膜及部分虹膜睫状体的血液，在直肌之间距角膜缘 14～25mm 处，斜穿出巩膜，经眼上静脉、眼下静脉回流到海绵窦。

3. 睫状前静脉　收集虹膜、睫状体的血液。上半部静脉血流入眼上静脉，下半部血流入眼下静脉，大部分经眶上裂注入海绵窦，一部分经眶下裂注入面静脉及翼静脉丛，进入颈外静脉。

二、神经支配

眼部的神经支配丰富，共有 6 对脑神经与眼有关。第Ⅱ脑神经（视神经）；第Ⅲ脑神经（动眼神经），支配眼内肌、提上睑肌和除外直肌、上斜肌以外的眼外肌；第Ⅳ脑神经（滑车神经），支配上斜肌；第Ⅴ脑神经（三叉神经），司眼部感觉；第Ⅵ脑神经（外展神经），支配外直肌；第Ⅶ脑神经（面神经），支配眼轮匝肌。

1. 睫状神经节　位于视神经外侧，总腱环前 10mm 处。节前纤维由三个根组成：①长根为感觉根，由鼻睫状神经发出。②短根为运动根，由第Ⅲ脑神经发出，含副交感神经纤维。③交感根，由颈内动脉丛发出，支配眼血管的舒缩。节后纤维即睫状短神经，眼内手术施行球后麻醉，即阻断此神经节。

2. 鼻睫状神经　为第Ⅴ脑神经眼支的分支，司眼部感觉。在眶内又分出睫状节长根、睫状长神经、筛后神经和滑车下神经等。

（1）睫状长神经：在眼球后分 2 支，分别在视神经两侧穿过巩膜进入眼内，有交感神经纤维加入，行走于脉络膜上腔，司角膜感觉。其中交感神经纤维分布于睫状肌和瞳孔开大肌。

（2）睫状短神经：为混合纤维，共 6～10 支，在视神经周围及眼球后极部穿入巩膜，行走于脉络膜上腔，前行到睫状体，组成神经丛。由此发出分支，司虹膜睫状体、角膜和巩膜的感觉，其副交感纤维分布于瞳孔括约肌及睫状肌，交感神经纤维至眼球内血管，司血管舒缩。

（韩　樱）

思　考　题

1. 组织学上角膜分几层？哪些层可以再生？哪些层不能再生？

2. 房水是如何循环的？

3. 眼附属器包括哪些？

第二章

眼科患者护理概述

02章 数字内容

学 习 目 标

知识目标：

1. 掌握眼科患者护理评估的内容和常见的护理诊断；眼科患者手术前后的常规护理要点；滴眼药和涂眼药膏的方法，以及能从泪道冲洗的情况判断泪道阻塞的部位。

2. 熟悉眼科常用药物的作用和副作用；眼部检查、视功能检查的目的、操作步骤及注意事项。

3. 了解眼科检查所需基本器械和设备。

能力目标：

1. 能正确检查视力、眼压，初步进行眼科的检查。

2. 能正确演示眼科常用的护理技术操作，包括滴眼药水、涂眼膏、泪道冲洗等。

3. 能正确运用护理程序对眼科患者进行整体护理。

素质目标：

具有关心、爱护及尊重患者的态度和良好的沟通能力。

导入案例与思考

患者，女，56 岁，诉一周前无明显诱因出现右眼稍胀痛，休息后可自行缓解。5 小时前右眼出现明显胀痛伴同侧头痛，视物模糊，恶心呕吐，视力：右眼：手动 /20 厘米，左眼：0.03；眼压：右眼：56mmHg，左眼：9mmHg，在家属陪同下就诊。

请思考：

1. 患者的护理评估要点包括什么？

2. 患者的主要护理问题 / 护理诊断是什么？

3. 护士应为患者提供哪些护理措施？

第一节　护理程序在眼科患者护理中的应用

护理程序（nursing process）是指导护理人员以满足护理对象的身心需要，恢复或增进护理对象的健康为目标，科学地确认护理对象的健康问题，运用系统方法实施计划性、连续性、全面整体护理的一种理论与实践模式。"护理程序"由 5 个步骤组成，即护理评估、护理诊断、护理计划、护理实施和护理评价。护理程序并非是孤立的工作任务，而是一种有计划、系统而科学的确认问题和解决问题的护理工作方法，是一个周而复始的循环过程，直至患者完全康复。

作为一名眼科护士，只有熟练掌握和运用护理程序的每一个步骤，并充分利用自己的专科知识和技能去完成每一个步骤，才能为眼科患者提供体现专业水平的、高质量的优质护理。

一、护理评估

眼科患者的护理评估是有计划、系统地收集资料，并对资料的价值进行判断，以了解患者健康状况的过程，是确定护理问题和制定护理计划的依据，并为护理科研积累资料。在评估时，护士不但要了解患者的身体状况，还要关心患者的心理、社会、文化、经济等状况；不但要评估患者的眼部状况，还要了解全身状况，才能做出全面的评估。眼科患者的护理评估内容包括：

（一）评估健康史

1. 既往病史　许多全身性疾病都可能在眼部出现症状和体征，如高血压可引起高血压性视网膜病变；糖尿病可引起糖尿病性白内障、糖尿病性视网膜病变等；颅内占位性病变可引起视神经乳头水肿和视神经萎缩；甲状腺功能亢进可引起眼球向前突出；重症肌无力可引起上睑下垂、复视、眼外肌运动障碍等症状。

2. 药物史　许多药物可引起眼部疾病，如长期应用糖皮质激素可引起慢性开角型青光眼和白内障。

3. 家族遗传史　与遗传有关的眼病在临床上也较常见，如先天性色觉异常是一种性连锁隐性遗传病；视网膜色素变性是较常见的遗传性致盲眼病之一。

4. 职业与工作环境　了解患者的工作环境对诊断某些眼病有重要帮助。长时间处于空调或烟尘环境以及长时间使用视频终端与干眼的发生有关；接触紫外线可发生电光性眼炎；长期接触三硝基甲苯、X 线、γ 射线等可导致白内障。

5. 诱因　许多因素可引起眼病的发作，如情绪激动、过度疲劳、暗室停留时间过长、局部或全身应用抗胆碱药物等可诱发急性闭角型青光眼的发作；剧烈咳嗽、便秘可诱发球结膜下出血。

（二）评估身体状况

1. 眼科常见症状

（1）视力障碍：包括视力下降、视物模糊、眼前黑影飘动、视物变形、视野缩小、复视等，也可伴有眼痛。见于眼部多种疾病如视网膜脱离、白内障、青光眼、视神经炎、视网膜中央动脉或静脉阻塞、玻璃体积血、眼外伤、角膜炎、虹膜睫状体炎等。视力障碍易引起患者恐惧、焦虑、紧张等心理问题；视力下降到一定程度会严重影响患者的自理能力，从而影响患者的自尊和价值感，易引起悲观、抑郁等严重心理问题。

（2）眼部感觉异常：包括眼干、眼痒、眼痛、异物感、畏光流泪等。多见于急性结膜炎或角膜炎，结膜、角膜异物，青光眼，急性虹膜睫状体炎等。

（3）眼外观异常：包括眼红，眼部分泌物增多，眼睑肿胀，突眼，瞳孔区发白或发黄等。可见于各种炎症或过敏反应、先天性白内障、视网膜母细胞瘤等，也可为全身性疾病的眼部表现。

2. 常见体征

（1）眼部充血：可分为结膜充血、睫状充血和混合充血三种类型（表 2-1）。

表 2-1　结膜充血与睫状充血的鉴别

	结膜充血	睫状充血
血管来源	结膜后动静脉	睫状前动静脉
位置	浅	深
充血部位	近穹隆部充血明显	近角膜缘充血明显
颜色	鲜红色	紫红色
形态	血管层网状、树枝状	血管层放射状或轮廓不清
移动性	推动球结膜时，血管随之移动	血管不移动
充血原因	结膜疾病	角膜炎、虹膜睫状体炎及青光眼

（2）视力下降：一般指中心视力而言。借助视力表可检查患者的视力情况，正常视力一般在 1.0以上。一过性视力下降一般 24 小时内可恢复。常见原因有直立性低血压、视网膜中央动脉痉挛等。视力突然下降，无伴有眼痛，见于视网膜动脉或静脉阻塞、缺血性视神经病变、玻璃体积血、视网膜脱离等疾病；视力突然下降，伴有眼痛，见于急性闭角型青光眼、虹膜睫状体炎、角膜炎等；视力逐渐下降，无伴有眼痛，见于白内障、屈光不正、开角型青光眼等；视力下降而眼底正常见于球后视神经炎、弱视等疾病。

（3）眼压升高：可通过指测或眼压计来测量确定，眼压升高常见于青光眼患者。

（4）眼球突出：是指眼球突出度超出正常范围，可用眼球突出计测量。可因眶内肿瘤、鼻窦炎症或肿瘤、眶内血管异常、甲状腺功能亢进等因素引起。

其他常见的体征还包括角膜上皮脱落、角膜混浊、前房浅、晶状体混浊、玻璃体积血、视网膜脱离、视盘杯 / 盘比异常等。

（三）了解辅助检查结果

视功能检查包括视力、对比敏感度、暗适应、色觉、立体视觉、视野和视觉电生理检查等。影像学检查包括眼超声检查、眼前段超声生物显微镜、光学相干断层扫描、电子计算机断层扫描、磁共振成像检查和眼科计算机图像分析等。辅助检查可帮助护理人员进一步明确患者的疾病和阳性体征。

（四）评估心理 - 社会状况

患者的一般社会资料包括性别、年龄、民族、职业、婚姻状况、受教育程度、经济状况、家庭和社会支持等。

视觉的敏锐与否对工作、学习和生活有很大的影响，因此眼病患者的恐惧、焦虑、紧张等心理问题较明显，相同疾病的不同患者以及同一患者在疾病的不同发展阶段心理问题都会有所不同，因此护士应重视评估患者的自我观念、认知能力、情绪和情感、角色适应状态、压力水平和压力应对方式、家庭结构、家庭功能、家庭关系、教育水平、生活方式、社会关系等,通过对患者心理和社会状况的评估,可以发现和确定患者现存的或潜在的心理和社会问题,并根据每个患者的不同特点提供有针对性的护理措施。

二、护理诊断

护理诊断是关于个人、家庭或社区对现存的或潜在的健康问题或生命过程所产生的反应的一种临床判断,护理诊断提供了选择护理干预的基础,以达到护士职责范围的预期结果。在临床护理工作中护理诊断也可以被称之为护理问题,尤其是当患者的健康问题未找到合适的标准护理诊断名称时,而不必拘泥于一定使用标准的护理诊断。眼科患者常见的护理诊断有:

1. **感知觉紊乱:视力障碍** 与视功能异常有关。
2. **焦虑** 与担心疾病的治疗和预后结果,对环境不熟悉,担心疾病会影响自己的家庭、工作和生活,增加经济负担等因素有关。
3. **自理能力缺陷** 与视力障碍或术后敷料遮盖双眼等因素有关。
4. **有受伤的危险** 与视力障碍有关。
5. **知识缺乏:**缺乏疾病的治疗、预防、用药、并发症的控制和监测、自我护理的知识和技能等。
6. **急性疼痛** 与眼压升高、急性或慢性炎症、外伤、手术等因素有关。
7. **舒适受损:眼干、眼痒、眼痛、异物感、畏光、流泪等** 与眼部炎症反应或过敏反应有关。
8. **有感染的危险** 与机体抵抗力低下,或局部创口预防感染措施不当等因素有关。
9. **自我形象紊乱** 与眼睑内翻、眼睑外翻、上睑下垂、眼球突出等有关。
10. **组织完整性受损:**由眼外伤所致。

只有正确对患者做出护理诊断或明确护理问题,才可能从常规护理措施中选取针对该患者的护理措施,为患者提供个性化的护理。

三、护理计划

制订护理计划是解决护理问题的一个决策过程,其目的是确认护理对象的护理重点、目标以及护士将要实施的护理措施。包括3方面内容:护理诊断的排序、确定预期目标、制订护理措施。

1. **护理诊断的排序(即确定护理重点)** 一个患者可同时有多个护理问题,制订计划时应按其重要性和紧迫性排出主次,一般把威胁最大的问题放在首位,其他的依次排列,这样护士就可根据轻、重、缓、急有计划地进行工作。以急性闭角型青光眼发作期为例,护理问题可能有多个,但最重要的护理问题是"急性疼痛",故列在首位。

2. **确定预期目标** 预期目标是指通过护理干预对患者及家属提出的能达到的、可测量的、能观察到的患者行为目标。预期目标不是护理行为,但能指导护理行为,并在工作结束时为效果评价提供标准。

3. **制订护理措施** 护理措施是护士为患者提供的工作项目及具体实施方法,是为协助患者达到目标而制订的具体活动内容。

例如:针对"急性疼痛与眼压升高有关"的护理诊断,预期目标为"眼痛、头痛等症状缓解或消失,眼压下降",护士制订以下护理措施:向患者解释疼痛的原因及疾病的过程,及时评估疼痛程度;遵医嘱给予降眼压药,并观察眼压情况及药物可能出现的副作用等。

四、护理实施

护理实施是将制订好的护理计划付诸实现。在执行护理措施过程中,继续收集资料,不断发现新的护理问题,重新评估护理对象,制订新的计划和措施。

回应上述急性闭角型青光眼患者的护理措施,以遵医嘱给予降眼压药,并观察眼压情况及药物可能出现的副作用,实施的过程需继续收集资料,患者的眼压变化,药物副作用的观察,出现副作用如何处理,制订新的计划和措施。

五、护理评价

评价是有计划地、系统地将患者的健康现状与预期护理目标进行比较的活动。在护理程序的实施中,评价的重点是患者的健康状况。通过评判所制订的护理目标是否实现或实现的程度,以决定相应的护理措施是终止还是继续,或者需要修改。

仍以急性闭角型青光眼(右眼急性发作期,左眼临床前期)患者为例,完整阐述护理程序的实践环节和方法。

临床病例:女性患者,入院诊断"双眼急性闭角型青光眼(右眼急性发作期,左眼临床前期)",急诊收治入院,入院后遵医嘱予降眼压治疗,拟局麻下行右眼小梁切除术。

【护理评估】

1. **一般资料** 患者,女,56岁,汉族,已婚,身高156cm,体重53kg,务农,广西人,文盲,无特殊宗教信仰。

2. **健康史** 患者一周前无明显诱因出现右眼稍胀痛,休息后可自行缓解。5小时前右眼明显胀痛伴同侧头痛,视物模糊,恶心呕吐,即到本院就诊。急诊以"双眼急性闭角型青光眼(右眼急性发作期,左眼临床前期)"收入院。自发病以来,精神食欲一般,大小便正常。患者有高血压病史10年,长期服用降血压药物,其他无特殊。

3. **常规检查** T:36.7℃,P:72次/min,R:20次/min,BP:132/78mmHg。肝肾功能、凝血功能、血常规、胸片、心电图等均正常。

4. **专科检查** 视力:Vod:HM/20cm,Vos:0.03;眼压:NCT OD:56mmHg,NCT OS:9mmHg。右眼结膜混合充血,角膜雾状水肿,中央前房深度2.5CT,周边前房深度裂隙状,瞳孔欠圆散大,对光反射消失,晶状体前囊可见青光眼斑。左眼中央前房深度2.5CT,周边前房裂隙状,对光反射存在,晶状体混浊。

5. **心理 - 社会状况** 患者急诊入院,眼痛头痛,恶心呕吐,十分担心自己是否得了重病,情绪紧张,担心疾病预后。患者家庭经济条件一般,尚能承担住院费用;夫妻关系良好,育有两儿一女,均在外打工,丈夫在院陪护。

【护理诊断】

1. **急性疼痛** 与眼压升高有关。
2. **有受伤的危险** 与视力障碍有关。
3. **焦虑** 与担心疾病预后有关。
4. **知识缺乏**:缺乏急性闭角型青光眼的相关知识。

【护理目标】

1. 患者疼痛缓解。
2. 患者无发生跌倒、坠床。
3. 患者情绪稳定,能够积极配合治疗。
4. 患者获得急性闭角型青光眼自我管理的相关知识。

【护理措施】

1. **疼痛护理** 遵医嘱予降眼压处理,观察用药的疗效和药物副作用;密切观察患者眼痛、头痛、

Note:

恶心呕吐情况及视力变化，监测眼压及全身情况的变化；给予安慰，向患者解释说明引起眼压增高的因素及有效地控制眼压的方法。

2. 低视力护理 设防跌倒、防坠床标识，上床栏，呼叫器放于患者身边；患者服合身；留陪护一名，并经常巡视患者；保证周围环境宽敞，无障碍物，地面干燥。

3. 心理护理 使用焦虑自评量表评估患者焦虑程度，掌握患者的心理变化，针对性地予以心理支持，让患者建立信心，积极配合治疗。

4. 健康教育 使用通俗易懂的语言向患者及家属讲解青光眼的病因、发生与转归，告知手术治疗的必要性及预后情况，指导患者正确滴眼液和涂眼药膏，介绍青光眼患者的饮食、休息以及如何避免眼压升高的诱因等。

【护理评价】

1. 眼压得到控制，患者主诉疼痛减轻或消失。
2. 患者住院期间无发生跌倒、坠床事件。
3. 患者焦虑评分低，睡眠质量较好。
4. 患者及家属能了解急性闭角型青光眼的相关知识，配合治疗、护理。

第二节 常用的眼科检查和护理配合

一、眼科检查所需的基本器械和设备

眼部许多精细检查在暗室特殊环境下进行，检查室内地面、墙壁应不反光、窗户应设置遮光窗帘，利于使用眼科仪器进行细微观察。常设仪器有视力表、眼压计、裂隙灯显微镜、直接检眼镜、间接检眼镜、验光仪、镜片箱、前置镜、房角镜、三面镜等（图2-1～图2-9）。仪器应合理安放，以利于检查操作和患者安全管理。

诊疗常用的物品：聚光手电筒、1%～2% 荧光素钠滴眼液／荧光素钠眼科检测试纸、抗生素滴眼液、表面麻醉剂、散瞳滴眼液、缩瞳滴眼液、1% 甲基纤维素、生理盐水、玻璃棒、棉签、眼垫、胶布等。

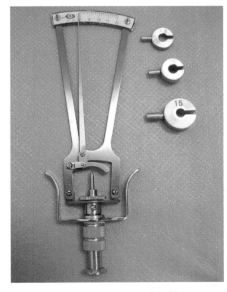

图 2-1 Schiotz 眼压计

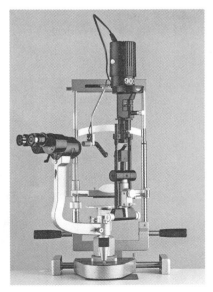

图 2-2 裂隙灯显微镜

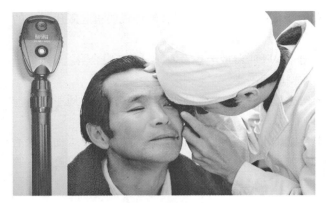

图 2-3 直接检眼镜

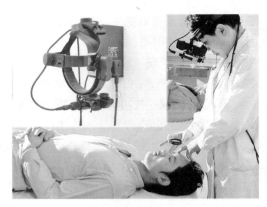

图 2-4 间接检眼镜

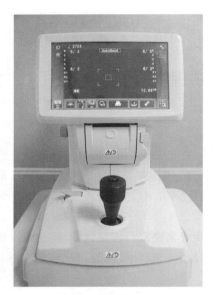

图 2-5 验光仪

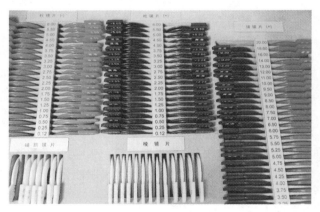

图 2-6 镜片箱

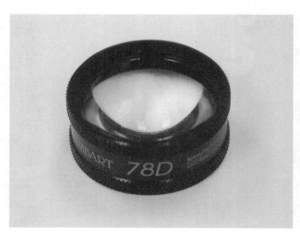

图 2-7 前置镜

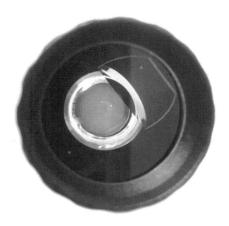

图 2-8　**房角镜**

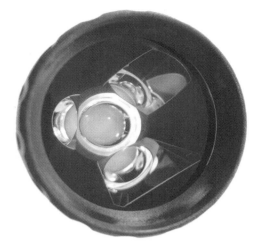

图 2-9　**三面镜**

二、专科检查与护理配合

眼部检查一般要求按一定顺序进行，先右眼后左眼，由外到内，由前到后，可避免遗漏某些部位。检查时可在自然光线下进行，也可在手电筒照明下进行，临床上更常用的是裂隙灯显微镜，可以观察眼部细微病变。在患有传染性眼病时，则应先检查健眼，后检查患眼，以避免交叉感染。

1. 眼附属器检查

（1）眼睑：观察有无红肿、淤血、气肿、瘢痕或肿物；有无内翻或外翻；两侧睑裂是否对称，上睑提起及睑裂闭合是否正常；睫毛是否整齐，方向是否正常，有无倒睫，根部有无充血、鳞屑或溃疡。

（2）泪器：观察泪腺区有无红、肿、触痛，泪小点有无外翻或闭塞，泪囊区有无红、肿、压痛或瘘管，挤压泪囊区有无分泌物自泪点溢出。

（3）结膜：将眼睑向上、下翻转，检查睑结膜及穹隆部结膜，观察有无充血、乳头肥大、滤泡增生、瘢痕、溃疡、睑球粘连，有无异物或分泌物。检查球结膜时，观察有无充血、水肿，特别注意区分睫状充血与结膜充血，有无出血、异物、色素沉着或新生物等。

（4）眼球位置及运动：观察两眼位置是否正常，有无眼球震颤或斜视；眼球大小有无异常、有无突出或内陷。检测眼球突出方法可用 Hertel 突眼计，将突眼计的两端卡在被检者眶外缘，嘱其向前平视，从反光镜中读出两眼角膜顶点投影在标尺上的读数，记录为眼球突出度。我国成人眼球突出度正常平均值为 12～14mm，两眼差不超过 2mm。检查眼球运动时，嘱患者向左、右、上、下及右上、右下、左上、左下八个方向注视，以了解眼球向各方向转动有无障碍。

（5）眼眶：观察两侧眼眶是否对称，眶缘触诊有无缺损、压痛或肿物。

2. 眼前段检查　检查的一般顺序为角膜、巩膜、前房、虹膜、瞳孔及晶状体。

（1）角膜：观察角膜大小、弯曲度、透明度及表面是否光滑，有无异物、新生血管及混浊（瘢痕或炎症），知觉如何，有无角膜后沉着物。

1）角膜上皮有无缺损或角膜混浊是否溃疡的检查：可用消毒玻璃棒蘸无菌的 1%～2% 荧光素钠溶液涂于下穹隆部结膜上，或用灭菌的荧光素钠滤纸置于结膜囊内进行染色。在裂隙灯显微镜下通过钴蓝色滤光片观察，正常角膜不着色，上皮缺损或溃疡的部位呈黄绿色。

2）角膜知觉的检查：可从消毒棉签拉出一条纤维，用其尖端从被检者侧面触及角膜，如不引起瞬目反射，或两眼所需触力有明显差别，则表明角膜知觉减退，多见于疱疹病毒所致的角膜炎或三叉神经麻痹者。

3）角膜弯曲度检查：最简单的方法是观察 Placido 板在角膜上的映像有无扭曲。受检者背光坐，检查者一手持板，将板的正面向着受检眼睑裂，通过板中央圆孔，观察映在角膜上黑白同心圆的影

Note：

像。正常者影像为规则而清晰的同心圆,呈椭圆形者表示有规则散光,扭曲者表示有不规则散光。如需测定角膜的曲率半径及屈光度,以便配戴眼镜、进行屈光手术或植入人工晶体,则须用角膜曲率计或角膜地形图检查。

(2)巩膜:观察有无黄染、充血、结节、隆起及压痛。

(3)前房:注意中央与周边前房深度,双眼前房深度是否对称,观察房水有无闪辉、混浊,前房内有无积血、积脓等。若用手电筒观察前房深度,可由外眦处侧照向内眦,如鼻侧虹膜全被照亮,为深前房,如鼻侧虹膜仅被照亮1mm或更少,则为浅前房,有发生闭角型青光眼的潜在危险。

(4)虹膜:观察颜色、纹理,有无新生血管、萎缩、结节,有无与角膜或晶状体粘连,有无根部离断及缺损,有无震颤等。

(5)瞳孔:观察瞳孔大小,两侧瞳孔是否等大、等圆,位置是否居中,边缘是否整齐。正常成人瞳孔在弥散自然光线下直径为2.5~4mm,幼儿及老年人稍小。检查瞳孔的各种反射对于视路及全身病的诊断有重要意义。

1)直接对光反射:指在暗室内用手电筒照射受检眼,其瞳孔迅速缩小的反应。

2)间接对光反射:指在暗室内用手电筒照射一眼,另一眼瞳孔迅速缩小的反应。当双眼注视近处目标时,瞳孔缩小、双眼内聚,同时伴有调节,称为近反射。

(6)晶状体:观察透明度和位置,有无混浊和脱位。

3. 眼后段检查 对玻璃体、视网膜、脉络膜和视盘进行检查,常用检查设备有直接检眼镜和间接检眼镜。观察玻璃体有无出血、混浊,视网膜、脉络膜有无出血、水肿、脱离等,视盘有无水肿、萎缩等。

4. 裂隙灯显微镜检查法 裂隙灯显微镜(slit-lamp microscope)为眼科最常用的检查工具之一,可放大10~16倍,协助眼病的诊断或治疗。

(1)目的:检查眼前段改变,如结膜、巩膜、角膜、前房、虹膜、晶状体和前部玻璃体;附加前房角镜、前置镜、三面镜,可检查前房角、玻璃体和眼底;用于眼内激光治疗时重要辅助设备。

(2)操作步骤:调整好裂隙灯显微镜高度,使患者头部固定于颌架上,眼部正好位于观察平面。打开光源,检查者左手撑开患者眼睑进行检查,常用的是直接照明法,将灯光焦点与显微镜焦点联合对在一起,将光线投射在结膜、巩膜、角膜或虹膜上,可细微地观察该部位的病变。根据观察的需要可调节裂隙的宽度、光线强度和投射角度,一般光源投射角度与眼球成30°~60°角,光线越窄,切面越细,组织层面越分明。根据检查需要还有弥散光线照明法、后部照明法、间接照明法等。检查完毕,关闭电源,盖上防尘罩。

(3)注意事项:要求在暗室内使用,避免长时间用强光照射患眼引起患者不适。检查完毕应随时关闭电源开关,避免长时间持续使用导致裂隙灯灯泡过热烧坏;注意保持仪器干净,定期清洁,一用一消毒,防止交叉感染。

5. 直接检眼镜检查法

(1)目的:用于检查玻璃体和视网膜病变。

(2)操作步骤:在暗室中,患者取坐位,朝正前方注视。检查双眼时一般先检查右眼,后检查左眼。检查右眼时,检查者站在被检查者的右侧,用右手持检眼镜,用右眼观察,检查左眼时则相反。首先检查屈光间质有无混浊,将镜片拨到+8~+10D,距被检眼10~20cm,将检眼镜灯光射入瞳孔,正常时,瞳孔区呈橘红色反光,如屈光间质混浊,则红色反光中出现黑影,此时嘱患者转动眼球,如黑影移动方向与眼动方向一致,表明混浊位于晶状体前方,如相反,则位于晶状体后方,如不动则为晶状体混浊。然后进行眼底检查,让患者双眼平视前方,尽量将检眼镜靠近被检眼前,将镜盘拨到0处,如有屈光不正,调拨镜片至看清眼底为止;要检查周边部眼底,可嘱患者向各个方位转动眼球,同时检眼镜也随之做相应倾斜进行检查;检查完毕,关闭电源。

(3)注意事项:按一定顺序检查眼底,以防遗漏。由于检眼镜很靠近被检眼,注意不要碰到睫毛;

对于瞳孔较小不能看清眼底者,或需要检查周边眼底时,可散大瞳孔后检查;定期清洁和消毒检眼镜。

6. 眼压测量法(tonometry)　眼压(intraocular pressure)是眼球内容物作用于眼球内壁的压力,眼压测量是青光眼诊治的重要项目之一。眼压的正常范围为 10~21mmHg(1.3~2.8kPa)。眼压测量方法分为指测法和眼压计测量法,眼压计测量法包括 Schiotz 压陷式眼压计、压平式眼压计和非接触式眼压计三类。

(1)指测法

1)目的:用于无法使用眼压计进行眼压测量时估计眼压的方法。

2)操作方法:嘱被检查者睁眼向下注视,检查者以双手的中指和无名指固定于被检查者前额,两手示指尖放在上睑皮肤上,两指交替轻压眼球,根据手指感到的眼球波动力的大小,来判断眼压的高低。正常值记录为 Tn,轻度、中度和重度增高分别记为 T+1、T+2 和 T+3,轻度、中度和重度降低分别记为 T-1、T-2 和 T-3。

3)注意事项:指测法只能粗略估计眼压,且需要临床经验为基础,需精确数值时,应用眼压计测量。初学者可触压自己的前额、鼻尖和嘴唇,体会高、中、低三种眼压手感。

(2)Schiotz 眼压计测量法:Schiotz 眼压计为压陷式眼压计,以一定重量的砝码通过放在角膜上的底板中轴压迫角膜中央,根据角膜被压的深度间接反映眼压,并由相连指针计量角膜被压的深度,计算眼压。

1)目的:了解眼压情况,协助青光眼的诊断,观察疾病的治疗效果。

2)用物准备:Schiotz 眼压计、表面麻醉剂、75% 酒精、棉签、抗生素滴眼液。

3)操作方法:受检者取低枕仰卧位,测量前结膜囊滴表面麻醉剂,用 75% 酒精棉球消毒底盘,待充分干燥后开始测量。嘱受检者两眼向正上方注视自己手指,使角膜恰在正中央。检查者用左手拇指和示指轻轻分开被检者的上、下眼睑,固定于上下眶缘,右手持眼压计支架,将眼压计底盘垂直放于角膜中央,读出眼压计指出的刻度数,按换算表计算出眼压值。当指针读数小于 3 时,应更换更重的砝码。测量完毕,滴抗生素滴眼液防止感染。同时嘱受检者不用手揉眼,以防角膜上皮脱落。

4)注意事项:在测量前应校对眼压计,确保其指针位于"0"位。眼部有急性炎症(如结膜炎、角膜炎等)和眼球穿通伤者禁忌测量眼压。测量时切勿加压于眼球,以免影响准确性。测量前使用 75% 酒精消毒后,应用干棉签擦拭干净或待充分干燥后再使用,以免残留酒精损伤角膜上皮。

(3)非接触式眼压计测量法:是一种不直接接触眼球的测量方法,利用可控的空气脉冲,使角膜压平到一定的面积,通过监测系统感受角膜表面反射的光线,并记录角膜压平到某种程度的时间,将其换算为眼压值。避免了直接接触角膜可能导致的交叉感染及可能对角膜造成的损伤,且操作简便、快捷。

1)目的:同 Schiotz 眼压计测量法。

2)操作方法:患者取坐位,头置于头架上,前额紧靠头架。嘱患者睁大眼睛注视仪器内的红色指示点。检查者调整仪器操纵杆,聚焦清晰后按动操纵杆的气体触发器,显示屏上即出现眼压读数。连续测量 3 次,取平均值,即为眼压测量值。对于自动非接触眼压计,只需对焦好即能自动进行眼压测量,最新的仪器还可自动对焦测量。

3)注意事项:检查前要告知患者检查过程中有气流冲击眼球,略有不适,但无疼痛,使患者放松并配合检查。如果显示屏不显示数字,可能是注视不准、泪液过多、睫毛遮挡或瞬目等原因,可调整后重新测量。对固视不良者不适合用此方法测量眼压。

(4)压平眼压计测量法:常用 Goldmann 压平眼压计,需安装在裂隙灯显微镜上测量,患者取坐位。根据压平角膜一定面积所需的压力来测算眼压,在测量时仅使角膜压平而不下陷,所以不受球壁硬度的影响,准确性较 Schiotz 眼压计和非接触式眼压计高。

1)目的:同 Schiotz 眼压计测量法。

2)用物准备:Goldmann 压平眼压计、裂隙灯显微镜、表面麻醉剂、75% 酒精、1% 荧光素钠滴眼液或荧光素钠眼科检测试纸、抗生素滴眼液、棉签。

3）操作方法：结膜囊滴表面麻醉剂，患者取坐位，下巴放在裂隙灯显微镜下颌托上，结膜囊内放入荧光素钠眼科检测试纸或滴入少许 1% 荧光素钠滴眼液，通过裂隙灯显微镜上钴蓝色滤光片观察，在眼压计测压头刚好接触角膜正中部位，上下两个半环内缘正好发生接触时，记录下此时的读数，乘以 10 即为眼压的毫米汞柱值。

4）注意事项：检查前告知患者检查过程中注意事项，使患者配合检查。眼部有急性炎症（如结膜炎、角膜炎等）和眼球穿通伤者禁忌测量眼压。测量前应使用 75% 酒精消毒测压头，防止交叉感染。消毒后，用干棉签擦拭干净或待充分干燥后再使用，以免残留酒精损伤角膜上皮。

知 识 拓 展

I-Care 回弹式眼压计

I-Care 回弹式眼压计（I-Care rebound tonometer，RBT）是基于 Antti Kontiola 提出的感应回弹理论研发而成的新型眼压计。在测量眼压时，金属探针以 0.2～0.4m/s 的速度向角膜方向，与角膜接触后减速并回弹，通过测速装置准确记录探针回弹的减速过程，从而计算眼压的测量值。RBT 自 2003 年问世以来，因其有小巧便携、使用简单、无须使用额外药物、角膜损伤及感染风险小、对患者配合度要求较低等优势，在临床上广泛应用，尤其是在行动不便者及儿童眼压测量中发挥了显著的优势。

三、视功能检查

视功能检查包括视觉心理物理学检查（如视力、视野、色觉、暗适应、立体视觉、对比敏感度等）及视觉电生理检查两大类。

（一）视力

视力（visual acuity，VA）分为远、近视力，是测量分辨二维物体形状和位置的能力，代表黄斑中心凹的视觉敏锐度，正常人视力一般在 1.0 或以上。

1. 远视力检查法

（1）目的：了解视网膜黄斑中心凹处的视觉敏锐度；辅助眼科疾病诊断。

（2）用物准备：标准视力表、遮眼器、视标指示棒、平面反射镜（用于检查空间小于 5m 时扩大检查距离）。

（3）操作步骤：被检者距离视力表 5m，如空间小于 5m，可使用平面反射镜，距离 2.5m。先查右眼后查左眼，由上向下指示视标，让被检者在 5 秒内说出或指出缺口方向。如被检者在 5m 处不能辨认最大视标，则让其慢慢走近视力表直至看清，按实际检查距离换算后记录。换算方法为：d/5×0.1，d 为看清最大视标的距离。如在 2m 处能看清最大视标，则视力为 2/5×0.1＝0.04。如被检者在 0.5m 处不能辨认最大视标，则让其背窗而坐，检查人员在暗背景前伸出手指，指距等于指宽，让被检者辨认手指数目，并记录能辨认指数的最远距离，如"指数 /40cm"。如被检者在最近距离不能辨认手指数目，检查人员可用手在其眼前慢慢摆动，并记录辨知手动的最远距离，如"手动 / 眼前"。如被检者不能辨知手动，则在暗室中检查其能否感知手电亮光，光定位检查通常检测 9 个方位，呈"米"字形，用"+"和"−"表示光源定位的阳性和阴性。如各方位光感均消失，记为"无光感"。

（4）注意事项：视力表应有充足的光线照明，使用灯箱视力表时，视力表白底的亮度应达 80～320cd/m²。被检眼应与 1.0 视标在同一高度。戴镜者应先测裸眼视力，然后再测戴镜视力和记录矫正眼镜度数。检查视力时应使用遮眼器，一人一用。遮挡眼睛时避免压迫眼球，防止被检眼斜看、眯眼或偷看。

知 识 拓 展

ETDRS 视力表

ETDRS 视力表遵循了 1980 年美国国家科学院提出的视力表设计规范,选择了辨认难度相当于 10 个 Sloan 字母作为视标,采用 Bailey-Lovie 视力表的视标排列方式,其发现之初主要应用于糖尿病视网膜病变早期治疗研究(early treatment of diabetic retinopathy study,ETDRS),故被称为 ETDRS 视力表。ETDRS 视力表由 3 张视力表组成,每行均为 5 个 Sloan 字母,3 张视力表分别检测左眼、右眼和双眼视力,以消除受检者对视力表字母的记忆作用;该视力表设定的检查距离为 4m,视力表测量的视力范围是 −0.3～1.0(LogMAR 记录法),视标的尺寸为 2.92～58.18mm。ETDRS 视力表现已成为国际上临床检查成人视力的"金标准"。

2. 近视力检查法

(1)目的:同远视力检查法。

(2)用物准备:近视力表、遮眼器。

(3)操作步骤:在充足照明下,根据所使用的近视力表上要求的检查距离放置近视力表,通常检查距离为 30cm 或 40cm,如在该处不能看见最大字符也可移近检查,记录时需标明实际距离。

(4)注意事项:视力表应有充足的光线照明。一般先检查右眼,后检查左眼。使用遮眼器遮挡眼睛时避免压迫眼球。

3. 儿童视力检查 对于小于 3 岁不合作的患儿检查视力需耐心诱导观察。新生儿有追光及瞳孔对光反射,1 个月龄婴儿有主动浏览周围目标的能力,3 个月时可双眼注视手指。交替遮盖法可发现患眼,当遮盖患眼时患儿无反应,而遮盖健眼时患儿试图躲避。

(二)视野检查法

视野(visual field,VF)是指眼向前注视时所见的空间范围,它反映了黄斑以外的视网膜功能,即周边视力。

1. 目的 用于眼病的协助诊断和判断疾病发展情况,常用于青光眼、神经系统疾病等的诊治。

2. 适应证 适用于各种需要判断周边视力有无异常的眼病,如青光眼、视神经病变、黄斑病变等。

3. 检查方法

(1)根据检查的方法不同分为动态和静态视野检查。①动态视野检查:用不同大小的视标,从周边不同方位向中心移动,记录被检者刚能感受到视标出现或消失的点,这些光敏感度相同的点构成了某一视标检测的等视线,由几种不同视标检测的等视线绘成了类似等高线描绘的"视野岛"。动态视野的优点是检查速度快,适用于周边视野检查,缺点是小的、旁中心相对暗点发现率低。②静态视野检查:在视屏的各个设定点上,由弱至强增加视标亮度,患者刚能感受到的亮度即为该点的视网膜敏感度域值。电脑控制的自动视野计,使检查快捷、规范。

(2)根据检查的部位不同分为中心视野检查和周边视野检查,距注视点 30° 以内的范围称为中心视野,30° 以外的范围为周边视野。

具体视野检查的种类有对比法、平面视野计法、弧形视野计法、Amsler 方格、Goldmann 视野计和自动视野计。正常人动态视野的平均值为:上方 55°,下方 75°,鼻侧 65°,颞侧 90°。生理盲点的中心在注视点颞侧 15.5°,水平中线下 1.5°,其垂直径为 7.5°,横径 5.5°。在视野范围内,除生理盲点外出现其他任何暗点均为病理性暗点。

4. 护理配合

(1)检查前评估患者眼部情况,详细告诉患者检查目的及具体操作方法,使患者理解和配合。

(2)告诉患者在检查过程中要始终保持眼盯住前方注视点不动,转动眼球将使检查结果不准确。

（三）色觉检查法

色觉为人眼的辨色能力，从事许多工作如美术、交通运输、医学、化学、军事工作等必须具备正常的色觉。色觉异常按轻重程度可分为色弱和色盲。色盲以红绿色盲最常见，可为先天性即遗传得来，也可后天因某些眼病或颅脑疾病所致。色觉检查有假同色图即色盲本检查、色相排列法和色觉镜，以假同色图检查法最常用。

1. 目的

（1）判断人眼辨色能力是否正常。

（2）白内障患者术前检查，可以测定黄斑视锥细胞功能估计术后效果。

2. 用物准备　"色盲检查图"。

3. 操作方法　在明亮的自然光线下，检查距离为40～50cm，先用示教图，教以正确方法，再依次检查，做出诊断。一般双眼同时检查，要求在5秒钟内读出图中的图形或数字。按每图的说明判断患者为正常或异常，若为异常，进一步分辨其为全色盲、绿色盲、红色盲、红绿色盲或色弱。

4. 注意事项

（1）检查应在自然光线下进行，避免阳光直射，不用人工光源。

（2）每图辨认时间不超过5秒。

（3）检查图应保持清洁、完好，污染或褪色不能使用。

（四）暗适应

从明处进入暗处时，起初一无所见，随后渐能看清暗处的物体，眼的这种对光敏感度逐渐增加，对暗处发生适应的过程称为暗适应（dark adaptation）。暗适应检查可用于诊断各种可引起夜盲的疾病，如视网膜色素变性、维生素A缺乏症等。最简单的检查方法是采用对比法即暗适应正常的检查者与被检者同时进入暗室，比较两人能辨认周围物体的时间，如被检者适应的时间明显延长，则表示其暗适应能力差。

（五）视觉电生理检查

视觉电生理检查是应用视觉电生理仪测定视网膜被光照射或图像刺激时产生的生物电活动来了解视觉功能。

1. 目的　用于了解视网膜、视神经及视路功能。

2. 适应证　①需要了解视网膜和视神经功能者。②白内障、角膜病、玻璃体积血等屈光间质混浊患者术前检查，以判断术后视力预后。

3. 检查方法　包括视网膜电图、眼电图和视觉诱发电位。视网膜电图为视网膜综合电位变化，常用于视网膜色素变性等的辅助诊断。眼电图主要代表视网膜色素上皮细胞的综合功能。视觉诱发电位主要用于检查视网膜神经节细胞以上至大脑皮层视中枢功能。

4. 护理配合

（1）检查前详细告诉患者检查目的、具体操作方法，使患者理解和配合。

（2）记录视网膜电图的电极为角膜接触式，检查前应告诉患者，尤其儿童患者，使其配合完成检查。检查结束后滴抗生素滴眼液预防感染。

四、其他检查

（一）眼底血管造影检查

眼底血管造影是将造影剂从肘静脉注入，利用特定滤光片和眼底照相机，拍摄其随血液在眼底血管内流动及灌注的过程。分为荧光素眼底血管造影（fundus fluorescence angiography，FFA）及吲哚菁绿血管造影（indocyanine green angiography，ICGA）两种。FFA检查以荧光素钠为造影剂，主要反映视网膜血管的情况，ICGA检查以吲哚菁绿为造影剂，反映脉络膜血管的情况。

1. 目的　了解视网膜和脉络膜血管情况，协助眼底疾病的诊断和治疗。

2. 适应证 ①各种眼底血管性病变，如糖尿病视网膜病变、静脉阻塞等。②视网膜和脉络膜病变。

3. 检查方法 患者充分散瞳后，将造影剂从肘静脉快速注入，注射后5～8秒开始拍摄，根据疾病的不同确定拍摄的时间。

4. 护理配合

（1）造影之前向患者解释检查的基本过程和注意事项，取得理解和配合。

（2）检查前应详细询问全身病史，包括高血压史、心脏病史、过敏史及肝肾疾病史。对于有严重全身疾病者慎行检查。

（3）少数患者注射荧光素后会出现恶心、呕吐、荨麻疹等过敏反应，告诉患者不要紧张，稍作休息，常可恢复。必要时也可给予抗过敏药物。

（4）操作室应备氧气、抢救车等基本的抢救物品，以备发生严重过敏反应时进行抢救使用。

（5）要告诉患者，检查后数小时皮肤和尿液变黄是荧光素钠排出的结果，不必紧张。

（二）眼部超声波检查

1. 目的 用于眼球生物测量、了解眼内及眶内病变性质，协助眼部疾病的诊断和治疗。

2. 适应证 ①眼球生物测量（角膜厚度、眼轴长度等）。②检查玻璃体视网膜病变的部位、程度和性质。③屈光介质混浊时探查和定位眼内异物。④眼内肿瘤的诊断。⑤眼眶病变的诊断。⑥眼和眶部血流动力学检测。⑦介入超声：超声引导肿瘤穿刺活检等。

3. 检查方法 包括A型超声、B型超声和彩色多普勒成像。

（1）A型超声：显示探测组织每个声学界面的回声，为一维图像。可精确测量轴向距离，多用于测量角膜厚度、眼轴长度及用于人工晶体屈光度计算。

（2）B型超声：为二维声学切面图像。实时动态扫描可提供病灶的位置、大小、形态及与周围组织的关系，用于眼部疾病的诊断。

（3）彩色多普勒成像：利用多普勒原理，将血流特征以彩色的形式叠加在B型灰阶图上，红色表示血流流向探头（常为动脉），蓝色为血流背向探头（常为静脉）。以血流彩色作为指示、定位、取样及定量分析。可检测眼动脉、视网膜中央动脉、睫状后动脉血流以及眼内、眶内肿瘤等。

4. 护理配合 检查之前向患者解释检查的基本过程和注意事项，取得理解和配合。A型超声测量眼轴长度时，应告诉患者检测中保持眼球不动，检查者超声探头保持与角膜正好接触，不能压迫眼球。

（三）光学相干断层扫描检查

光学相干断层扫描（optical coherence topography，OCT）为一种新的光学诊断技术，采用波长850nm的激光进行视网膜断层扫描，主要用于黄斑水肿、裂孔的测量及青光眼视网膜神经纤维层厚度的测量。

知 识 拓 展

OCT血管成像

OCT血管成像（optical coherence tomography angiography：OCTA）是一项无创，快捷的血流检测技术，通过测量相邻OCT扫描断面反射信号的振幅变化来检测管腔内的血流运动，无须静脉注射造影剂就能够对血流信号进行量化分析，并能分层观察和判断视网膜脉络膜的血流改变情况，比传统的眼底血管造影技术提供更多、更准确的血流信息，目前用于视网膜脉络膜的血流成像，在眼科血管性疾病的诊断及与血流改变有关眼病的发病机制探讨、眼底疾病随访等方面有很好的价值。

Note：

（四）超声生物显微镜检查

超声生物显微镜（ultrasound biomicroscopy，UBM）检查是利用超高频超声技术（40～100MHz），观察眼前节断面图像的一种影像学检查。其穿透力差，仅用于眼前段的疾病诊断，常用于闭角型青光眼、睫状环阻滞型青光眼、眼前段肿瘤及外伤的诊断。

第三节　眼科患者手术前后的护理常规

一、手术前护理常规

1. 根据病情及拟行的手术方式向患者或家属介绍手术前后应注意的事项，术中如何配合，全面评估患者，有针对性地制订护理计划，积极做好患者的心理护理，减轻患者对手术的恐惧感，让患者密切合作。

2. 检查各项检验报告是否齐全，检验结果是否正常，包括血尿常规、出凝血试验、肝肾功能、胸片、心电图等，了解患者有无血糖、血压的异常，有无心脏病或其他全身疾病，有无手术禁忌证。评估患者的全身情况，如有发热、咳嗽、女患者月经来潮、颜面部疖肿及全身感染等情况要及时通知医生，以便进行必要的治疗和考虑延期手术。根据手术的需要，检查各项必要的辅助检查资料是否齐全，如人工晶状体测量、眼超声检查、眼底彩照、角膜内皮计数结果等。

3. 内眼手术需冲洗双眼泪道，排除慢性泪囊炎。

4. 术前遵医嘱滴抗生素滴眼液及清洁眼周皮肤。

5. 局麻下手术需训练患者眼球向各方向转动和固视，以利于手术中的配合。

6. 全身麻醉术前禁食常规　禁清饮料 2 小时，禁母乳 4 小时，禁食其他清淡普食（包括牛奶等含奶粉类饮料）6 小时，禁高脂类及油炸食物等 8 小时。最后一餐进食以半流、流质及易消化和适度（不过饱）为原则。若患者因其他系统疾病，术前有常规口服药物的，应视具体药物作用等评估是否需要继续服用，如确需口服的，可用少量水（成人 50ml 以内清水）送服。局麻下手术患者术前一餐不宜过饱。

7. 指导患者做好个人清洁，如沐浴、洗头、剪指甲、更换干净衣服，长发要梳成辫子，取下所有首饰。

8. 术前测量生命体征，有异常及时与医生沟通。

9. 遵医嘱用术前药。

10. 与手术室工作人员交接术前准备情况，保证患者术前准备完善。

二、手术后常规护理

1. 患者全身麻醉清醒后，若无特殊体位要求，可选择半卧位或自由卧位。如无恶心、呕吐，全身麻醉清醒后可尽早给患者进食，进食从少量流质开始，术后第一次进食时护士应加强观察，判断有无异常，以后视患者情况逐渐过渡到半流质或普食。

2. 嘱患者减少头部活动、卧床闭目休息。术后需特殊体位的患者，根据病情给予体位护理。

3. 遵医嘱用药，如有眼痛，应正确评估疼痛的原因和程度、持续时间；做好解释和安慰，及时与医生沟通并处理。

4. 观察术眼敷料有无松脱、渗血、渗液情况，绷带包扎的松紧情况。

5. 给予易消化饮食，多进食蔬菜和水果，保持大便通畅，嘱患者不要用力排便。

6. 出院时向患者讲解自我管理的相关知识，教会患者滴眼药水、涂眼膏、眼部保护等方法，低视力患者告知患者防跌倒、防碰伤的安全措施。

7. 日间手术患者要做好患者的术后随访。

第四节　眼科常用的护理操作技术

一、滴眼药法

（一）目的

1. 用于预防、治疗眼部疾病。

2. 检查前散瞳、缩瞳及表面麻醉等。

3. 诊断性染色,如荧光素染色检查角膜上皮缺损,泪道通畅试验等。

（二）用物准备

棉签、滴眼液、弯盘。

（三）操作步骤

1. 核对医嘱、药物,确认患者身份及眼别。

2. 评估患者病情和眼部情况、合作程度、有无药物过敏史。

3. 告知操作目的及配合事项。

4. 用棉签拉开患者下眼睑,嘱患者眼睛往上看,暴露下方结膜囊,将药液滴入下穹隆结膜囊内。

5. 嘱患者轻闭眼1～2分钟,用棉签擦干外溢的药液。

6. 嘱患者勿揉搓眼睛,如出现眼红、眼痛等不适,及时报告医生处理。

（四）注意事项

1. 角膜感觉灵敏,应避免药液直接滴在角膜上。

2. 滴眼时,滴眼液瓶口距离眼部1～2cm,不能碰到眼睑和睫毛,以免污染瓶口和滴眼液。

3. 毒性药物,如阿托品滴眼液,滴眼后用棉签按压泪囊区2～3分钟,以免药液流入鼻腔时,被鼻黏膜过多吸收产生毒性反应。

4. 滴眼液每次滴1～2滴即可,以免药液外溢造成浪费。

5. 如使用两种以上滴眼液时,一般间隔时间为5分钟以上,滴眼液与眼膏同时使用时,先滴眼药后涂眼膏。

6. 操作时动作轻巧,勿压迫眼球。

7. 散瞳剂、缩瞳剂需分开放置,患者一眼使用散瞳剂,另眼使用缩瞳剂时,需双人核对,避免滴错滴眼液或眼别,造成不良后果。

二、涂眼药膏法

（一）目的

1. 用于预防、治疗眼部疾病。

2. 用于眼睑闭合不全、绷带加压包扎前保护角膜。

（二）用物准备

玻棒、眼膏、棉签、生理盐水、弯盘。

（三）操作步骤

1. 核对医嘱、药物,确认患者身份及眼别。

2. 评估患者病情和眼部情况、合作程度、有无药物过敏史。

3. 实施　告知患者操作目的及配合方法,患者取仰卧位或坐位(头稍向后仰)。有玻棒法和软管法。

（1）玻棒法:对光检查玻棒是否完整光滑,将适量眼膏挤在玻棒的圆头上。用棉签拉开下眼睑,嘱患者眼睛往上看,暴露下睑穹隆结膜,将涂有眼膏的玻棒与睑缘平行,轻轻放入下睑穹隆结膜囊内,嘱患者轻闭眼,沿水平方向从颞侧边旋转边取出玻棒。

(2)软管法:用棉签拉开下眼睑,嘱患者眼睛往上看,一手持眼药膏软管,将眼膏从鼻侧向颞侧挤入下睑穹隆结膜,嘱患者轻闭眼。

(四)注意事项

1. 用玻棒涂眼药膏前,要认真检查玻棒圆头是否光滑完整,以免擦伤结膜、角膜。

2. 注意眼膏软管口不可触及眼部,对不合作的患儿,涂眼膏时不宜用软管法。

3. 操作时动作要轻巧,勿加压眼球。

4. 角膜溃疡穿孔、眼球穿通伤的患者勿涂眼膏。

5. 用药后注意观察药物的副作用,使用散瞳剂、缩瞳剂要特别注意观察药物的毒性反应。

三、结膜囊冲洗法

(一)目的

1. 清除结膜囊异物、酸碱化学物质。

2. 清除分泌物和脱落的坏死组织。

3. 眼科手术前清洁结膜囊。

(二)用物准备

眼部冲洗液、洗眼壶、受水器、棉签、垫巾、手套、弯盘;术前结膜囊冲洗需备 20% 软皂液、眼垫、胶布。

(三)操作步骤

1. 核对医嘱及冲洗液,确认患者身份及眼别。

2. 评估患者病情和眼部情况、患者心理状态及合作程度;术前结膜囊冲洗需检查眼睑及周围皮肤有无感染病灶,发现结膜充血、分泌物增多或眼周皮肤有炎症需报告医生。

3. 告知患者结膜囊冲洗的目的,患者取仰坐位或平卧位,头偏向冲洗侧,前额刘海过长的患者,用夹子夹好,洗眼侧肩膀铺上垫巾。

4. 指导患者手持受水器紧贴冲洗侧颊部或颞侧,以接受冲洗液。

5. 先冲洗眼睑及周围皮肤,让患者适应,缓解紧张。

6. 术前结膜囊冲洗需先清洁眼周皮肤。方法:嘱患者闭眼,用棉签蘸 20% 软皂液擦洗睫毛、眼睑、眉毛及周围皮肤,擦洗后用生理盐水彻底冲洗。眼周皮肤清洁范围:上至眉弓上 3cm,内至鼻中线,外至太阳穴,下至鼻唇沟。冲洗顺序:先冲洗睫毛及眼睑、眉毛,然后以眼为中心从内往外冲洗,一边冲洗,一边用棉签擦拭,把软皂液彻底冲洗干净,冲洗液量根据皮肤清洁程度而定,一般不少于150ml。皮肤冲洗完毕,嘱患者睁开眼,用生理盐水冲洗结膜囊。

7. 冲洗结膜囊。方法:用拇指、示指轻轻分开上下眼睑,着力于上下眶缘,充分暴露结膜囊,洗眼壶出水口距离眼部 3~4cm,一边冲洗,一边嘱患者分别向上、下、左、右方向转动眼球,然后嘱患者向下看,轻轻翻转上眼睑,用示指着力于上眶缘,大拇指轻轻向下拉下眼睑,着力于下眶缘,充分冲洗结膜各部位后,回复上、下眼睑,冲洗液一般不少于 150ml。

8. 用棉签擦干眼睑及周围皮肤。

9. 如化学伤冲洗,冲洗前后测 pH 并记录,冲洗液量一般要 2 000ml 以上,洗眼壶出水口距离眼部 5~6cm 为宜,冲力要大。如眼部有固体物质,先用镊子取出后再冲洗,冲洗完再检查有无异物残留在结膜或角膜上。

(四)注意事项

1. 冲洗液不可直射角膜,洗眼壶瓶口不能触及眼睑或睫毛,以防污染或碰伤眼部。

2. 冲洗时间和冲洗液量必须达到要求。

3. 翻转眼睑动作要轻巧,角膜溃疡、角膜穿孔、眼球穿通伤的结膜囊冲洗,不可翻转眼睑,切勿加压眼球,以防眼内容物脱出。对已有眼内组织嵌顿者,进行眼部冲洗时应仔细分辨眼内组织与异物,不能将眼内组织抹除。

4.冲洗液温度要适宜,冬季加温冲洗液至32～37℃,冲洗前需摇匀冲洗液,用手背试液体的温度。

5.假膜性结膜炎患者冲洗时,用生理盐水棉签抹去假膜再进行冲洗。

6.如为不合作或眼部刺激症状严重的患者,先做表面麻醉再进行冲洗,如眼部暴露不满意者,可用开睑拉钩拉开上下眼睑再冲洗。

四、泪道冲洗法

(一)目的

1.内眼手术前常规清洁泪道,了解泪道有无炎症,预防术后感染。

2.了解泪道是否通畅,确定堵塞部位,为泪道疾病诊断和治疗提供临床依据。

3.泪道手术后冲洗,清除泪道分泌物和评估泪道手术效果。

(二)用物准备

注射器、泪道冲洗针头、泪点扩张器、表面麻醉剂、抗生素滴眼液、眼膏、泪道冲洗液、棉签、受水器、弯盘。

(三)操作步骤

1.核对医嘱、药物,确认患者身份及眼别。

2.评估患者眼部有无分泌物、有无溢泪,结膜有无充血,泪囊区有无红肿,泪点是否完整、是否狭小;患者的心理状态及合作程度;有无药物过敏史。

3.告知泪道冲洗的目的、操作过程,指导患者配合,若有水到咽喉可吞下。

4.患者取仰卧位或仰坐位,头稍偏侧。

5.滴表面麻醉剂,充分麻醉泪小点。

6.若泪点狭小,先用泪点扩张器扩张泪点后再进行冲洗。

7.指导患者手持受水器紧贴冲洗侧颊部。

8.用眼膏润滑泪道冲洗针头。

9.操作者一手持冲洗注射器,另一手持棉签拉开下眼睑,将针头垂直插入泪小点,深1.5～2mm,针头转向水平方向,沿泪小管进针5～6mm,将冲洗液缓慢注入泪道。

10.推注冲洗液时询问患者有无水流入咽喉部,同时仔细观察泪点处有无冲洗液或分泌物反流。如出现冲洗液反流应再沿泪小管缓慢进针,针头碰到骨壁即后退1～2mm,再次注入冲洗液,冲洗泪囊内的分泌物。

11.冲洗完毕,擦干眼部冲洗液或分泌物,滴抗生素滴眼液,嘱患者勿揉眼睛。

12.记录冲洗情况,包括从何处进针,推注冲洗液有无阻力,针头是否碰到骨壁,冲洗液的反流情况,是否伴有分泌物,如有分泌物应记录分泌物的量和性状。

13.冲洗结果判断

(1)泪道通畅:推注冲洗液无阻力,无反流,冲洗液全部进入咽喉。

(2)鼻泪管狭窄:推注冲洗液时有阻力,要施加压力才有冲洗液流入鼻咽部,通而不畅,上泪小点也有冲洗液流出。

(3)鼻泪管阻塞:从下泪小点进针,可碰到骨壁,冲洗液从上小泪点流出,无冲洗液流入咽喉部,不伴分泌物。

(4)泪小管阻塞:从下泪小点进针,碰不到骨壁,推注冲洗液时阻力大,冲洗液从原泪点反流,如从上泪小点进针,冲洗通畅,则为下泪小管阻塞。

(5)泪总管阻塞:从下泪小点进针,碰不到骨壁,推注冲洗液时阻力大,水从上泪小点射出,无冲洗液流入咽喉部,不伴分泌物。

Note:

（6）慢性泪囊炎：从下泪小点进针，可碰到骨壁，冲洗液从上泪小点反流，伴有黏性或脓性分泌物流出。

（四）注意事项

1. 操作要轻、稳、准，以免损伤角膜、结膜，进针遇到阻力时，不可暴力推进，以防损伤泪道。

2. 推注冲洗液时，如出现皮下肿胀，说明针头误入皮下，应停止冲洗，并按医嘱给予抗生素治疗，以防发生局部感染。

3. 冲洗过程注意观察患者的情况，有无出现脸色苍白、出冷汗、晕厥等。

4. 急性结膜炎、急性泪囊炎、慢性泪囊炎急性发作期、眼球穿通伤等禁止冲洗泪道。

五、球旁注射法

（一）目的

使局部组织内达到较高的药物浓度，起到较好的消炎与抗感染效果。

（二）用物准备

2ml 注射器、5½针头、局部麻醉剂、皮肤消毒剂、无菌棉签、药物。

（三）操作步骤

1. 核对医嘱，确认患者身份、眼别；核查药物的质量和有效期。

2. 评估患者的眼部及全身情况，患者的心理状态及合作程度、药物过敏史等。

3. 告知患者操作的目的、操作过程，指导患者配合；患者取坐位或仰卧位，头略后仰、固定。

4. 注射部位一般取颞侧下眶缘外 1/3 和中 1/3 交界处，因此处无脑神经和大血管通过，且组织较疏松，操作方便。也可选取颞上方或颞下方经球结膜进针。

5. 消毒注射部位，嘱患者向内上方注视，操作者用左手示指（之前先消毒）或棉签定位进针点，右手持注射器经皮肤刺入眶内，紧靠眶下壁垂直刺入约 1cm 左右，固定好针头，轻轻回抽见无回血，方可将药液缓慢注入，边推边观察患者眼部反应。推注完毕，左手固定针旁皮肤，缓慢拔针，用无菌棉签压住针眼至无出血为止。

6. 观察患者用药后的反应。

（四）注意事项

1. 为减轻患者的疼痛，注射药物里可加入少量局部麻醉药如利多卡因。

2. 进针、推针、拔针时速度都要慢，进针时用力不宜过大，如遇到阻力，不可强行进针，稍稍拔出针头，略改变方向才进针。

3. 针头不宜过利，因其过于锋利容易刺入眼球，引起严重的并发症；针头的斜面应向上，避免损伤眼球；切忌针头在眶内上下左右搅动，以免损伤血管和神经。

4. 注射过程中要观察眼部情况，如有眼睑肿胀、眼球突出，提示有球后出血症状，应立即拔针，用数块大纱布或眼垫用手按压至出血停止，再行加压包扎一天，防止再出血，必要时全身用止血药。

六、球结膜下注射

（一）目的

1. 提高药物在眼局部的浓度，增强药物作用及延长药物的作用时间，治疗眼部疾病。

2. 眼部手术的局部浸润麻醉。

（二）用物准备

药物、表面麻醉剂、抗生素眼膏、1ml 注射器、眼垫、胶布、棉签、弯盘。

（三）操作步骤

1. 核对医嘱、药物，确认患者身份及眼别。

2. 评估患者的病情和眼部情况，眼部有无分泌物，结膜有无瘢痕，有无手术创口等；眼部用药史及药物过敏史；患者的心理状态及合作程度。

3.患者取平卧位或仰坐位，告知患者治疗目的、操作方法和配合事项。

4.滴表面麻醉剂2～3次，充分麻醉。

5.嘱患者头部固定不动，选择注射部位，一般选择颞侧下穹隆部结膜。操作者一手用棉签拉开患者下眼睑，另一手持注射器，嘱患者向上固视，暴露下穹隆部结膜，注射针头与睑缘平行，距角膜缘5～6mm，进针角度呈10°～15°，避开结膜血管，挑起球结膜缓慢注入药物，注射后可见结膜处呈泡状隆起。注射完毕，嘱患者勿揉擦患眼。

6.按医嘱涂眼膏，并用眼垫包眼。

（四）注意事项

1.对眼球颤动，不能固视者，可用固定镊固定眼球后再行注射。不合作者可用开睑器拉开眼睑后再注射。

2.眼部分泌物多时，按结膜囊冲洗法清洁结膜囊。

3.进针时针尖斜面向上，确定针尖斜面在结膜下才推注药物。进针部位应避开血管，以免引起结膜出血。

4.多次注射时，可变换注射部位，以免形成瘢痕。

5.注射混悬液药物时，应选择合适的针头。

七、眼部加压包扎法

（一）目的

1.固定包扎敷料。

2.局部加压，压迫止血。

3.减少眼球活动。

（二）用物准备

眼垫、棉签、胶布、眼膏、绷带、玻棒、弯盘。

（三）操作步骤

1.核对医嘱、药物，确认患者身份及眼别。

2.评估患者病情和眼部情况，合作程度，有无药物过敏史。

3.告知患者绷带加压包扎的目的、方法及注意事项。

（1）单眼包扎法：患者取坐位，眼垫包封后，用另一眼垫对折后放在已包封的眼垫上（注：眼垫对折后散边向下，齐边置于眉）并用胶布固定。在另眼眉心部放置一条长约20cm的短绷带，手持绷带由患侧耳上开始，经前额绕过枕骨粗隆，绕头1～2周固定起端，后经患眼耳下方向前上方经患眼至对侧耳上，再绕枕骨粗隆下方，经患侧耳下绕行患眼，如此缠绕几次，最后将绷带再绕头1～2周做好固定，绷带末端用胶布固定在前额，最后结扎眉心部的短绷带。缠绕时稍加压力，绷带注意拉紧，一般以患者能忍受为限。不能缠绕过紧，以免引起头痛、头晕，也不能过松，达不到加压的目的。

（2）双眼包扎法：双眼眼垫包封后，以右侧起端为例（左、右侧起端均可），手持绷带从右侧耳上为起端，经前额绕过枕骨粗隆，绕头1～2周，然后由前额向下过左眼，由左耳下方经过枕骨粗隆下方绕至右耳下方，经右眼绕至左耳上方，由左耳上方经过枕骨粗隆向右耳上方过左眼，呈"8"字形，如此连续缠绕数圈，再绕头1周，将绷带末端用胶布固定在前额。

（四）注意事项

1.包扎松紧适宜，切勿压迫耳郭及鼻孔。

2.绷带固定点应在前额部，避免患者仰卧或者侧卧时摩擦造成绷带松脱。

3.使用弹性绷带包扎时，注意包扎的力度，避免加压过紧引起患者不适。

4.指导患者保持敷料清洁、干燥，减少头部活动，注意安全，防碰伤、防跌倒。

八、睑腺炎切开排脓法

（一）目的

切开排脓，减轻炎症反应，促进愈合。

（二）用物准备

表面麻醉剂、抗生素眼膏、手术尖刀片、显微结膜镊、棉签、眼垫、胶布、5% 聚维酮碘、生理盐水、必要时备胶片引流条。

（三）操作步骤

1. 核对医嘱，核查睑腺炎的位置与病历图示是否一致，确认患者身份及眼别。

2. 评估患者眼部是否清洁，有无分泌物，睑腺炎病变部位有无波动感或黄色脓点；有无药物过敏史；患者的心理状态及合作程度。

3. 向患者解释操作目的、操作方法和配合事项。

（1）外睑腺炎切开排脓术：患者取仰卧位或仰坐位。嘱患者轻闭眼，用 5% 聚维酮碘消毒皮肤后，一手持棉签轻轻固定周围皮肤，另一手持尖刀片在皮肤波动感明显的低位处作平行于睑缘的切口，排除脓液。如脓液黏稠切开后不易自行排出，可用显微结膜镊撑开脓腔，使脓液排出；脓液较多或脓腔较大时，可放置胶片引流条以利于脓液引流。

（2）内睑腺炎切开排脓术：患者取仰卧位或仰坐位。滴表面麻醉剂 2～3 次，翻转眼睑，一手持棉签固定已翻转的眼睑，另一手持尖刀片在睑结膜面脓点最明显处，作垂直于睑缘的切口，排除脓液。结膜囊内涂抗生素眼膏，并包封患眼。

（四）注意事项

1. 外睑腺炎的切口应与睑缘平行，避免损伤眼轮匝肌，以免愈合后瘢痕明显。

2. 内睑腺炎的切口应与睑缘垂直，避免损伤病灶邻近的睑板腺。

3. 切开睑腺炎后可用显微结膜镊探查脓腔或夹取脓头。切勿用力挤压排脓，以防炎症扩散，引起眶蜂窝织炎、海绵窦血栓形成、全身败血症等严重并发症。

4. 内睑腺炎如脓液较多，排脓后需冲洗结膜囊。

5. 避免在睫毛根部做切口，以免引起术后倒睫。

九、睑结膜结石剔除术

（一）目的

剔除睑结膜结石，缓解患者眼部不适症状。

（二）用物准备

表面麻醉剂、抗生素滴眼液、1ml 注射器、棉签、眼垫、生理盐水、手套、必要时备抗生素眼膏。

（三）操作步骤

1. 核对医嘱，核查患者眼部结石的部位及数量与病历图示是否一致，确认患者身份及眼别。

2. 评估患者的病情和眼部情况，结膜是否充血，结石的位置、大小、数量及深浅；有无药物过敏史；患者的心理状态及合作程度。

3. 告知患者操作目的、操作方法及配合事项。

4. 患者取仰卧位，滴表面麻醉剂 2～3 次，充分麻醉。

5. 剔除上眼睑结膜结石时，嘱患者向下看，轻轻翻转上眼睑，用示指或棉签着力于上眶缘，暴露上眼睑结膜面，指导患者向下注视，手持针头，针头斜面向上，背离角膜，顺着睑板腺方向，纵行剔除上睑突出结膜面的结石。

6. 剔除下眼睑结膜结石时，用棉签拉开下睑，着力于下眶缘，暴露下眼睑结膜面，指导患者向上注视，手持针头，针头斜面向上，背离角膜，顺着睑板腺方向，纵行剔除下睑突出结膜面的结石。

Note:

7. 操作过程中结膜面有少许出血时,可用棉签按压止血。

8. 剔除结石后,滴抗生素滴眼液,如结石多、位置深、创面较大,涂抗生素眼膏并包眼。

9. 指导患者勿揉擦眼睛,注意用眼卫生。

（四）注意事项

1. 操作时动作轻巧,剔除结石尽量避开血管,减少出血。

2. 结膜结石量多者,可分次剔除,先剔除大而突出结膜面的结石,未突出结膜面的结石不必剔除,尽量减少对睑结膜的损伤。

十、睑板腺按摩法

（一）目的

疏通睑板腺开口,清除睑板腺分泌物,减轻睑板腺阻塞患者的不适症状。

（二）用物准备

表面麻醉剂、抗生素眼膏、棉签、玻棒、生理盐水、热敷眼罩或喷雾蒸眼器、弯盘。

（三）操作步骤

1. 核对医嘱、药物,确认患者身份及眼别。

2. 评估患者病情和眼部情况,观察眼睑有无红肿,结膜有无炎症;有无药物过敏史;患者心理状态及合作程度。

3. 告知患者操作目的、操作方法和配合事项。

4. 用生理盐水棉签清洁眼周。

5. 眼部热敷 8～10 分钟。①干热敷法:用加热眼罩直接热敷。②熏蒸热敷法:打开喷雾蒸眼器,使蒸气熏蒸眼部,温度以眼部皮肤能忍受为宜,指导患者交替睁眼、闭眼。

6. 滴表面麻醉剂 1～2 次,充分麻醉。

7. 翻转眼睑,用棉签固定睑缘,着力于眶缘,玻棒沿睑板腺导管开口方向按摩,同时挤压睑缘,重复 3～5 次,将滞留于睑板腺导管内的分泌物排出。

8. 擦拭脂质分泌物,用生理盐水棉签清洁睑缘。

9. 用玻棒将适量抗生素眼膏涂在上、下睑缘处。

10. 指导患者勿揉擦眼睛,注意用眼卫生。

（四）注意事项

1. 检查圆头玻棒有无破损、裂痕,防止损伤结膜。

2. 使用喷雾蒸眼器热敷时,防烫伤。

3. 操作时动作轻巧,挤压力度要适宜,力度过小则睑板腺导管内分泌物排出不彻底,力度过大易引起眼睑淤肿。

十一、泪液分泌试验（Schirmer's test Ⅰ）

（一）目的

检测泪液的基础分泌量,为干眼的诊断提供依据。

（二）用物准备

棉签、泪液检测滤纸条、计时器。

（三）操作步骤

1. 核对医嘱,确认患者身份、眼别。

2. 评估患者的病情及眼部情况,患者心理状态及合作程度。

3. 向患者说明操作目的、方法、注意事项。

4. 取一 5mm×40mm 的泪液分泌滤纸条，将具有圆弧度一端反折 5mm，嘱患者睁眼向上看，置入被测眼下结膜穹隆中外 1/3 交界处，另一端垂挂于下睑外部，嘱患者轻闭双眼 5 分钟。

5. 判断结果：5 分钟后取出滤纸条，以毫米为单位；如果不到 5 分钟内滤纸条全被泪液浸湿，应记录滤纸条全被浸湿所需的时间，以分钟为单位将结果记录在病历上。滤纸条湿润长度为 10～25mm 之间为正常，低于 10mm 及超过 25mm 者为异常。当不使用表面麻醉时进行 Schirmer I 试验评价的是主泪腺的分泌功能，短于 5mm 为异常。若检查前滴表面麻醉剂，则主要评价副泪腺的分泌功能，短于 10mm 为异常。

（四）注意事项

1. 放置滤纸条时，动作要轻柔，以免引起反射性泪液分泌而影响试验结果或损伤球结膜等组织。

2. 试验前不要滴任何眼药，以免影响结果。

3. 睁眼与闭眼试验结果不同，试验时受检者应轻轻闭眼，滤纸条不要触及角膜。

4. 眼表损伤、角结膜炎、角膜溃疡禁用。

第五节　眼科常用药物及护理

一、眼科抗感染药及护理

眼科抗感染药包括抗细菌药物、抗真菌药物和抗病毒药物。常用的抗生素眼用制剂有新霉素滴眼液、氧氟沙星滴眼液或眼膏、左氧氟沙星滴眼液或眼用凝胶、妥布霉素滴眼液或眼膏等；常用的抗真菌药物有那他霉素滴眼液、氟康唑滴眼液或眼膏、两性霉素 B 滴眼液等，抗真菌药物需根据药物说明书保存在相应的环境中。常用的抗病毒药物有阿昔洛韦滴眼液或眼膏、更昔洛韦滴眼液、利巴韦林滴眼液等。用药前要评估患者的药物过敏史，指导患者遵医嘱用药，教会患者或家属正确的眼部用药方法，告知患者药物的储存方法和保存时间，一般滴眼液和眼膏开封后 28 天内使用。

二、眼部抗炎抗过敏类药物及护理

眼部抗炎药物可分为糖皮质激素、非甾体抗炎药，抗过敏类药物有抗组胺药、组胺释放抑制剂。

（一）糖皮质激素

糖皮质激素可以眼部滴用，也可以结膜下、球后或眼内注射给药。常用的眼部滴用的糖皮质激素有：1% 醋酸泼尼松龙滴眼液、0.1% 地塞米松滴眼液、0.1% 氟米龙滴眼液等。一些抗菌药物中加入糖皮质激素制成复合制剂，这类制剂具有抗菌、抗炎、加速治愈过程，临床上常见有妥布霉素地塞米松滴眼液或眼膏，新霉素地塞米松滴眼液等。应用糖皮质激素注意观察不良反应的发生，一般不用于病毒性、细菌性、真菌性和阿米巴原虫眼部感染，会加重病情，导致角膜溃疡，损伤视力。用药期间要观察患者的眼压情况，对激素敏感个体中眼局部应用糖皮质激素可能会使眼压升高，继发糖皮质激素性青光眼。

（二）非甾体抗炎药

非甾体抗炎药不良反应较激素类少，也具有良好的抗炎效果。口服吲哚美辛（消炎痛）、布洛芬都有较好的抗炎作用。用药时要观察胃部有无刺激症状和出血。眼部滴用的非甾体抗炎药有 0.1% 双氯芬酸钠滴眼液、0.1% 普拉洛芬滴眼液、0.1% 溴芬酸钠滴眼液。

（三）眼部滴用的抗过敏药

临床常用的过敏性结膜炎治疗药物是抗组胺药和肥大细胞稳定剂。如色甘酸钠滴眼液可抑制过敏原诱发肥大细胞脱颗粒，阻止组胺、慢反应物质的释放；抗组胺药如 0.05% 依美司丁滴眼液、0.05% 氮卓斯汀滴眼液、0.1% 奥洛他定滴眼液、0.5% 洛度沙胺滴眼液等，阻断组胺 H_1 受体，阻止过敏性物质的释放。

三、表面麻醉剂及护理

滴入结膜囊内的表面麻醉剂能麻醉结膜的感觉神经末梢。眼科常用表面麻醉剂有 0.5% 丁卡因、盐酸丙美卡因等。眼科的一些检查和治疗，如使用压陷式、压平式眼压计进行眼压测量、前房角镜和三面镜检查，去除结膜或角膜异物，拆除结膜角膜缝线，结膜或角膜的小手术和泪道冲洗、探通等，须滴用表面麻醉剂。用药前要评估患者的药物过敏史。表面麻醉下检查、治疗后，指导患者不要揉搓眼睛。

四、散瞳剂和睫状肌麻痹剂及护理

散瞳剂和睫状肌麻痹剂在眼科的应用主要为散大瞳孔，便于进行眼底检查及麻痹睫状肌进行屈光检查，还用于葡萄膜炎和恶性青光眼的治疗。临床上常用有 1% 阿托品滴眼液和眼膏、环喷托酯滴眼液、托吡卡胺滴眼液等。儿童屈光检查：每晚涂阿托品眼膏一次，连续 3 晚。或使用短效睫状肌麻痹剂如环喷托酯滴眼液，每 3～5 分钟滴眼一次，共 3 次，每次 1 滴。用药前要评估患者的全身及局部情况，配合程度，有无药物过敏史。散瞳前应先测量眼压并询问有无青光眼史或家族史，对于浅前房和窄房角眼应慎用散瞳剂。滴眼后需立即压迫泪囊区 2～3 分钟，防止药物从鼻黏膜吸收后产生全身不良反应，如口干、脸部潮红、发热、烦躁不安和心跳加快，如有发生应立即停药，嘱患者多喝水。在散瞳作用消失之前应嘱患者勿从事驾车等具有危险性的操作机械的工作，要避免强光刺激，可采取戴太阳镜等方法，避免直接接触阳光等强光。使用阿托品散瞳剂后出现视物模糊，一般 2～3 周才能恢复正常，指导患者注意安全，防跌倒碰伤，少阅读，减少眼睛不适。

五、青光眼用药及护理

药物治疗青光眼的主要目标是降低眼压，降眼压药物可以单独或联合使用。用药时要告知患者药物的作用和可能的副作用。

（1）拟胆碱作用药物：常用 1% 毛果芸香碱滴眼液或眼膏，其降眼压机制是增加小梁途径的房水引流。眼局部频滴高浓度缩瞳剂（如 2% 毛果芸香碱）时要压迫泪囊区 2～3 分钟，减少药物吸收。该药副作用可引起眉弓疼痛，视物发暗，近视加深等。偶可出现胃肠道反应、头痛、眩晕、脉快、气喘、流涎、多汗等全身中毒症状。应及时停药报告医生，给患者更衣、保暖，防止受凉。

（2）α 肾上腺素受体激动药：常用酒石酸溴莫尼定滴眼液，通过抑制房水生成和增加房水经葡萄膜巩膜途径外流而降低眼压。注意用药后观察有无口干、疲劳、倦怠、眼部充血、异物感等不良反应，从事危险作业者会出现精神集中下降的可能性，应慎用。由于 α 肾上腺素受体激动药对心血管有潜在影响，有心血管疾病者应密切观察生命体征变化。

（3）β 肾上腺素受体拮抗药：常用 0.5% 噻吗洛尔、0.25% 倍他洛尔滴眼液等，通过抑制房水生成降低眼压。使用时注意观察心率、脉率，发现异常及时停药报告医生。脉率小于 60 次 /min，停止使用，窦性心律过缓或房室传导阻滞患者慎用，有支气管哮喘、肺源性心脏病、心力衰竭病史的患者禁用。

（4）β- 肾上腺素受体激动剂：常用地匹福林滴眼液，使小梁网房水流出阻力降低，以及增加葡萄膜巩膜途径房水外流。

（5）前列腺素衍生物：常用 0.005% 拉坦前列素、0.004% 曲伏前列素滴眼液、0.03% 贝美前列腺素、0.001 5% 他氟前列素等，主要是增加葡萄膜巩膜途径房水引流的药物。眼部副作用主要有局部充血、角膜点状浸润、虹膜颜色加深以及睫毛长粗、变长，用药时告知患者药物的副作用。

（6）碳酸酐酶抑制剂：常用 1% 布林佐胺滴眼液、2% 多佐胺滴眼液，口服乙酰唑胺或醋甲唑胺，通过减少房水生成来降低眼压。局部用药副作用小，常有味觉异常，视物模糊等；口服碳酸酐酶抑制剂如乙酰唑胺应少量多次饮水，与小苏打同服，密切观察药物不良反应，如唇麻痹、手足有蚁爬行感，个别患者可能出现血尿、肾绞痛，有泌尿系统结石的患者慎用，用药后定期检查尿常规，一旦出现异常，立即停药。有磺胺过敏史的患者禁用此类药物。

（7）高渗剂：常用 20% 甘露醇静脉快速滴注，异山梨醇溶液口服。应注意观察尿量以及有无电解质紊乱，心、肾功能不全者慎用。20% 甘露醇 250ml 静脉滴注 30～40 分钟内滴注完，静脉滴注后患者需卧床休息，防止直立性低血压出现。口服利尿脱水药异山梨醇口服溶液后不宜多喝水，可用温开水漱口，注意观察胃肠道的不良反应。使用高渗剂半小时后测眼压，观察用药后的情况。

（肖惠明）

思 考 题

1. 眼科患者护理评估的内容有哪些？
2. 眼部的结膜充血与睫状充血如何区别？
3. 眼科患者常见的护理诊断/护理问题有哪些？
4. 视力检查方法及注意事项有哪些？
5. 滴眼药法步骤及注意事项有哪些？

URSING

第三章

眼睑及泪器病患者的护理

03章 数字内容

学 习 目 标

知识目标:

1. 掌握睑腺炎、睑板腺囊肿、急性泪囊炎、慢性泪囊炎的定义、护理评估和护理措施。

2. 熟悉睑腺炎切开排脓时切口的位置及方向。

3. 了解睑腺炎、睑板腺囊肿、睑缘炎、睑内翻、倒睫、睑外翻、眼睑闭合不全、上睑下垂、急性泪囊炎、慢性泪囊炎患者的治疗要点。

能力目标:

1. 能正确判断泪道冲洗时泪道是否通畅及可能阻塞的部位。

2. 能正确描述泪道阻塞或狭窄的常见原因和护理评估。

素质目标:

具有良好的护士职业素养,尊重患者,在睑腺炎及急性泪囊炎患者急性疼痛时能尽己所能采取紧急处理措施,缓解患者疼痛。

张某，男，50岁，糖尿病10余年。5日前，张某感觉右眼分泌物增多，今日晨起发现右眼睫毛根部有一硬结，触压疼痛明显，遂来院检查。

　　请思考：

　　1. 该患者最可能的临床诊断是什么？

　　2. 该患者目前主要的护理诊断是什么？应该采取哪些护理措施？

第一节　眼睑炎症患者的护理

　　眼睑覆盖于眼球前部，具有保护眼球和维持眼位的功能。许多眼睑疾病的发生，与眼睑的开闭功能或眼球的位置关系失常有关，如睑内翻、上睑下垂等；另外眼睑皮肤是全身皮肤的一部分，全身性皮肤病变都可在眼睑发生，如接触性皮炎、基底细胞癌等。眼睑形态对于人的容貌非常重要，故在进行眼睑病治疗时，应考虑到美容的问题。

一、睑腺炎

　　睑腺炎（hordeolum）是常见的眼睑腺体的急性化脓性炎症，又称麦粒肿，多发生于儿童及青年人。因眼睑皮肤菲薄，皮下组织疏松，因而炎症时局部的充血、水肿反应显著。睑板腺受感染，称内睑腺炎；睫毛毛囊或其附属皮脂腺、汗腺受感染，称外睑腺炎。

【病因】

　　细菌通过腺体睑缘开口沿腺管上行而引起感染，大多为葡萄球菌，特别是金黄色葡萄球菌感染引起。

【护理评估】

（一）健康史

　　了解患者有无糖尿病、睑缘炎等慢性病；评估患者眼睑肿痛时间、程度，有无体温升高、寒战，有无挤压或针挑，以及用药史；了解患者用眼卫生情况。

（二）身体状况

　　睑腺炎患者通常患侧眼睑表现为红、肿、热、痛等急性炎症症状，并可伴同侧耳前淋巴结肿大。如并发眼睑蜂窝织炎或败血症，可出现发热、寒战、头痛等全身中毒症状。

　　1. 外睑腺炎的炎症反应集中于睫毛根部的睑缘处，开始时红肿范围较弥散，可触诊到明显压痛的硬结。若感染靠近外眦部，可引起反应性球结膜水肿。

　　2. 内睑腺炎的炎症浸润常局限于睑板腺内，肿胀较局限，有硬结，疼痛和压痛均较外睑腺炎剧烈，睑结膜面局限性充血、肿胀，病程较长。

　　睑腺炎发生2～3天后，可形成黄色脓点，外睑腺炎脓点常溃破于皮肤面，内睑腺炎脓点常溃破于睑结膜面，破溃后炎症明显减轻，多数在1周左右痊愈。

（三）辅助检查

　　可进行分泌物细菌培养及药物敏感试验，但临床上很少选用。

（四）心理 - 社会状况

　　睑腺炎起病较急，眼睑部疼痛，且影响外观，患者较为着急，在脓肿未溃破之前，患者容易自行采取措施如挤压或针挑，护士应评估患者对疾病的认知程度。

【治疗要点】

早期局部热敷，应用抗生素滴眼剂或眼膏；反复发作或伴有全身反应者，可全身应用有效的抗生素；当脓肿形成后，应切口排脓。

【护理诊断和护理措施】

常见护理诊断 / 护理问题	护理措施	措施的依据
急性疼痛	1. 进行疼痛评估，耐心听取患者的疼痛主诉，及时发现疼痛症状。关心、安慰患者，并解释疼痛的原因，指导患者放松技巧，必要时采取措施缓解疼痛	疼痛可引起全身应激反应，急性疼痛的有效管理可以减轻患者痛苦，减少相关并发症的发生
	2. 指导患者进行热敷，注意温度，防止烫伤。①汽热敷法：将装满开水的保温瓶瓶口覆盖上一层消毒纱布，嘱患者眼部靠近瓶口，并将干净的双手围成筒状，使热气集中于眼部。温度以患者能接受为度，每次15～20分钟，每日3次。②干性热敷法：用装有2/3满的热水袋，外裹多层纱布，将它直接置于患眼。温度一般在40℃左右，每次15～20分钟，每日3次。③湿性热敷法：嘱患者闭上眼睛，将消毒的湿热纱布拧干盖上，温度以患者能接受为度。每5～10分钟更换一次，每次更换2～4遍，每日2～3次	热敷可以促进血液循环，早期有助于炎症消散和疼痛减轻，晚期有利于脓肿成熟
	3. 掌握脓肿切开引流的指征，脓肿成熟后如未溃破或引流排脓不畅者，应切开引流。外睑腺炎应在皮肤面切开，切口与睑缘平行，如果脓肿较大，应当放置引流条。内睑腺炎则在睑结膜面切开，切口与睑缘垂直	外睑腺炎切口方向与眼睑皮肤面皮纹一致，可以避免皮肤面出现瘢痕。睑板腺垂直于睑缘紧密排列，内睑腺炎切口与睑缘垂直，可以减少对周边正常睑板腺的损伤
	4. 指导患者正确滴用抗生素眼药水每天4～6次，睡前涂用抗生素眼膏	抗感染治疗，炎症减轻后疼痛也会缓解
潜在并发症：颅内或全身感染	1. 当脓肿尚未形成或为成熟时，嘱患者不要自行挤压或针挑，也不宜切开治疗	脓肿未成熟时，挤压或针挑容易使细菌进入血管，沿着没有静脉瓣的眼睑静脉上行，甚至到海绵窦内，形成脓毒血栓或败血症而危及生命
	2. 一旦出现脓毒血栓或败血症，应尽早全身使用足量的以抑制金黄色葡萄球菌为主的广谱抗生素，并对脓液或血液进行细菌培养和药敏试验，选择更敏感的抗生素	预防和治疗全身感染等严重并发症
	3. 合并糖尿病者，应积极控制血糖，按糖尿病患者常规护理	糖尿病患者免疫力下降，容易发生感染，控制血糖可以减少睑腺炎发生
	4. 对顽固复发、抵抗力低下者，给予支持治疗，提高机体抵抗力	增强机体抵抗力以减少感染
知识缺乏	1. 告知患者睑腺炎相关的知识，指导患者注意个人卫生，避免用手随意揉眼睛或使用不洁手帕揉眼，预防感染发生	了解疾病相关知识，提高自我管理能力，预防感染发生
	2. 告知患者治疗原发病的重要性，如有慢性结膜炎、睑缘炎或屈光不正者，应及时治疗或矫正	消除诱因，保证治疗效果

Note：

二、睑板腺囊肿

睑板腺囊肿（chalazion）又称霰粒肿，是因睑板腺分泌物潴留引起的特发性无菌性慢性肉芽肿性炎症。睑板腺囊肿是常见的眼睑炎症，常见于青少年及中壮年，并以上眼睑居多，可能与睑板腺分泌功能旺盛有关。

【病因】

由于睑板腺排出口阻塞，腺体分泌物潴留在睑板内，对周围组织产生慢性刺激而引起。

【护理评估】

（一）健康史

了解患者的睑板腺囊肿是否反复发作，有无做过病理检查。青少年或中壮年时期，因睑板腺分泌旺盛容易发病。

（二）身体状况

本病进程缓慢，较小的囊肿可无明显自觉症状，常因异物感或无痛性肿块而就医。较大的囊肿可使眼睑皮肤隆起，表现为皮下圆形肿块，大小不一，触之不痛，与皮肤不粘连。睑结膜面略呈紫红色的微隆起。囊肿偶可自结膜面破溃，排出脂肪样物质而在睑结膜面形成肉芽肿，加重摩擦感。如继发感染，临床表现与内睑腺炎相似，但症状较轻，切开后有脓性物质流出。

（三）辅助检查

对于反复发作或老年人睑板腺囊肿，应将切除标本送病理检查，以排除睑板腺癌的可能。

（四）心理 - 社会状况

评估患者有无焦虑情绪；对于反复发作者，注意是否情绪低落、对治疗缺乏信心。了解患者及其家属对所患疾病的认识。

【治疗要点】

小而无症状的睑板腺囊肿无须治疗，有时可自行吸收或通过局部热敷促进其吸收。大者可通过热敷，或向囊肿内注射糖皮质激素促其吸收；如长期不能消退，应行睑板腺囊肿刮除术。手术在局麻或全身麻醉下进行，用刮匙将囊肿内容物刮除干净，分离后部囊壁并完整摘除囊肿，以防复发。

【护理诊断和护理措施】

常见护理诊断 / 护理问题	护理措施	措施的依据
有感染的危险	1. 指导患者进行正确的热敷，具体方法见"睑腺炎"，注意热敷温度，防止烫伤	热敷可以促进血液循环，早期有助于炎症消散和疼痛减轻，晚期有利于脓肿成熟
	2. 按医嘱进行眼部或全身用药护理，先控制炎症，再行手术刮除囊肿	先控制炎症再行手术，可减少术后感染的风险
	3. 睑板腺囊肿刮除术围手术期的护理：①按外眼手术常规准备，滴抗生素眼液、查凝血功能、清洁面部皮肤等。②在睑结膜面做与睑缘垂直的切口，刮净囊肿内容物，并向两侧分离囊壁，将囊肿完整摘除，以防复发。术后创口不需缝合。③注意复发性或老年人的囊肿，应将标本送病理检查。④术后用手掌压迫眼部 10～15 分钟，观察局部有无出血等病情变化	积极完善术前准备，术后密切观察病情，监测及预防术后并发症

续表

常见护理诊断 / 护理问题	护理措施	措施的依据
知识缺乏	指导患者及家属掌握睑板腺囊肿及围手术期的护理。一般术后次日进行眼部换药，涂抗生素眼膏，并用眼垫遮盖。指导患者建立合理的生活制度，遵医嘱用药，按时门诊随访	了解疾病知识，提高机体抵抗力，术后合理用药，定期复查，均可避免疾病再次发生

三、睑缘炎

睑缘炎（blepharitis）指睑缘表面、睫毛毛囊及其腺体组织在各种致病因素作用下引起的亚急性或慢性炎症。主要分为鳞屑性睑缘炎（squamous blepharitis）、溃疡性睑缘炎（ulcerative blepharitis）和眦部睑缘炎（angular blepharitis）三种。

【病因】

1. 鳞屑性睑缘炎　患眼睑缘常发现卵圆皮屑芽孢菌，它能将脂类物质分解为有刺激性的脂肪酸。常见诱因如屈光不正、视疲劳、营养不良和长期使用劣质化妆品等。

2. 溃疡性睑缘炎　大多为金黄色葡萄球菌感染引起，多见于营养不良、贫血或有全身慢性消耗性疾病的儿童；也可因鳞屑性睑缘炎感染后转变而来。

3. 眦部睑缘炎　主要因莫 - 阿（Morax-Axenfeld）双杆菌感染引起；或与维生素 B_2 缺乏有关。

【护理评估】

（一）健康史

评价患者是否有屈光不正、视疲劳和营养不良等病史，并了解患者最近有无文眼线，以及平时的卫生习惯；患病期间的用药史等。

（二）身体状况

睑缘炎患者常常自觉眼部干痒、刺痛和烧灼感。

1. 鳞屑性睑缘炎　因睑缘皮脂溢出造成的慢性炎症，特点是睑缘无溃疡。表现为睑缘充血、潮红，睫毛和睑缘表面附着上皮鳞屑，睑缘表面有点状皮脂溢出，皮脂集于睫毛根部，形成黄色蜡样分泌物，干燥后结痂。去除鳞屑和痂皮后，暴露出充血的睑缘，但无溃疡或脓点。睫毛容易脱落，但可再生。如长期不愈，可使睑缘肥厚，后唇钝圆，泪小点肿胀、外翻而导致溢泪。

2. 溃疡性睑缘炎　睫毛毛囊及其附属腺体的慢性或亚急性化脓性炎症。与鳞屑性睑缘炎相似，但症状更为严重。溃疡性睑缘炎的睑缘有更多的皮脂，睫毛根部可见散布的小脓疱，并有痂皮覆盖。除去痂皮后，露出睫毛根端和浅小溃疡。炎症感染破坏睫毛毛囊，睫毛常被干痂粘结成束，随着痂皮而脱落，且不能再生，形成秃睫。溃疡愈合后，瘢痕组织收缩，使睫毛生长方向改变，形成睫毛乱生，如倒向角膜，可引起角膜损伤。如患病较久，可引起慢性结膜炎和睑缘肥厚变形，睑缘外翻，泪小点肿胀或阻塞，导致溢泪。

3. 眦部睑缘炎　多为双侧，好发于外眦部。外眦部睑缘和外眦部皮肤充血、肿胀，并有浸渍、糜烂。

（三）心理 - 社会状况

评价患者因睑缘炎反复发作引起焦虑心理，并了解因眼部分泌物过多给患者带来的学习、工作影响，以及患者对疾病的认知程度。

【治疗要点】

积极寻找并消除病因和各种诱因；清洁睑缘，拭去鳞屑；局部应用抗生素眼药。

1.鳞屑性睑缘炎 去除诱因和避免刺激因素,如有屈光不正,应予以矫正。如有全身性慢性病应同时进行治疗。用生理盐水或3%硼酸溶液清洁睑缘,拭去鳞屑后涂抗生素眼膏,每日2~3次。痊愈后可每日一次,至少持续2周,以防复发。

2.溃疡性睑缘炎 比较顽固难治,最好能进行细菌培养和药敏试验,选用敏感药物进行积极治疗。以生理盐水或3%硼酸溶液每日清洁睑缘,除去脓痂和已经松脱的睫毛,清除毛囊中的脓液,然后用涂有抗生素眼膏的棉签在睑缘按摩。炎症完全消退后,应持续治疗至少2~3周,以防复发。

3.眦部睑缘炎 白天选择滴用0.25%~0.5%硫酸锌滴眼液、0.3%庆大霉素滴眼液、妥布霉素滴眼液或0.25%氯霉素滴眼液等,晚上涂用抗生素眼膏,持续用药7~10日;适当口服维生素B_2。

【护理诊断和护理措施】

常见护理诊断/护理问题	护理措施	措施的依据
潜在并发症:角膜炎	1.注意观察泪小点肿胀、阻塞情况,如果眼部出现异物感、流泪、畏光、结膜充血等症状及时来院就诊	密切观察患者的病情,预防并发症
	2.积极治疗如屈光不正、慢性结膜炎及全身性慢性病等,去除睑缘炎的病因和各种诱因	积极治疗原发病,消除诱因
舒适受损:眼部干痒、刺痛	1.清洁睑缘分泌物,临床上常用生理盐水或3%硼酸溶液清洁睑缘,并拭去鳞屑,清除脓液、脓痂	清洗眼部分泌物,减少眼部干痒、刺痛感
	2.根据医嘱选用敏感抗生素眼药,每日2~3次。痊愈后改每日一次,至少坚持用药2周,以防复发	使用敏感抗生素眼药治疗睑缘炎,有效控制炎症,减少眼部不适
知识缺乏	指导患者加强营养,平时注意体育锻炼;保持大便通畅,减少烟酒刺激;保持良好的用眼卫生,避免视疲劳	提高机体抵抗力,积极消除疾病诱因,减少疾病的发生

第二节 眼睑功能、位置和先天异常患者的护理

一、睑内翻与倒睫

睑内翻(entropion)是指睑缘向眼球方向内卷,部分或全部睫毛倒向眼球的一种眼睑位置异常。倒睫(trichiasis)是睑缘位置正常,睫毛倒向眼球,刺激角膜和球结膜而引起一系列角膜、结膜继发改变的睫毛位置异常。睑内翻与倒睫常同时并存。

【病因】

1.先天性睑内翻 由于内眦赘皮牵拉、眼轮匝肌过度发育及睑板发育不良所致。多见于婴幼儿,女性比男性更常见。

2.退行性睑内翻 由于眼睑皮肤和皮下组织萎缩变薄,失去牵制眼轮匝肌的收缩作用,以及老年人眶脂肪减少,眼睑后面缺少足够的支撑所致。多发生于下睑,以老年人为常见,又称老年性睑内翻。

3.瘢痕性睑内翻 常因睑结膜与睑板瘢痕性收缩所致,上下睑均可发生,常见于外伤、沙眼患者。以上睑内翻的各种原因以及睑腺炎症等,均可导致倒睫。

【护理评估】

(一)健康史

了解患者眼部疾病史,如沙眼、白喉性结膜炎,结膜天疱疮;有无眼化学伤病史;婴幼儿出生时有无睑内翻等。

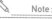

（二）身体状况

先天性睑内翻常为双侧，痉挛性和瘢痕性睑内翻多为单侧。常见症状为异物感、畏光、流泪、眼睑痉挛等。检查发现睑缘向眼球方向内卷，睫毛内翻，倒向眼球，刺激球结膜和角膜，导致结膜充血，角膜上皮脱落、溃疡、角膜新生血管形成及角膜瘢痕，并有不同程度的视力障碍。

（三）心理-社会状况

评估患者因眼部刺痛、异物感、畏光、流泪、眼睑痉挛等引起的心理焦虑，以及对患者学习、工作的影响。

【治疗要点】

1. 睑内翻 ①先天性睑内翻随年龄增长可自行消失，不必急于手术治疗。但若内翻严重，长期刺激引起角膜损伤，则可考虑手术治疗，常采用睑内翻矫正术；②老年性睑内翻大多需要手术治疗；③瘢痕性睑内翻必须手术治疗，常用术式有睑板部分切除、睑板切断术及缝线术。

2. 倒睫 ①如果倒睫1～2根，用拔睫毛镊子拔除。②如果需要较彻底治疗，常选择电解方法破坏倒睫的毛囊。③睑内翻导致的倒睫，按照睑内翻治疗原则进行治疗。

【护理诊断和护理措施】

常见护理诊断／护理问题	护理措施	措施的依据
潜在并发症：角膜炎	倒睫摩擦角膜导致结膜充血，角膜上皮损伤，如继发感染，可引起角膜溃疡，导致视力下降。要注意观察倒睫有无引起角膜损伤遵医嘱给予抗生素眼药水滴眼，预防角膜炎发生	通过密切观察和积极用药，预防和治疗角膜炎等并发症
舒适受损：异物感、刺痛、流泪	1. 针对不同年龄的患者，做好个性化的心理疏导，向患者解释疼痛的原因，缓解患者焦虑心理	患者了解病情变化，可以加强配合、缓解焦虑
	2. 及时去除疼痛原因。如仅有1～2根倒睫，可用镊子拔除；也可采用较彻底的治疗方法即睫毛电解法，通过电解破坏倒睫的毛囊，减少倒睫睫毛再生机会	舒适受损的根本原因是倒睫刺激角膜和结膜引起，拔除倒睫可以从根本解决眼部不适
	3. 如睑内翻症状明显，可用胶布法或缝线法在患者眼睑皮肤面牵引，使睑缘向外复位	睑缘复位可以使睫毛离开角膜面，减轻倒睫刺激
	4. 需要行手术治疗时，护士应做好围手术期护理。①术前：按外眼手术常规准备，如滴抗生素眼液、查凝血功能、清洁面部皮肤等。②术后注意观察并发症的发生。指导患者注意保持眼部卫生，按医嘱滴抗生素眼药，预防感染。饮食上加强营养，避免辛辣刺激食物。做好复查指导，嘱患者按时复查和根据需要拆线	手术治疗倒睫需要做好眼科术前常规准备、术后做好饮食、用药、复查指导，密切观察病情，预防术后感染

二、睑外翻和眼睑闭合不全

睑外翻（ectropion）是指睑缘向外翻转离开眼球，睑结膜不同程度地暴露在外，常合并睑裂闭合不全。眼睑闭合不全（lagophthalmos）又称兔眼，为眼睑闭合受限、不能完全闭合。

【病因】

1. 睑外翻分类

（1）瘢痕性睑外翻：多因眼部创伤、烧伤等引起眼睑皮肤瘢痕收缩，而导致睑外翻。

（2）退行性睑外翻：仅限于下眼睑。由于老年人下眼睑皮肤松弛及外眦韧带、眼轮匝肌纤维变性或松弛，使睑缘不能紧贴眼球所致。

（3）麻痹性睑外翻：也仅限于下眼睑。由于面神经麻痹，眼轮匝肌失去收缩功能，下睑因重力而下垂，导致睑外翻。

2. 眼睑闭合不全　最常见于麻痹性睑外翻；其次是瘢痕性睑外翻；也可见于眼眶容积与眼球大小比例失调的患者，如甲状腺相关性眼病、先天性青光眼等疾病引起的眼球突出；还可见于全身麻醉或昏迷患者。

【护理评估】

（一）健康史

了解患者有无眼部外伤史，如眼部创伤、烧伤、化学伤；有无神经系统疾病，如面神经麻痹史；老年人要注意有无向下擦泪的习惯。

（二）身体状况

患者常有泪溢、畏光、疼痛等症状。①轻度睑外翻和眼睑闭合不全患者常见症状为溢泪，因睑缘离开眼球，泪小点不能与泪湖紧密接触。②重度患者由于睑结膜长时间不同程度地暴露在外，导致结膜充血、干燥、肥厚及角化；最后导致角膜上皮脱落、溃疡，角膜新生血管形成及角膜瘢痕形成，出现不同程度的视力障碍。

（三）心理 - 社会状况

睑外翻和眼睑闭合不全患者因外观受到影响，容易产生自卑、孤独情绪，不愿与他人交往。如果是因为眼部创伤、烧伤等导致睑外翻的患者，往往由于不能接受突然发生的事实而产生焦虑、恐惧、甚至绝望的情绪，或对手术矫正产生很高的期望值。护士应评估患者的心理状况，了解疾病对患者生活、工作的影响。

【治疗要点】

手术矫正睑外翻，恢复睑缘正常位置，及时消除睑结膜暴露。①瘢痕性睑外翻常用的手术方法是游离植皮，增加眼睑前层皮肤的垂直长度；②退行性睑外翻，常行睑板楔状切除睑缘缩短术；③麻痹性睑外翻应先去除麻痹原因，积极治疗面瘫。如睑外翻不能恢复时，可选择外眦部睑缘缝合，以缩短睑裂。

【护理诊断和护理措施】

常见护理诊断 /护理问题	护理措施	措施的依据
潜在并发症：暴露性角膜炎	1. 遵医嘱给患者眼部滴用抗生素眼药水，防止角膜炎症	睑外翻患者的角膜长期暴露在外，容易出现炎症，使用抗生素眼药水可预防感染
	2. 保持眼部湿润　合并睑裂闭合不全者，结膜囊内涂大量抗生素眼膏，再以眼垫遮盖。严重睑裂闭合不全者，可用"湿房"即用透明塑料片或胶片做成锥形空罩覆盖眼上，周围空隙用胶布密封，利用蒸发的泪液保持眼球的湿润；或戴软性角膜接触镜；也可行暂时性睑缘缝合，以保护角膜	睑外翻后，角膜失去眼睑保护而暴露在空气中，导致角膜干燥、继发感染，通过各种措施保持眼部湿润可有效预防角膜干燥，从而预防暴露性角膜炎
舒适受损：溢泪	指导患者正确揩拭泪液的方法：用棉签或手帕由下眼睑往上揩	大多数人擦眼泪的方向都是由上向下擦拭，而长期向下揩拭可加重下睑的睑外翻程度
体象紊乱	睑外翻患者因颜面仪容受损，常产生自卑感，护士应评估患者对身体障碍的感受和认识，并鼓励患者表达内心的感受，鼓励亲友共同支持患者；为患者搭建病友相互交流的平台，通过成功的护理经验和体验，减轻患者的心理压力和负担	心理支持和社会支持可有效缓解患者的负性情绪

三、上睑下垂

上睑下垂（ptosis）是上睑提肌和 Müller 肌功能不全或丧失，导致上睑部分或全部不能提起的状态，在自然睁眼向前方平视时，上睑缘遮盖角膜超过 2mm，甚至部分或全部遮盖瞳孔而影响视功能发育。

【病因与发病机制】

1. 先天性上睑下垂是一种常染色体显性遗传病，是由于提上睑肌本身或动眼神经核发育不良所致。

2. 获得性上睑下垂的原因较多，常有神经系统或其他系统疾病的症状，如动眼神经麻痹、交感神经疾病、上睑提肌损伤、重症肌无力及机械性开睑运动障碍，如上睑炎症肿胀或肿瘤等。

【护理评估】

（一）健康史

了解患者有无神经系统疾病和家族遗传史，以及发病期间对药物的敏感性等。

（二）身体状况

1. 先天性上睑下垂　多为双侧，患者睑裂不能睁开到正常大小，伴视力障碍及弱视。如瞳孔被眼睑遮盖，患者常紧缩额肌抬高上睑缘位置，以克服视力障碍；或仰头视物。还可伴有其他眼睑发育异常如内眦间距过宽、睑裂狭小、鼻梁低平及眼球震颤等。

2. 获得性上睑下垂　多为单侧，伴有其他神经系统病变，如动眼神经麻痹可伴有其他眼外肌麻痹；上睑提肌损伤有外伤史；交感神经损伤有 Horner 综合征；重症肌无力所致的上睑下垂者，其特点为晨轻夜重，频繁眨眼后上睑下垂加重，注射新斯的明后症状明显减轻。

（三）心理 - 社会状况

患者身体外形的改变如睁眼困难、两眼大小不对称等导致容貌、形象受损，可造成患者自卑心理。护士应评估患者的心理状况，以及家庭朋友的支持。

【治疗要点】

先天性上睑下垂应尽早手术；获得性上睑下垂应先进行病因治疗或药物治疗，必要时考虑手术治疗。常用手术方法有上睑提肌缩短术和额肌瓣悬吊术。

【护理诊断和护理措施】

常见护理诊断 / 护理问题	护理措施	措施的依据
体象紊乱	鼓励患者表达内心的感受如自卑、焦虑，耐心倾听患者诉说；鼓励亲友共同支持患者；搭建患者和有类似经验的患者之间的沟通平台，通过分享成功经验，减轻患者的心理压力	通过医护人员、同伴支持以及家庭社会支持给予患者帮助，减轻患者自卑、焦虑等负性情绪
知识缺乏	1. 向患者及家属讲解疾病的治疗方法、手术目的及效果、手术的基本过程、术后可能出现的不适	患者了解疾病相关知识，有利于患者配合手术、提高手术效果
	2. 术前按外眼手术护理，如果进行额肌悬吊术，需要剃眉毛。术后特别注意患者有无缝线和睫毛刺激角膜情况，了解其眼睑闭合状态、角膜暴露程度等。保持局部创口干燥，一般术后加压包扎 24 小时，术后 7 天拆线	积极做好术前准备，预防术后感染

第三节　泪液排出系统障碍患者的护理

泪器包括泪液分泌系统和泪液排出系统。泪液分泌系统包括泪腺、副泪腺、睑板腺和结膜杯状细胞等,主要功能是分泌泪液。泪液排出系统则由上下泪小点和上下泪小管、泪总管、泪囊及鼻泪管组成,主要功能是引流泪液。

泪液不仅湿润结膜,冲洗和清洁结膜囊,还在角膜表面形成液体膜,对角膜起到保护作用。在正常情况下,少量的泪液通过蒸发消失,大部分则依赖于眼轮匝肌的"泪液泵"作用,通过泪道排出。眼睑闭合时,泪小点暂时封闭,眼轮匝肌收缩,牵拉导致泪囊扩张,腔内形成负压,将泪小管内的液体吸入泪囊。眼睑睁开时,泪小点张开,泪湖的泪液通过虹吸作用进入泪小管;眼轮匝肌松弛,泪囊弹性回缩,挤压和重力作用使泪液排入鼻泪管。

泪液生成和排出的平衡有赖于正常的泪器功能。泪液排出系统功能异常在临床上较常见,可影响患者的视功能和生活质量,甚至引起眼部的并发症。

一、泪道阻塞或狭窄

泪道阻塞或狭窄(dacryostenosis dacryagogatresia)是指泪道的各部位如泪小点、泪小管、泪总管、鼻泪管等,因先天或外伤、炎症、肿瘤和异物等因素引起管径狭窄、阻塞,泪液不能流入鼻腔而导致溢泪的疾病。

【病因】

1. 泪小点异常　①眼睑及泪小点位置异常,泪小点不能接触泪湖。②泪小点狭窄、闭塞或缺如,泪液不能进入泪道。

2. 泪道异常　泪小管至鼻泪管的阻塞或狭窄,包括先天性闭锁、炎症、肿瘤、外伤、异物、药物毒性作用等各种因素引起的泪道结构或功能不全,导致泪液不能排出。鼻泪管下端是解剖学的狭窄段,更易受鼻腔病变的影响。

3. 其他原因　如鼻阻塞等。

【护理评估】

(一)健康史

1. 老年患者可有沙眼的并发症,如倒睫及睑内翻、瘢痕等病史;有泪道疾病病史如泪道外伤、炎症;鼻部病变如慢性鼻炎、鼻窦炎、鼻甲肥大、鼻息肉、鼻中隔偏曲等病史。青年患者多有泪道外伤史。

2. 患儿如果先天性泪道闭锁,则有泪道阻塞而引起的溢泪病史。正常婴儿出生后4~6周内鼻泪管下端的残膜可自行萎缩而恢复通畅。

(二)身体状况

溢泪为主要症状,在刮风或寒冷气候时症状加重。泪液长期浸渍,可引起慢性刺激性结膜炎、下睑和面颊部湿疹性皮炎。患者不断揩拭眼泪,可导致下睑外翻而加重泪溢症状。溢泪分为功能性和器质性两种:

1. 功能性溢泪　患者无明显的泪道阻塞,泪道冲洗仍然通畅。溢泪主要是因为患者眼轮匝肌松弛,泪液泵作用减弱或消失而导致的泪液排出障碍。

2. 器质性溢泪　是因为泪道阻塞或狭窄等器质性病变引起的溢泪,泪道冲洗不畅。

（三）辅助检查

1. **染料试验**　患者双眼结膜囊内滴入 2% 荧光素钠溶液，5 分钟后用湿棉棒擦拭下鼻道，观察棉棒颜色，比较双眼泪膜中荧光素消退情况。正常情况下，棉棒带黄绿色，说明泪道通畅或没有完全阻塞；如其中一眼荧光素保留较多，说明该侧泪道可能有狭窄或相对性阻塞。

2. **泪道冲洗**　使用钝圆针头从泪小点注入生理盐水，根据液体流向判断泪道有无阻塞及阻塞部位。正常情况是冲洗无阻力，液体顺利进入鼻腔或咽部，表明泪道通畅。如果有阻塞，通常有以下几种情况：①冲洗液完全从注入原路返回，提示泪小管阻塞；②冲洗液自下泪小点注入，液体由上、下泪小点反流，泪囊部没有隆起，提示泪总管阻塞；③冲洗有阻力，部分自泪小点返回，泪囊部隆起，提示鼻泪管狭窄；如果同时有脓性分泌物，提示鼻泪管阻塞合并慢性泪囊炎（图 3-1）。

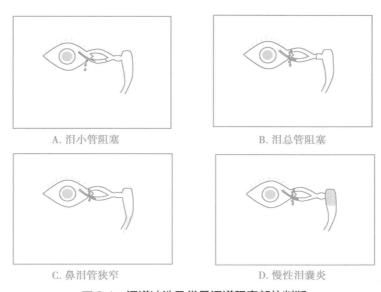

A. 泪小管阻塞　　　　　　　　B. 泪总管阻塞

C. 鼻泪管狭窄　　　　　　　　D. 慢性泪囊炎

图 3-1　泪道冲洗及常见泪道阻塞部位判断

3. **泪道探通**　具有诊断和治疗作用。诊断性泪道探通有助于明确泪小点、泪小管、泪囊的阻塞部位；治疗性泪道探通主要用于婴幼儿泪道阻塞，成人不能起到根治效果。

4. **影像学检查**　如 X 线碘油造影、CT 泪囊造影，可显示泪囊大小及阻塞部位。

（四）心理 - 社会状况

患者常常因为对原发病治疗的不重视，导致不良后果。护士要评估患者的心理状态和对疾病的认知程度，了解疾病对患者工作、学习的影响。

【治疗要点】

1. **功能性溢泪**　选用硫酸锌及肾上腺素溶液滴眼，以收缩泪囊黏膜。

2. **器质性溢泪**　根据部位不同而有不同处理：①睑外翻泪小点位置异常，手术矫正使泪小点复位；②泪小点狭窄、闭塞或缺如，可用泪小点扩张器扩张或探通；③泪小管狭窄或阻塞，狭窄可行泪小管探通或泪道置管术，阻塞可在泪道内镜下行激光、环切等方法再通泪小管，同时置管 3～6 个月；④鼻泪管狭窄或阻塞，狭窄可行探通加置管术，阻塞可行泪囊鼻腔吻合术，近年来多开展鼻内镜下泪囊鼻腔吻合术。

【护理诊断和护理措施】

常见护理诊断 / 护理问题	护理措施	措施的依据
舒适受损：溢泪	1. 帮助患者查找溢泪原因，检查阻塞部位和阻塞程度。通过泪道冲洗了解泪道是否通畅，如有阻塞，根据液体流向判断泪道阻塞部位	泪道冲洗方法可通过注入液体是否顺利到达鼻腔及反流部位等判断泪道阻塞部位
	2. 向患者解释疾病发生的诱因，积极治疗鼻炎、泪道炎症、睑内翻等疾病	积极治疗原发病，消除诱因
潜在并发症：出血、感染	1. 向患者解释手术过程　泪囊鼻腔吻合术是将泪囊和中鼻道黏膜，通过一个人造的骨孔吻合起来，使泪液经吻合孔流入中鼻道	患者了解手术过程，减少对手术的恐惧，能更好地配合手术
	2. 术前 3 天滴用抗生素眼药水，并进行泪道冲洗	术前使用抗生素、泪道冲洗均可减少术后感染发生
	3. 行鼻内镜下泪囊鼻腔吻合术者，术前需清洁鼻腔、剪除鼻毛。术前 1 天用 1% 麻黄素液滴鼻	清洁鼻腔，预防术后感染。麻黄素液可收缩鼻黏膜，利于引流和预防感染
	4. 评估患者心理状态以及对疾病认知程度，加强沟通、疏导	提供信息支持，增强患者信心，使患者更加积极配合治疗
	5. 术后指导泪囊鼻腔吻合术患者采取半坐卧位，出血量较多者，可行面颊部冷敷	半坐卧位利于伤口积血的引流，面部冷敷可使血管收缩，减少出血
	6. 注意鼻腔填塞物的正确位置，嘱患者勿牵拉填塞物及用力擤鼻。用 1% 麻黄素液滴鼻	鼻腔填塞物可压迫伤口止血。麻黄素液滴鼻可收敛鼻腔黏膜，利于引流
	7. 术后当天不要进过热饮食	避免血管受热扩张，增加出血
	8. 术后第 3 天开始连续进行泪道冲洗，并注意保持泪道通畅	清洁鼻腔，预防术后感染
	9. 行鼻内镜下泪囊鼻腔吻合术者，术后注意眶周淤血、复视等并发症的观察	密切观察病情，及时发现处理并发症

知 识 拓 展

眼鼻相关微创外科

　　眼鼻相关微创外科（eye-nose related mini-invasive surgery，ERMS）是一门新兴的交叉学科，源自于耳鼻咽喉科的鼻 - 眼相关外科理念，立足于眼科，将传统的眼外科技术与鼻内镜技术有机结合，探索视神经、眼眶 / 眼整形与泪道疾病的"内镜微创"治疗模式，目前已开展比较成熟的手术有：内镜下经鼻径路泪囊鼻腔黏膜吻合术、内镜下视神经管减压术、内镜下眶壁骨折整复术、内镜下眼眶肌锥内脂肪减压术、内镜下眶尖深部小肿瘤摘除术等。

二、慢性泪囊炎

　　慢性泪囊炎（chronic dacryocystitis）是泪囊黏膜的慢性炎症，是常见类型的泪囊病变，中老年女性占 70%～80%，尤其是绝经期妇女；多为单侧发病。

【病因】

　　鼻泪管狭窄或阻塞，泪液滞留于泪囊内，引起细菌大量繁殖并刺激泪囊内壁黏膜导致感染。致病菌多为肺炎球菌、白色念珠菌等。

【护理评估】

（一）健康史

了解患者的病情发病史、治疗经过和治疗效果。慢性泪囊炎患者常因溢泪前来就诊，但治疗效果不满意，随后泪囊部出现肿块。

（二）身体状况

以溢泪为主要症状，检查发现结膜充血、内眦部位的皮肤浸渍、糜烂、粗糙肥厚及湿疹。泪囊区囊样隆起，用手指压迫或泪道冲洗，有大量黏液脓性分泌物自泪小点反流。由于分泌物大量潴留，泪囊扩张，可形成泪囊黏液囊肿。

（三）辅助检查

X- 线泪道造影检查可了解泪囊的大小及阻塞部位；分泌物培养，可确定致病菌和选择有效抗生素。

（四）心理 - 社会状况

评估患者的生活、工作情况以及对疾病的认知程度。慢性泪囊炎的反复发作，常常使患者失去治疗信心，或者因病情开始的症状轻微，对疾病的及时治疗不太重视。

【治疗要点】

1. **药物治疗**　抗生素滴眼液。
2. **手术治疗**　常用手术方法是泪囊鼻腔吻合术，或最近几年开展的鼻内镜下鼻腔泪囊造口术或鼻泪管支架置入术，可以达到消除溢泪症状，治疗慢性泪囊炎的目的。对于无法进行上述手术的患者可选择泪囊摘除术，以去除病灶，但溢泪症状仍然存在。

【护理诊断和护理措施】

常见护理诊断 /护理问题	护理措施	措施的依据
舒适受损：溢泪、内眦部皮肤糜烂	1. 指导患者正确滴眼药　每日 4～6 次，每次滴抗生素眼药前，先用手指按压泪囊区或行泪道冲洗，以排空泪囊内的分泌物，利于药物吸收	控制炎症，预防和治疗感染
	2. 选用生理盐水加抗生素行泪道冲洗，每周 1～2 次	使泪道通畅，泪液流出
	3. 指导患者用湿毛巾轻轻地清洗内眦部位皮肤，不要使用香皂、洗面奶等，以免刺激皮肤	香皂、洗面奶会把皮肤上的油脂洗掉，皮肤失去油分的滋养，很容易受细菌侵袭
	4. 如患者需行泪囊鼻腔吻合或鼻内镜下鼻腔泪囊造口术，做好术前后护理（参照泪道阻塞或狭窄患者的手术护理）。应向行泪囊摘除术的患者及家属说明，手术可以消除病灶，但溢泪症状仍然可能存在	泪囊摘除术后没有重建泪液流出通道，泪液仍然需从外面流出，所以溢泪症状仍然存在甚至更加严重
潜在并发症：角膜炎和眼内炎	1. 观察患者畏光、流泪、眼部分泌物、视力等情况，注意角膜炎和眼内炎等并发症的早期表现	严密观察病情，预防并发症的发生
	2. 向患者解释及时治疗慢性泪囊炎及其他相关疾病的重要性，因慢性泪囊炎使结膜囊处于带菌状态，极易引起化脓性感染，导致角膜炎、角膜溃疡和眼内炎	及早治疗慢性泪囊炎，可预防并发症的发生
	3. 尽早治疗沙眼和鼻炎、鼻中隔偏曲等鼻部疾病，预防慢性泪囊炎的发生	积极治疗原发性疾病，去除诱因

三、急性泪囊炎

急性泪囊炎（acute dacryocystitis）是泪囊黏膜的急性卡他性或化脓性炎症。

【病因】

常见致病菌多为金黄色葡萄球菌或溶血性链球菌等。儿童常因流行性感冒嗜血杆菌感染。

【护理评估】

（一）健康史

往往有慢性泪囊炎的病史，与侵入细菌毒力强或机体抵抗力低有关。

（二）身体状况

患眼充血、流泪，有脓性分泌物。泪囊区皮肤红肿，触之坚实、剧痛，炎症可扩展到眼睑、鼻根及面颊部，甚至引起眶蜂窝织炎，常伴有耳前淋巴结肿大。严重时可伴畏寒、发热等全身症状。数日后红肿局限，并有脓点，脓肿可穿破皮肤，脓液排出，这时局部炎症症状减轻。

（三）辅助检查

血常规检查发现中性白细胞计数升高。

（四）心理 - 社会状况

急性泪囊炎患者由于起病急，症状重，常常有焦虑心理。

【治疗要点】

局部、全身应用足量抗生素，待炎症控制后进行择期手术。常采用的手术方式：泪囊鼻腔吻合术、鼻内镜下鼻腔泪囊造口术或泪囊摘除术等。

【护理诊断和护理措施】

常见护理诊断 / 护理问题	护理措施	措施的依据
急性疼痛	1. 指导患者正确热敷和超短波物理治疗，以缓解疼痛，但要注意防止烫伤	热敷和超短波物理治疗可以缓解疼痛
	2. 按医嘱应用有效抗生素，注意观察药物的不良反应	治疗炎症，可以缓解疼痛
	3. 急性期切忌泪道探通或泪道冲洗	探通或冲洗可导致感染扩散，引起眶蜂窝织炎
知识缺乏	嘱患者在脓肿形成后切忌挤压，尽量保持泪囊壁完整，以备炎症消除后可以行泪囊鼻腔吻合术	提供信息支持，使患者更加了解疾病，有助于疾病的治疗

（施颖辉）

思　考　题

1. 睑腺炎的治疗要点是什么？
2. 如何判断常见的泪道阻塞部位？
3. 急性泪囊炎患者的护理要点是什么？

URSING

第四章

眼表疾病患者的护理

04章　数字内容

学 习 目 标

- 知识目标：
  1. 掌握干眼、睑板腺功能障碍的常见症状、主要护理诊断与护理措施。
  2. 熟悉干眼、睑板腺功能障碍的病因和治疗要点。
  3. 了解干眼、睑板腺功能障碍的相关辅助检查。
- 能力目标：
  能运用所学的知识为干眼患者及睑板腺功能障碍患者制定护理计划。
- 素质目标：
  具有同情、尊重、关爱患者和发现、分析、解决问题的能力。

李先生是一家公司的电脑文员,临近年底工作任务增加、使用电脑时间增长。最近一直感觉眼睛干涩、酸困,有异物感、眼痒,偶尔视物模糊,已经影响正常的工作与生活。

请思考:

1. 结合李先生的主诉分析其可能得了什么疾病?

2. 为确定诊断还应完善哪些辅助检查?

3. 该患者的护理诊断有哪些?应采取哪些护理措施?

第一节 干眼患者的护理

干眼(dry eye)是多因素引起的慢性眼表疾病,是由泪液的质、量及动力学异常导致的泪膜不稳定或眼表微环境失衡,可伴有眼表炎性反应、组织损伤及神经异常,造成眼部多种不适症状和(或)视功能障碍。

目前干眼尚无统一分类标准,部分国际干眼共识甚至没有制定干眼的分类。但是,考虑到我国临床治疗和疗效判定的需要,有利于临床的诊断和治疗,亚洲干眼协会中国分会等组织相关专家制定了3种分类方法:按照发病原因和危险因素分为全身因素性、眼局部因素性、环境因素性、生活方式相关因素性、手术相关因素性、药物相关因素性、其他因素性;按照泪液主要成分或功能异常分为水液缺乏型干眼、脂质异常型干眼、黏蛋白异常型干眼、泪液动力学异常型干眼和混合型干眼。混合型干眼是临床最常见的干眼类型,为以上两种或两种以上原因所引起的干眼;按照干眼严重程度分为轻度、中度、重度。

【病因】

干眼病因繁多,由泪腺、眼球表面(角膜、结膜和睑板腺)和眼睑,以及连接它们的感觉与运动神经构成了一个完整的功能单位,这个功能单位中任何因素发生改变,都可能引起干眼。这些因素主要包括:各种眼表上皮病变、免疫性炎症、眼表或泪腺细胞凋亡、性激素水平降低及外界环境因素的影响,因此干眼病理过程复杂。

【护理评估】

(一)健康史

评估患者性别、年龄,有无长时间使用电脑、看电视的习惯,或长时间处于空调或烟尘环境;有无沙眼病史或角膜接触镜配戴史;有无眼部手术史等。

(二)身体状况

1. 最常见症状为眼部干涩感、异物感、烧灼感、畏光、视物模糊和视疲劳。部分患者很难确切形容其感觉,仅形容为"眼不适"。干眼如果合并其他全身性疾病则具有相应疾病的症状,如口干、关节痛、皮肤病损等。

2. 干眼的常见眼部体征有球结膜血管扩张、球结膜增厚、皱褶而失去光泽,泪河变窄或中断,有时在下穹隆见微黄色黏丝状分泌物。睑裂区角膜上皮不同程度点状脱落,角膜上皮缺损区荧光素着染。轻度的干眼早期不影响或轻度影响视力,晚期可出现角膜缘上皮细胞功能障碍:丝状角膜炎、角膜变薄、溃疡甚至穿孔,也可形成角膜瘢痕严重影响视力。

(三)辅助检查

1. 干眼问卷量表 针对干眼发生危险因素和临床特征设计的问卷量表,为干眼提供了简单、易行的初级评估。临床常用的干眼问卷量表及适用范围见表4-1。

Note:

表4-1 临床常用干眼问卷量表及适用范围

问卷量表	特点与适用范围	诊断界值（分）
中国干眼问卷量表	在国际常用问卷的基础上，针对中国干眼患者生活工作环境特点进行设计，包括干眼相关病史、过去1周眼部症状及其发生频率，适用于中国干眼患者	≥7
OSDI量表	侧重评价干眼常见症状及其发生频率，可辅助进行干眼严重程度分级	≥13
DEQ-5	侧重眼部干涩和流泪症状以及睡前2小时症状的严重程度，用于干眼症状的快速评估和流行病学调查	>6
McMonnies量表	侧重评估干眼常见症状及程度，同时包括年龄、性别、用药史和全身健康状况、工作环境和性质、生活环境等干眼相关危险因素调查	>14.5
SPEED问卷	侧重分析症状与干眼危险因素的相关性，适用于干眼流行病学调查及MGD相关干眼的症状评估	

注：OSDI为眼表疾病指数，DEQ-5为干眼5项问卷，McMonnies量表示McMonnies干眼病史问卷调查表，SPEED为患者干涩感标准评估，表内空项表示无诊断界值

2. 泪膜稳定性检查 泪膜破裂时间（breaking up time，BUT）最常用。正常值为10～45秒，<10秒则提示干眼。但检查结果受年龄、种族、睑裂大小、温度、湿度等影响，适用于干眼患者的初筛。

3. 泪液分泌量检测

（1）泪河高度测量：高度≤0.35mm考虑为泪液分泌减少，≤0.2mm作为干眼诊断的界值。

（2）泪液分泌试验：常用Schirmer试验。根据检测方法不同又分为Schirmer Ⅰ（无表面麻醉）和Schirmer Ⅱ（有表面麻醉）。Schirmer试验观察时间为5分钟。Schirmer Ⅰ试验正常>10mm/5min，<10mm/5min提示为干眼。

（3）酚红棉线检查：长度≤20mm提示泪液分泌减少。可作为Schirmer Ⅰ试验的补充检查方法，提高水液缺乏型干眼诊断的准确性。

4. 眼表细胞染色 可评价上皮细胞的屏障功能和完整性，作为干眼严重程度的评价指标之一。临床常用荧光素钠染色法，丽丝胺绿和虎红染色可为黏蛋白缺乏型干眼的诊断提供间接依据。

除了上述试验，泪液蕨类试验、结膜印迹细胞学检查、泪液成分检查、睑缘及睑板腺检查、血清学自身抗体检查也常用于干眼的诊断。一些新技术，如泪膜镜、OCT、活体共聚焦显微镜和眼科影像学检查也可作为干眼诊断的辅助检查。

（四）心理 - 社会状况

干眼是慢性病，需长期用药；患者容易产生视觉疲劳，影响工作、学习。护士应评估患者的心理状态，了解有无焦虑、厌烦情绪以及应对方法。

【治疗要点】

干眼的治疗包括两方面，即消除病因、缓解症状和保护视功能。应根据干眼的类型和程度给予长期和个体化治疗，同时使患者适应慢病管理体系。主要治疗方法包括以下几个方面。

（一）去除病因，治疗原发病

引起干眼的病因十分复杂，如不健康的生活习惯和（或）工作方式、精神心理因素、环境污染、全身性疾病、眼局部病变、使用药物的影响等。明确并消除引起干眼的原因，是提高干眼治疗效果的关键。

（二）药物治疗

1. 润滑眼表和促进修复

（1）泪液成分的替代治疗：最佳替代物是自体血清，但来源受限。因此使用人工泪液是目前主要治疗措施之一，可保持眼表湿润、缓解干眼症状。根据患者的病因、病情、眼表损害情况等合理选择人工泪液。

（2）促进泪液分泌的滴眼液：主要药物是促黏蛋白分泌的 P2Y2 受体激动剂（地夸磷索钠）、瑞巴派特、半乳糖凝集素 3 等促进黏蛋白分泌剂，这类药物适用于黏蛋白异常型及混合型干眼。

（3）促眼表修复的滴眼液：以成纤维细胞生长因子、表皮生长因子、维生素 A 等为主要有效成分的滴眼液，具有促进上皮增生、维护眼表微环境的作用。

2. 抗感染治疗 现已明确，炎症是干眼发病机制中的重要环节。目前临床应用的抗炎药物主要包括糖皮质激素、非甾体类抗炎药和免疫抑制剂。选择应用时应充分发挥各类药物的优势，尽量减少不良反应的发生。

3. 抗菌药治疗 可局部或全身使用抗菌药物。

（三）非药物治疗

1. 物理治疗 对于睑板腺功能障碍患者应进行眼睑清洁、热敷熏蒸及睑板腺按摩。

2. 湿房镜及硅胶眼罩 通过提供密闭环境，减少眼表面的空气流动及泪液的蒸发，达到延迟泪液在眼表的停留时间。

3. 软性角膜接触镜 适用于干眼伴角膜损伤者，也可选择高透氧的治疗性角膜接触镜。

4. 泪小点栓塞 可以暂时或永久性地减少泪液引流，对中、重度干眼治疗有一定帮助。

5. 手术治疗 对于泪液分泌量明显减少，常规治疗方法效果不佳且有可能导致视力严重受损的严重干眼，可考虑行手术治疗。手术方式主要包括睑缘缝合术、松弛结膜切除术、羊膜移植术、颌下腺及唇腺移植术等。

知 识 拓 展

慎用人工泪液治疗干眼

人工泪液指的是模仿人体泪液的成分做出的人工泪液替代物，是一种滴眼液，可以起到滋润眼睛的作用。目前因用眼过度出现干眼、视疲劳患者日益增多，有些患者认为使用人工泪液可以改善干眼症状、保护眼睛，常自行到药店购买药品使用，但是人工泪液与人体产生的泪液不尽相同，大多数品牌的人工泪液都含有防腐剂，用药不当也会给眼睛造成新的伤害。有临床研究发现，长时间频繁使用含有防腐剂的人工泪液的滴眼液，会造成眼局部的内环境不稳定，容易损伤角膜，或造成结膜上皮细胞脱落、变性，导致结膜溃疡或者糜烂。

人工泪液为临床治疗干眼的一线用药，使用时应根据干眼的类型、严重程度进行个性化选择。轻度干眼宜选择黏稠度低的人工泪液；中度干眼伴蒸发过强者选择黏稠度较高的人工泪液；眼表面炎症较重、泪液动力学异常患者优先选用不含防腐剂或防腐剂较少的人工泪液。出现眼部不适时要及时就诊，在医生的指导下安全有效地用药。

【护理诊断和护理措施】

常见护理诊断 / 护理问题	护理措施	措施的依据
舒适受损：眼部干涩感、异物感、烧灼感、视疲劳	1. 遵医嘱给予人工泪液滴眼等，指导患者及家属正确滴眼药的方法，并观察用药效果	泪液生成不足、补充泪液
	2. 指导患者戴硅胶眼罩、湿房镜或潜水镜、软性角膜接触镜；鼓励患者经常做瞬目动作，保持眼睛湿润	延迟泪液在眼表的停留时间
	3. 室内要保持通风，使用空调时应增加环境湿度（40%～60%），避免接触烟雾、风尘环境	减少泪液蒸发

续表

常见护理诊断 / 护理问题	护理措施	措施的依据
舒适受损：眼部 干涩感、异物感、 烧灼感、视疲劳	4. 避免长时间看电视、电脑、手机，保持正确姿势，视线稍向下，眼与屏幕距离 40～70cm；一般在使用电脑 1～2 小时后休息 10～15 分钟，并向远处眺望，或做眼部保健操	放松眼部肌肉，避免出现视疲劳
	5. 调整电子显示器的高度与亮度，避免光线过强造成视神经高度紧张或减退，操作时最好配戴防护眼镜，以减少荧屏对眼睛的刺激	
	6. 屈光不正者，应配戴适合度数的眼镜	
	7. 慎用药物，镇静剂、安眠药、镇咳药、降压药物可引起干眼，如需要服药则必须告知医生病史	
焦虑	1. 提供心理支持，告知患者干眼的自然病程和治疗目标，帮助患者树立信心，消除焦虑情绪	心态乐观，减轻焦虑情绪
	2. 向患者提倡健康生活理念，如保持乐观心态、保证睡眠质量和时间、适当增加运动及改善饮食等	
知识缺乏	1. 向患者讲解本病的特点及预防措施	提高患者对疾病的认知度，改变认识的误区，注意防范
	2. 嘱患者合理膳食，多食胡萝卜、柑橘、动物肝脏等富含维生素 A 的食物，忌辛辣生冷食品	促进角膜上皮恢复

第二节　睑板腺功能障碍患者的护理

睑板腺功能障碍（meibomian gland dysfunction，MGD）是睑板腺的慢性、非特异性炎症，以睑板腺导管的阻塞或睑板腺分泌物异常为特征，是蒸发过强型干眼的主要原因。

【病因】

发病机制未完全明了，可能是睑板腺的退行性改变。一些皮肤病与其发病关系密切，如酒糟鼻、脂溢性皮炎、特应性皮炎、银屑病和红斑狼疮等。睑板腺分泌的睑板腺脂组成成分异常，胆固醇酯和游离脂肪酸酯升高，刺激金黄色葡萄球菌的生长，引起睑缘炎。凝固酶阴性葡萄球菌、丙酸杆菌和金黄色葡萄球菌所产生的酯酶和脂酶能分解睑板腺脂质，形成的脂肪酸和甘油酯释放入泪液中，形成泡沫影响泪膜稳定，也可刺激睑缘加重眼部不适症状。晚期可出现睑板腺萎缩，腺泡消失，睑板腺导管角化和瘢痕化。

【护理评估】

（一）健康史

评估患者性别、年龄、地区，有无长时间使用电脑、看电视的习惯；有无沙眼病史或睑缘炎病史，有无眼部手术史等。

（二）身体状况

1. 多见于老年人，油性皮肤更常见，常伴有睑缘炎。寒冷地带的发病率高于温暖气候地区。主要症状有眼部烧灼感、异物感、干燥感、刺激感、视疲劳等。

2. 临床检查可见睑缘增厚，可伴有红斑、过度角化等体征，睑板腺开口有白色角质蛋白堵塞而凸起变形，挤压后分泌物呈泡沫样或牙膏样。病变进展时睑板腺会有黄色的黏液样分泌物，睑板腺炎症持续多年后，睑板腺广泛萎缩。其他常见的伴随体征有睑板腺囊肿、结膜结石、结膜充血、乳头增生、角膜点状着色等,严重者出现角膜血管翳、角膜溃疡与睑外翻。

（三）辅助检查

1. 眼睑按摩试验　正常的睑板腺分泌物是无色透明的液体。在阻塞及低分泌的患者,常无分泌物排出;而分泌过旺则可压出大量混浊,泡沫状,颗粒状或牙膏状的睑板腺分泌物。

2. 睑缘及睑板腺检查　睑缘及睑板腺是泪膜功能单位的重要组成结构。评估眼睑、睑缘及睑板腺的改变,对于诊断睑板腺功能障碍具有重要价值。

3. 干眼诊断试验　可发现泪液缺乏、泪膜不稳定、泪膜蒸发速率加快和泪液渗透压增加。

（四）心理 - 社会状况

了解患者及家属对所患疾病的认知程度。评估患者因眼部刺激征等不适引起的心理焦虑,以及疾病对生活学习的影响。

【治疗要点】

1. 眼睑的物理清洁及注意眼睑卫生　睑板腺堵塞时可进行睑板腺按摩。由于夜间鳞屑堆积较多,清晨清洗眼睑更有效。

2. 局部药物的应用　局部滴抗生素滴眼液、短期使用糖皮质激素滴眼液、不含防腐剂的人工泪液。对伴有脂溢性皮炎的患者,可使用抗脂溢药如二硫化硒或焦油的洗发剂清洁头部皮肤。

3. 口服抗生素　口服多西环素等,需连续服用数周才起效,而且需维持数月。

4. 其他　新的治疗技术如广泛应用于皮肤科和医学美容领域的优化脉冲光,通过封闭睑缘异常扩张的血管,减少炎性反应介质的输入和眼睑细菌及螨虫的生长以及光热作用等,达到治疗效果。

本病通常伴有干眼,是引起患者不适症状的主要原因,其治疗参见本章第一节"干眼患者的护理"具体内容。

知 识 拓 展

强脉冲光在睑板腺功能障碍中的应用

睑板腺功能障碍（MGD）是最常见的干眼成因,86% 干眼患者存在不程度的睑板腺功能障碍。强脉冲光（intense pulsed light, IPL）的工作原理基于选择性的光热效应,热介导的辐射损伤仅限于细胞或组织结构水平上的表皮和(或)真皮色素。IPL 通过特定波长的光波作用与异常扩张的毛细血管,通过封闭阻断新生血管,消除睑板腺炎症的来源;同时减少细菌及螨虫生长,减轻炎症;并加热使睑脂融化,从而疏通堵塞的睑板腺。主要适用于各种类型轻中度 MGD、睑缘炎并发 MGD、低排放阻塞非瘢痕型 MGD。

【护理诊断和护理措施】

常见护理诊断 / 护理问题	护理措施	措施的依据
舒适受损:眼部 干涩感、异物感、 烧灼感、视疲劳	1. 指导患者进行眼睑的清洁卫生,经常性清洗睑缘。可用无刺激性的洗面奶或专用药液,清晨清洗眼睑更有效	保持睑板腺通畅,排出分泌物
	2. 睑板腺堵塞时可先热敷眼睑 10 分钟,再用棉签顺着睑缘方向上下均匀用力挤压腺管,排出分泌物(具体操作参见第二章第四节"眼科常用的护理操作技术"),必要时在表面麻醉下用 2.5ml 注射器的针头斜面作刀,切开睑板腺管,清理里面阻塞时间较长的呈固体或眼膏状的阻塞物	

续表

常见护理诊断／护理问题	护理措施	措施的依据
舒适受损：眼部干涩感、异物感、烧灼感、视疲劳	3. 遵医嘱用药并观察用药效果	治疗睑缘炎、酒渣鼻、脂溢性皮炎等
	4. 干眼的护理参见本章第一节"干眼患者的护理"	改善干眼症状
知识缺乏	参见本章第一节"干眼患者的护理"	

（王宇鹰）

思　考　题

1. 什么是干眼？

2. 干眼常见的症状有哪些？

3. 干眼的主要治疗方法和护理措施是什么？

4. 什么是睑板腺功能障碍？

Note:

结膜病患者的护理

05章 数字内容

学 习 目 标

- 知识目标：
  1. 掌握结膜病患者的症状、体征、护理评估、护理诊断及护理措施。
  2. 熟悉结膜病患者的治疗要点和健康指导。
  3. 了解结膜病患者的病因、发病机制和辅助检查。
- 能力目标：
  1. 能够运用护理程序对结膜病患者进行护理评估，做出正确的护理诊断。
  2. 能够对结膜病患者实施正确的护理措施，结合患者情况实施健康教育。
- 素质目标：
  理解患者的心理特点，体现在对患者的护理关怀中。

患者男性，18岁。诉今晨起床后右眼红、痛、烧灼感、异物感、畏光流泪、睫毛被黄色脓性分泌物糊住，既往视力正常，2天前曾到游泳馆游泳。

请思考：

1. 该患者护理诊断／护理问题有哪些？

2. 护士提供的主要护理措施有哪些？

结膜大部分表面暴露于外界，易受外界环境的刺激和微生物感染而致病，最常见的疾病为结膜炎，其次为变应性疾病如翼状胬肉等。

本章主要介绍结膜炎患者及翼状胬肉患者的护理，其中结膜炎患者的护理主要介绍细菌性结膜炎、病毒性结膜炎、免疫性结膜炎患者的护理。

第一节 结膜病患者的护理

结膜与多种多样的微生物以及外界环境相接触，眼表的特异性和非特异性防护机制使其有一定的预防感染和使感染局限的能力，当防御能力减弱或致病因素过强时，将引起结膜组织发生急性或慢性的炎症，统称为结膜炎（conjunctivitis）。结膜炎是眼科最常见的疾病之一，其致病原因可分为微生物性和非微生物性两大类。微生物性因素是结膜炎最常见的原因，主要是细菌、病毒、衣原体感染。非微生物性因素主要是物理性刺激（如风沙、烟尘、紫外线等）和化学性损伤（如药物、酸碱和有毒气体等）。

结膜炎的分类：①按病因分为感染性、免疫性、化学性或刺激性、全身疾病相关性、继发性结膜炎等。②按发病的快慢分为超急性、急性或亚急性以及慢性结膜炎。通常病程小于3周称为急性结膜炎，病程大于3周为慢性结膜炎。③按病变结膜的主要形态分为乳头性、滤泡性、膜性／假膜、瘢痕性和肉芽肿性结膜炎。

结膜炎症状有异物感、烧灼感、痒、畏光、流泪。重要的体征有结膜充血、水肿、渗出物、乳头增生（图5-1）、滤泡、假膜和真膜、肉芽肿、假性上睑下垂、耳前淋巴结肿大等。

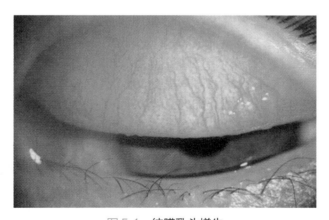

图 5-1 结膜乳头增生

一、细菌性结膜炎

细菌性结膜炎（bacterial conjunctivitis）为不同病原菌引起的结膜炎症的总称。正常情况下结膜囊内可存有正常菌群，这些细菌可通过释放抗生素样物质和代谢产物，减少其他致病菌的侵袭。当致病菌的侵害强于宿主的防御功能或宿主的防御功能受到破坏的情况下，如干眼、长期使用糖皮质激素等，即可发生感染。按发病快慢可分为超急性（24小时内）、急性或亚急性（几小时至几天）、慢性（数天至数周）。按病情的严重程度分为轻、中、重度。急性细菌性结膜炎通常有自限性，病程在2周左右，局部有效治疗可以减轻炎症程度和缩短疾病持续时间，给予敏感抗生素治疗后，在几天内痊愈。慢性结膜炎无自限性，治疗较棘手。

【病因】

1. 超急性细菌性结膜炎　由奈瑟菌属细菌（淋病奈瑟菌或脑膜炎奈瑟菌）引起。潜伏期短，病情进展迅速，治疗不及时可发生角膜穿孔，严重影响视力。淋病奈瑟菌性结膜炎成人主要是通过生殖器 - 眼接触传播而感染，新生儿主要是分娩时经患有淋病奈瑟菌阴道炎的母体产道感染。脑膜炎奈瑟菌性结膜炎最常见患病途径是血源性播散感染，也可通过呼吸道分泌物传播。

2. 急性或亚急性细菌性结膜炎　又称"急性卡他性结膜炎"，俗称"红眼病"，传染性强，多见于春秋季节。主要致病菌为肺炎双球菌、金黄色葡萄球菌和流感嗜血杆菌。

3. 慢性细菌性结膜炎　可由急性结膜炎演变而来，或毒力较弱的病原菌感染所致；多见于鼻泪管阻塞或慢性泪囊炎患者，或慢性睑缘炎或睑板腺功能异常者。金黄色葡萄球菌和摩拉克菌是慢性细菌性结膜炎最常见的两种病原体。

【护理评估】

（一）健康史

了解患者有无传染性眼病接触史，用眼卫生习惯等。淋病奈瑟菌性结膜炎患者应了解其有无淋病奈瑟菌性尿道炎病史，新生儿则应了解其母亲有无淋病奈瑟菌性阴道炎病史。

（二）身体状况

1. 超急性细菌性结膜炎

（1）淋病奈瑟球菌性结膜炎：①新生儿，常在出生后2～5天发病，多为双眼。发病急速，表现为畏光、流泪，结膜高度水肿和充血，重者球结膜突出于睑裂外，可有假膜形成，常伴有耳前淋巴结肿大和压痛。眼部分泌物由初期的浆液性迅速转化为脓性，脓液量多，不断从睑裂流出，又称"脓漏眼"。本病具有潜伏期短，病程进展急剧，传染性极强的特点。严重者可引起角膜溃疡甚至眼内炎。婴儿的淋病奈瑟球菌性结膜炎可并发身体其他部位的化脓性炎症，如关节炎、脑膜炎、肺炎、败血症等。②成人，潜伏期为10小时至2～3天，症状通常较小儿轻。

（2）脑膜炎奈瑟球菌性结膜炎：潜伏期为数小时至1天，常为双侧发病，多见于儿童，表现类似淋病奈瑟球菌性结膜炎，严重者可引起化脓性脑膜炎而危及生命。

2. 急性或亚急性细菌性结膜炎　潜伏期为1～3天，病程约2周，通常有自限性。起病较急，传染性强，可以双眼同时或间隔1～2天发病，患者自觉有异物感、灼热感、发痒、畏光、流泪等；检查发现结膜充血、水肿，严重者可有结膜下出血；眼部有较多的浆液性、黏液性或脓性分泌物，晨起时上下睫毛常被粘住，睁眼困难。白喉棒状杆菌感染的结膜炎可在睑结膜表面发现假膜。

3. 慢性细菌性结膜炎　进展缓慢，持续时间长，可单眼或双眼发病。患者主要表现为眼痒、烧灼感、干涩感、眼刺痛及视力疲劳。结膜轻度充血，可有睑结膜增厚、乳头增生，分泌物为黏液性或白色泡沫样。

（三）辅助检查

结膜分泌物涂片及结膜刮片可见大量多形核白细胞及细菌，必要时还可作细菌培养及药物敏感试验，以明确致病菌和选择敏感抗生素。特异性诊断需要培养和糖发酵试验。有全身症状的还应进行血培养。

（四）心理 - 社会状况

急性细菌性结膜炎发病突然，结膜高度充血、水肿，可见大量分泌物，患者较为恐惧和焦虑。评估患者发病以来的心理状况和疾病对工作、学习的影响。

【治疗要点】

去除病因，抗感染治疗。局部使用广谱抗生素眼药，确定病原菌后给予敏感抗生素，切勿包扎患眼。超急性细菌性结膜炎治疗应在诊断标本收集后立即进行，以减少潜在的角膜感染及全身感染的发生。成人急性或亚急性细菌性结膜炎选择滴眼剂，儿童则一般选择眼膏。慢性细菌性结膜炎治疗基本原则与急性结膜炎相似，需长期治疗。

【护理诊断和护理措施】

常见护理诊断 / 护理问题	护理措施	措施的依据
急性疼痛	1. 解释疼痛的原因及疾病过程，评估疼痛程度，做好相应的处理	有助于减轻患者焦虑情绪，缓解疼痛
	2. 炎症较重者，可局部冷敷减轻充血水肿、灼热等	冷敷可缓解疼痛
舒适受损	1. 常选用无刺激性的冲洗液如生理盐水等冲洗结膜囊；抗生素滴眼液频繁点眼。如有假膜形成，应先去假膜再冲洗	控制炎症，减少眼部分泌物，提高舒适度
	2. 禁忌包扎患眼，可佩戴太阳镜，健眼用透明眼罩保护	利于分泌物排出，减少刺激和不适
有交叉感染的危险	1. 向患者讲解本病易传染的特点、手卫生常识及预防措施	提高患者主动防止疾病交叉感染的依从性
	2. 必要时实行接触隔离。滴眼液一眼一瓶，禁忌互用。医务人员接触患者前后消毒双手	防止交叉感染
	3. 接触过分泌物的仪器及用物彻底消毒，用过的敷料焚烧，加强传染源的管控	
潜在并发症：角膜炎症、溃疡和穿孔	1. 局部应用抗生素　按医嘱局部应用抗生素眼药滴眼，急性阶段遵医嘱间隔 1～2 小时一次。临睡前应用抗生素眼膏	控制炎症，防止并发症的发生
	2. 全身应用抗生素　对于严重的结膜炎、淋病性结膜炎可按医嘱全身应用抗生素	

二、病毒性结膜炎

病毒性结膜炎（viral conjunctivitis）是一种常见感染，病变程度因个体免疫状况、病毒毒力大小不同而存在差异，通常有自限性。临床上按病程分为急性和慢性两类，前者多见，包括以流行性角结膜炎、流行性出血性结膜炎、咽结膜热和单纯疱疹病毒性结膜炎等。慢性病毒性结膜炎包括传染性软疣性睑结膜炎、水痘 - 带状疱疹病毒性睑结膜炎和麻疹性角结膜炎等。传染力强，好发于夏秋季节。临床上以流行性角结膜炎、流行性出血性结膜炎最常见。

【病因与发病机制】

1. 流行性角结膜炎　由腺病毒 8、19、29 和 37 型腺病毒引起，发病急剧，是一种强传染性的接触性传染病。

2. 流行性出血性结膜炎　由 70 型肠道病毒（偶由 A24 型柯萨奇病毒）引起的一种暴发流行的自限性眼部传染病，主要通过接触传播，传染性强，人群普遍易感，可造成大面积暴发流行。

Note：

【护理评估】

（一）健康史

1. 询问患者有无病毒性眼病接触史，或近期是否去过病毒性眼病流行区域。

2. 询问患者发病时间，评估其潜伏期，流行性角结膜炎多为 5~7 天，流行性出血性结膜炎常为 18~48 小时。

（二）身体状况

1. 症状　起病急、症状重、双眼发病。主要表现为眼红、疼痛、畏光、异物感、伴水样分泌物。部分患者可有头痛、发热、咽痛等全身症状，并有耳前淋巴结肿大和压痛。儿童可有全身症状，如发热、咽痛、中耳炎、腹泻等。

2. 体征　眼睑水肿，结膜充血，睑结膜滤泡增生，分泌物呈水样，常侵犯角膜，荧光染色可见角膜上皮下浸润，流行性出血性结膜炎患者球结膜下呈点状或片状出血。

（三）辅助检查

结膜刮片，可见大量单核细胞，并可分离到病毒。

（四）心理 - 社会状况

病毒性结膜炎出现异物感、疼痛、畏光和流泪等症状，患者较为焦虑。评估患者的心理状况和疾病对工作、学习的影响，鼓励患者配合治疗。

【治疗要点】

注意接触隔离，眼部滴用抗病毒药，如干扰素滴眼剂、0.1% 阿昔洛韦、0.15% 更昔洛韦等；如果合并细菌感染，加用抗生素眼药。充血水肿严重时可局部冷敷和使用血管收缩剂，以减轻症状。

【护理诊断和护理措施】

常见护理诊断 / 护理问题	护理措施	措施的依据
急性疼痛	1. 向患者讲解疼痛的原因，评估疼痛程度，并做相应的处理，如：眼局部冷敷等	助于减轻患者焦虑，缓解疼痛
	2. 遵医嘱选择药物　抗病毒眼液每小时 1 次滴眼；合并角膜炎、混合感染者，使用抗生素滴眼液；角膜基质浸润者可酌情使用糖皮质激素，如 0.02% 氟米龙	控制感染，减轻疼痛
	3. 遵医嘱给予人工泪液或促进上皮细胞修复的药物滴眼	修复角膜上皮，以减轻患者的疼痛
有传播感染的危险	1. 实行接触隔离，并按要求做好传染病上报	防止感染传播
	2. 做好传染性眼病的消毒隔离及健康教育，嘱患者发病期间勿去公共场所，如游泳池等	
知识缺乏	1. 向患者讲解本病的特点及预防措施，如：注意眼部卫生及手卫生，做到一人一巾一盆；外出时可以戴有色眼镜或眼垫遮盖患眼等	助于患者配合，提高其防治疾病的依从性。防止疾病传播，减轻患者不适
	2. 加强营养、多食富含维生素的蔬菜、水果等	提高机体抵抗力，促进炎症减退

三、免疫性结膜炎

免疫性结膜炎（immunologic conjunctivitis）以前又称变态反应性结膜炎，是结膜对外界过敏原的一种超敏性免疫反应。临床上常见春季角结膜炎和泡性结膜炎两种。春季角结膜炎又名春季卡他性

Note:

结膜炎,多在春夏季节发病,是反复发作的双侧慢性眼表疾病,有自限性。泡性结膜炎是由微生物蛋白质引起的、以结膜角膜疱疹结节为特征的迟发型免疫反应性疾病,本病易复发。

【病因和发病机制】

1. 春季角结膜炎 病因尚不明确,通常认为和花粉、微生物、动物羽毛等敏感有关。春季角结膜炎是 I 型(速发型超敏反应)和 IV 型(迟发型超敏反应)共同作用的结果。

2. 泡性结膜炎 是由结核分枝杆菌、金黄色葡萄球菌、白念珠菌、球孢子菌属及沙眼衣原体等微生物蛋白引起的迟发型免疫反应性疾病。

【护理评估】

（一）健康史

了解患者是否存在疾病反复发作和季节性的特点,有无接触花粉、动物皮毛、烟尘等变应原或在户外活动后症状加重的情况。

（二）身体状况

1. 春季角结膜炎 眼部奇痒、畏光、流泪、异物感,可有大量的黏液性分泌物,夜间症状加重,好发于男性青年,可有家族过敏史。按病变部位可分 3 型:①睑结膜型:上睑结膜巨大乳头呈铺路石样,乳头形状不一。结膜呈粉红色;②角结膜缘型:角膜缘充血、结节,外观呈黄褐色或污红色增厚的胶状物,多见于黑色人种;③混合型:上述两种表现同时存在。

2. 泡性结膜炎 有轻微异物感。如累及角膜,有明显角膜刺激征:刺痛、畏光、流泪及眼睑痉挛。好发于女性、儿童及青少年。

（三）辅助检查

春季角结膜炎患者的结膜刮片中发现嗜酸性粒细胞即可诊断。

（四）心理 - 社会状况

评估疾病反复发作对患者的心理影响,以及患者对疾病的认知程度。

【治疗要点】

1. 春季角结膜炎 本病有自限性,以对症治疗为主。局部应用非甾体抗炎药、抗组胺药物和肥大细胞稳定剂如色甘酸钠、奈多罗米等以减轻症状。物理治疗如冰敷等。急性期可采用糖皮质激素间歇疗法,注意先局部频繁滴眼,5～7 天后迅速降低滴眼频次。顽固病例局部应用 2% 环孢霉素 A 滴眼液控制症状。

2. 泡性结膜炎 治疗诱发此病的潜在疾病。局部滴用类固醇皮质激素眼药水,如 0.1% 地塞米松眼药水,一般 24 小时可缓解症状,48 小时病灶可以消失。严重者可在球结膜下注射地塞米松。如合并感染要选用抗感染药物治疗。

【护理诊断和护理措施】

常见护理诊断 / 护理问题	护理措施	措施的依据
舒适受损:奇痒、畏光、流泪等	1. 根据医嘱急性期选择激素间歇疗法:开始时眼部滴药每 2 小时 1 次,症状减轻后迅速降低滴药频率,同时提醒患者不能随意使用和停用,告知其危害性	抑制超敏反应,减轻不适症状;长期用药应警惕激素性青光眼和白内障等严重并发症
	2. 对于顽固性春季角结膜炎,可根据医嘱在睑板上方注射激素类药物治疗,并注意观察眼痛、头痛、眼压及视力变化	

续表

常见护理诊断 / 护理问题	护理措施	措施的依据
舒适受损：奇痒、畏光、流泪等	3. 局部应用非甾体抗炎药、抗组胺药物和肥大细胞稳定剂等，并观察眼部痒、结膜充血、流泪等症状和体征改善情况	控制炎症，减轻眼部不适症状
	4. 患眼红肿严重时，可用毛巾包裹冰袋局部冷敷，冷敷过程中注意观察，时间不宜过长，避免眼睑皮肤冻伤。分泌物较多时可用生理盐水冲洗	冷敷可使局部毛细血管收缩，减轻眼部充血不适
潜在并发症 角膜炎	注意了解患者眼部有无刺痛甚至烧灼感，是否伴有视力下降和分泌物增加等，若发现异常立即通知医生及时处理	早期发现角膜炎初发症状并及时处理，利于减少并发症
知识缺乏	1. 讲解本病的特点及危害，嘱患者避免接触过敏原如花粉等，外出时戴墨镜以减少风沙的刺激	提高患者对疾病的认知度
	2. 戒烟酒，补充维生素，加强营养。患病季节不宜食用鱼、虾、蟹等易过敏的食物	增强机体抵抗力，改善体质。避免食物过敏
	3. 根据本病季节性的特点，可提早就医，同时积极治疗邻近器官感染	预防疾病发作

第二节　翼状胬肉患者的护理

翼状胬肉（pterygium）是一种慢性炎症性病变，因形状似昆虫翅膀而得名，为睑裂区肥厚的球结膜及其下纤维血管组织呈三角形向角膜侵入，形似翼状。通常双眼患病，多见于鼻侧。

【病因】

病因尚不十分明确，流行病学显示所居住的地理位置以及暴露于日光及风沙下的时间与胬肉的发生有密切关系，可能的原因包括：①结膜慢性炎症、风沙、粉尘等长期刺激使结膜组织变性及增生；②长期紫外线照射导致角膜缘干细胞受损，失去屏障作用，多见于户外工作人群及热带地区居民；③遗传因素；④其他因素：局部泪液异常、人乳头瘤病毒感染、Ⅰ型过敏反应等。

【护理评估】

（一）健康史

评估患者有无结膜慢性炎症或长期户外工作经历，如农民、渔民等；询问家中其他成员是否有同样病史。

（二）身体状况

早期一般无明显症状，偶有异物感，若胬肉侵及瞳孔区则影响视力。在角膜的尖端为头部，跨越角膜缘的为颈部，覆盖于球结膜上的为体部。按其发展与否可分为进行性和静止性：进行性翼状胬肉的头部前端角膜灰色浸润，其颈部、体部肥厚、充血，静止性翼状胬肉的头部前方角膜透明，颈部及体部较薄而无充血（图 5-2）。

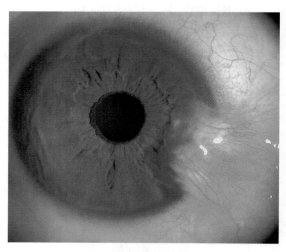

图 5-2　翼状胬肉外观

（三）辅助检查

裂隙灯下可见睑裂区呈翼状的纤维血管组织侵入角膜即可诊断。

（四）心理‐社会状况

评估患者的心理状态，生活习惯、从事的职业及环境等，了解患者对疾病认知程度，防止复发的应对能力。

【治疗要点】

胬肉小而静止时一般不需治疗，但应尽可能减少风沙、阳光等刺激。如胬肉侵袭瞳孔区影响视力，或因外观容貌上需要，可手术治疗。常用手术方法：①单纯胬肉切除术。②胬肉切除合并结膜瓣转移术。③胬肉切除联合角膜缘干细胞移植或羊膜移植术。

【护理诊断和护理措施】

常见护理诊断 / 护理问题	护理措施	措施的依据
知识缺乏	1．向患者讲解本病的发病原因、预防措施和治疗要点	提高患者对疾病的认知度
	2．定期复诊和电话随访，叮嘱患者避免风沙、粉尘及长时间的光照等	防止翼状胬肉复发
有感染的危险	1．术前 3 天滴抗生素滴眼液	预防感染
	2．告诉患者术后一般 7～10 天后拆除缝线，注意眼部卫生，勿揉眼	
	3．术后遵医嘱滴抗生素滴眼液	

知 识 拓 展

翼状胬肉的分级治疗原则（Tan 分级）

T1 级（轻度）胬肉呈萎缩状透见巩膜上血管，可观察和药物干预，也可以手术，T2 级（中度）巩膜上血管部分遮盖欠清晰，需手术介入，T3 级（重度）巩膜上血管完全看不清，需手术介入和防复发措施。

（韩　樱）

思 考 题

1．病毒性结膜炎的健康教育内容有哪些？

2．新生儿出生后 2～5 天眼部出现脓液量多，不断从睑裂流出，又称"脓漏眼"，最先考虑是哪种疾病？

3．翼状胬肉患者健康宣教内容有哪些？

Note：

角膜病患者的护理

06章 数字内容

学 习 目 标

知识目标：
1. 掌握角膜病患者的症状、体征、护理评估、护理诊断及护理措施。
2. 熟悉角膜病患者的治疗要点和健康指导。
3. 了解角膜病患者的病因、发病机制和辅助检查。

能力目标：
1. 能运用护理程序对角膜病患者进行护理评估，做出正确的护理诊断。
2. 能对角膜病患者实施正确的护理措施，结合患者情况实施健康教育。

素质目标：
理解患者的心理特点，体现在对患者的护理关怀中。

患者女性，16 岁，1 天前左眼红、痛、流泪，自用妥布霉素眼膏未见明显好转，今日出现视物模糊。既往近视配戴角膜接触镜 1 年。初步诊断为左眼细菌性角膜炎。

1. 该患者护理诊断是什么？
2. 护士提供的主要护理措施有哪些？

第一节 概　　述

角膜病是我国的主要致盲眼病之一。角膜疾病主要有炎症、外伤、先天性异常、变性、营养不良和肿瘤等。其中感染性角膜炎症更为常见，位于角膜中央的病灶，严重影响视力。感染性角膜炎根据致病微生物的不同进一步分为细菌性、病毒性、真菌性、棘阿米巴性、衣原体性等。

角膜防御能力减弱，外界或内源性致病因素均可能引起角膜组织炎症发生，统称为角膜炎（keratitis），在角膜病中占有重要地位。角膜炎的分类尚未统一。目前多按其致病原因分类，如感染性角膜炎及非感染性角膜炎等。角膜炎的病因虽然不同，但其病理变化过程基本相同，分为：浸润期、溃疡形成期、溃疡消退期和愈合期四个阶段。

1. 浸润期　致病因子侵袭角膜，引起角膜缘血管网充血，炎性渗出液及炎症细胞随即侵入病变区，病变角膜出现水肿和局限性灰白色混浊灶。此时患眼有明显的刺激症状伴有视力下降。经治疗后浸润可吸收，角膜能恢复透明。

2. 溃疡形成期　病情未得到控制，浸润继续加重，浸润区的炎症向周围或深层扩张，可导致角膜上皮和基质坏死、脱落形成角膜溃疡。随后溃疡加深，角膜基质逐渐变薄。当变薄区靠近后弹力层时，在眼压的作用下，后弹力层向前膨出。继续发展则发生角膜穿孔，房水涌出，虹膜部分脱出，可形成角膜瘘。角膜穿孔或角膜瘘容易继发眼内感染，可致眼球萎缩而失明。

3. 溃疡消退期　经过积极的治疗，抑制了致病因子对角膜的侵袭，角膜炎症逐渐消退，溃疡边缘浸润减轻，基质坏死、脱落停止。此期患者症状和体征明显改善。

4. 愈合期　炎症得到控制后，角膜浸润逐渐吸收，由成纤维细胞产生的瘢痕组织修复，溃疡愈合后，会遗留厚薄不等的瘢痕。浅层的瘢痕性混浊薄如云雾状，通过混浊部分仍能看清后面虹膜纹理者称角膜薄翳；混浊较厚略呈白色，但仍可透见虹膜者称角膜斑翳；混浊很厚呈瓷白色，不能透见虹膜者称角膜白斑。如果角膜瘢痕组织中嵌有虹膜组织时，便形成粘连性角膜白斑，提示角膜有穿孔史。若角膜白斑面积大，而虹膜又与之广泛粘连，则可能堵塞房角，使房水流出受阻导致眼压升高，引起继发性青光眼。在高眼压作用下，混杂有虹膜组织的角膜瘢痕膨出形成紫黑色隆起，称为角膜葡萄肿。

本章介绍常见的感染性角膜炎和几种非感染性角膜炎患者的护理。

第二节 角膜炎症患者的护理

一、感染性角膜炎

细菌性角膜炎（bacterial keratitis）是由细菌感染引起的角膜上皮缺损及缺损区下角膜基质坏死的化脓性炎症，又称为细菌性角膜溃疡。病情多较危重，发展迅速，感染如未及时控制，可发生角膜溃疡、穿孔，甚至眼内感染，最终眼球萎缩。即使药物能控制也残留广泛的角膜瘢痕、角膜新生血管或角膜葡萄肿及角膜脂质变性等后遗症，严重影响视力甚至导致失明。

【病因】

常见的致病菌有表皮葡萄球菌、金黄色葡萄球菌、肺炎双球菌、链球菌、铜绿假单胞菌（绿脓杆菌）、肠道杆菌等，多为角膜外伤后感染或剔除角膜异物后感染所致。一些局部乃至全身疾病如眼干燥症、慢性泪囊炎、倒睫、糖尿病、免疫缺陷、配戴角膜接触镜、酗酒等，可降低机体对致病菌的抵抗力，或造成角膜对细菌易感性增加。

【护理评估】

（一）健康史

了解有无角膜外伤史、角膜异物剔除史、戴角膜接触镜史；有无慢性泪囊炎、眼睑异常、倒睫病史等；有无营养不良、糖尿病病史；有无长期使用激素或免疫抑制剂，以及发病以来的用药情况，治疗效果等。

（二）身体状况

起病急骤，有明显的眼痛、畏光、流泪、异物感、视力障碍、眼睑痉挛等症状，伴有较多的脓性分泌物。常见体征为眼睑、球结膜肿胀，睫状充血或混合性充血，病变早期角膜上出现界限清楚的上皮溃疡，溃疡下有边界模糊、致密的浸润灶，周围组织水肿。浸润灶迅速扩大，继而形成溃疡，溃疡表面和结膜囊多有脓性分泌物。并发虹膜睫状体炎，表现为角膜后沉着物（KP）、瞳孔缩小、虹膜后粘连及前房积脓，是由于毒素渗入前房所致。不同致病菌引发的特征不同：

1. 革兰氏阳性球菌角膜感染常表现为圆形或椭圆形局灶性脓肿、边界清楚，灰白基质浸润。金黄色葡萄球菌、肺炎双球菌所致的匐行性角膜溃疡是典型的细菌性角膜溃疡，常伴前房积脓。

2. 革兰氏阴性球菌角膜感染多表现为快速发展的角膜液化性坏死。其中铜绿假单胞菌引起的感染具有特征性，起病迅速、发展迅猛，剧烈眼痛，严重的睫状充血或混合性充血，眼睑及球结膜水肿，角膜溃疡浸润灶及分泌物略带黄绿色，前房积脓严重。感染如未控制，可导致角膜坏死穿孔、眼内容物脱出或全眼球炎。

（三）辅助检查

角膜病变区刮片镜检可发现致病菌；微生物培养，药物敏感试验可进一步明确病因和指导临床用药。

（四）心理 - 社会状况

角膜炎因起病急、进展快，严重影响视力，对疾病的发生、发展和转归缺乏相关知识，担心预后，害怕失明，患者易出现紧张、焦虑、恐慌等心理。

【治疗要点】

积极控制感染，减轻炎症反应，促进溃疡愈合，减少瘢痕形成。

1. **药物治疗**　局部使用抗生素是治疗细菌性角膜炎最有效的途径。治疗前应常规行角膜刮片、细菌培养和药物敏感试验。治疗过程中应根据细菌学检查结果及药物敏感试验，及时调整用药。并发虹膜睫状体炎者，使用 1% 阿托品滴眼剂或眼膏散瞳。

2. **手术治疗**　药物治疗无效、病情急剧发展，可能或已经导致角膜溃疡穿孔，眼内容物脱出者，可考虑行治疗性角膜移植。

3. **支持疗法**　局部使用胶原酶抑制剂如依地酸二钠、半胱氨酸等，抑制溃疡发展。选用维生素 B_2、维生素 C、维生素 A、维生素 D 等药物，有助于角膜溃疡的愈合。

【护理诊断和护理措施】

常见护理诊断/护理问题	护理措施	措施的依据
急性疼痛	1．评估患者疼痛的严重程度，解释疼痛的原因，嘱患者注意休息，减少眼球转动，必要时按医嘱给予止痛药	有益于缓解疼痛
	2．球结膜下注射时，先向患者解释清楚，并充分麻醉后进行注射	以免加重局部疼痛
有感染的危险	1．告知患者床边隔离和手卫生的相关知识，严格执行消毒隔离制度	避免交叉感染，防止感染传播
	2．检查、换药、滴眼药等操作要遵守隔离技术和无菌技术操作原则	
	3．滴眼液、眼膏专人专眼专用，器械应严格消毒灭菌	
焦虑	评估患者的心理状态，及时给予安慰和理解，指导患者听喜爱的音乐，想开心的事情，与患者聊感兴趣的话题，分散注意力	心理疏导可缓解焦虑
感知觉紊乱：视力障碍	评估患者的视力下降对生活的影响，做好安全教育和风险防范；嘱患者活动缓慢，防止跌倒；患者外出或检查时需有人员陪同	有利于降低视力障碍带来受伤的风险
潜在并发症：角膜穿孔	1．治疗操作时动作要轻柔，禁翻转眼睑，避免加压眼球	避免角膜损伤，防止穿孔
	2．嘱患者勿用手揉眼；用眼罩保护患眼，避免外物撞击	
	3．饮食宜清淡，多吃易消化、富含维生素、粗纤维食物，保持大便通畅	避免用力增加眼压，防止穿孔
	4．嘱患者头部减少活动，避免低头、咳嗽、打喷嚏	
	5．按医嘱使用散瞳剂	防止虹膜后粘连而导致眼压升高
	6．若角膜后弹力层膨出，可绷带加压包扎患眼，配合全身应用降眼压药物	防止角膜穿孔
知识缺乏	1．评估患者对疾病的认知度，针对性地讲解疾病的有关知识及用药方法。指导患者积极配合抗感染治疗	提高患者对疾病的认知度，利于配合治疗，防止感染和受伤，促进康复
	2．教会患者正确使用滴眼液、涂眼膏	
	3．养成良好的卫生习惯，不用手或不洁手帕揉眼	
	4．注意保护眼睛，避免角膜受伤，外出要戴防护眼镜	
	5．指导患者坚持用药，定期复查。如感觉眼痛、畏光、流泪等症状立即就诊	

单纯疱疹病毒性角膜炎（herpes simplex keratitis，HSK）是由单纯疱疹病毒（herpes simplex virus，HSV）引起的角膜感染。此病为最常见的角膜溃疡，在角膜病中致盲率占第一位。

【病因和发病机制】

单纯疱疹病毒分为Ⅰ型和Ⅱ型两个血清型。大多数角膜病变由Ⅰ型疱疹病毒引起，少数由Ⅱ型引起。大多数患者因为单纯疱疹病毒原发感染后复发。原发感染后，单纯疱疹病毒潜伏在三叉神经节，当机体抵抗力下降，如患感冒等发热性疾病后，全身或局部使用激素、免疫抑制剂等，潜伏的病毒被激活，活化的病毒沿三叉神经至角膜组织，引起单纯疱疹病毒性角膜炎。

【护理评估】

（一）健康史

了解患者有无感冒发热、全身或局部应用糖皮质激素、免疫抑制剂；有无复发诱因的存在，如过度疲劳、熬夜、饮酒、日光暴晒、月经来潮、角膜外伤等；有无疾病的反复发作史；发病以来的用药情况，治疗效果等。

（二）身体状况

1. 原发感染　常见于幼儿，有全身发热，耳前淋巴结肿大，唇部或皮肤疱疹，眼部表现为急性滤泡性结膜炎或假膜性结膜炎，眼睑皮肤疱疹，点状或树枝状角膜炎。疾病过程呈自限性。

2. 复发感染　过度疲劳、发热、熬夜、饮酒、日光暴晒、月经来潮、精神压力、角膜外伤及一些免疫缺陷病等，可使单纯疱疹病毒感染复发，多为单侧，也有 4%～6% 为双侧发病。常见症状有眼痛、畏光、流泪、眼睑痉挛，中央角膜受累时视力下降明显。因角膜敏感性下降，患者早期自觉症状较轻，可能贻误就诊时机。

（三）辅助检查

角膜上皮刮片可见多核巨细胞，角膜病灶分离到单纯疱疹病毒；单克隆抗体组织化学染色可发现病毒抗原；分子生物学方法如 PCR 技术可检测角膜、房水、玻璃体内及泪液中的病毒 DNA。

（四）心理 - 社会状况

评估患者的心理状况、个人卫生习惯；了解该疾病对患者工作、学习、生活的影响以及患者、家属对疾病的认知度。

【治疗要点】

治疗原则是抑制病毒在角膜里的复制，减轻炎症反应引起的角膜损害。

1. 病灶清除　树枝状角膜炎可以刮除病灶区上皮，减少病毒向角膜基质蔓延，上皮祛除后，加压包扎，上皮缺损通常在 72 小时内修复，联合抗病毒药物使用可加速上皮愈合。

2. 药物治疗　①常用抗病毒药物有更昔洛韦滴眼剂和眼膏，剂型均为 0.15%；阿昔洛韦滴眼剂为 0.1%，眼膏为 3%；1% 三氟胸腺嘧啶核苷以及重组人干扰素滴眼液。②有虹膜睫状体炎时，使用阿托品滴眼液或眼膏散瞳。

3. 手术治疗　已穿孔的病例可行治疗性穿透角膜移植。手术宜在静止期进行。

4. 减少复发　单纯疱疹病毒性角膜炎容易复发，持续口服阿昔洛韦片 1～2 年可减少单纯疱疹病毒性角膜炎的复发率；控制诱发因素对于降低复发率很重要。

【护理诊断和护理措施】

常见护理诊断 / 护理问题	护理措施	措施的依据
舒适受损：畏光、眼睑痉挛	提供安静、舒适的环境，病房要适当遮光，减少光线刺激，根据病情包扎患眼；嘱患者充分休息、减少眼球转动	有利于减轻患者不适
焦虑	参见本章第二节"细菌性角膜炎"相关内容	
感知觉紊乱：视力障碍	同上	
潜在并发症：角膜穿孔	同上	

续表

常见护理诊断／护理问题	护理措施	措施的依据
知识缺乏	1. 用药指导：①急性期每 1～2 小时滴眼一次，睡前涂眼膏。②使用糖皮质激素眼药者，一定要同时配合使用抗单纯疱疹病毒药物。停用时，要逐渐减量，防止激素的并发症如细菌、真菌的继发感染、角膜溶解和青光眼等。③全身使用抗病毒类药物，注意定期检查肝、肾功能	患者知晓如何正确用药，积极配合治疗
	2. 单纯疱疹性角膜炎有复发的可能，指导患者坚持用药，定期复查。如感觉眼痛、畏光、流泪等不适，应马上就诊	防止复发
	3. 嘱患者注意防寒保暖，预防感冒；加强营养，避免刺激性食物；保证休息，避免疲劳，适当参加体育锻炼	增强体质，提高免疫能力
	4. 注意保护眼睛，避免过度用眼，外出要戴防护眼镜	防止紫外线照射和避免角膜受伤

真菌性角膜炎（fungal keratitis）是一种由致病真菌引起的致盲率极高的感染性角膜病变。随着抗生素和糖皮质激素的广泛使用以及对本病的认识和诊断水平的提高，其发病率不断提高。

【病因和发病机制】

真菌性角膜炎在热带、亚热带发病率高，常见的致病真菌是镰孢菌属、弯孢菌属、曲霉属和念珠菌属四大类。前三种属丝状真菌，丝状真菌引起角膜感染多见于农民或户外工作人群，其工作生活环境多潮湿，外伤是最主要的诱因，其他诱因包括长期使用激素／抗生素造成眼表免疫环境改变或菌群失调、过敏性结膜炎、配戴角膜接触镜。念珠菌属酵母菌，此型感染多继发于已有的眼表疾病（干眼、眼睑闭合不全、病毒性角膜炎）或全身免疫性低下者（糖尿病、免疫抑制等）。

【护理评估】

（一）健康史

询问患者有无植物外伤史如角膜被谷粒弹伤、植物枝叶擦伤等；了解患者有无长期应用广谱抗生素和糖皮质激素的药物，有无糖尿病或眼表疾病。

（二）身体状况

1. **症状**　病程进展相对缓慢，呈亚急性，自觉症状较轻，有轻度眼痛、畏光、流泪，伴视力下降。

2. **体征**　眼部充血明显，角膜浸润灶呈白色或灰白色，表面微隆起，外观干燥而欠光滑，似牙膏样或苔垢样，溃疡周围有胶原溶解形成的浅沟或抗原抗体反应形成的免疫环。有时在角膜感染病灶旁可见"伪足"或"卫星样"浸润病灶，角膜后可有斑块状沉着物。前房积脓呈灰白色，黏稠或呈糊状。真菌穿透性强，进入前房或角膜穿破时易导致真菌性眼内炎。

（三）辅助检查

1. **角膜病变区刮片 Gram 和 Giemsa 染色**　可发现真菌菌丝，为早期诊断最常见方法。

2. **病变区角膜组织活检**　可提高培养和分离真菌的阳性率。

3. **角膜共焦显微镜检查**　角膜感染灶，可直接发现病灶内真菌病原体（菌体或菌丝）。

（四）心理 - 社会状况

评估患者的心理状况、个人卫生习惯；了解该疾病对患者工作、学习、生活的影响以及患者、家属对疾病的认知度。

【治疗要点】

1. 药物治疗 以抗真菌药物治疗为主。局部常用抗真菌药物有 0.25% 两性霉素 B 滴眼剂、5% 那他霉素滴眼剂、0.5% 咪康唑滴眼剂、0.5% 氟康唑滴眼剂、1% 氟胞嘧啶滴眼剂。症状严重者可静脉滴注 0.2% 氟康唑 100mg 或伏立康唑 100mg。并发虹膜睫状体炎者，应使用 1% 阿托品滴眼剂或眼膏散瞳。不宜使用糖皮质激素。

2. 手术治疗 角膜溃疡接近或已经导致穿孔者，可考虑行治疗性角膜移植。以穿透性角膜移植为宜，板层角膜移植只适用于病灶可以板层切除干净的病例。术后选用敏感的、毒性较低的抗真菌药物治疗，以防止术后感染复发。

【护理诊断和护理措施】

常见护理诊断/护理问题	护理措施	措施的依据
舒适受损	1. 评估患者疼痛的严重程度，解释疼痛的原因，嘱患者注意休息，减少眼球转动，必要时按医嘱给予止痛药	有益于缓解疼痛
	2. 球结膜下注射时，先向患者解释清楚，并充分麻醉后进行注射	以免加重局部疼痛
有感染的危险	1. 告知患者床边隔离和手卫生的相关知识，严格执行消毒隔离制度	避免交叉感染，防止感染传播
	2. 检查、换药、滴眼药等操作要遵守隔离技术和无菌技术操作原则	
	3. 滴眼剂、眼膏专人专眼专用，器械应严格消毒灭菌	
焦虑	评估患者的心理状态，及时给予安慰和理解，指导患者听喜爱的音乐，想开心的事情，与患者聊感兴趣的话题，分散注意力	心理疏导可缓解焦虑
感知觉紊乱：视力障碍	评估患者的视力下降对生活的影响，做好安全教育和风险防范；嘱患者活动缓慢，防止跌倒；患者外出或检查时需有人员陪同	有利于降低视力障碍带来受伤的风险
潜在并发症：角膜穿孔	1. 治疗操作时动作要轻柔，禁翻转眼睑，避免加压眼球	避免角膜损伤，防止穿孔
	2. 嘱患者勿用手揉眼；用眼罩保护患眼，避免外物撞击	
	3. 饮食宜清淡，多吃易消化、富含维生素、粗纤维食物，保持大便通畅	避免用力增加眼压，防止穿孔
	4. 嘱患者头部减少活动，避免低头、咳嗽、打喷嚏	
	5. 按医嘱使用散瞳剂	防止虹膜后粘连而导致眼压升高
	6. 若角膜后弹力层膨出，可绷带加压包扎患眼，配合全身应用降眼压药物	防止角膜穿孔
知识缺乏	1. 评估患者对疾病的认知度，针对性地讲解疾病的有关知识及用药方法。指导患者积极配合抗感染治疗	提高患者对疾病的认知度，利于配合治疗，防止感染和受伤，促进康复
	2. 教会患者正确滴眼药水、涂眼膏	
	3. 养成良好的卫生习惯，不用手或不洁手帕揉眼	
	4. 注意保护眼睛，避免角膜受伤，外出要戴防护眼镜	
	5. 指导患者坚持用药，定期复查。如感觉眼痛、畏光、流泪等症状立即就诊	

Note:

二、非感染性角膜炎

角膜基质炎（intersitialkeratitis）是以细胞浸润和血管化为特点的角膜基质非化脓性炎症，通常不累及角膜上皮和内皮。

【病因】

机体对感染源的迟发性超敏反应与本病发病有关。先天性梅毒为最常见的原因，结核、带状疱疹、麻风、腮腺炎等也可引起本病。

【护理评估】

（一）健康史

了解患者有无先天性梅毒、结核、单纯疱疹、带状疱疹、麻风、腮腺炎等病史。

（二）身体状况

可有眼痛、畏光、流泪等角膜刺激症状，伴视力下降。早期可见典型的扇形或弥漫性角膜炎症浸润，最终炎症扩展到角膜中央，导致角膜混浊、水肿。

（三）辅助检查

血清学检查和特异性梅毒螺旋体抗体测定有助于诊断。

（四）心理 - 社会状况

评估患者的心理状况。了解患者的职业、经济、文化、教育背景，以及疾病对患者工作、学习、生活的影响。评估患者、家属对疾病的认知度和重视度等。

【治疗要点】

全身给予抗梅毒、抗结核治疗。在炎症急性期，局部使用睫状肌麻痹剂和糖皮质激素，以减轻炎症及预防虹膜后粘连、继发性青光眼等并发症。角膜瘢痕形成而造成视力障碍者，可行角膜移植术。

【护理诊断和护理措施】

常见护理诊断 / 护理问题	护理措施	措施的依据
感知觉紊乱：视力障碍	评估患者的视力对生活的影响，做好安全教育和风险防范。嘱患者活动缓慢，防止跌倒；患者外出或检查时需有人员陪同	有利于降低视力障碍带来受伤的风险
舒适受损：角膜刺激征	提供安静、舒适的环境，减少光线刺激，患者畏光强烈，可戴深色眼镜；嘱患者充分休息、减少眼球转动	有利于减轻患者不适
知识缺乏	向患者讲解本病的特点，嘱其积极治疗原发病	提高患者对疾病的认知度，利于其配合治疗

神经麻痹性角膜炎（neuroparalytickeratitis）为三叉神经遭受外伤、手术、炎症或肿瘤等破坏时，引起角膜失去神经支配，从而失去知觉和反射性瞬目功能，角膜上皮出现干燥、脱离、缺损，继之形成溃疡。

【病因与发病机制】

1. 外伤、手术、炎症或肿瘤等因素破坏三叉神经时，导致失去神经支配的角膜失去知觉和反射性瞬目功能，出现营养障碍，对外界有害因素的防御功能减弱，易致角膜上皮干燥、缺损和机械损伤。
2. 遗传因素包括遗传性感觉神经缺失和家族性自主神经异常。

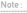
Note:

【护理评估】

（一）健康史

了解患者有无外伤、手术、肿瘤史等引起三叉神经遭受破坏的情况，以及有无遗传性感觉神经缺失和家族性自主神经异常的情况。

（二）身体状况

由于角膜知觉丧失，即使角膜炎症严重，也无明显自觉症状。在病变早期，角膜上皮点状脱落，逐渐形成片状缺损，继之形成溃疡。

（三）辅助检查

1. **实验室检查**　生化检查、血常规检查、结膜囊细菌培养、角膜上皮刮片检查等。
2. **专科检查**　视力检查、眼压检查、裂隙灯显微镜检查、眼底检查等。

（四）心理 - 社会状况

评估患者的心理状况。了解疾病对患者工作、学习、生活的影响以及患者、家属对疾病的认知度等。

【治疗要点】

1. **去除病因**　积极治疗导致三叉神经损害的原发病，以不含防腐剂的人工泪液维持眼表的湿润；酌情行羊膜移植、睑缘缝合保护角膜。
2. **药物治疗**　以抗生素局部用药为主，必要时全身用药，预防继发感染。
3. **手术治疗**　已演变成化脓性角膜溃疡者，按角膜溃疡病的治疗原则处理。角膜瘢痕形成造成视力障碍者，可行角膜移植术。

【护理诊断和护理措施】

常见护理诊断 / 护理问题	护理措施	措施的依据
感知觉紊乱：视力障碍	参见本节"角膜基质炎"	
舒适受损：角膜刺激征	参见本节"角膜基质炎"	
知识缺乏	1. 向患者讲解本病的特点及治疗措施	提高患者对疾病的认知度，利于其配合治疗
	2. 教会患者正确的点眼方法；嘱患者注意手卫生，不用手或不洁布擦眼，洗头、洗澡时避免污水进入眼睛	预防继发感染
	3. 指导患者饮食起居要有规律，保证充足的睡眠；饮食均衡，禁忌辛辣刺激性食物，保持大便通畅；防止疲劳用眼	增强机体抵抗力，促进康复

暴露性角膜炎（exposurekeratitis）是角膜失去眼睑的保护而暴露在空气中，引起干燥、上皮脱落进而继发感染的角膜炎症。

【病因】

1. **眼部因素**　眼睑缺损、眼球突出、睑外翻、手术源性上睑滞留或睑闭合不全。
2. **其他**　面神经麻痹、深度麻醉或昏迷。

【护理评估】

（一）健康史

了解患者有无眼睑缺损、眼球突出、睑外翻、手术源性上睑滞留或睑闭合不全等引起眼球暴露的情况,了解患者有无面神经麻痹等全身情况。

（二）身体状况

暴露性角膜炎的患者,病变多位于下 1/3 的角膜。初期角膜上皮干燥、点状糜烂,逐渐融合成大片的缺损,新生血管形成。继发感染则出现化脓性角膜溃疡的症状和体征。

（三）辅助检查

1. 实验室检查　生化检查、血常规检查、结膜囊细菌培养、角膜上皮刮片检查等。

2. 专科检查　视力检查、眼压检查、裂隙灯显微镜检查、眼底检查等。

（四）心理 - 社会状况

评估患者的心理状况。了解患者的职业、经济、文化、教育背景,以及疾病对患者工作、学习、生活的影响。评估患者、家属对疾病的认知度和重视度等。

【治疗要点】

去除病因,治疗原发病,注意保护角膜上皮和维持眼表的湿润,夜间使用抗生素眼膏预防感染,其他措施同神经麻痹性角膜炎。

【护理诊断和护理措施】

参见本章第二节"神经麻痹性角膜炎"。

第三节　角膜移植手术患者的护理

角膜移植手术（keratoplasty）是一种采用同种异体的透明角膜替代病变角膜的手术方法,以达到提高视力和治疗疾病的目的,同时也达到美容的效果。手术方式有穿透性角膜移植术、板层角膜移植术、角膜内皮移植术等,近几年已研究出生物工程角膜。

【术前护理】

1. 术前评估　评估患者的眼部情况、自理能力、身心状况、教育程度,患者及家属对角膜移植手术相关知识的认知度,了解家庭及社会支持情况。

2. 术前准备

（1）双眼泪道冲洗、术眼结膜囊冲洗:对于角膜溃疡后弹力层膨出和有角膜穿孔风险的患者冲洗结膜囊时,不能翻转眼睑和加压眼球,冲洗时冲力不能过大。

（2）缩瞳:术前 1 小时用 1% 毛果芸香碱滴眼液缩瞳 2～3 次,瞳孔缩小可减少作环钻植孔时损伤晶状体的危险性,也有利于制作移植床时的中央定位,还有利于术毕注气或注液以重建前房。

（3）降低眼压:术前静脉滴注 20% 甘露醇 250ml,使手术中眼压稳定,手术过程不出现晶状体虹膜隔隆起,保证手术顺利进行。

【护理诊断和护理措施】

常见护理诊断 / 护理问题	护理措施	措施的依据
焦虑	鼓励患者表达自己的感受,及时给予安慰和理解,告知患者手术配合相关事项,树立战胜疾病的信心	缓解焦虑情绪
知识缺乏	向患者讲解术前准备的作用以及角膜移植手术的术中配合方法	利于提高患者配合治疗的依从性

Note:

【术后护理】

1. 病情观察　术后绷带包扎，了解患者对术眼包扎的舒适度，观察眼部敷料有无松脱、渗血、渗液，角膜移植上皮愈合情况，眼痛的情况，监测眼压的变化等，根据病情变化，实施相应的护理措施。

2. 用药护理　术后静脉滴注糖皮质激素抗排斥反应，坚持足量、规则、缓慢停药的原则，注意观察药物的副作用，观察患者有无消化道不适感或出血征象。告知患者如何观察大便颜色，注意观察患者的情绪和血压、体重、睡眠情况，局部使用糖皮质激素滴眼剂、眼膏，要密切观察眼压的变化。如角膜组织愈合不佳者，遵医嘱给予促进角膜上皮修复的药物。

【护理诊断和护理措施】

常见护理诊断 / 护理问题	护理措施	措施的依据
焦虑	同术前护理	
有感染的可能	1. 按医嘱正确使用抗生素滴眼剂；保持眼周皮肤的清洁，用生理盐水清洁睑缘和眼睑皮肤；眼部敷料有渗血、渗液及时更换	防止感染
	2. 向患者宣传手卫生的知识，不用手或不洁布擦眼，避免洗头、洗澡时水进入眼睛	
知识缺乏	1. 术后嘱患者闭眼静卧休息，减少眼球运动和头部活动，角膜内皮移植术后需保持面朝上仰卧位 4 小时，并告知特殊体位的重要性	利于患者配合治疗
	2. 术后角膜移植片知觉尚未恢复，指导患者自我保护术眼，避免碰伤，外出戴防护眼镜；患眼不能热敷，避免剧烈运动	避免移植片脱落
	3. 教会患者正确点眼的方法，滴眼剂按药物说明要求保存，如冷藏等，使用糖皮质激素者，要逐渐减量，不能随意增加使用次数和停用，并告知其危害性；角膜缝线未拆除前嘱患者定期随访	利于患者出院后也能配合治疗
	4. 饮食起居要有规律，保证充足睡眠，注意预防感冒；多吃易消化的食物，多吃水果、蔬菜，忌吃刺激性食物和饮酒，保持大便通畅，防止疲劳用眼	增强机体抵抗力，促进康复

（韩　樱）

思 考 题

1. 角膜炎的分类有哪些？

2. 真菌性角膜炎为什么不宜使用糖皮质激素？

Note:

3. 护理角膜溃疡患者时，哪些措施可预防角膜穿孔？

白内障患者的护理

07章 数字内容

─── 学 习 目 标 ───

知识目标:

1. 掌握白内障的定义、主要症状;年龄相关性白内障患者的身体状况评估、治疗要点、主要护理诊断和护理措施。

2. 熟悉白内障的分类;年龄相关性白内障患者的发病机制、类型;糖尿病性白内障患者的治疗要点、主要护理诊断和护理措施;先天性白内障患者的病因及发病机制、治疗要点。

3. 了解糖尿病性白内障患者的身体状况评估;先天性白内障患者的主要护理诊断和护理措施。

能力目标:

1. 能运用所学知识为白内障患者进行身体状况评估。

2. 能判断白内障患者主要的护理问题,并提出解决的措施。

素质目标:

根据白内障患者不同年龄阶段及疾病的特点去尊重、理解、关爱患者,具有发现问题、分析问题、解决问题的能力。

患者男性，62 岁，自述近 3 年来双眼渐进性视物模糊不清，加重 1 个月，左眼尤甚，无眼红、眼痛，既往体健。检查：右眼视力 0.4，左眼视力眼前指数 /8cm；右眼眼底模糊可见，视网膜平整，无出血、渗出，左眼晶状体完全混浊呈乳白色，眼底不能窥入。

　　请思考：

　　1. 该患者有可能存在的临床诊断和护理诊断是什么？

　　2. 护士应该为患者提供哪些相应的护理措施？

第一节　概　　述

　　白内障（cataract）是指晶状体透明度降低或者颜色改变所导致的光学质量下降的退行性改变。白内障的发病机制较为复杂，是机体内外各种因素对晶状体长期综合作用的结果。晶状体处于眼内液体环境之中，任何影响眼内环境的因素，如衰老、遗传、代谢异常、外伤、辐射、中毒、局部营养障碍及某些全身代谢性或免疫性疾病，都可直接或间接破坏晶状体的组织结构，干扰其正常代谢而使晶状体混浊。流行病学研究表明：紫外线照射、糖尿病、高血压、心血管疾病、机体外伤、过量饮酒及吸烟等均与白内障的形成有关。白内障目前仍然是致盲或者视觉缺损的主要原因之一。

　　白内障可按不同方法进行分类：

　　（1）按病因：分为年龄相关性、外伤性、并发性、代谢性、中毒性、辐射性、发育性和后发性白内障。

　　（2）按发病时间：分为先天性白内障和后天获得性白内障。

　　（3）按晶状体混浊部位：分为皮质性、核性和囊膜下和混合性白内障等。

　　（4）按晶状体混浊形态：分为点状、冠状和绕核性白内障。

　　白内障的主要临床表现：渐进性无痛性视力下降是白内障最明显也是最重要的症状，视力下降的程度与晶状体混浊部位、混浊程度相关。患者还可伴有对比敏感度下降；近视、散光等屈光改变；单眼复视或多视、炫光、色觉改变、视野缺损等视觉功能变化。晶状体混浊可在肉眼、聚光灯或裂隙灯显微镜下观察并定量。不同类型的白内障具有其特征性的混浊表现。当晶状体混浊局限于周边部时，需散瞳后才能看到。

　　本章重点介绍年龄相关性白内障患者的护理、糖尿病性白内障患者的护理及先天性白内障患者的护理。

第二节　年龄相关性白内障患者的护理

　　年龄相关性白内障（age-related cataract），以往又称老年性白内障，是最为常见的白内障类型，多见于 50 岁以上的中、老年人，随年龄增加其发病率明显升高。常双眼发病，但可有先后，程度也可不一致。

【病因和发病机制】

　　年龄相关性白内障病因较为复杂，是多种因素长期综合作用导致晶状体退行性改变的结果。流行病学研究表明，年龄、职业、紫外线照射、过量饮酒、吸烟、营养不良以及糖尿病、高血压、心血管疾病等均是年龄相关性白内障的危险因素。年龄相关性白内障的发病机制尚未十分清楚。一般认为，氧化损伤是白内障的最早期改变，目前已知氧化作用可改变晶状体上皮细胞膜上的 Na^+-K^+-ATP 酶的活性,并将晶状体的可溶性蛋白氧化水解成为不溶性蛋白。上述变化使晶状体内结构发生改变,其正常代谢受到干扰而使晶状体混浊。

【护理评估】

（一）健康史

询问患者视力下降的时间、程度、发展的速度和治疗经过等。了解患者有无家族史以及有无糖尿病、高血压、心血管疾病等。

（二）身体状况

1. **症状** 渐进性、无痛性视力下降。早期患者常出现眼前固定不动的黑点,可出现单眼复视或多视,屈光改变等表现;注视灯光可有虹视现象。由于光线通过部分混浊的晶状体时产生散射,干扰视网膜上成像,可出现畏光和眩光。

2. **体征** 肉眼、聚光灯、裂隙灯显微镜下可见晶状体混浊并定量。不同类型的白内障具有其特征性的混浊表现。根据晶状体开始出现混浊的部位不同,可分为3种类型:皮质性、核性、后囊下白内障。

（1）皮质性白内障:是年龄相关性白内障最常见的类型,按其发展过程分为4期。

1）初发期:裂隙灯下见晶状体皮质内空泡和水隙形成,散瞳下可见周边出现羽毛状、尖端指向中央的楔状混浊（图7-1）,此期病程发展缓慢,未累及瞳孔区时一般不影响视力。

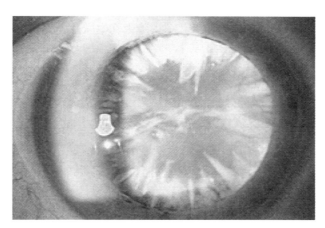

图7-1 晶状体周边出现楔状混浊

2）膨胀期或未成熟期:晶状体混浊加重,向中央发展,伸入瞳孔区,患眼视力明显下降,眼底难以清楚观察。因渗透压的改变导致皮质吸水肿胀,晶状体体积增大,推虹膜前移,使前房变浅,有闭角型青光眼体质的患者此期可诱发青光眼急性发作。晶状体呈灰白色混浊,用斜照法检查时,投照侧虹膜在深层混浊皮质上形成新月形阴影,称为虹膜投影,为此期特有的体征。

3）成熟期:晶状体内水分溢出,皮质肿胀消退,体积变小,前房深度恢复正常,晶状体完全混浊至乳白色,眼底不能窥入,患眼视力可降至眼前手动或光感。

4）过熟期:晶状体内水分继续丢失,体积缩小,囊膜皱缩,表面出现钙化点或胆固醇结晶,前房加深,虹膜震颤,晶状体纤维分解液化,晶状体核下沉,视力可突然提高。过熟期白内障囊膜变性可使囊膜通透性增加或出现细小的破裂,液化的皮质漏出,进入房水的晶状体蛋白诱发自身免疫反应,引起晶状体过敏性葡萄膜炎。此外,晶状体皮质颗粒或吞噬了晶状体皮质的巨噬细胞容易在房角积聚,堵塞小梁网,产生继发性青光眼。此期一旦发生葡萄膜炎和继发性青光眼须立即手术治疗。

（2）核性白内障:此型白内障发病较早,进展缓慢。核硬化是生理现象,由于晶状体终身生长,随年龄增大晶状体核密度逐渐增加,颜色变深,但对视力无明显影响。核性白内障随病程进展核的颜色逐渐加深而呈黄褐色、棕色、棕黑色甚至黑色。早期由于核屈光力的增强，患者可出现晶状体性近视，远视力下降缓慢。后期因晶状体核的严重混浊，眼底不能窥见，视力极度减退。

（3）后囊下白内障：晶状体后囊膜下浅层皮质出现棕黄色混浊，为许多致密小点组成，其中有小空泡和结晶样颗粒，外观似锅巴状。由于混浊位于视轴，所以早期就会出现明显视力障碍。后囊膜下白内障进展缓慢，后期合并晶状体皮质和核混浊，最后发展为完全性白内障。

（三）辅助检查

1. 视力、视野、眼压、眼底检查、角膜内皮细胞检查等。

2. 裂隙灯检查，了解晶状体混浊的程度。

3. 眼A超、眼B超、角膜曲率及眼轴长度测量，计算人工晶状体的度数。

4. 眼电生理检查，了解视网膜、视神经的功能。

5. 术前眼表环境的评估，干眼问卷评估、泪膜破裂时间检查、角膜荧光素试验、术眼泪河高度、基础泪液分泌试验、评估眼红指数等。

（四）心理 - 社会状况

评估患者的心理状况，了解视力障碍对患者工作、学习及自理能力的影响。

【治疗要点】

药物治疗白内障的疗效均不确切，手术是主要治疗方式。当白内障的发展影响到工作和日常生活时，即主张手术。手术方法有白内障囊外摘除术联合人工晶状体植入术、超声乳化白内障吸除术联合人工晶状体植入术、飞秒激光辅助超声乳化白内障吸除术联合人工晶状体植入术等。

知 识 拓 展

飞秒激光辅助超声乳化白内障吸除术

飞秒激光辅助下白内障吸除术（femtosecond laser-assisted cataract surgery）：飞秒激光是一种以超短脉冲形式运转的激光，其具备瞬时功率大、聚焦尺寸小、穿透性强、精密度高的优势，最初主要用于角膜手术。随着技术的成熟，其适应证不断扩展。2008年，匈牙利布达佩斯Semmelweis University的眼科学院完成了世界上第一例飞秒激光辅助的白内障手术。飞秒激光可应用于白内障手术的撕囊、预劈核及角膜切口制作中，具有增加手术精准性、减少手术损伤、提高手术安全性等优点。近年来得到了较广泛的应用，亦取得了较好的手术效果。

【护理诊断和护理措施】

1. 术前护理

常见护理诊断 / 护理问题	护理措施	措施的依据
感知觉紊乱：视力障碍	1. 针对视力障碍的患者，评估患者的自理能力，及时给予必要的帮助，做好安全教育；床头悬挂"防跌倒"标识，加强巡视	帮助患者提高安全意识，提示医护人员关注患者
	2. 患者入院时，详细介绍病房环境，特别是暗室，浴室等容易跌倒的地方要加强提示；患者生活用品固定放置，呼叫器置于患者身边，并教会患者使用	帮助患者熟悉住院环境，物品方便取用，防止意外发生
	3. 提供充足的光线，通道无障碍物；床栏及卫生间防滑垫、扶手等安全设施齐全，并教会患者使用	安全的环境可防止患者意外受伤

续表

常见护理诊断/护理问题	护理措施	措施的依据
恐惧	1. 护士热情接待新入院患者,服务周到、耐心答疑	建立良好的护患关系,缓解恐惧心理
	2. 评估患者心理状态,适时给予心理疏导	减轻患者恐惧
	3. 向患者介绍手术原理和相关流程,重视与患者家属进行交流,增强医患双方信任	帮助患者树立手术的信心
知识缺乏	1. 针对性地讲解疾病的相关知识,术前各项检查的目的,泪道及结膜囊冲洗的意义等,并注意同患者互动	减轻思想顾虑,有助于患者配合手术
	2. 讲解术中配合的注意事项,告知抑制咳嗽与打喷嚏的方法,指导患者进行眼位固视训练	防止术中发生意外

2. 术后护理

常见护理诊断/护理问题	护理措施	措施的依据
有受伤的危险	1. 患者术后当日术眼包扎,影响视力,做好安全教育,嘱患者注意防坠床,防跌伤	提高患者安全意识,防止意外发生
	2. 患者到暗室检查、浴室等容易跌倒的地方,有人陪同	防止跌倒、外伤
有感染的可能	1. 术前冲洗结膜囊、泪道冲洗	保证术区清洁
	2. 遵医嘱给予患者局部滴眼治疗,遵守无菌操作原则	控制炎症,预防感染
	3. 注意观察患者术眼敷料渗血、渗液情况,并随时更换敷料,保持其干燥	及时发现感染征象
	4. 指导患者勿用手揉眼,注意用眼卫生	避免污染伤口
知识缺乏	1. 指导患者术后当日宜取平卧位,1 天后可自由体位	减轻炎性反应
	2. 指导患者术后 3 个月内勿突然低头、弯腰、防止术眼碰伤,避免重体力劳动和剧烈活动;注意保暖,预防感冒、咳嗽、禁烟酒、浓茶、辛辣刺激性食物,防止便秘	避免眼部压力增大,导致人工晶状体移位、脱位
	3. 教会患者滴眼药和涂眼膏的正确方法	保证治疗效果
	4. 严格按医嘱门诊随访,若出现头痛、眼痛、视力下降、恶心、呕吐等症状,立即就诊	帮助患者及时发现、处理并发症
	5. 术后配镜指导　嘱患者手术 3 个月后屈光状态稳定时,验光配镜	帮助患者获得最佳视觉效果,提高生活质量
	6. 嘱患者不宜长时间用眼,多休息;避免紫外线、红外线、放射线等直接、长时间照射眼部,外出时可戴太阳镜保护;适量补充维生素 E、维生素 C	增强患者自我保健意识,消除诱因

第三节　糖尿病性白内障患者的护理

糖尿病性白内障(diabetic cataract)是指白内障的发生与糖尿病有直接关系的白内障,是一种代谢性白内障。临床上分为两种类型:真性糖尿病性白内障和糖尿病患者的年龄相关性白内障。

【病因与发病机制】

晶状体的能量来自于房水中的葡萄糖。糖尿病时血糖升高,晶状体内葡萄糖增多,己糖激酶作

Note:

用饱和,而醛糖还原酶的作用被活化,将葡萄糖转化为不能通过晶状体囊膜的山梨醇,在晶状体内大量积聚,使晶状体内渗透压增加,吸收水分,纤维肿胀变性而混浊。

【护理评估】

（一）健康史

询问患者糖尿病发病情况和治疗经过,有无家族史;了解目前糖尿病病情控制情况;评估患者视力下降的时间、程度、发展的速度,以及生活自理情况等。

（二）身体状况

1. 真性糖尿病性白内障　多见于 1 型的青少年糖尿病患者。常双眼发病,病程发展迅速,晶状体可于短时间内完全混浊。最初在前、后囊膜下皮质区出现无数分散的、灰色或蓝色雪花样或点状混浊,常伴有屈光改变。血糖升高时,血液中无机盐含量下降,渗透压降低,房水渗入晶状体内使之变凸,形成近视;血糖降低时,晶状体内水分渗出而变扁平,形成远视。

2. 糖尿病患者的年龄相关性白内障　此型较多见。临床表现与无糖尿病的年龄相关性白内障相似,只是发病年龄更早,病程发展更快。

（三）辅助检查

1. 实验室检查　如血糖、尿糖和酮体检查等,了解糖尿病的情况。

2. 视力、眼压、眼底检查等。

3. 裂隙灯检查　了解晶状体混浊的程度。

4. 眼 A 超、眼 B 超、角膜曲率及眼轴长度测量　计算人工晶状体的度数。

5. 角膜内皮计数检查　了解角膜内皮细胞的状况。

6. 黄斑 OCT 检查　了解黄斑区视网膜功能。

7. 眼电生理检查　了解视网膜和视神经功能。

（四）心理 - 社会状况

评估患者心理状况,了解患者对糖尿病的认知程度,对治疗护理的依从性等;了解视力障碍对患者学习、工作、生活的影响,以及家庭和朋友的支持情况。

【治疗要点】

当白内障明显影响患者的工作和生活时,可在血糖控制下进行白内障摘除术;如无糖尿病增殖性视网膜病变时,可植入后房型人工晶状体。术后应注意积极预防感染和出血。

知 识 拓 展

糖尿病性白内障患者的血糖控制

在《中国糖尿病患者白内障围手术期管理策略专家共识（2020 年）》中指出,血糖浓度控制不佳是加速白内障发展和增加白内障摘除手术后并发症发生率的重要危险因素,术前糖化血红蛋白（hemoglobin A1c, HbA1c）浓度的波动幅度过大也会加速术后视网膜病变的进展。因此,应充分重视控制糖尿病基础疾病,在内分泌科长期血糖浓度监测调控下,定期进行眼科随诊,参照《糖尿病视网膜病变防治专家共识》进行筛查和转诊。同时,由于糖尿病患者较普通患者的炎性反应更加剧烈、更容易出现手术相关的黄斑囊样水肿,故在围手术期可使用非甾体类抗炎药物。

【护理诊断和护理措施】

1. 术前护理　参见本章第二节"年龄相关性白内障患者的护理"。

Note:

2. 术后护理

常见护理诊断/护理问题	护理措施	措施的依据
有受伤的危险	参见本章第二节"年龄相关性白内障患者的护理"	
潜在并发症：出血、感染、低血糖	1. 手术当日指导患者取平卧位，密切观察术眼外敷料有无渗血、渗液，发现异常及时报告医生	防止术后眼内出血
	2. 术后遵医嘱给予全身及局部抗感染治疗，注意无菌操作，指导患者注意手卫生，勿揉术眼	保持疗效，防止眼内感染
	3. 经常巡视病房，注意监测血糖，并向患者及家属讲解糖尿病的相关知识，提高其自我护理能力，嘱患者如出现心慌、饥饿感、出冷汗、头晕等情况，应立即告知医护人员；自备糖果、饼干等，以便应急	教会患者认识低血糖症状，及时发现和处理
知识缺乏	参见本章第二节"年龄相关性白内障患者的护理"	

第四节　先天性白内障患者的护理

先天性白内障（congenital cataract），是指出生前后即存在或出生后一年内逐渐形成的先天遗传或发育障碍导致的白内障，是一种常见的儿童眼病，是造成儿童失明和弱视的重要原因。可为家族性或散发性，可以是单眼或双眼发病。先天性白内障因晶状体混浊的形态、部位和程度不同，可分为膜性、核性、绕核性、前极、后极、冠状、点状、盘状、硬核液化和全白内障等（图7-2）。

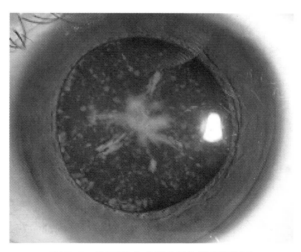

图 7-2　先天性白内障（蓝色簇状混浊）

【病因及发病机制】

各种影响胎儿晶状体发育的因素均可引起先天性白内障。

1. **遗传因素**　约有一半先天性白内障的发生与遗传有关。以常染色体显性遗传最多见，其他方式还有常染色体隐性遗传、X连锁隐性遗传和线粒体 DNA 遗传等。

2. **环境因素**

（1）病毒感染：母体妊娠前 3 个月宫内病毒感染，如风疹、水痘、单纯疱疹、麻疹、带状疱疹和流感等病毒，可引起胎儿的晶状体混浊。这是由于此时胎儿晶状体囊膜尚未发育完全，不能抵御病毒的侵犯，而且晶状体蛋白合成活跃，对病毒感染敏感。众多致病病毒中，风疹病毒感染致胎儿先天性

Note:

白内障最常见。

（2）药物和放射线：母亲怀孕期，特别是孕初 3 个月内使用磺胺类药物、抗菌药物、糖皮质激素等药物，或盆腔受放射线照射，可导致先天性白内障。

（3）全身疾病：母亲怀孕期患有代谢性疾病，如糖尿病、甲状腺功能不足、营养不良、维生素缺乏等，都可导致胎儿晶状体发育不良。此外，早产儿、胎儿宫内缺氧等也可导致先天性白内障。

【护理评估】

（一）健康史

询问患儿母亲孕期是否有病毒感染、用药、接触放射线等；了解患儿出生的健康状况；有无家族史；发现患儿白内障的时间。

（二）身体状况

可为单眼或双眼起病，多数为静止性，少数出生后继续发展。视力障碍程度可因晶状体浑浊发生部位和形态不同而异，因患儿年龄太小，不能自诉，需依赖其父母观察才发现。常合并其他眼病如斜视、眼球震颤、先天性小眼球等。

（三）辅助检查

1．眼部 A 超、B 超检查及眼底筛查。

2．糖尿病、新生儿低血糖症者应进行血糖、尿糖和酮体检查。合并肾病者应检查尿常规和尿氨基酸。怀疑合并代谢病者应进行血氨基酸水平测定。

（四）心理 - 社会状况

评估患儿父母的情绪状况、文化层次、经济状况等，了解患儿父母对该疾病的认知程度。

【治疗要点】

治疗目标是恢复视力、减少弱视和盲目的发生。

1．对视力影响不大者，一般不需治疗，定期随访观察。

2．明显影响视力者，应尽早手术。但对于风疹病毒引起的先天性白内障不应过早手术。

3．无晶状体眼者，需进行屈光矫正和视力训练，防治弱视，促进融合功能发育。常用屈光矫正方法包括框架眼镜、角膜接触镜、人工晶状体植入。

【护理诊断和护理措施】

常见护理诊断 / 护理问题	护理措施	措施的依据
有受伤的危险	1．评估患儿视力及自理能力，做好家属的安全教育	提高家属安全意识
	2．使用床挡，加强巡视，及时发现问题，协助家属解决	防止外伤
照顾者角色紧张	1．向家属讲解白内障手术方式及麻醉方式	便于家属理解和配合
	2．指导家属保护患儿术眼，修剪患儿指甲，防止抓伤眼睛；减少头部活动，避免碰伤及剧烈运动	防止人工晶状体移位或脱位
	3．保证充足睡眠，防止视疲劳；合理饮食，多食水果、蔬菜，禁辛辣刺激性饮食	保护术眼，减少术后炎性反应
	4．注意用眼卫生，使用抗生素滴眼，勿用手揉眼	养成良好的卫生习惯，防止交叉感染
潜在并发症	1．指导家属带患儿定期复查，及时进行屈光矫正和弱视训练	帮助家属正确认识术后并发症，防止形觉剥夺性弱视
	2．无晶状体的患儿，嘱其 2 岁左右时施行人工晶状体植入手术	

知 识 拓 展

先天性白内障患儿弱视训练

许多研究已经证实，儿童先天性白内障术后通过长期积极的弱视训练能有效改善和提高视力。弱视训练的原则是尽早治疗，治疗弱视的年龄越小，效果越好。弱视训练方法分为常规训练和家庭训练，常规训练包括遮盖疗法、精细目力训练、矫正屈光不正、光刷训练、红光闪烁训练、光栅训练、后像增视疗法；家庭训练包括穿圈训练、刺点训练、刺绣训练、集合训练、眼肌训练等。通常建议先天性白内障的患儿每 6～8 周复诊一次弱视治疗的效果，每半年根据验光的结果进行眼镜的更换。严格遵照医嘱进行弱视训练和定期随访都需要家长的积极配合，以帮助患儿获得最佳的疗效。

（黄　辉）

思 考 题

1. 什么是白内障？有哪些临床表现？
2. 皮质性白内障的分期和临床特点有哪些？
3. 糖尿病性白内障的临床表现是什么？
4. 先天性白内障患者术后的主要护理问题和护理措施有哪些？

第八章

青光眼患者的护理

08章　数字内容

─── 学 习 目 标 ───

知识目标：

1. 掌握青光眼的定义和临床分类；急性闭角型青光眼的病因和发病机制；急性闭角型青光眼患者急性发作时护理评估和治疗要点、主要护理诊断和护理措施；原发性开角型青光眼患者的护理评估、护理措施和治疗要点。

2. 熟悉原发性闭角型青光眼患者与原发性开角型青光眼患者的身体状况的评估，治疗要点的不同。

3. 了解先天性青光眼患者的评估、护理措施。

能力目标：

能运用所学知识，提出青光眼患者的护理问题，制定护理计划，结合患者具体情况进行健康教育。

素质目标：

1. 基于案例和知识拓展培养学生临床评判性思维能力和引导学生对知识融会贯通的能力。

2. 具有同情、尊重、关爱患者，良好护士执业素质，团队意识和协助精神。

导入案例与思考

患者，女，56 岁，在家人陪同下走进急诊室，表情痛苦，诉右眼胀痛，视物模糊，伴头痛，恶心呕吐等症状；查视力右眼 0.1，左眼 1.0；眼压右眼 56mmHg，左眼 16mmHg。

右眼结膜充血，角膜水肿，KP（+），前房混浊，中央前房深度 2.5CT，周边前房深度 1/4CT，瞳孔椭圆，直径 6mm×6mm，晶状体混浊，眼底窥不清。

请思考：

1. 患者可能的临床诊断和护理诊断是什么？

2. 护士应为患者提供哪些护理措施？

第一节 概 述

青光眼（glaucoma）是一组以特征性视神经萎缩和视野缺损为共同特征的疾病，病理性眼压升高是其主要的危险因素。眼压升高水平和视神经对压力的耐受性与青光眼视神经萎缩和视野缺损的发生和发展有关。青光眼是主要的不可逆性致盲眼病之一，若能及早诊治，大多数患者可避免失明。

眼压是眼球内容物作用于眼球内壁的压力。正常眼压对维持正常视功能起着重要作用，眼压的稳定性主要通过房水的产生与排出之间的动态平衡来维持。房水循环途径任何一个环节发生障碍，都会影响到房水生成与排出之间的平衡，表现为眼压的波动。统计学上的正常眼压值是 11～21mmHg，代表 95% 正常人群的生理性眼压范围。正常眼压具有双眼对称，昼夜压力相对稳定等特点，即正常人双眼眼压差不应 >5mmHg，24 小时眼压波动范围不应 >8mmHg。眼压升高是引起视神经及视野损害的重要因素，但视神经对眼压的耐受程度有很大的个体差异。在临床上，部分患者的眼压已超过统计学的正常上限，长期随访并不出现视神经损害和视野缺损，称为高眼压症（ocular hypertension，OH）；也有部分患者眼压在正常范围内，却发生了青光眼典型的视神经萎缩和视野缺损，称为正常眼压青光眼（normal tension glaucoma，NTG）。因此，高眼压并不都是青光眼，正常眼压也不能排除青光眼。

根据前房角形态（开角或闭角），病因机制（明确或不明确），以及发病年龄 3 个主要因素，一般将青光眼分为原发性、继发性和先天性三大类：

1. **原发性青光眼（primary glaucoma）** 指没有明确眼部和全身继发性病因的青光眼，病因尚未完全明确。分为闭角型青光眼和开角型青光眼。

2. **继发性青光眼（secondary glaucoma）** 是由眼部其他疾病或全身疾病等明确病因所致的一类青光眼。

3. **先天性青光眼（congenital glaucoma）** 是胚胎期和发育期内眼球房角组织发育异常所引起的一类青光眼。

第二节 原发性青光眼患者的护理

原发性青光眼是指病因机制尚未充分阐明的一类青光眼。根据眼压升高时前房角的状态——关闭或是开放，又可分为闭角型青光眼和开角型青光眼。

一、原发性闭角型青光眼

原发性闭角型青光眼（priamary angle-closure glaucoma，PACG）是由于前房角被周边虹膜组织机械性阻塞导致房水流出受阻，造成眼压升高的一类青光眼。其发病有地域、种族、性别、年龄上的差异；主要分布于亚洲地区，尤其是我国；黄种人发病率最高，黑种人次之，白种人最少；女性多见，男女之比为 1∶3；多发生在 40 岁以上，50～70 岁者最多。可分为急性闭角型青光眼和慢性闭角型青光眼。本节主要介绍急性闭角型青光眼患者的护理。

【病因和发病机制】

1. 解剖结构因素　特征性的眼部解剖结构包括：眼轴短、角膜较小、前房浅、房角窄、晶状体较厚及位置相对靠前等。发病机制主要是周边部虹膜机械性堵塞了房角，阻断了房水的出路而致眼压急剧升高。

2. 促发因素　情绪激动、暗室停留时间过长、长时间阅读或近距离用眼、过度疲劳和疼痛、局部或全身应用抗胆碱类药物、气候变化、季节更替等，均可直接或间接影响自主神经功能，加重周边虹膜堵塞房角，诱发急性闭角型青光眼。

【护理评估】

（一）健康史

询问患者起病时间、起病的缓急；有无上述促发因素存在；疾病发作次数、有无规律性等；发病时的伴随症状；了解患者有无青光眼家族史。

（二）身体状况

典型的原发性急性闭角型青光眼有以下几个不同的临床阶段（分期）：

1. 临床前期　原发性急性闭角型青光眼为双侧性眼病，当一眼急性发作被确诊后，另一眼即使没有任何临床症状，但有相同的解剖特征，也可以诊断为原发性急性闭角型青光眼临床前期。另外，部分原发性急性闭角型青光眼在急性发作以前，可以没有自觉症状，但具有浅前房、虹膜膨隆、房角狭窄的解剖特征，暗室激发试验呈阳性表现。

2. 先兆期　表现为一过性或反复多次的小发作，多出现在傍晚时分，突感雾视、虹视，可能有患侧额部疼痛，或伴同侧鼻根部酸痛。上述症状历时短暂，休息后自行缓解或消失。若即刻检查可发现眼压升高，常在 40mmHg 以上，眼局部充血或不充血，角膜上皮水肿呈轻度雾状，前房极浅，但房水无混浊，房角大范围关闭，瞳孔稍扩大、光反射迟钝。小发作缓解后，除具有特征性浅前房外，一般不留永久性损害。

3. 急性发作期　表现为剧烈头痛、眼痛、畏光、流泪、虹视、雾视、视力急剧下降，可伴有恶心、呕吐等全身症状。多为一眼，也可双眼同时发作。由于房角突然大部分或全部关闭，眼压急剧上升，多在 50mmHg 以上，可超过 80mmHg；症状剧烈，视力严重减退，可仅存光感。眼部检查可见球结膜水肿、睫状充血或混合充血，角膜水肿、呈雾状混浊，角膜后色素性颗粒沉着（色素性 KP）、前房浅、房水闪辉阳性、虹膜隐窝消失、瞳孔散大，多呈竖椭圆形或偏向一侧，对光反射消失，眼部刺激征等。眼底常看不清，如能看到则见视网膜中央动脉搏动。发病过后，尚可见瞳孔散大、虹膜脱色素或节段萎缩，晶状体前囊下有灰白色斑点状、粥斑样混浊，称为青光眼斑。临床上凡见到上述改变，即可证明患者曾有过急性闭角型青光眼大发作。

4. 间歇期　指小发作后自行缓解，关闭的房角重新开放，小梁网未遭受严重损害，不用药或仅用少量缩瞳剂眼压能稳定在正常水平。但引起房角关闭的病理基础尚未解除，随时有再次发作的可能。

5. 慢性期　急性大发作或多次小发作后，房角广泛粘连，房水流出受阻，眼压中度升高，视力进行性下降，眼底可见青光眼性视盘凹陷，并有相应的视野缺损。

6. 绝对期　指高眼压持续过久，眼组织特别是视神经遭到严重破坏，视力已降至无光感且无法挽救的晚期病例，偶尔可因眼压过高或角膜变性而剧烈疼痛。

Note：

急性闭角型青光眼的发展过程如下：

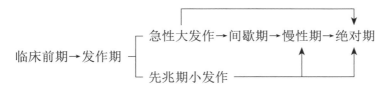

（三）辅助检查

1. 房角镜、眼前段 OCT、UBM 检查 可观察和评价前房角的结构，对明确诊断、用药以及手术方式的选择有重要意义。

2. 暗室（俯卧）试验 暗室试验是为筛查原发性闭角型青光眼而设计的一种激发试验，即在暗室内，让受试者在清醒状态下，静坐（或俯卧）60～120 分钟，然后在暗光下测眼压，如测得的眼压比试验前升高≥8mmHg，则为阳性。一般认为眼压升高是由于黑暗中瞳孔散大、虹膜根部增厚使房角狭窄或阻塞所致。

3. 视野检查 视野缺损情况反映病变的严重程度。

4. 眼轴测量 常用 A 超生物测量、人工晶体测量方法了解眼轴长度，协助诊断和治疗方案制定。

5. OCT 检查 了解视神经乳头的生物学参数、神经纤维厚度、视网膜结构层次、脉络膜厚度等，协助诊断、鉴别诊断和随访观察。

（四）心理 - 社会状况

急性闭角型青光眼发病急，视力下降明显且反复发作后视力很难恢复，患者心理负担重，易产生紧张、焦虑、恐惧心理。护士注意评估患者情绪反应的强度和紧张度及性格特征、文化层次；了解患者及家属对本病的认知程度。

【治疗要点】

急性闭角型青光眼发作时，应立即给予局部和全身降眼压药物治疗，迅速降低眼压，以重新开放房角。若眼压无法控制或无下降趋势，可急诊进行前房穿刺术以降低眼压。

1. 药物治疗

（1）缩瞳剂：能将根部虹膜拉离房角，促进房角开放和房水引流，保护房角免于粘连损害，常用 1% 毛果芸香碱滴眼液。

（2）β 肾上腺素受体拮抗药：通过抑制房水生成降低眼压，不影响瞳孔大小和调节功能。常用 0.5% 噻吗洛尔、0.25% 倍他洛尔滴眼液等。

（3）碳酸酐酶抑制剂：通过减少房水生成来降低眼压。常用 1% 布林佐胺滴眼液、2% 多佐胺滴眼液，口服醋甲唑胺。

（4）高渗剂：短期内提高血浆渗透压，使眼组织特别是玻璃体中水分进入血液，从而减少眼内容积。常用静脉滴注 20% 甘露醇、口服异山梨醇。

2. 辅助治疗 全身症状严重者，可给予止吐、镇静、安眠药物。局部或全身应用皮质类固醇制剂或非甾体抗炎药，有利于减轻充血及虹膜炎症反应。

3. 手术治疗 根据眼部情况和房角的开放范围选择手术方式，常用抗青光眼手术：

（1）周边虹膜切除术，解除瞳孔阻滞，阻止病程进展。

（2）滤过性手术，建立房水向外引流通道。

（3）白内障超声乳化摘除联合人工晶状体植入 + 房角分离术，对合并有白内障的急性闭角型青光眼患者，首选该术式。

（4）前房穿刺术，对急性发作、症状明显，药物不能很好缓解的患者，可急诊行该手术放液处理。

【护理诊断和护理措施】

1. 术前护理

常见护理诊断／护理问题	护理措施	措施的依据
急性疼痛：与眼压升高有关	1. 遵医嘱给予降眼压药，监测眼压情况	用药物降眼压，减轻疼痛
	2. 向患者解释疼痛的原因及疾病的过程，及时评估疼痛程度	减轻患者焦虑、恐惧，观察疼痛缓解情况
	3. 观察药物疗效和可能出现的副作用（参见第二章第五节的"青光眼用药及护理"）	抗青光眼药物可引起全身副作用
感知觉紊乱：视力障碍	1. 提供光线充足的环境；将常用物品按方便患者的原则定位放置，活动的空间不设置障碍物	保证环境安全，预防跌倒
	2. 指导患者了解预防跌倒的安全措施，教会患者使用床边传呼系统，并鼓励患者寻求帮助	安全教育，让患者参与安全管理
焦虑	1. 热情接待患者，妥善安置，向患者介绍病区环境及医院提供的服务	引导患者尽快适应环境，增强安全感
	2. 向患者介绍急性闭角型青光眼的相关知识和治疗方法	患者了解疾病的相关知识，配合治疗护理
	3. 耐心做好心理疏导工作，教会患者控制情绪的方法，如深呼吸、听音乐等，消除紧张、焦虑心理，保持良好心态	注意力分散，缓解焦虑
知识缺乏	1. 告知全身检查及眼科专科检查的目的、项目、配合及注意事项	让患者知晓术前准备的意义，积极配合
	2. 向患者及家属讲解术前准备的目的，手术治疗的配合事项	

2. 术后护理

常见护理诊断／护理问题	护理措施	措施的依据
感知觉紊乱：视力障碍	同术前	同术前
潜在的并发症：浅前房、前房积血等	1. 眼垫包眼，眼罩保护，指导患者闭眼静卧，减少头部活动	保护术眼，预防术眼碰伤
	2. 观察视力、眼压、前房、滤过泡的情况，发现异常及时配合医生给予处理	及时发现和处理并发症
知识缺乏	1. 向患者讲解青光眼是一种不能完全根治的疾病，对视力的损害是不可逆的，抗青光眼手术后需监测眼压、视野缺损等眼部情况	提高患者对疾病的认知度，及时发现病情变化给予相应处理
	2. 讲解观察治疗对侧眼的意义	原发性急性闭角型青光眼为双侧性眼病
	3. 教会患者正确使用滴眼液和眼膏方法，以及遵医嘱用药的重要性	青光眼患者用药的依从性与稳定病情密切有关
	4. 指导滤过手术后的患者避免碰撞或揉擦术眼，避免剧烈运动，如打球、游泳等	保护滤过泡，避免并发症发生

续表

常见护理诊断／护理问题	护理措施	措施的依据
	5. 学会控制情绪，保持心情舒畅；睡眠时枕头不能过低；避免长时间阅读、看电影、电视，不要在暗室久留；不要长时间低头、弯腰，衣领、腰带不要过紧等；选择清淡易消化的饮食，保持大便通畅；生活要有规律，劳逸结合，适当的体育锻炼，如跑步、慢跑、太极、跳舞等	让患者了解引起眼压增高的促发因素，预防眼压升高，提高患者自我管理的能力
	6. 视野缺损者不宜骑自行车和驾驶车辆	安全教育

二、原发性开角型青光眼患者的护理

原发性开角型青光眼（primary open angle glaucoma，POAG）具有以下特征：①两眼中至少一只眼的眼压持续≥21mmHg。②房角是开放的，具有正常外观。③眼底存在青光眼特征性视神经损害和（或）视野缺损。这类青光眼的病程进展较为缓慢，多数没有明显症状，因此不易早期发现。在我国的原发性青光眼中开角型少于闭角型，但近年有上升趋势。年龄多分布在 20～60 岁，随着年龄增高，发病率增高。具有家族倾向性。糖尿病、甲状腺功能低下、心血管疾病和血液流变学异常、近视眼以及视网膜静脉阻塞等患者是原发性开角型青光眼的高危人群。

【病因和发病机制】

病因尚不十分清楚，房角开放，但房水流出阻力增加造成眼压升高。主要是小梁网胶原纤维及弹力纤维变性，内皮细胞减少，细胞外基质堆积，小梁间隙变窄或消失，施莱姆管壁内皮细胞的空泡减少，内壁下有细胞外基质沉着等引起，但确切的发病机制尚未阐明。

【护理评估】

（一）健康史

评估患者的发病年龄，有无近视眼及视网膜静脉阻塞；询问有无青光眼家族史；有无糖尿病、甲状腺功能低下、心血管疾病和血液流变学异常等疾病。

（二）身体状况

1. **症状**　早期几乎没有症状，部分患者表现为变性近视，伴视疲劳；病变进展到一定程度，眼压波动较大或眼压水平较高时患者始有视物模糊、眼胀痛或头痛等症状，甚至出现虹视或雾视；晚期因双眼视野缩小，可有行动不便和夜盲等表现。中心视力一般不受影响，但视野逐渐缩小。

2. **眼压**　早期眼压不稳定，眼压波动幅度增大。眼压可有昼夜波动和季节波动，规律是一般在清晨和上午较高，到下午逐渐下降，至半夜最低。季节中冬天的眼压较夏天要高些。随着病情的发展，眼压水平逐渐升高，但很少超过 60mmHg。

3. **眼底表现**　①典型青光眼视神经损害表现为视神经盘凹陷的进行性扩大和加深。②视神经盘上下方局限性盘沿变窄，C/D（杯盘比，即视神经盘凹陷与视神经盘直径的比值。正常人 C/D 多在 0.3 以下，双侧对称。若 C/D＞0.6 或两眼 C/D 差值＞0.2，多视为异常，应做进一步检查）值增大，形成切迹。③双眼视神经盘凹陷不对称，C/D 差值＞0.2。④视神经盘上或其周围浅表线状或片状的出血。⑤视网膜神经纤维层缺损。

4. **视功能**　青光眼的最大危害是损伤视功能，视野是检测视功能的常用方法，是青光眼诊断和随访的重要评价指标。青光眼视野损害的病理基础与人眼视网膜神经纤维层的走向和分布，青光眼对视网膜神经纤维层和视盘的损害特点有关，有一定的特征性。

Note:

视野检查的目的在于检测视功能损害程度和进展情况。典型的视野缺损,早期表现为旁中心暗点和鼻侧阶梯。旁中心暗点常出现于生理盲点的上、下方约 5°～25° 范围内,随病情发展,旁中心暗点逐渐加深、扩大,相邻暗点融合、向鼻侧扩展,绕开注视点形成弓形暗点,同时,周边视野向心性缩小,与旁中心暗点汇合,形成象限型或偏盲型缺损。晚期青光眼仅存管状视野和颞侧视岛(图 8-1)。临床常用计算机自动视野计,可进行光阈值定量检查,发现局限性或弥漫性光阈值改变等较早期青光眼视野改变。

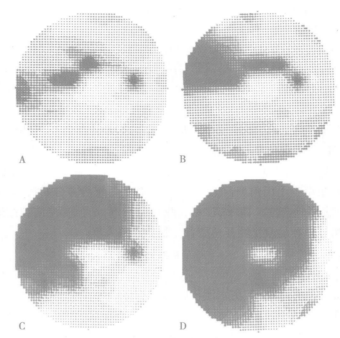

图 8-1　青光眼视野缺损

A. 旁中心暗点;B. 弓形暗点及鼻侧阶梯;C. 象限型缺损;D. 管状视野和颞侧视岛。

（三）辅助检查

1. 24 小时眼压测定　在 24 小时内,每隔 2～4 小时测眼压一次,并记录。正常眼压低于 21mmHg,大于 24mmHg 为异常;眼压波动应≤5mmHg,若≥8mmHg 者为病理状态;双眼眼压相差≥5mmHg 为异常。

2. 前房角、眼前段 UBM 检查　观察和评价前房角的结构,对明确诊断、用药以及手术方式的选择有重要意义。

3. 视野、OCT 检查　了解视神经的损害情况,反映病变的损害程度,协助诊断、鉴别诊断和随访。

（四）心理 - 社会状况

开角型青光眼除视野改变外,黄斑功能也受损,严重影响患者的工作和生活,易产生焦虑、抑郁、悲观心理。护士注意评估患者的心理状况,了解患者的自理能力、教育程度、对疾病的认知程度。

【治疗要点】

治疗的目的是尽可能阻止青光眼的病程进展,减少视网膜神经节细胞的丧失,保护视功能。主要治疗方法有药物治疗、激光治疗和手术治疗,可以联合采用。

1. 药物治疗　若局部用药物即可使眼压控制在安全水平,视野和眼底改变不再进展,患者能耐受并配合定期复查,则可选用药物治疗。

（1）前列腺素衍生物:常用 0.005% 拉坦前列素滴眼液、0.004% 曲伏前列素滴眼液、0.03% 贝美前列腺素滴眼液,0.001 5% 他氟前列素滴眼液等主要是增加葡萄膜巩膜途径房水引流的药物。

（2）α肾上腺素受体激动药：常用酒石酸溴莫尼定滴眼液，通过抑制房水生成和增加房水经葡萄膜巩膜途径外流而降低眼压。

（3）β肾上腺素受体拮抗药：常用 0.5% 噻吗洛尔滴眼液、0.25% 倍他洛尔滴眼液等，通过抑制房水生成降低眼压。

（4）碳酸酐酶抑制剂：常用 1% 布林佐胺滴眼液、2% 多佐胺滴眼液，口服乙酰唑胺或醋甲唑胺，通过减少房水生成来降低眼压。

（5）复方固定制剂：对于需要联合使用两种以上药物的患者，首选复方固定制剂，如拉坦噻吗滴眼液、贝美素噻吗洛尔滴眼液、布林佐胺噻吗洛尔滴眼液、溴莫尼定噻吗洛尔滴眼液、布林佐胺溴莫尼定滴眼液等。

（6）高渗剂：常用快速静脉滴注 20% 甘露醇注射液，口服异山梨醇溶液。

2. 激光治疗　如药物治疗不理想，目前推荐选择性激光小梁成形术。

3. 手术治疗　常用的手术方式有小梁切除术、EX-PRESS 青光眼引流器植入术、青光眼减压阀植入术，有条件的可选择粘小管成形术（内路、外路）、粘小管切开术（内路、外路）、小梁消融术等；再次手术可选择睫状体光凝或冷冻术。

知 识 拓 展

小梁切除术

小梁切除术是最经典的青光眼外滤过手术方式，通过切除一部分角巩膜和小梁组织，形成一瘘管，房水经此进入球结膜下间隙形成滤过泡，再由结膜的毛细血管和淋巴管吸收，达到降低眼压的目的。影响小梁切除术成功率的因素有多种，包括青光眼的类型、人种、年龄、既往失败的小梁切除术病史、无晶体眼或人工晶体眼、眼内炎症、使用抗纤维化药物，以及合并其他眼病需要联合手术，如白内障、视网膜疾病和角膜疾病。如果患者具有瘢痕过度形成的危险因素，手术失败的风险就高，如非洲裔、既往手术史或与眼内炎症相关的青光眼。

4. 视神经保护治疗　钙离子通道阻滞剂如倍他洛尔、尼莫地平、硝苯地平，抗氧化剂如维生素 C 和维生素 E，α_2 肾上腺素受体激动药如溴莫尼定；植物药如银杏叶提取液，中药如葛根素、当归素、黄芩苷及灯盏细辛方剂等，有一定的视神经保护作用。

5. 随访和管理　青光眼是终身性疾病，需根据患者基线眼压、视功能损伤程度、疾病发展速度、预期寿命、全身性危险因素等设定一个能将疾病发展速度降到最低的目标眼压值，随访过程通过眼压测量、视杯观察、神经纤维层测量和视野检测指标的进展分析，调整治疗方案。

【护理诊断和护理措施】

1. 一般护理

常见护理诊断/护理问题	护理措施	措施的依据
感知觉紊乱：视野缺损	1. 遵医嘱给予降眼压药，监测眼压情况	用药物降眼压，保护视功能
	2. 观察药物疗效和可能出现的副作用（参见第二章第五节的"青光眼用药及护理"）	抗青光眼药物可引起全身副作用
有受伤的危险 与视力障碍有关	1. 提供光线充足的环境，将常用物品按方便患者的原则定位放置，并告知患者，活动的空间不设置障碍物	保证环境安全，预防跌倒
	2. 指导患者了解预防跌倒的安全措施，并鼓励患者寻求帮助	安全教育，让患者参与安全管理

续表

常见护理诊断/护理问题	护理措施	措施的依据
焦虑	1. 做好心理疏导工作，倾听患者的主诉，教患者控制情绪的方法，如深呼吸、听音乐等，消除紧张、焦虑心理	注意力分散，可缓解焦虑
	2. 指导患者参加青光眼患者的俱乐部，病友之间相互交流	病友的体验交流有助于减轻焦虑
知识缺乏	1. 向患者及家属讲解原发性开角型青光眼的疾病过程，对视力的损害是不可逆的，需监测眼压、视野缺损等眼部情况，选用药物治疗的配合事项	提高患者对疾病的认知度和用药的依从性，积极配合治疗
	2, 指导患者正确使用滴眼液和眼药膏，告知遵医嘱用药和随访的重要性	提高患者的自我管理能力和随访依从性
	3. 有青光眼家族史者应定期进行眼部检查	开角型青光眼有家族倾向性
	4. 视野缺损者不宜骑自行车和驾驶车辆	安全教育

2. 手术护理　如需手术治疗，参见本章第一节"原发性闭角型青光眼"。

第三节　先天性青光眼患者的护理

先天性青光眼（congenital glaucoma）系胎儿发育过程中，前房角发育异常，小梁网 - 施莱姆管系统不能发挥有效的房水引流功能而使眼压升高的一类青光眼。分为原发性婴幼儿型青光眼、青少年型青光眼以及伴有其他先天异常的青光眼三类。

【病因】

病因尚不完全清楚，目前认为是多基因遗传。先天性青光眼在解剖上有 3 类发育异常：①单纯的小梁发育不良。②虹膜小梁网发育不良。③角膜小梁发育不良。

【护理评估】

（一）健康史

了解患者发病时间、主要症状；询问母亲妊娠期情况、有无家族史、治疗经过。

（二）身体状况

1. 婴幼儿型青光眼（infantile glaucoma）　见于新生儿或婴幼儿时期，50% 的患儿在出生时就有表现，80% 在 1 岁内得到确诊。畏光、流泪、眼睑痉挛是本病三大症状。眼压升高常导致眼球增大，眼轴增长，角膜增大，横径常大于 12mm，角膜水肿，后弹力层破裂，Haab 线形成，眼底检查可见青光眼性视盘凹陷。

2. 青少年型青光眼（juvenile glaucoma）　一般无症状，多数直到有明显视功能损害时才注意到，有的甚至以知觉性斜视为首次就诊症状。除眼压有较大的波动外，其余表现与开角型青光眼基本一致。因为眼压升高开始在 3 岁以后，通常无眼球增大征，但由于巩膜仍富弹性，可以表现为变性近视。

3. 伴有其他先天异常的青光眼　这类青光眼同时伴有角膜、虹膜、晶状体、视网膜、脉络膜等的先天异常，或伴有全身其他器官的发育异常，多以综合征的形式表现。

（三）辅助检查

1. 眼压测量　有助于诊断和评价治疗效果。

2. 眼超声检查　了解眼轴长度和眼内情况。

Note:

（四）心理 - 社会状况

患儿家长对该病的相关知识缺乏了解，担忧疾病的预后，有焦虑、紧张情绪；年龄较大的患儿会出现恐惧、孤单的心理。护士应做好患儿及家长情绪状况的评估，了解患儿的年龄、性别、家庭状况、父母对疾病的认知程度。

【治疗要点】

一旦确诊，及早手术。目前常用的术式有小梁切开术、小梁切除术、青光眼引流阀植入术，粘小管切开（内路、外路）、粘小管成形（内路、外路）也逐渐被接受。抗青光眼药物仅用作短期的过度治疗，或使用于不能手术的患儿。

【护理诊断和护理措施】

常见护理诊断 / 护理问题	护理措施	措施的依据
有受伤的危险	1. 向家属及患儿详细介绍病房环境，保持病房光线适宜，活动的空间不设置障碍物	患儿年龄小且缺乏自理能力，预防跌倒、碰伤
	2. 环境安全，床两边需有防护栏	防坠床
	3. 向患儿家长讲解安全防护措施，患儿要有家长看护	家长参与患儿的安全管理
舒适受损：畏光、流泪、眼睑痉挛	1. 遵医嘱使用降眼压药物，密切观察药物的疗效和副作用	部分抗青光眼药物可引起全身副作用，小孩更重
	2. 指导家长看管好患儿，流泪时可用干净的纸巾擦眼泪，勿用手揉擦眼睛	眼部不适，患儿不自觉揉擦眼睛，加重症状
无能性家庭应对	1. 向患儿家长讲解先天性青光眼的相关知识；术前全身检查和眼部检查的目的和意义	患儿家长了解先天性青光眼的相关知识，主动配合治疗、护理
	2. 患儿年龄小，滴眼药、涂眼膏不配合，指导患儿家长在患儿安静下或睡眠时眼部用药，讲解正确给患儿滴眼药、涂眼膏的方法及注意事项	提高用药的有效性和依从性，患儿哭闹时眼部用药不合作
	3. 指导家长对患儿安全看护，保护患儿眼睛	防碰伤、防跌倒
	4. 年龄较大的患儿要正确引导，做好心理护理	消除患儿的自卑心理
	5. 告知家长先天性青光眼是终身性疾病，需定期监测眼压、视野等眼部情况	提高患儿家长对疾病的认知度，重视随诊，及时发现病情变化，给予处理

（肖惠明）

思 考 题

1. 青光眼是如何定义和分类的？
2. 原发性闭角型青光眼的发病因素有哪些？
3. 原发性急性闭角型青光眼发作期主要有哪些临床表现？
4. 急性闭角型青光眼发作时如何处理及护理？
5. 开角型青光眼典型的视野表现是什么？

Note：

第九章

葡萄膜炎患者的护理

09章　数字内容

学习目标

知识目标：

1. 掌握急性虹膜睫状体炎患者的临床表现、治疗原则、护理诊断和护理措施。

2. 熟悉急性虹膜睫状体炎的护理评估内容。

3. 了解虹膜睫状体炎的病因与发病机制。

能力目标：

能运用本章所学的知识为急性虹膜睫状体炎患者制定完善的护理方案。

素质目标：

具有良好的心理素质、敏锐的观察能力和应对紧急事件的能力。

患者女，32岁，两天前开始出现右眼眼红、胀痛、怕光、流泪和视物模糊。

专科检查：右眼裸眼视力0.5；左眼裸眼视力为1.0。右眼眼压13.9mmHg，左眼眼压14.9mmHg。右眼睫状充血，虹膜后粘连，前房内见纤维素样物渗出，瞳孔极度缩小。

全身检查：大致正常。

请思考：

1．患者可能的临床诊断和护理诊断是什么？

2．护士应为患者提供哪些护理措施？

葡萄膜又称血管膜，是眼球壁的中层组织，富含黑色素和血管，有营养眼球的作用，且血流缓慢，附近的视网膜及晶状体也含有多种致葡萄膜炎活性的抗原，这些特点使其易于受到自身免疫、感染、代谢、血源性、肿瘤等因素的影响。葡萄膜病是常见眼病，其中最多见的是葡萄膜炎（uveitis）。国际上通常将发生于葡萄膜、视网膜、视网膜血管以及玻璃体的炎症称为葡萄膜炎。葡萄膜炎多发生于青壮年，易合并全身性自身免疫病，常反复发作，治疗棘手，可引起一些严重并发症，其致盲率为1.1%～9.2%，是一类常见而重要的致盲性眼病。葡萄膜炎根据病因可将其分为感染性和非感染性两大类；根据炎症的临床和组织学改变，可将其分为肉芽肿性和非肉芽肿性葡萄膜炎；根据解剖位置分类，分为前葡萄膜炎即虹膜睫状体炎、中间葡萄膜炎、后葡萄膜炎和全葡萄膜炎。病程小于3个月为急性炎症，大于3个月为慢性炎症。本章主要介绍急性虹膜睫状体炎。

【病因】

1．**感染因素**　细菌、真菌、病毒、寄生虫、立克次体等通过直接侵犯葡萄膜、视网膜、视网膜血管或内容物引起炎症，也可通过诱发抗原抗体及补体复合物反应而引起葡萄膜炎，还可通过病原体与人体或眼组织的交叉反应而引起免疫反应和炎症。可分为内源性和外源性（外伤或手术）感染两大类。

2．**自身免疫因素**　正常眼组织中的抗原在机体免疫功能紊乱时引起免疫反应，而引起葡萄膜炎。

3．**创伤及理化损伤**　主要激活花生四烯酸代谢产物而引起葡萄膜炎。

4．**免疫遗传机制**　已发现多种类型的葡萄膜炎与特定的HLA抗原相关。

【护理评估】

（一）健康史

询问患者发病时间，有无反复发作史，有无全身相关性疾病如强直性脊柱炎、赖特综合征、炎症性肠道疾病、牛皮癣性关节炎、结核、梅毒等，有无眼外伤史或眼部感染病史。

（二）身体状况

1．**症状**　急性虹膜睫状体炎通常有突发眼痛、眼红、畏光、流泪和视物及视力减退症状。

2．**体征**　①睫状充血或混合充血，为急性前葡萄膜炎的重要特征。②角膜后沉着物（keraticpre-cipitates，KP）：炎症时由于血-房水屏障破坏，房水中进入大量炎症细胞和纤维素，沉积于角膜后表面（图9-1）。③前房闪辉和前房细胞（anterior chamber flare/cell）：血-房水屏障功能破坏时，蛋白等大分子物质进入房水，在裂隙灯显微镜检查时表现为前房内白色光束，称为前房闪辉（图9-2）。在病理情况下，房水中可出现炎症细胞、红细胞、肿瘤细胞或色素细胞，裂隙灯检查时可见到大小一致的灰白色尘状颗粒，近虹膜面向上运动，近角膜面向下运动，称为前房细胞（图9-3）。前房炎症细胞是活动性炎症的可靠指标。当房水中大量炎症细胞沉积在前房下部，可见到液平面，称为前房积脓（hypopyon）（图9-4）。④虹膜改变：急性炎症时虹膜充血、水肿，色泽污暗，纹理不清。并有虹膜粘连、虹膜膨隆等改变。⑤瞳孔改变：瞳孔缩小变形，对光反射迟钝。虹膜部分后粘连不能拉开，散瞳后常出现多种形状的瞳孔外观。⑥晶状体改变：晶状体前表面可遗留下环形色素。⑦玻璃体及眼后段改变：前葡萄膜炎一般无玻璃体浑浊，偶尔可出现反应性黄斑囊样性水肿或视盘水肿。

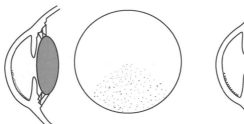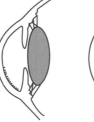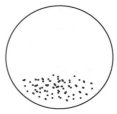

图 9-1　葡萄膜炎时角膜后沉着物

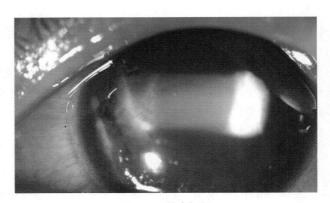

图 9-2　前房闪辉

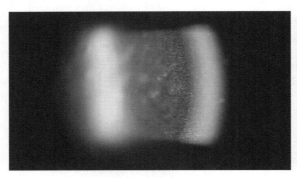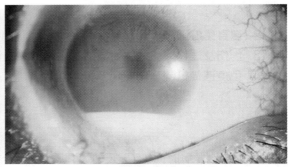

图 9-3　前房细胞 图 9-4　前葡萄膜炎时前房积脓

（三）辅助检查

了解患者的血常规、血沉、HLA-27 抗原分型等实验室检查，对怀疑病原体感染所致者，应进行相应的病原学检查。

（四）心理 - 社会状况

评估患者对虹膜睫状体炎的认识程度、文化水平，有无紧张、焦虑等心理表现。

【治疗要点】

治疗原则：立即散瞳以防止虹膜后粘连，迅速抗炎以防止眼组织破坏和并发症的发生。通常应用散瞳剂、糖皮质激素、非甾体抗炎药和抗感染药。

Note:

1. 散瞳（睫状肌麻痹剂）　为治疗急性前葡萄膜炎最重要的治疗措施。目的在于防止和拉开虹膜后粘连，解除睫状肌及瞳孔括约肌的痉挛，缓解临床症状，减轻患者的痛苦。1% 阿托品眼膏滴眼每天 1～2 次，治疗数天，待炎症有所减轻时，改用 2% 后马托品眼膏每天 1～2 次；对炎症轻微和恢复期可给予 0.5%～1% 的托吡卡胺滴眼液滴眼每日 2～3 次。

2. 糖皮质激素滴眼液　除具有抗炎、抗过敏的作用外，还能抑制炎性介质的释放。常用醋酸地塞米松滴眼液（0.1%）、醋酸泼尼松龙悬液滴眼，其他的给药途径还有眼膏涂眼及结膜下注射，病情严重者可口服或静脉应用糖皮质激素。

3. 非甾体抗炎药　非甾体抗炎药主要通过阻断前列腺素、白三烯等花生四烯酸代谢产物而发挥抗炎作用。

4. 免疫抑制剂　由免疫因素引起的炎症主要使用免疫抑制剂治疗，常用的药物有苯丁酸氮芥、环孢素、环磷酰胺等，应注意药品的毒副作用。

5. 热敷　局部热敷能扩张血管促进血液循环，促进毒素和炎症产物吸收，从而减轻炎症反应，并有止痛作用。

6. 积极治疗并发症　并发性白内障待炎症控制后可行白内障手术治疗；继发性青光眼参照青光眼处理。

【护理诊断和护理措施】

常见护理诊断／护理问题	护理措施	措施的依据
急性疼痛	1. 仔细观察患者对疼痛反应，耐心听取患者疼痛的主诉，解释疼痛的原因，给予支持与安慰，指导放松技巧	炎症细胞反应导致疼痛，心理护理能帮助患者减轻疼痛
	2. 指导患者正确使用抗炎药物和散瞳治疗	对症治疗，解除睫状肌及瞳孔括约肌痉挛，减轻炎症反应
	3. 指导患者热敷，注意温度，以防烫伤	热敷可促进炎症消散、减轻疼痛
感知觉紊乱：视力障碍	1. 指导患者按医嘱及时用药，如散瞳剂、糖皮质激素、免疫制剂等，观察药物的疗效和副作用，告知患者药物的作用和副作用，发现副作用及时通知医生处理	葡萄膜炎病情复杂、反复发作，用药品种繁多毒副作用较大
	2. 使用散瞳药物治疗时要注意药物浓度，滴眼后需立即压迫泪囊区 2～3 分钟。如出现口干、头晕、烦躁不安、胡言乱语等症状要立即停药，并及时通知医生，让患者卧床，多饮水，注意保温，静脉补液。散瞳期间外出可佩戴遮阳眼镜，避免强光刺激	防止药物经鼻黏膜吸收后产生全身不良反应
	3. 使用糖皮质激素时，应注意观察患者精神状态、体重、睡眠、眼压和眼底的变化	及时发现药物的副作用
	4. 使用免疫制剂，应注意药物的毒副作用，定期监测血常规、尿常规、生化检查	
	5. 向患者讲解按时定量用药的重要性，避免随意停用或加减药物，以免影响治疗效果	提高用药的依从性
	6. 向患者讲解生活中的安全注意事项，改善工作和居住环境	提高患者的认知度，预防眼外伤
潜在并发症	观察视力、眼压变化，及时发现晶状体混浊、眼压升高、低眼压及眼球萎缩的出现	葡萄膜炎可导致并发性白内障、继发性青光眼、低眼压及眼球萎缩的发生

续表

常见护理诊断/护理问题	护理措施	措施的依据
焦虑	1. 向患者介绍本病特点,多关心患者,提供心理支持,帮助患者掌握疾病的保健知识,积极配合治疗	病程长,病情反复发作,患者出现焦虑、情绪低落,帮助患者树立战胜疾病的信心
	2. 年轻患者用环磷酰胺要权衡利弊,让患者取得社会支持,共同参与患者治疗计划的制定	环磷酰胺影响生育
知识缺乏	1. 告知患者疾病相关知识	提高患者对疾病的认识和自我管理能力
	2. 讲解葡萄膜炎需长期服药及复查的重要性。指导患者按时、按量规律用药及识别药物的副作用	
	3. 生活规律,锻炼身体,劳逸结合,预防感冒;戒烟、酒,饮食宜营养丰富,提高机体抵抗力	减少葡萄膜炎复发
	4. 长期服药,定期复查	

知 识 拓 展

福格特-小柳-原田综合征

福格特-小柳-原田综合征是以双侧肉芽肿性全葡萄膜炎为特征的疾病,也称特发性葡萄膜大脑炎,常伴有脑膜刺激征、听力障碍、白癜风、毛发变白或脱落。是国内最常见的葡萄膜炎类型之一,由自身免疫反应所致,尚有遗传因素参与。临床进展过程分为前驱期、后葡萄膜炎期、前葡萄膜炎受累期、前葡萄膜炎反复发作期。多在 30~40 岁发病,男女比例相当,中国人、日本人、美国土著人和西班牙裔人容易发生。此病是一种顽固和棘手的葡萄膜炎,早期诊断、及时正确治疗往往可获得很好的效果。

（王宇鹰）

思 考 题

1. 什么是葡萄膜炎?
2. 急性虹膜睫状体炎常见的症状有哪些?
3. 急性虹膜睫状体炎的治疗原则是什么?
4. 急性虹膜睫状体炎的护理诊断和护理措施有哪些?

URSING

第十章

玻璃体和视网膜疾病患者的护理

10章　数字内容

学 习 目 标

知识目标：

1. 掌握视网膜脱离的定义、分类；视网膜动脉阻塞的临床表现、治疗要点；糖尿病性视网膜病变的发病机制和临床分期。

2. 熟悉玻璃体液化、玻璃体积血、视网膜静脉阻塞、糖尿病性视网膜病变、高血压性视网膜病变、视网膜脱离、年龄相关性黄斑变性和黄斑裂孔的临床表现和治疗要点。

3. 了解玻璃体液化、玻璃体积血、视网膜动脉阻塞、视网膜静脉阻塞、高血压性视网膜病变、视网膜脱离、年龄相关性黄斑变性和黄斑裂孔的发病机制。

能力目标：

1. 能运用所学知识为玻璃体视网膜病患者进行身体状况评估。

2. 能判断玻璃体视网膜病患者主要的护理问题，并提出解决的措施。

素质目标：

具有良好的护士职业素质，对视觉障碍患者有爱心、耐心和细心。

导入案例与思考

患者，男，26岁，有高度近视，诉两天前出现右眼前黑影遮挡，视力下降，有闪光感，无畏光、流泪和眼痛。

请思考：

1. 患者可能的临床诊断和护理诊断是什么？

2. 护士应为患者提供哪些护理措施？

第一节　玻璃体疾病患者的护理

一、玻璃体液化及后脱离

玻璃体液化（vitreous liquefaction）是由于玻璃体内的代谢变化或光线与玻璃体内的维生素 C、氧和铁离子发生氧化反应，导致透明质酸大分子降解、胶原纤维支架塌陷浓缩、水分析出，凝胶变性而成液体。玻璃体后脱离（posterior vitreous detachment，PVD）是指玻璃体后皮质从视网膜内表面分离。

【病因和发病机制】

玻璃体液化常见于高度近视的老年人，近视度数越大，发病年龄越早。此外，眼外伤、无晶状体眼、葡萄膜炎、出血等也可引起玻璃体液化。通常发生在 40 岁以后，首先从玻璃体中央部开始，出现小的液化腔，随后液化范围不断扩大。玻璃体后脱离在玻璃体液化的基础上发生，玻璃体内部液化或有机化条索牵引致使玻璃体收缩，或者由于外部视网膜脉络膜的炎性渗出或出血压迫玻璃体，玻璃体后皮质层变薄并出现裂口，液化的玻璃体通过裂口进入玻璃体后间隙，使后皮质与视网膜迅速分离，导致玻璃体后脱离。长期不愈的角膜瘘或角巩膜手术创口，由于长期眼内液外溢使玻璃体的体积减小可诱发玻璃体后脱离。

【护理评估】

（一）健康史

评估患者有无高度近视，此外还应询问患者有无眼外伤、葡萄膜炎、出血、角膜瘘等病史。

（二）身体状况

玻璃体液化患者可无感觉或主诉眼前黑影飘动。裂隙灯下可见膜样纤维光带浮动，在其上有时还可见许多细小的白色颗粒。玻璃体后脱离可有飞蚊症，即患者自觉眼前有漂浮物或自觉眼前有黑影飘动，如：点状物、飞蝇、环状物等，这是浓缩凝胶体漂浮到视野内造成的；如果脱离的玻璃体对视网膜构成牵引，患者自觉眼前有自发性闪光现象。玻璃体后脱离牵引导致血管破裂，可产生玻璃体积血，过度的牵引导致视网膜裂孔形成和视网膜脱离时，视物有遮挡。

（三）辅助检查

散瞳后通过裂隙灯或检眼镜检查可见玻璃体中央有液化腔。玻璃体后脱离的患者通过检眼镜和裂隙灯显微镜检查可见玻璃体后界面呈破碎漂浮的云絮状，与视网膜内面充满液化玻璃体的腔隙，以及玻璃体后脱离可见视盘前方的环形混浊物（Weiss 环）。

（四）心理 - 社会状况

轻度的玻璃体液化患者，心理问题不突出，病情较重或出现视网膜脱离者，会产生紧张或焦虑的心理。注意评估患者的年龄和文化层次。

【治疗要点】

玻璃体液化无特殊治疗措施,如出现视网膜裂孔或脱离应及早手术治疗。

玻璃体后脱离无需特殊治疗,但其容易形成视网膜裂孔和视网膜脱离,所以应详细检查眼底,以便早期发现视网膜裂孔或视网膜脱离,及时治疗。存在玻璃体积血时,要进行眼超声波检查了解眼底情况,警惕视网膜裂孔的形成。

【护理诊断和护理措施】

常见护理诊断 / 护理问题	护理措施	措施依据
感知觉紊乱:视力障碍	1. 做好患者的心理护理,告知患者黑影飘动或飞蚊症的原因	让患者了解病情,增加患者配合度
	2. 关心、体贴患者,聆听患者感受,与其沟通,缓解紧张情绪	取得患者的支持,配合治疗
焦虑	指导患者掌握疾病的相关知识,消除紧张情绪,树立战胜疾病的信心	基于疾病不确定感理论,对疾病正确的认知,帮助患者减轻焦虑、恐惧情绪
知识缺乏	1. 用通俗易懂的语言给患者及家属讲解疾病的相关知识	患者更容易理解和掌握疾病相关知识
	2. 告知患者如出现明显视力下降或部分视野缺失,应立即就诊	早预防、早发现、早处理,提高警惕
潜在并发症:视网膜裂孔、视网膜脱离	1. 仔细询问患者有无感觉眼前黑影飘动、闪光感和视物遮挡。散瞳检查眼底、超声波检查并警惕视网膜裂孔的形成	及时了解玻璃体液化情况并做出相应处理
	2. 告知患者减少活动,特别剧烈震动及重体力劳动	防止过度牵拉视网膜导致视网膜脱离

二、玻璃体积血

玻璃体本身无血管,不发生出血。当眼内附近组织或外伤造成视网膜、葡萄膜血管破裂出血进入玻璃体腔内时,称为玻璃体积血(vitreous hemorrhage,VH)。玻璃体内积血量大时,会造成严重的视力障碍。

【病因和发病机制】

玻璃体积血的原因很多,常见于视网膜血管性疾病如糖尿病性视网膜病变、视网膜静脉周围炎、高血压视网膜病变等;其他引起周边视网膜产生新生血管的疾病如家族性渗出性玻璃体视网膜病变(familial exudative vitreoretinopathy,FEVR)、视网膜劈裂症、视网膜毛细血管扩张症;炎性疾病伴可能的缺血性改变如视网膜血管炎、葡萄膜炎;其他疾病如玻璃体后脱离、视网膜血管瘤、黄斑部视网膜下出血、Terson 综合征(眼 - 脑综合征),也可见于外伤或手术引起视网膜血管或新生血管破裂。出血多见于剧烈震动、咳嗽、重体力劳动、酗酒或热浴后。

由糖尿病性视网膜病变导致的玻璃体积血占 39%～54%,其次为视网膜裂孔和视网膜脱离,占12%～17%。

【护理评估】

(一)健康史

评估患者有无视网膜血管性疾病,有无外伤及手术史,近来有无剧烈震动、咳嗽、重体力劳动、酗酒或热浴等。有无高血压、糖尿病病史。

Note:

（二）身体状况

少量积血时，患者仅有飞蚊症状，或不同程度的视力障碍，眼底检查可见玻璃体内点状、尘状、絮状物漂浮。大量积血时，患者突感眼前一片漆黑，视力仅存手动或光感。裂隙灯下，在前部玻璃体内可见大量红细胞或棕色尘状混浊或鲜红色凝血块。积血形成的机化物条索牵拉视网膜，可导致牵拉性视网膜脱离，还可继发青光眼等。

（三）辅助检查

眼底检查见微弱的红光反射，甚至红光反射也消失。眼底不能窥见时应进行超声波检查，排除视网膜脱离和眼内肿瘤。也可嘱患者头高位卧床休息后，再行眼底检查。B超检查可了解玻璃体混浊程度。

（四）心理 - 社会状况

玻璃体少量积血，视力障碍程度不重的患者，心理症状不突出；玻璃体大量积血，视力障碍明显的患者出现焦虑、恐惧的心理问题比较明显。

【治疗要点】

1. 出血量少的不需特殊处理，可等待其自行吸收。

2. 怀疑存在视网膜裂孔时，嘱患者卧床休息，待大部分血吸收后及时给予激光封孔或视网膜冷冻封孔。

3. 大量出血者吸收困难，未合并视网膜脱离和纤维血管膜及其他视网膜疾病时的可以观察2～3个月，如出血仍不吸收时，可进行玻璃体切割术，合并视网膜脱离或其他视网膜疾病时，应及时进行玻璃体切割术。

【护理诊断和护理措施】

常见护理诊断 / 护理问题	护理措施	措施依据
感知觉紊乱：视力 障碍	1. 告知患者视力下降或飞蚊症的原因	让患者了解病情，提供良好的社会 支持，增加配合度
	2. 关心、体贴患者，聆听患者感受。讲解疾病相关 知识或请有相同经验的病友交流经验	
焦虑	指导患者掌握疾病相关知识，讲解玻璃体积血的处 理措施，消除紧张情绪，树立战胜疾病的信心	基于疾病不确定感理论，患者对疾 病的正确认知，有助于减轻其焦虑、 恐惧情绪
知识缺乏	1. 向患者讲解玻璃体积血的相关知识，出血患者应 限制活动，给予半卧位，嘱闭眼休息，勿碰伤眼睛	改变认识误区；限制活动、半卧位休 息，和对症处理可减少玻璃体积血、 促进积血吸收，促进疾病的康复
	2. 高血压、糖尿病患者需每日监测血压、血糖，讲 解按时服药以及控制好血压、血糖的重要性	
	3. 指导患者饮食，多吃易消化、富含维生素食物， 避免刺激性、过硬的食物，保持大便通畅	
潜在并发症：再出 血、视网膜脱离、 继发青光眼等	密切观察病情变化，告知患者如果视力突然下降、 视野缺损、眼球肿胀疼痛等，应立即就诊	及时发现病情变化，减少并发症的 发生和发展

第二节　视网膜动脉阻塞患者的护理

因视网膜动脉血流受阻而使视网膜缺血缺氧视力严重减退和（或）视野扇形缺损，视网膜组织呈灰白色水肿，动脉血管变细称为视网膜动脉阻塞（retinal artery occlusion，RAO）。根据视网膜阻塞部

Note：

位的不同又可分为视网膜中央动脉阻塞（central retinal artery occlusion，CRAO）、视网膜分支动脉阻塞（branch retinal artery occlusion，BRAO）、睫状视网膜动脉阻塞（cilioretinal artery occlusion）。

【病因和发病机制】

视网膜动脉阻塞常为多因素或单因素致病，以下几类原因较为常见：

1. 血管壁受损　内皮下增殖变性，管壁变厚，同时使血管内壁粗糙，血液中有形成分易于沉积在血管内壁形成血栓，致血管阻塞。

2. 血管痉挛　多种诱因可产生血管痉挛，例如劳累、感染、毒素、疼痛或姿势改变等。如果发生频繁而又长期不缓解可导致血管阻塞。

3. 栓子阻塞　各种栓子可进入视网膜动脉形成栓塞。

4. 合并糖尿病、高血压、心脏病、颈动脉粥样硬化、血黏度增高或青光眼的患者容易发生血管阻塞。

【护理评估】

（一）健康史

评估患者的年龄，有无高血压、糖尿病、心脏病、颈动脉粥样硬化、青光眼等病史。评估失明发生的时间，有无明显的诱因，之前有无视力一过性丧失，并自行恢复的病史，有无采取治疗措施。

（二）身体状况

1. CRAO 患者表现为患眼突发无痛性视力显著下降。某些病例发病前有阵发性黑矇史。90%的 CRAO 眼初诊视力在指数至光感之间。患眼瞳孔散大，直接对光反射极度迟缓，间接对光反射存在。眼底典型表现为后极部视网膜灰白、水肿，黄斑相对呈红色，即"樱桃红斑"（图 10-1）。

2. BRAO 患者表现为视力不同程度的下降，视野某一区域有固定暗影。检眼镜下表现为阻塞支动脉变细，受累动脉供血区的视网膜呈灰白色水肿，有时可以见到栓子阻塞的部位。

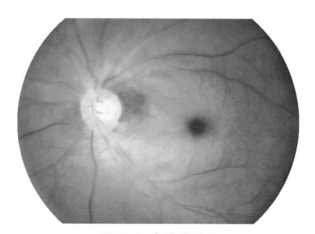

图 10-1　左眼 CRAO
视网膜弥漫性混浊水肿，后极部尤为明显，中心凹呈樱桃红斑。

（三）辅助检查

FFA 检查可显示视网膜阻塞支动脉充盈时间延长，动、静脉血流变细，视网膜循环时间延长。视野检查提示病变程度和范围。

（四）心理 - 社会状况

患者视力突然丧失或视野突然出现遮挡，尤其是短时间内视力恢复不明显者，因此患者的焦虑、紧张心理比较严重。应评估患者的年龄、性别、性格特征，受教育程度，对疾病认知度。

【治疗要点】

治疗原则：迅速扩张血管，降低眼压，改善微循环，增加营养，同时积极治疗原发病。密切观察药物的疗效和不良反应。

1. 吸氧 能增加血液的含氧量，缓解视网膜缺氧状态。

2. 药物治疗

（1）血管扩张剂：立即吸入亚硝酸异戊酯或舌下含服硝酸甘油片，勿吞服，30分钟内不饮水、进食。

（2）纤溶制剂：对疑有血栓形成或纤维蛋白原增高的患者应用纤溶制剂如静脉滴注尿激酶，用药期间检测血纤维蛋白原，降至2g/L以下者应停药。

（3）改善微循环药物：复方樟柳碱注射液颞侧皮下注射；丹参、马来酸桂哌齐特注射液、低分子右旋糖酐等静脉滴注。

（4）其他：口服阿司匹林或活血化瘀药。

3. 降眼压 可行眼球按摩改善灌注，方法：闭眼后用手掌大鱼际在眼睑压迫眼球5～10秒，重复5～10次。局部滴降眼压药物治疗，必要时行前房穿刺放出房水，可使眼压突然降低，视网膜动脉扩张，促使栓子松动向末支移动，减少视功能的受损范围。

4. 对因治疗 全身检查寻找病因，特别注意颈动脉及心血管系统的异常体征，积极治疗全身疾病，预防另一只眼发病。

【护理诊断和护理措施】

常见护理诊断／护理问题	护理措施	措施的依据
感知觉紊乱：视力障碍	1. 立即吸氧，告知吸氧的目的、用氧安全	吸氧、血管扩张剂可增加脉络膜毛细血管血液的氧含量，缓解视网膜缺氧的状态
	2. 迅速使用扩张血管、增加血流灌注的药物	
	3. 给予患者眼球按摩	改善灌注，降眼压
	4. 观察视力变化，急救期（12小时）应1～2小时检查1次，急救期后每天检查2次，视力改变时及时报告医生	了解和评价治疗效果
恐惧	解释各项治疗的目的及注意事项，指导患者学会自我调节的方法，解除紧张心理	基于疾病不确定感理论，患者对疾病的正确认知，有助于减轻其恐惧情绪
有受伤的危险	1. 监测血压情况。遵医嘱用药，观察药物副作用	保证患者的安全，防止低血压、晕厥的发生
	2. 采取防跌倒、防坠床措施。嘱患者尽量卧床休息，指导患者改变体位时动作要缓慢，避免突然站立，低头、用过热的水洗澡或蒸气浴	
知识缺乏	1. 讲解视网膜动脉阻塞与全身血管性疾病（高血压、动脉硬化等）有密切关系	糖尿病、高血压、心脏病、颈动脉粥样硬化、血黏度增高等患者容易发生血管阻塞。饮食干预，可预防疾病的再发生
	2. 指导患者均衡饮食，低盐低脂，多吃水果蔬菜，限制饮酒；避免刺激性饮料如：咖啡、可乐、浓茶等	
	3. 告知一旦出现一过性或阵发性黑矇，应立即就诊	告知病情自我观察的方法，做到早预防、早发生和早治疗，预防视力的永久丧失

第三节　视网膜静脉阻塞患者的护理

视网膜静脉阻塞（retinal vein occlusion，RVO）是比较常见的眼底血管病，临床上根据阻塞部位的不同，分为视网膜中央静脉阻塞和视网膜分支静脉阻塞。本病比视网膜中央动脉阻塞更多见，常为单眼发病，左右眼发病率无差异。

【病因和发病机制】

病因比较复杂，各种原因所致血管壁内皮受损，血液流变学、血流动力学的改变，以及眼压和眼局部受压等多种因素均可致静脉阻塞。年龄较大者发病较多，与心脑血管疾病、动脉硬化、高血压、糖尿病等危险因素关系密切。本病的特点是静脉扩张迂曲，沿静脉分布区域的视网膜有出血、水肿和渗出。

【护理评估】

（一）健康史

评估患者是否有高血压、动脉硬化等病史，血液黏度和血流动力学检查是否异常，有无嗜酒、使用雌激素、全身脱水等发病的危险因素。评估视力下降时间，发展过程，严重程度，治疗过程等。

（二）身体状况

视网膜中央静脉阻塞（central retinal vein occlusion，CRVO）可分为轻型（非缺血型）和重型（缺血型）两种类型。主要表现为突然视力不同程度减退。眼底表现特点为各象限的视网膜静脉迂曲扩张、血管呈暗红色，大量的火焰状出血。视网膜静脉管壁的渗漏引起视网膜水肿，病程久者可见一些黄白色硬性脂质渗出及黄斑囊样水肿。视力损害的程度则依据黄斑区出血及囊样水肿的有无及轻重而不同，一般视力损害较严重。

视网膜分支静脉阻塞（branch retinal vein occlusion，BRVO）主要表现为视力不同程度下降。阻塞点远端视网膜静脉扩张、迂曲，该区视网膜水肿，并有火焰状出血（图 10-2）。阻塞严重者，有时可见棉绒斑；黄斑区常发生管壁渗漏，引起阻塞侧的黄斑囊样水肿，中心视力依据黄斑区水肿及出血的程度而异，一般较主干阻塞者稍好。反复出血易进入玻璃体，形成玻璃体混浊机化，牵拉视网膜，易造成牵拉性视网膜脱离。

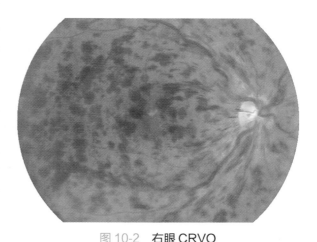

图 10-2　**右眼 CRVO**

四个象限均可见火焰状视网膜内出血，沿迂曲扩张的视网膜静脉分布，视盘和视网膜水肿，黄斑区尤为明显。

（三）辅助检查

FFA 检查显示静脉充盈时间延迟，管壁渗漏，毛细血管扩张迂曲，也可出现大片毛细血管无灌注区。血液检查可协助分析病因。视网膜电图检查可提示预后情况。视野检查提示病变程度和范围。

（四）心理 - 社会状况

视网膜静脉阻塞病程漫长，视力多有明显下降，故患者会产生焦虑心理。

【治疗要点】

治疗原则：目前尚无有效的药物治疗，针对全身疾病进行病因治疗，主要包括控制血压、控制血

Note：

糖、降低血黏度、降低眼压。眼部局部治疗的重点在预防和治疗并发症。

1. 抗血管内皮生长因子(vascular endothelial growth factor, VEGF)**治疗**　合并黄斑水肿者，玻璃体内注射抗 VEGF 药物如雷珠单抗(Lucentis)或皮质类固醇缓释药物如地塞米松可显著缓解因静脉阻塞所引起的黄斑水肿。

2. 激光光凝术　激光治疗的机制：减少毛细血管渗漏；封闭无灌注区，预防新生血管形成；封闭新生血管，减少和防止玻璃体积血。如视网膜荧光血管造影显示视网膜毛细血管无灌注区，面积超过 10 个 PD(视盘直径)，应行全视网膜光凝术，以防止在视盘、视网膜和虹膜、房角生成新生血管，预防复发出血、牵拉性视网膜脱离及并发新生血管性青光眼。

3. 手术治疗　发生大量玻璃体积血时，宜行玻璃体切割术和眼内光凝。

【护理诊断和护理措施】

常见护理诊断 / 护理问题	护理措施	措施的依据
感知觉紊乱：视力障碍	关心、体贴患者，聆听患者感受，与其沟通，缓解紧张情绪，给予安全指导	让患者了解病情，增加配合度
焦虑	提供心理支持，给患者及家属提供疾病相关知识的书面材料，树立战胜疾病的信心	基于疾病不确定感理论，提高患者对疾病的认知，有利于患者保持稳定的情绪
知识缺乏	1. 讲解此病的围手术期的护理内容及相关知识	让患者掌握疾病的知识，有利于疾病的转归
	2. 评估和治疗全身疾病，监测血压、血糖情况	改变认识误区，提高警惕
舒适受损：畏光、疼痛	1. 倾听患者的主诉，观察患者的眼部情况，评估疼痛的程度，解释疼痛的原因，给予支持与安慰，指导放松技巧	建立患者对疼痛的正确认知，提高患者对疼痛的耐受阈值
	2. 判断疼痛原因，常见包括手术切口痛、激光的烧灼痛和眼压升高的胀痛，遵医嘱予药物治疗，如止痛药、降眼压药物	针对疼痛原因用药，能有效减轻疼痛

第四节　糖尿病性视网膜病变患者的护理

糖尿病性视网膜病变(diabetic retinopathy, DR)是指糖尿病导致的视网膜微血管损害所引起的一系列典型病变，是一种影响视力甚至致盲的慢性进行性疾病。DR 在 2 型和 1 型糖尿病患者中的患病率分别为 40.3% 和 86%。我国糖尿病罹患人群中的发病率达 23.0%，已成为防盲的重要课题。

【病因和发病机制】

DR 的发病机制不确切，高血糖主要损害视网膜的微小血管。视网膜毛细血管内皮细胞受损，失去其屏障功能，发生渗漏，从而引起视网膜水肿及视网膜小点状出血。进一步损害出现毛细血管闭塞，闭塞区附近的毛细血管产生大量的微动脉瘤。同时视网膜长期水肿，留下硬性脂质存留以及黄斑囊样水肿。

【护理评估】

(一)健康史

评估患者的糖尿病病史、血糖控制状况、肾功能情况，是否合并有其他全身并发症。

(二)身体状况

1. 多数糖尿病患者有多饮、多尿、多食和体重下降等全身症状。眼部症状主要表现为不同程度的视力障碍、视物变形、眼前黑影飘动和视野缺损等症状,最终导致失明。

2.眼底检查可见视网膜微血管瘤、出血斑、硬性渗出、棉絮斑、新生血管、增生性玻璃体视网膜病变和牵拉性视网膜脱离等。按 DR 发展阶段和严重程度,临床分为非增生性糖尿病性视网膜病变(nonproliferative diabetic retinopathy,NPDR)(图 10-3)和增生性糖尿病性视网膜病变(proliferative diabetic retinopathy,PDR)(图 10-4)。我国 2014 年 DR 新的临床分期方法延续了我国 1985 年中华医学会眼科学分会眼底病学组的分期方法,在内容中与国际分类相衔接。具体见表 10-1。

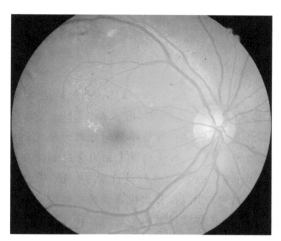

图 10-3　右眼非增生性 DR 眼底彩照
后极部视网膜散在微血管瘤、出血点和黄白色硬性渗出。

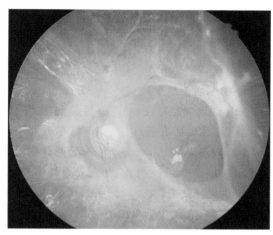

图 10-4　左眼增生性 DR 眼底彩照
可见视网膜新生血管及纤维增殖,牵拉性视网膜脱离。

表 10-1　DR 的临床分期方法(2014 年)

类型	级别	眼底检查所见
NPDR(非增生性糖尿病性视网膜病变)	Ⅰ期(轻度非增生期)	仅有毛细血管瘤样膨出改变
	Ⅱ期(中度非增生期)	介于轻度到重度之间的视网膜病变,可合并视网膜出血、硬性渗出和(或)棉絮斑
	Ⅲ期(重度非增生期)	每象限视网膜内出血≥20 个出血点,或者至少 2 个象限已有明确的静脉串珠样改变,或者至少 1 个象限视网膜内微血管异常,无明显特征的增生性 DR
PDR(增生性糖尿病性视网膜病变)	Ⅳ期(增生早期)	出现视网膜新生血管或者视盘新生血管,当视盘新生血管 > 1/4~1/3 视盘直径或视网膜新生血管 > 1/2 视盘直径,或伴视网膜前出血或玻璃体积血时称"高危增生型"
	Ⅴ期(纤维增生期)	出现纤维膜,可伴视网膜前出血或玻璃体积血
	Ⅵ期(增生晚期)	牵拉性视网膜脱离,合并纤维膜,可合并或不合并玻璃体积血,也包括虹膜和房角的新生血管

（三）心理 - 社会状况

DR 晚期严重损害视力,甚至失明,患者可能有严重的焦虑心理。因此要注意评估患者的情绪状态、年龄、饮食习惯、生活习惯、经济状况、对疾病的认知等。

【治疗要点】

1.严格控制血糖,治疗高血压和高血脂,定期眼底检查。

Note:

2. 对于重度 NPDR 和 PDR，采用全视网膜光凝术（panretinal photocoagulation，PRP）治疗，以防止或抑制新生血管形成，促使已形成的新生血管消退，阻止病变继续恶化。

3. 对已发生玻璃体积血长时间不吸收、牵拉性视网膜脱离，特别是黄斑受累时，应行玻璃体切割术，术中同时行 PRP。

4. 如有黄斑水肿，对于局部黄斑水肿，可行局部光凝，对于弥漫性、囊样黄斑水肿可行黄斑格栅光凝。玻璃体内注射抗 VEGF 药物和（或）长效糖皮质激素可有效抑制视网膜渗漏，消除黄斑水肿，改善视力。

知 识 拓 展

糖尿病黄斑水肿

糖尿病黄斑水肿（diabetic macular edema，DME）是一种视网膜黄斑中心凹液体积聚的疾病，是血 - 视网膜屏障失效的后果，根据治疗效果分为：①临床有意义的黄斑水肿，又称"局灶性黄斑水肿"。黄斑区有出血点，通常有环形或三角形硬性渗出，荧光造影显示局部早期分散的强荧光点，后期渗漏，液体来自毛细血管瘤样膨出。②弥漫性黄斑水肿，通常黄斑区毛细血管造影晚期广泛渗漏，通常看不到毛细血管瘤样膨出，常无硬性渗出，黄斑区视网膜弥漫性增厚，可以有视网膜内囊性改变。③黄斑缺血，系指黄斑区内毛细血管网的部分闭锁，可出现在黄斑中心凹旁或中心凹部，表现为中心凹毛细血管拱环扩大，无论是局灶性还是弥漫性黄斑水肿均可合并不同程度缺血性改变，这时也称"混合型黄斑水肿"。

【护理诊断和护理措施】

1. 术前护理

常见护理诊断 / 护理问题	护理措施	措施的依据
有跌倒的危险	1. 详细介绍住院环境，协助生活护理。告知患者及家属防跌倒措施：裤腿不宜过长，保持地面干燥，将物品放置于妥当位置，保证房间光线照明充足、通道无障碍物、台阶处做好标识等	为患者创造安全舒适的环境，避免受伤
	2. 定期监测患者血糖情况；指导患者识别、发现低血糖的症状，如：出冷汗、心跳加速、头晕、手抖、乏力等；嘱随身携带食物，有低血糖症状时立即进食，或口服糖水	基于知信行模式，当患者发生低血糖症状时，能及时采取正确的处理方法，防止因血糖过低引起晕厥，保证围手术期安全
焦虑	1. 聆听患者主诉，了解其焦虑的原因，予心理疏导，介绍成功案例。指导患者采取适当活动，如深呼吸、冥想等措施减少不良情绪，使患者保持良好心境接受手术治疗	避免因环境、对疾病不了解引起的焦虑情绪
	2. 加强患者的社会支持，指导其亲友关心患者	调动社会支持力量，帮助患者树立战胜疾病的信心
知识缺乏	1. 向患者讲解术前全身检查和专科检查的意义，观察血糖的情况	对围手术期的正确认知，有助于患者主动配合检查、治疗和手术
	2. 详细讲解内眼手术的护理常规和配合事项	

2. 术后护理

常见护理诊断 / 护理问题	护理措施	措施的依据
舒适受损	参见本章第六节"视网膜脱离患者的护理"	
有跌倒的危险	1. 密切观察病情变化，监测患者血糖变化，观察有无出现低血糖的症状	及时发现和处理低血糖症状，防止因血糖过低引起晕厥、休克等不良后果
	2. 有低血糖症状时立即进食，或予口服糖水，严重者静脉滴注葡萄糖注射液	
潜在并发症：出血、感染、继发性青光眼	参见本章第六节"视网膜脱离患者的护理"	
知识缺乏	1. 参见本章第六节"视网膜脱离患者的护理"	
	2. 指导患者控制好血糖，遵医嘱按时按量用药，每天监测血糖，坚持糖尿病饮食、高蛋白高纤维素饮食	改变认识的误区，积极治疗原发病，做到早预防、早发现、早治疗
	3. 定期随诊，检查双眼眼底变化	糖尿病的病程中会引起的视网膜循环障碍，可双眼发病

第五节　高血压性视网膜病变患者的护理

高血压性视网膜病变（hypertensive retinopathy，HRP）是指由于高血压导致视网膜血管内壁损害的总称，可以发生于任何原发性或继发性高血压患者。

【病因和发病机制】

长期高血压作用使视网膜动脉管壁硬化、管径狭窄，血管管壁开始渗漏血浆，导致视网膜水肿、渗出等。眼底改变与年龄、血压升高的程度、病程的长短有关。年龄越大、病程越长，眼底改变的发生率越高。

【护理评估】

（一）健康史

评估患者有无高血压病史，血压控制情况以及是否合并有其他并发症。

（二）身体状况

临床上可有不同程度的视力下降，与视网膜损害的程度、部位有关。根据 Keith-Wegener 的分类法将高血压性视网膜病变分为四级：

Ⅰ级：主要是血管的收缩、变窄。视网膜小动脉反光带加宽，管径不规则，动静脉交叉处压迹虽不明显，但透过动脉管壁见不到其深面的静脉血栓。

Ⅱ级：主要表现为动脉硬化。视网膜动脉光带加宽，呈铜丝或银丝状外观，动静脉交叉处压迹明显，深面的静脉血管有改变，视网膜可见硬性渗出或线状小出血。

Ⅲ级：以上述血管病变基础伴有眼底出血、棉絮斑、硬性渗出。

Ⅳ级：在Ⅲ级眼底改变的基础上有视神经乳头水肿和动脉硬化的各种并发症。

（三）心理 - 社会状况

高血压性视网膜病变早期患者心理变化不明显，晚期视力障碍影响生活时，患者会产生焦虑心理。评估患者的饮食习惯、有无不良嗜好、年龄性格特征、文化层次、对疾病的了解和认识等。

Note：

【治疗要点】

查明病因,对症处理。积极治疗高血压,低盐低脂饮食,将血压控制在正常范围之内。眼部病变通常在血压控制稳定后改善。

【护理诊断护理措施】

常见护理诊断 / 护理问题	护理措施	措施的依据
感知觉紊乱:视力障碍	以尊重、关心的态度与患者交流,鼓励其表达内心感受,评估因视力下降导致对生活质量的影响及程度,给予情感支持	提高社会支持,帮助患者共同面对疾病
自理缺陷	1. 鼓励家属参与患者照顾的行为	加强患者的社会支持,弥补自理缺陷
	2. 给患者提供良好的环境及设施,将日常用品放置于患者伸手可及之处,予安全指导,防跌倒、防坠床措施	保障患者的安全,为提高自理能力创造条件
焦虑	聆听患者主诉,了解其焦虑的原因,解释疾病的有关知识和治疗效果,予心理疏导	基于疾病不确定感理论,避免因疾病不确定感而引起焦虑情绪
知识缺乏	1. 指导患者自我监测血压,做到定时、定体位、定血压计、定上肢。遵医嘱正确用药。定期检查眼底、血脂等	改变认识的误区,提高警惕,早预防、早干预、早康复
	2. 正确使用眼药水、眼药膏等药物。注意用眼卫生	
	3. 保持心态平和,予低盐低脂饮食,增加纤维素及蛋白质的摄入,改变不良生活方式,避免熬夜、戒烟酒、剧烈活动、外伤,减少过度用眼,适当卧床休息	
	4. 定期内科、眼科复查	

第六节　视网膜脱离患者的护理

视网膜脱离(retinal detachment,RD)是指视网膜的神经上皮层和色素上皮层之间的脱离。发生脱离的病因不同分为孔源性视网膜脱离与非孔源性视网膜脱离,非裂孔性视网膜脱离又按其病因分为牵拉性及渗出性视网膜脱离。

【病因和发病机制】

1. **孔源性视网膜脱离**　发生在视网膜裂孔形成的基础上,液化的玻璃体经此裂孔进入视网膜神经上皮与色素上皮之间积存,从而导致视网膜脱离;孔源性视网膜脱离发生的两大因素:视网膜裂孔的形成和玻璃体牵拉与液化。

2. **牵拉性视网膜脱离**　是指由眼底其他病变如视网膜血管病变特别是增殖性糖尿病性视网膜病变、视网膜静脉阻塞或其他视网膜血管炎等所引起的视网膜出血,机化膜形成致牵拉视网膜而脱离。

3. **渗出性视网膜脱离**　是由于病变累及视网膜或脉络膜血液循环,引起液体集聚在视网膜神经上皮下造成。

【护理评估】

(一)健康史

孔源性视网膜脱离应重点评估患者的发病年龄,有无高度近视、白内障摘除术后的无晶状体眼和眼外伤病史。非孔源性视网膜脱离应评估患者全身疾病，包括有无妊娠高血压综合征、恶性高血压、肾炎、糖尿病病史；眼部疾病评估包括有无中心性浆液性脉络膜视网膜病变、葡萄膜炎、后巩膜炎、玻璃体积血、糖尿病性视网膜病变以及特发性葡萄膜渗漏综合征等。

（二）身体状况

1. 早期症状　初发时有"飞蚊症"、眼前闪光感和眼前黑影飘动、变性的玻璃体和视网膜形成粘连，当眼球运动时，玻璃体振荡激惹视网膜，患者有眼前闪光感。

2. 视力减退视野缺损　黄斑区受到影响则有中心视力明显减退。视野缺损相应于视网膜脱离区。

3. 眼压　早期脱离面积不大时，眼压正常或稍偏低，以后眼压随脱离范围的扩大而下降。

4. 眼底检查　脱离的视网膜失去正常的红色反光而呈灰白色隆起，大范围的视网膜脱离区呈波浪状起伏不平（图10-5）。严重者，视网膜表面增殖，可见固定皱褶。

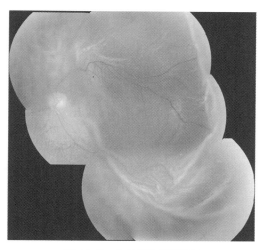

图 10-5　**左眼视网膜脱离**

脱离的视网膜呈灰白色隆起，脱离的视网膜呈波浪状起伏不平。

（三）辅助检查

1. 超广角眼底检查　可展示视网膜脱离范围，发现明显视网膜裂孔，提示可疑视网膜变性区域，是一种快速非接触的无创检查（图10-6）。

2. B超检查　对于屈光间质条件较差的患者，可以大致判断视网膜脱离的可能性。

3. 散瞳后间接检眼镜或三面镜检查　是明确视网膜脱离的部位、范围、隆起程度的必要检查。

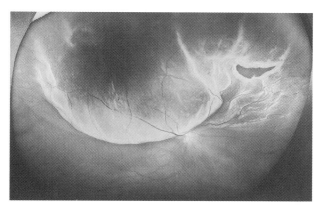

图 10-6　**右眼孔源性视网膜脱离**

脱离区视网膜青灰色隆起，累及黄斑中心凹，鼻上方视网膜可见"马蹄形"裂孔。

（四）心理-社会状况

多数患者担心预后不好，故焦虑、悲观。应注意评估患者的年龄、性别、职业、性格特征、对视网膜脱离的认知程度等。

【治疗要点】

治疗原则：封闭裂孔，缓解或消除玻璃体牵拉。一经确定孔源性视网膜脱离应尽早手术。牵拉性视网膜脱离累及黄斑要做玻璃体手术治疗。渗出性视网膜脱离需针对原发疾病进行治疗，大多不需要手术治疗。

1. 预防治疗　如能早期发现视网膜裂孔或变性,尚无视网膜脱离,应及早采用视网膜光凝封闭,防止进一步发展为视网膜脱离。

2. 手术治疗　常用闭合裂孔手术方式为激光光凝、巩膜外冷凝,再在裂孔对应的巩膜外作硅压术或联合巩膜环扎术。复杂的视网膜脱离选择玻璃体切割、眼内气体或硅油填充术等,使视网膜复位。

【护理诊断和护理措施】

1. 术前护理

常见护理诊断 / 护理问题	护理措施	措施的依据
焦虑	讲解此病的知识,安慰并及时了解患者疑问,听音乐舒缓心情。解释疾病的有关知识和治疗效果,给予心理疏导	帮助患者减轻焦虑、恐惧情绪,取得患者的支持,配合治疗
知识缺乏	1. 告知患者疾病的防治知识及饮食指导	改变认识误区,使其配合治疗
	2. 做好眼部护理,多卧床休息,告知术前、术中注意事项,训练眼球转动的方法,根据手术方式行体位指导和训练	掌握眼部和术前、术中注意事项的知识,便于患者理解和配合

2. 术后护理

常见护理诊断 / 护理问题	护理措施	措施的依据
急性疼痛	分析和判断疼痛原因,如果是手术治疗引起伤口疼痛,予止痛药物治疗;若眼压高引起疼痛予降眼压治疗。解释疼痛的原因,给予支持和安慰,指导放松技巧及相应处理措施。遵医嘱及时准确用药,观察并记录用药后反应	对症处理,建立对疾病的正确认知,可缓解疼痛,减轻恐惧情绪
舒适受损	1. 讲解体位休息的目的、对手术效果与疾病预后的重要性。需对行眼内注气或硅油填充的患者采取治疗性顶压护理,即根据裂孔的位置指导患者保持特殊体位	告知特殊体位的目的和意义,引起患者重视,获得心理认同,更易取得患者配合。对眼内注气体或硅油的患者,术后体位应保持裂孔位于最高位。原理:气体和硅油均比水轻,具有上浮力,且表面张力高、有疏水性,利用气体和硅油这些特性顶压和封闭视网膜裂孔
	2. 通过示范、讲解及图片等模式指导患者特殊体位的正确姿势,及时纠正患者的不当体位	保证体位有效性,提高手术疗效
	3. 在保证有效的顶压作用下变换体位休息,采取多种方式减轻患者因体位所导致的不适,如为患者按摩或热敷腰、颈、背部及双臂,适当使用双氯芬酸二乙胺乳胶剂等缓解肌肉酸痛	长时间的特殊体位给患者带来肩颈部的不适,分析患者体位难坚持的主要原因,采取多种方式,提高患者的舒适度,延长体位坚持时间,提高患者遵守治疗方案的依从性
潜在并发症:出血、感染、继发性青光眼、复发性视网膜脱离	1. 眼垫包眼,眼罩保护,防碰伤,指导患者闭眼静卧,减少头部活动,保持大便通畅	保护术眼,预防术眼碰伤
	2. 遵医嘱使用药物,局部炎症、出血明显合并有全身症状或反复发作者,加强抗炎抗菌、止血治疗	按时用药,对症处理,防止并发症的发生
	3. 密切观察病情变化,如视力、眼压、有无眼痛等。眼压高者遵医嘱降眼压药物治疗	硅油对睫状体的机械刺激可使房水生成增多,硅油注入过量或硅油泡引起瞳孔阻滞可使眼压升高。长时间的高眼压会损害视神经
	4. 指导患者识别早期并发症的症状,积极干预,掌握眼部保护的方法	早预防、早发现、早治疗、减少并发症的发生

续表

常见护理诊断 / 护理问题	护理措施	措施的依据
睡眠型态紊乱	保持睡眠环境安静舒适,光线适宜。听轻音乐,避免睡前情绪激动,协助按摩和指导泡脚等方法促进睡眠质量,必要时遵医嘱服用镇静安眠药物治疗	解除引起影响患者睡眠的因素,通过各种措施提高患者睡眠质量
知识缺乏	1. 向患者介绍治疗的目的、意义及具体措施,并监督落实	改变认识误区,告知疾病康复知识,使其配合治疗,早日康复
	2. 向患者介绍用药的种类、剂量、时间、方法等,指导患者正确用药	掌握眼部用药的方法,提高患者治疗的有效性和依从性
	3. 重建良好生活习惯,注意用眼卫生,避免熬夜或过度用眼、剧烈活动,减少头部晃动。戒烟戒酒,控制饮食,合理运动,多吃鲜艳的蔬菜和水果	眼睛保护指导,利于疾病康复
	4. 出院后交通工具的选择 居住外地的患者尽量选乘高铁、火车,如乘坐汽车,最好坐车的前部。惰性气体填充者,在气体未完全吸收前禁止乘坐飞机	颠簸震荡易再次发生视网膜脱离。高空中大气压的降低引起眼内气泡体积增加而致眼压升高,造成视功能损害
	5. 告知患者和家属疾病的防治知识。出院一周后复查,如出现视力突然下降、眼痛、分泌物增加、眼前黑影应立即就诊等	及时发现病情变化及时处理

知 识 拓 展

体位改变对眼内填充术后患者早期眼压影响

患者在玻璃体切割术联合硅油填充术后保持面向下体位,渗透于其的坐、卧、立、行全方位生活中,不同的面向下体位使患者眼压升高的大小不同。有研究结果显示,术眼主导眼侧卧位的眼压最高,其原因可能与侧卧位时头部重量对主导眼的压迫有关,也可能与房水外流阻碍导致眼压升高。水平俯卧位的眼压次高,原理是静脉回心血量增加,引起眼动脉压增高。与卧位相比,3种非卧位的眼压相对低,分别是头低站立位最低,其次是头低行走位和头低坐位。原因可能和上巩膜静脉压有关,站立或坐位时,眼球距心脏约 30cm,这种位置高度导致上巩膜静脉的血液回流少,使眼压相对低。

第七节 年龄相关性黄斑变性患者的护理

年龄相关性黄斑变性(aged-related macular degeneration,ARMD)是发达地区 50 岁以上人群常见的致盲眼病。患者可双眼先后或同时发病并且进行性损害视力。该病是 60 岁以上老人视力不可逆性损害的首要原因,其发病率随年龄增加而增高。

【病因】

AMD 确切的病因尚不明,累及视网膜色素上皮、感光细胞层和脉络膜多层组织。可能与遗传因素、代谢因素、环境因素和黄斑受长期慢性的光损伤等有关。

【护理评估】

（一）健康史

评估患者的发病年龄，视力损害是否呈进行性，有无家族史。

（二）身体状况

AMD 根据临床表现和病理的不同分为萎缩型老年性黄斑变性（干性型）和渗出型老年性黄斑变性（湿性型）两型。

1. 萎缩型老年性黄斑变性（干性 ARMD） 患者初期自觉视物变形，视力轻度减退，双眼程度相近。眼底特点可见视网膜外层、色素上皮层、玻璃膜、脉络膜毛细血管均有不同程度的萎缩变性，色素上皮下可见大小不一的黄白色玻璃膜疣，视功能有不同程度的损害。

2. 渗出型老年性黄斑变性（湿性 ARMD） 患者单眼视力突然下降、视物变形或出现中心暗点。眼底可见后极部视网膜感觉层下或色素上皮层下暗红、甚至暗黑色出血，病变区可隆起。病变区大小不一，大的可超越上下血管弓。病变区内或边缘有黄白色硬性渗出及玻璃膜疣（图 10-7）。

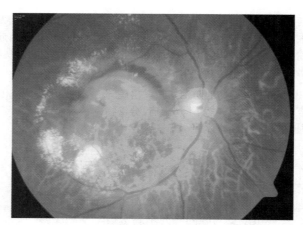

图 10-7　**左眼湿性 ARMD 眼底彩照**
黄斑区视网膜下暗红色出血，病变区可隆起，其周可见黄白色脂性渗出。

（三）辅助检查

OCT 检查、FFA 检查和 ICGA 检查可见脉络膜新生血管和渗漏，确诊疾病。

（四）心理 - 社会状况

由于 ARMD 患者的视力损害严重，甚至中心视功能完全丧失，且目前尚无有效的治疗方法，因此，对患者的生活影响大，患者的焦虑心理比较严重。注意评估患者年龄、职业、生活环境等。

【治疗要点】

1. 抗 VEGF 治疗 玻璃体腔注射抗 VEGF 药物，通过抑制 VEGF 发挥作用，疗效确切，目前已用于临床治疗的药物有雷珠单抗、贝伐单抗、康柏西普等。抑制新生血管的药物还有糖皮质激素，包括地塞米松和曲安奈德。

2. 光动力疗法（photodynamic therapy，PDT） 为静脉给予光敏剂，然后使用能量极低的激光照射病变部位的新生血管，使其破坏，但光动力疗法通常不能提高视力。

3. 抗氧化剂药物治疗 口服维生素 C、维生素 E、β- 胡萝卜素、锌、铜等辅助治理，可防止自由基对细胞的损害，保护视细胞。

【护理诊断和护理措施】

常见护理诊断／护理问题	护理措施	措施的依据
感知觉紊乱：视力障碍	安全指导，协助生活护理，避免受伤	创造安全的环境
焦虑	了解其焦虑的原因，予心理疏导，创造轻松和谐的气氛，使患者保持良好心境	基于疾病不确定感理论，避免因对疾病不了解引起的焦虑情绪
自理缺陷	1. 在能力范围内，鼓励患者从事部分生活和活动，增加患者自我价值感	保障安全，提高患者的自我照顾能力
	2. 提供患者有关治疗及预后的确切信息，强调正面效果，以增加患者自我照顾的能力和信心	
知识缺乏	1. 通过多种健康教育手段，如示范、书面材料、图片、视频等，给患者及家属提供该病相关知识、治疗方案和复诊的健康教育。定期举办讲座，促进交流的机会	针对性健康指导更能提高患者依从性多元化、有重点的健康教育，保证患者及家属掌握疾病相关知识
	2. 光动力疗法后 48 小时内应避免强光照射，特别是强烈的阳光、卤素灯光、手术光源等，如外出则要戴墨镜、戴宽边帽、手套、穿长袖衣裤，注意遮光、室内拉窗帘等，防止皮肤暴露于阳光下	掌握治疗的配合方法，降低光敏反应
	3. 饮食均衡，多摄入叶黄素、维生素 B、维生素 C 等，如多食红、黄、绿颜色的蔬菜水果	多吃含叶黄素等抗氧化剂和食物，有利防止自由基对细胞的损害，保护视细胞
	4. 利用明确的反馈信息评价患者对疾病相关知识的理解与掌握情况	

第八节　黄斑裂孔患者的护理

黄斑裂孔（macular hole，MH）是指黄斑中心全层神经上皮缺失。黄斑部中心凹部位易发生裂孔，其发病率一般为 0.6%～0.7%。

【病因和发病机制】

按发病原因分为继发性和特发性黄斑裂孔。继发性黄斑裂孔可由眼外伤、黄斑变性、长期黄斑囊样水肿、高度近视等引起。特发性黄斑裂孔发生在老年人无其他诱发眼病的相对健康眼，多见于女性，病因不清，目前认为玻璃体后皮质收缩对黄斑的切线方向的牵拉力起到重要作用。

【护理评估】

（一）健康史
评估患者的发病年龄、性别、有无眼外伤、高度近视、严重的眼内炎症、日光灼伤等。
（二）身体状况
主要表现为中心视力明显减退，平均视力为 0.1，视野有中心暗点。根据发病机制将特发性黄斑裂孔分为 4 期：Ⅰ期为裂孔形成前期，仅中心凹脱离，视力轻度下降，中心凹可见黄色斑点或黄色小环；Ⅱ期裂孔 <400μm，呈偏心的半月形、马蹄形或椭圆形；Ⅲ期裂孔 >400μm 圆孔（图 10-8），Ⅱ～Ⅲ期时玻璃体后皮质仍与黄斑粘连；Ⅳ期为已经发生玻璃体后脱离的较大裂孔，可见 Weiss 环。

Note：

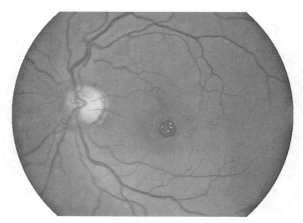

图 10-8　左眼特发性黄斑裂孔

Ⅲ期黄斑裂孔，孔周局限性视网膜脱离。

（三）辅助检查

OCT 检查可直观显示玻璃体后皮质与黄斑裂孔的关系，以及黄斑裂孔处组织病变状况，为黄斑裂孔的诊断和鉴别诊断提供了金标准（图 10-9）。

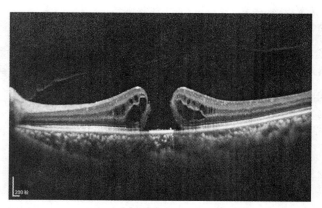

图 10-9　左眼黄斑裂孔 OCT 图像

黄斑裂孔（Ⅳ期）：视网膜神经上皮全层离断，隐约可见已脱离的玻璃体厚皮质，未见裂孔"盖膜"。

（四）心理 - 社会状况

轻度的黄斑裂孔，心理问题不突出，病情较重或出现视网膜脱离者会产生紧张或焦虑的心理。注意评估患者的年龄和文化层次。

【治疗要点】

不同类型黄斑裂孔治疗方法及预后均不同，在黄斑裂孔治疗中重要的是术前确定玻璃体视网膜交界面状态，其是决定手术方式的重要因素。

针对特发性黄斑裂孔，玻璃体切割术 + 内界膜剥离术可取得良好效果。剥除内界膜本身，一方面保证了彻底去除其上附着的收缩性组织，完全松解裂孔周围的切线方向牵引力，使裂孔趋向闭合；并且清除了色素细胞及纤维细胞增殖的支架防止视网膜前膜的产生，预防复发。Ⅰ期患者可暂不手术观察其发展情况。Ⅱ～Ⅳ期的患者进行手术治疗可防止裂孔继续扩大，并可使裂孔闭合，预防视网膜脱离。

【护理诊断和护理措施】

参见本章第六节"视网膜脱离患者的护理"。

（肖惠明　张　宇）

思 考 题

1. 糖尿病性视网膜病变的临床分期有哪些？

2. 视网膜脱离是如何定义和分类的？

3. 视网膜脱离患者术后采取治疗性顶压护理的依据和原理是什么？

4. 一位视网膜中央动脉阻塞的患者就诊，护士应如何配合急救治疗和护理？

URSING

第十一章

视神经疾病患者的护理

11章 数字内容

学习目标

知识目标：

1. 掌握视神经疾病患者的症状、体征、治疗要点、主要护理措施。

2. 熟悉视神经疾病的病因、发病机制、常见护理诊断或护理问题。

3. 了解视神经炎及前部缺血性视神经病变的分类。

能力目标：

1. 能判断视神经疾病患者的主要护理问题并提出相应措施。

2. 能通过护理干预帮助视神经疾病患者缓解疼痛、焦虑情绪。

素质目标：

1. 对患者有爱心、耐心，具有发现、分析、解决问题的能力。

2. 能够理解患者的心理特点，尊重、关爱患者。

陈女士,21 岁,因右眼视力下降半年,左眼视力下降 1 个月就诊。患者有系统性红斑狼疮病史 5 年,平时口服泼尼松片,病情得以控制,但未规律复查及治疗。右眼最初发病时伴眼球转动痛,表现为晨起时视野上方模糊不清,4 天内视力降至光感。

请思考:

1. 该患者可能的临床诊断和护理诊断是什么?

2. 护士应为患者提供哪些护理措施?

第一节　视神经炎患者的护理

累及视神经的各种炎性病变都可以称为视神经炎(optic neuritis),50 岁以下人群常因视神经炎导致急性视神经病变,是中、青年人群中发病率较高的致盲性视神经疾病,主要表现为急性或亚急性视力下降,可伴有眼眶痛和眼球转动痛、色觉损害、视野缺损。

根据病因可分为以下 3 种类型:特发性视神经炎、感染性和感染相关性视神经炎、自身免疫性视神经病以及其他无法归类的视神经炎。其中特发性视神经炎又可分为:特发性脱髓鞘性视神经炎(idiopathic demyelinating optic neuritis,IDON),亦称经典多发性硬化相关性视神经炎(multiple sclerosis related optic neuritis,MS-ON);视神经脊髓炎相关性视神经炎(neuromyelitis optica related optic neuritis,NMO-ON)以及其他中枢神经系统脱髓鞘疾病相关性视神经炎。

【病因和发病机制】

视神经炎的发病原因较为复杂,最常见的病因是特发性脱髓鞘性视神经炎。多数学者认为原发性脱髓鞘性疾病是遗传易感性和环境因素相互作用的结果。常见的感染相关性视神经炎的病因包括结核和梅毒感染,其他可能的原因有:

1. **多发性硬化(multiple sclerosis,MS)**　MS 是一种以中枢神经系统炎性脱髓鞘病变为主要特点的免疫介导性疾病。有约 30% 的此类患者在其病程中会出现视神经的炎性病变,15% 左右的 MS 患者以视神经炎为首发症状,其他症状随后才逐渐出现。多发性硬化的视神经纤维发生炎性脱髓鞘病变,常导致急性或亚急性的视力障碍,数周后视力虽可部分恢复,但由于复发,会导致视力随着复发逐次下降。

2. **维生素 B 缺乏**　B 族维生素的缺乏可引起双侧视神经炎,多见于嗜酒及营养不良者。维生素 B_1 缺乏会使体内碳水化合物的代谢发生紊乱,导致三羧酸循环障碍,造成体内丙酮酸积存过多,而丙酮酸易损害维持敏锐中心视力的乳头黄斑束纤维造成视神经损伤引发视神经炎。

3. **中毒**　对于嗜烟者特别是同时嗜酒或营养不良者,由于烟草中的氰化物可破坏血中的神经营养因子维生素 B_{12},从而可造成视神经的损害引发视神经炎,临床上将此种视神经炎称为烟毒性弱视。除烟草中氰化物中毒外,甲醇中毒是引起视神经损害的另一常见原因,多见于误饮工业用酒精而致中毒。甲醇在体内代谢时产生的甲醛或甲酸会严重损害视神经及视网膜神经节细胞,导致失明或严重视力障碍。此外,重金属如砷、铅、铊等中毒也可引起视神经损害。乙胺丁醇是临床一线抗结核药物,服用数月或数年后对视神经有毒性作用,出现中毒性视神经病变,表现为无痛性的视力下降,停药后可恢复部分视功能。

4. **感染**　局部和全身的感染因病原体蔓延、血行播散等途径直接侵犯视神经而导致感染性神经炎。①局部感染:眼内炎症、眶内炎症、口腔炎症、中耳和乳突炎以及颅内感染等,均可通过局部蔓延直接导致视神经炎。②全身感染:某些感染性疾病也可导致视神经炎,如:白喉(白喉杆菌)、猩红热（链球菌）、肺炎（肺炎球菌、葡萄球菌）、痢疾（伤寒杆菌）、结核（结核杆菌）、化脓性脑膜炎、脓毒血症等全身细菌感染性疾病，其病原体均可进入血液，在血液中生长繁殖，释放毒素，引起视神经炎症。病毒性疾病如流感、麻疹、腮腺炎、带状疱疹、水痘等以及莱姆病螺旋体、钩端螺旋体、梅毒螺旋体、弓形虫病、弓蛔虫病、球虫病等寄生虫感染，都可引起视神经炎。感染性视神经炎由于缺乏全身感染表现，所以容易在眼科首诊时被误诊为其他视神经病变，在诊断时需注意鉴别。

5. 自身免疫性疾病　如系统性红斑狼疮、Wegener 肉芽肿、贝赫切特综合征、干燥综合征、结节病等均可引起视神经的非特异性炎症。

除以上原因外，有少部分患者可能为 Leber 遗传性视神经病变，可用基因检测排除。

【护理评估】

（一）健康史

评估患者有无多发性硬化、感染、维生素 B 缺乏等病史，是否嗜烟嗜酒或营养不良，以及有无服用乙胺丁醇等药物。

（二）身体状况

视神经炎患者常见单侧眼发病，双眼同时发病者少见。

1. 症状　视力的急剧下降是视神经炎的常见表现，患者的视力多在 0.1 以下，随着炎症的反复发作，视力逐次下降。在发病后 1～2 周最为严重，患者常描述眼前有云雾遮挡，病情严重者甚至无光感。早期有前额部疼痛、眼痛及眼球深部痛，随后视力逐渐恢复，多数患者 1～3 个月视力恢复正常。除视力下降外，还可有色觉异常（表现为看到物体的色彩不如以前鲜明）和视野损害的改变，可伴有闪光感（表现为多个断裂的亮环）、眼眶痛，眼球转动时疼痛明显。有的患者在运动、热水浴等活动后自觉体温升高时，视力下降加重，此称为乌托夫征。

2. 体征　患眼瞳孔常散大，直接对光反射迟钝或消失，间接对光反射存在。相对性传入性瞳孔反应障碍（relative afferent pupilary defect, RAPD）是单眼视神经病变最可靠的客观检查，是由于双眼视觉信号传入不对称导致。主要表现为当用光线照射患眼时，双侧瞳孔均扩大；照射正常眼时，双侧瞳孔均收缩。患眼相对于正常眼对光反应迟钝，光照后瞳孔微弱收缩之后才散大。早期眼底检查可见视盘轻度充血，边界模糊，随着病情发展，视盘充血较前明显并且充血范围扩大，边界极度模糊；晚期视盘可出现继发性萎缩，呈灰白色，边界不清，视网膜中央动脉变细。

（三）辅助检查

1. 视野检查　可见巨大致密的中心暗点，部分患者出现周边视野向心性缩小，主要以红绿色觉改变为主，严重者视野全盲。

2. 视觉诱发电位检查　可有 P100 波潜伏期延长，振幅降低。

3. 磁共振成像检查　急性视神经炎进行磁共振成像检查可见特征性表现有利于视神经炎的早期诊断。

4. OCT 检查　OCT 检查可以用于评价视神经功能，对视网膜神经纤维层厚度及黄斑区各层视网膜厚度进行测定以观察视网膜、黄斑是否发生结构改变，有助于早期诊断视神经炎。

5. 血液检查　病毒感染时白细胞增高、C 反应蛋白增高。

（四）心理 - 社会状况

视神经炎的病因复杂，大多病因不明。急性或亚急性的视力下降为常见症状，短期内可降至黑矇，且伴有前额及眼部疼痛和压迫感，对患者的工作、生活、心理均可产生很大的影响。因此，护士应注意评估患者及其家属的心理及情绪状况，了解患者是否有焦虑、悲伤和紧张等心理表现。

【治疗要点】

1. 去除原发病因　积极寻找病因，针对病因进行治疗。如戒烟、戒酒、停止哺乳、停止应用引起视神经炎的药物,治疗原发疾病等。

2. 糖皮质激素及抗菌药物治疗　治疗初期给予全身大剂量糖皮质激素,治疗有效后可逐渐减量。根据病情静脉治疗可改为口服,一般疗程维持在大约 2 个月。有感染者应用抗菌药物进行联合治疗。

3. 神经营养药物　可给予维生素 B 类、ATP、辅酶 A、肌苷等营养神经的药物辅助支持治疗。缺乏维生素 D 会导致视盘周围神经纤维层增厚,影响后期视力的恢复,维生素 D 对女性的神经还可以起到保护的作用,因此要注意维生素 D 的补充。

4. 改善微循环　运用血管扩张药及活血化瘀药进行治疗,如烟酸、复方丹参等,可改善视神经缺血、缺氧状况,对视神经纤维功能的恢复起到积极的作用。

5. 激素治疗　视神经炎急性发作时,临床常使用甲泼尼龙激素冲击治疗作为主要的治疗手段。在进行激素冲击治疗时,须同时给予保胃药。

【护理诊断和护理措施】

常见护理诊断/护理问题	护理措施	措施依据
有外伤的危险	1. 患者在入院时,做好环境介绍,指导生活设施的使用方法等	帮助患者熟悉环境,避免患者因环境陌生发生意外
	2. 提供充足的照明,夜间使用柔和的灯光;把障碍物从患者经常走动的区域移开	为患者提供安全的活动场所,防止患者因视力不佳撞倒障碍物跌倒
	3. 指导非住院患者评估、改善工作和居住环境,注意自我防护	将可能引发外伤的环境风险降到最低
感知觉紊乱:视力下降	1. 密切观察视力的变化,监测视野的改变,如有异常及时通知医生	视力发生改变说明病情可能发生变化,须尽早干预,阻止病情进一步发展
	2. 视力受损严重者,护士应加强巡视,协助做好生活护理,并建议家属陪护	视神经疾病患者多视力不佳,护士加强巡视和家属陪护可避免患者因起床活动等引发跌倒等意外伤害
	3. 指导患者学习如何在视野较小的状况下进行日常活动,掌握转头或者转体等扩大视野的方法	对患者采取预防性的保护措施,帮助患者尽快适应较小视野下的日常生活,减少因视野缩小给自身带来的不便
急性疼痛	1. 向患者解释疼痛的原因及疾病过程,及时评估疼痛的部位及程度	患者了解自身疼痛原因和疾病过程后焦虑、恐惧等不良情绪将得到缓解
	2. 叮嘱患者放松眼部,尽可能减少眼球活动	视神经鞘膜与眼外肌肌腱密切相连,眼球活动时,邻近的三叉神经末梢受刺激会引起眼球疼痛
焦虑或恐惧	1. 认真听取患者主诉,帮助其树立疾病康复的信心	患者平稳的情绪可以提高治疗的依从性
	2. 引导患者说出焦虑的心理感受	患者主动表达自身心理感受,有利于不良情绪的疏导
	3. 指导患者掌握自我心理调整的方法,如同病友谈心,听广播;必要时给予放松训练,例如呼吸法、音乐疗法等	患者进行自我心理调整,可以缓和焦虑或恐惧的负面情绪,有助于疾病的康复和治疗依从性的提高
	4. 对于激素使用者,认真介绍使用激素的必要性、可能产生的副作用及应对方法等	引导患者尽快接受因使用激素导致的形象改变,避免患者因与用药前相差较大的样貌变化而导致焦虑、恐惧
	5. 做好生活照护和安全宣教,并使其尽快适应低视力的生活	帮助患者尽快适应低视力,减少心理抗拒与焦虑或恐惧情绪

常见护理诊断／护理问题	护理措施	措施依据
知识缺乏	1. 告知患者视神经炎急性期转慢性期的注意事项：①避免在炎热天气下进行户外活动、避免进行桑拿、泡温泉等会使体温升高明显的活动；②急性期避免进行疫苗接种	体温升高会引发乌托夫征，造成视力下降加重；急性期接种疫苗可能导致不良反应的发生
	2. 叮嘱患者不可随意停药或调整剂量	随意增减药量或停药会影响治疗效果及治疗方案的制定
	3. 戒烟戒酒，请家属进行监督，多食富含钙质、蛋白质、维生素的食物，特别注意 B 族维生素的补充	预防酒精中毒或代谢紊乱引发的视神经损害
	4. 告知患者有病毒感染或患有免疫系统疾病时须定期进行眼部检查，预防视神经疾病的发生	病毒感染、免疫系统疾病会导致本病的发生，监测眼部的健康状况可以及时发现病情并及时治疗
	5. 告知患者一旦发生视力急剧下降，尽快就医、积极治疗	视力的急剧下降是本病常见的临床表现，及时就诊进行积极治疗可以改善预后情况
	6. 鼓励患者加强身心锻炼，增强体质	免疫力差，体质弱的患者视功能会较其他患者更易变差
	7. 眼部卫生指导 告知患者注意眼部卫生，勿用手揉眼；洗澡、洗脸时避免脏水入眼；注意劳逸结合，避免过度用眼	不良的眼部卫生习惯会造成眼部感染，进一步加重病情，不利于疾病的康复

知 识 拓 展

Leber 遗传性视神经病变

Leber 遗传性视神经病变（Leber hereditary optic neuropathy, LHON）是一种由线粒体 DNA 突变所引起的母系遗传性视神经萎缩，主要临床表现为双眼先后发生的无痛性视力突然急剧下降，疾病早期视盘充血、毛细血管扩张，进展至后期视神经萎缩，目前治疗方法有限且预后不良。由于该病遵循母系遗传规律，即女性患者子女可能发病，因此女性患者及女性致病突变携带者应进行产前遗传咨询和检测。

第二节　前部缺血性视神经病变患者的护理

前部缺血性视神经病变（anterior ischemic optic neuropathy, AION）是由于供应视盘筛板前区及筛板区的睫状后短动脉循环发生缺血，导致视盘局部梗死，是一组引起视功能严重损伤的常见视神经疾病。它是以突然视力减退、视盘水肿及特征性视野缺损（与生理盲点相连的扇形缺损）为特点的一组综合征。

【病因与发病机制】

前部缺血性视神经病变根据病因可分为非动脉炎性前部缺血性视神经病变（non-arteritic anterior ischemic optic neuropathy, NAION）和动脉炎性前部缺血性视神经病变（arteritic anterior ischemic optic neuropathy, AAION）两种。前者又称动脉硬化症，是最为常见的类型，以 40～60 岁中年人多见。糖尿病、高血压、高血脂等是发病的危险因素。相对的夜间性低血压也与 NA-AION 有一定相关性，特别是服用高血压药物的患者中，大约 25%～40% 的患者为双眼发病。后者主要为颞侧动脉炎，又称巨细胞动脉炎（giant cell arteritis，GCA）所致的缺血性视神经病变，常见于 70～80 岁老人，其视力减退、视盘水肿较前者更明显。

可能的病因有：

1. 血管退行性病变　如高血压、高脂血症、动脉硬化、糖尿病。

2. 血成分黏稠度增加　如红细胞增多症、白血病、贫血。

3. 眼部血流低灌注　如全身低血压，颈动脉或动脉狭窄、急性失血，眼压增高。

【护理评估】

（一）健康史

评估患者有无急性大出血病史，有无贫血以及其他血管性疾病。

（二）身体状况

本病在 45 岁以上多发，双眼可同时发病，亦可先后发病。常起病突然，患者能准确记得发病日期。起病初期为单眼发病，数周至数年后可累及另侧眼。主要症状为突发无痛、非进行性的视力减退。眼球胀痛或眼球转动痛本病少见。眼底检查早期可见视盘多呈局限性灰白色水肿，病灶可有视盘周围的线状出血，后期出现视网膜神经纤维层缺损。动脉炎性视神经病变由于累及颞动脉，可出现局限性或弥漫性头痛、头皮痛、下颌痛等症状。

（三）辅助检查

1. 视野检查　视野缺损常表现为与生理盲点相连的弓形或扇形暗点，与视盘病灶相对应。

2. FFA 检查　早期可见视盘区域性低荧光、充盈延缓或是缺损。后期可见病变区荧光素渗漏，视神经萎缩则视盘呈低荧光。

3. OCT 检查　可清晰显示神经纤维层的改变，早期视盘水肿，晚期可见视盘萎缩。

（四）心理 - 社会状况

多数患者担心预后不好，故常感到焦虑、悲观。应注意评估患者的年龄、性别、职业、性格特征、对本病的认知程度等。

【治疗要点】

目前尚无有效的治疗，为避免视神经减压术造成患者视力丧失，故不能进行手术治疗，可针对病因采取中西医综合治疗，改善眼部动脉灌注。

1. 复方樟柳碱治疗　国内多主张采用复方樟柳碱局部注射治疗。复方樟柳碱有利于维持血管紧张度，恢复血管的收缩功能，促进侧支循环的建立。

2. 神经营养药物　如维生素 B 类、ATP、辅酶 A、肌苷等药物用于营养神经进行辅助支持治疗。

3. 改善微循环　为改善眼部血管低灌注的情况，可应用血管扩张药及活血化瘀药，如 B 族维生素、复方丹参等。

4. 控制原发疾病　针对糖尿病、高血压、高血脂、动脉硬化等机体原发疾病，积极治疗、控制病情。

【护理诊断和护理措施】

常见护理诊断 / 护理问题	护理措施	措施的依据
有外伤的危险	参见本章第一节"视神经炎患者的护理"	参见本章第一节"视神经炎患者的护理"
感知觉紊乱：视力下降	1. 密切观察视力的变化，监测视野的改变，如有异常及时通知医生	视力发生改变说明病情可能发生变化，须尽早干预，阻止病情进一步发展
	2. 指导患者学习如何在视野较小的状况下进行日常活动，掌握转头或者转体等扩大视野的方法	对患者采取预防性的保护措施，帮助患者尽快适应较小视野下的日常生活，减少因视野缩小给自身带来的不便

续表

常见护理诊断/ 护理问题	护理措施	措施的依据
持续性悲伤	1. 介绍疾病的治疗方法和治疗效果,使患者了解疾病的转归	患者掌握疾病相关知识有利于树立战胜疾病的信心,从而缓和患者的悲伤情绪
	2. 主动了解和观察患者的各种需求,认真听取主诉,鼓励患者间相互沟通交流	通过诉说需求以及病友间的交流沟通可以疏导患者的悲伤情绪
焦虑或恐惧	参见本章第一节"视神经炎患者的护理"	参见本章第一节"视神经炎患者的护理"
知识缺乏	1. 向患者介绍疾病的发病原因及预防措施	糖尿病、高血压是本病发病的危险因素,患者将血糖、血压维持在稳定水平可以避免此病的发生
	2. 告知患者遵医嘱用药的重要性,不可随意停药或调整剂量;观察用药后效果。应用复方樟柳碱局部注射治疗者,应做好穿刺点护理;如果出现皮下出血,立即冷敷,24小时后可热敷	随意停药或调整剂量导致血糖、血压控制不佳会导致病情加重。复方樟柳碱进行局部注射后可能发生皮下出血,穿刺点进行冷热敷,可以促进药物吸收、缓解疼痛
	3. 叮嘱患者须定期进行眼部检查	长期的高血压、糖尿病会影响眼部的动静脉循环,导致眼底病变
	4. 定期监测并稳定控制血糖、血压、血脂等,适度锻炼,提高机体免疫力	糖尿病患者血糖控制不佳会导致视网膜病变,高血压会压迫眼底动静脉并且导致眼底动脉硬化,进一步加重视力下降
	5. 增加与年龄较大患者的沟通频率,并利用视频、发放宣教手册等方式提高患者对疾病的认识	年老患者的记忆力及对疾病相关知识的掌握程度较差,增加宣教的频率有助于提高年老患者对疾病的认知

知 识 拓 展

颞浅动脉旁注射

颞浅动脉旁注射,是眼科的一种用药方法,基本是护士执行。药物注射至翼点(太阳穴),渗透进入脑膜中动脉,然后通过与眶内小交通动脉进入眼动脉系统,发挥药理作用。它具有药物剂量低、疗效好、操作简单安全、局部损伤小、可多个疗程注射等优点。

注射成功的关键要点之一是注射点定位,有眼科专科护士自创"颞浅动脉旁穴位注射定点装置",通过注射孔等距间隔注射,避免了重复注射、产生硬结的问题,使药物吸收好、疼痛少。

(常　健)

思 考 题

1. 视神经炎的临床表现有哪些?
2. 如何对视神经炎患者进行眼部卫生指导?
3. 视神经炎急性期有哪些注意事项?
4. 前部缺血性视神经疾病可能的病因包括哪些?
5. 如何对使用激素的患者进行药物宣教?

URSING

第十二章

屈光不正患者和老视的护理

12章 数字内容

学 习 目 标

- 知识目标：
  1. 掌握眼的屈光、调节、集合的相关定义；近视的病因及发病机制、分类方法、身体状况评估、治疗要点、护理诊断和护理措施；远视、散光、老视的治疗要点和护理措施。
  2. 熟悉远视、散光的分类、身体状况评估；老视的身体状况评估；青少年近视防控的措施。
  3. 了解远视、散光、老视的病因及发病机制。
- 能力目标：
  1. 能为屈光不正的患者进行身体状况的评估。
  2. 能为近视患者做出护理诊断，并制定相应的护理措施。
  3. 能为青少年群体进行近视防控的健康教育。
- 素质目标：
  培养学生思考问题、分析问题的能力，根据各种类型屈光不正和老视患者的特点，从生理、心理、社会等方面给予患者支持与照护。

患者,女性,11岁,自述近3个月来视远物模糊,长时间用眼后出现眼干,家属说患者近一年一直用IPAD看电视、视频,喜欢用手揉眼睛。检查:右眼视力0.4,左眼视力0.3,眼部检查未见异常。

请思考:

1. 该患者有可能存在的临床诊断和护理诊断是什么?

2. 护士应该为患者提供哪些相应的护理措施?

眼球是一个精密的复合光学系统,光线进入眼内,通过各屈光间质后发生折射,在视网膜上形成一个倒立缩小实像的生理功能称为屈光。若平行光线不能聚焦于黄斑中心凹处,则形成的像不清晰,此时的屈光状态为非正视状态,称为屈光不正。屈光不正包括近视、远视和散光。正视眼的临床屈光度标准为$-0.25D \sim +0.50D$,偏离此范围的屈光状态即为屈光不正。

眼睛视近物时,在产生屈光功能的同时还会伴有调节和集合。调节是指人眼看近物时,通过增加晶状体的曲率而使光线汇聚在视网膜的过程。在眼调节静止时,外界平行光线通过眼的屈光系统后,聚焦在视网膜黄斑中心凹处,这种屈光状态称为正视,此种眼球称为正视眼。正视眼视远处目标时,睫状肌处于松弛状态,晶状体悬韧带保持一定的张力,晶状体在悬韧带的牵引下,其形状相对扁平;当视近处目标时,环形睫状肌收缩,睫状冠所形成的环缩小晶状体悬韧带松弛,晶状体由于弹性而变凸。眼产生调节的同时会引起双眼内转,该现象称为集合。调节越大,集合越大,调节和集合是一个联动的过程,两者保持协同关系。

眼在调节放松(静止)状态下所能看清的最远一点称为远点,眼在极度(最大)调节时所能看清的最近一点称为近点,远点与近点的间距为调节范围。眼所能产生的最大调节力称为调节幅度。调节幅度与年龄密切相关,儿童青少年调节幅度大,随着年龄的增长逐渐减小而出现老视。

第一节 近视患者的护理

近视(myopia)是指在眼调节静止状态下,外界平行光线经过眼的屈光系统后,聚焦于视网膜之前的一种屈光状态,近视患者远点移近(图12-1)。

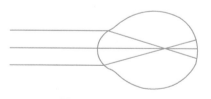

图12-1 近视眼

【病因和发病机制】

近视的病因比较复杂,确切的原因仍未完全明确,一般认为是一个多因素作用的结果,主要与遗传和环境两大因素有关,营养失调、微量元素缺乏等也影响近视的发展。

1. 遗传因素 遗传在高度近视和病理性近视中多见,可通过常染色体显性遗传、常染色体隐性遗传和X-连锁遗传方式传递给后代;对于高度近视,尤其是病理性近视者,遗传因素的作用更为明显。一般认为病理性近视为常染色体隐性遗传,单纯性近视为多基因遗传。

2. 环境因素 以下环境因素和近视的发生发展有关:

(1)形觉剥夺:在照明不足、字迹模糊不清时,外界物体在视网膜上的成像不清,容易造成近视。

(2)离焦点:当外界物体成像于黄斑之后,容易促使眼轴变长,导致近视的产生,如验光配镜过矫。

Note:

（3）空间限制：长时间的近距离阅读、工作等，易导致近视的发生。

（4）调节功能紊乱和衰退：也可导致近视的发生。

【近视分类】

1. 根据功能分类

（1）单纯性近视：多起自青春期，且随发育停止而渐趋稳定。主要特点：远距视物模糊，近距视力好，近视度数一般在 −6.00D 以内，进展缓慢。眼底一般无病理性改变，用适当的镜片可将视力矫正至正常。

（2）病理性近视：幼年即开始，持续进行性加深且发展快，成年后仍在进展，一般近视度数高于 −6.00D，多数人高于 −10.00D。主要特点：远视力差，伴有夜间视力差、飞蚊症、闪光感等。眼轴明显延长，眼底出现一系列病理变化，如豹纹状眼底、漆裂纹、视网膜变性等。远视力矫正常低于 1.0。

2. 根据屈光成分分类

（1）屈光性近视：主要由于角膜或晶状体曲率过大，眼的屈光力超出正常范围，而眼轴在正常范围。

（2）轴性近视：眼轴长度超出正常范围，角膜和晶状体曲率在正常范围。

3. 根据近视程度分类

（1）轻度近视：≤−3.00D。

（2）中度近视：−3.25D～−6.00D。

（3）高度近视：>−6.00D。

4. 根据调节作用参与分类

（1）假性近视：由于持续性调节痉挛，使正视眼或远视眼表现出一时性的近视现象，用睫状肌麻痹剂散瞳后检查，近视消失，呈现为正视或远视，常是近视发生、发展的初期阶段。

（2）真性近视：指散瞳后，近视屈光度数未降低或降低度数 <0.50D。

（3）混合性近视：指散瞳后检查，近视屈光度数降低超过 0.50D，但未恢复为正视。

【护理评估】

（一）健康史

询问患者有无近视家族史，平时用眼卫生情况，近视发生的时间及进展程度，是否经过验光，有无配戴眼镜，以及戴镜视力和舒适度。

（二）身体状况

1. 视力降低　远视力降低，近视力正常，近视度数越高远视力越差。近视患者为了提高远视力常常习惯性眯眼和皱眉以产生针孔效应。

2. 视疲劳　过度用眼的近视眼者可出现眼干、异物感、伴眼皮沉重、眼痛、头痛等现象，常见于屈光参差、过度用眼或全身状况不佳时。

3. 眼位偏斜　多表现为外隐斜或外斜视，是由于视近时不用调节或少用调节，导致集合功能相应减弱，发生眼位的变化。

4. 飞蚊症　由于玻璃体液化、混浊而导致飞蚊症。

5. 眼球突出　眼球前后径变长，使眼球向前突出，多见于高度近视眼。

6. 眼底改变　主要见于高度近视，由于眼轴的延长所致，眼轴越长，眼底病变范围越广，程度越重。表现为后巩膜葡萄肿；豹纹状眼底、弧形斑；黄斑部色素紊乱、变性、萎缩、出血；周边视网膜变性，常见有格子样变性、囊样变性等；若出现视网膜裂孔，可致视网膜脱离。

7. 并发症　常见视网膜脱离、青光眼、白内障等。

（三）辅助检查

1．视力检查　包括远视力、近视力检查。

2．裂隙灯检查、眼底检查、眼压测量等。

3．医学验光　包括客观验光法和主觉验光法。常用的客观验光法包括检影法、自动验光仪法。常用的主觉验光法包括插片验光法、雾视法、红绿双色法、散光表法和交叉柱镜法。综合验光仪的应用使验光更准确和方便。验光的目的不仅仅是为了看得清楚，更重要的是要获得持久舒适的用眼，即要采用医学验光，其核心是双眼单视功能。

4．角膜厚度测量、角膜地形图、角膜曲率计、眼轴长度测量等。

（四）心理 - 社会状况

评估患者年龄、受教育的水平，学习、生活和工作环境，对近视的认识程度，家庭经济状况等。

【治疗要点】

近视治疗方法包括配戴框架眼镜、角膜接触镜、药物治疗及屈光手术等。

1．**框架眼镜**　是矫正近视最常用的光学矫正器具，镜片为凹透镜，使用安全、简便且经济，矫正近视的度数原则上以矫正视力达到 1.0 的最低度数为准。

2．**角膜接触镜**　亦称隐形眼镜，不仅可用于严重屈光参差无法耐受普通框架眼镜患者的配戴，而且无棱镜效应，视野较大，特别适合于高度近视及不适合配戴框架眼镜的特殊职业者。

3．**对于假性近视**　只需使用睫状肌麻痹剂松弛调节即可达到矫治目的，常用睫状肌麻痹剂有 1% 阿托品滴眼液和 0.5% 托品卡胺滴眼液。

4．**屈光手术**　包括角膜屈光手术、晶状体屈光手术和巩膜屈光手术三种，近视屈光矫正手术主要是针对角膜进行矫治。准分子激光屈光矫正手术是通过准分子激光对角膜表面进行切削，改变角膜表面曲率，达到矫正近视作用。包括准分子激光角膜表面切削术（photorefractive keratectomy，PRK）、乙醇法准分子激光上皮瓣下角膜磨镶术（laser subepithelial keratomy，LASEK）、机械法准分子激光上皮瓣下角膜磨镶术（epipolis laser in situ keratomileusis，Epi-LASIK）、激光法准分子激光上皮瓣下角膜磨镶术（transepithelial photorefractive keratectomy，PRK）。近几年飞秒激光的应用使 LASIK 角膜瓣的制作更安全，且角膜瓣厚薄更均匀，疗效更佳。飞秒激光小切口基质透镜取出术（femtosecond laser small incision lenticule extraction，SMILE）只有一个 2mm 的手术切口，几乎保留了完整的前弹力层，手术更加微创。对于近视度数深、角膜厚度薄不适合激光矫正的患者，可考虑有晶状体眼人工晶状体植入手术。

知 识 拓 展

有晶状体眼人工晶状体植入术

有晶状体眼人工晶状体植入术（phakic intraocular lens，PIOL）是指在保留自然晶状体的情况下，在前房或后房植入正度数或负度数人工晶状体来矫正高度远视或近视的手术方式。根据人工晶状体植入位置的差异，可分为前房型和后房型 PIOL。其中前房型又可分为前房角支撑型和虹膜固定型两种。PIOL 一般适用于近视度数较高、不愿意戴眼镜但又不适合激光角膜屈光手术者。

5．**控制近视进展的方法**　①光学镜片控制：包括角膜塑形镜（OK 镜）、透气硬性隐形眼镜（RGP）和渐进多焦镜。其中 OK 镜控制近视进展作用效果较好，但有严格的适应证。渐进多焦镜仅对内隐斜的近视患者有效，对外隐斜患者不仅不能控制近视进展，还可能促使外斜加重。②药物控制：包括阿托品、消旋山莨菪碱、哌仑西平等，临床已证实阿托品可有效控制近视进展，高浓度的阿托品副作用比较大，0.01% 阿托品可有效控制近视进展且副作用较小。其他药物尚属于临床实验中。③手术控制：后巩膜加固术，主要应用于病理性近视患者。

【护理诊断和护理措施】

常见护理诊断 / 护理问题	护理措施	措施的依据
感知觉紊乱：视力下降	向患者及其家属解释近视可导致视力下降，需要戴眼镜等治疗	使其主动进行近视矫正
舒适受损	1. 评估影响患者舒适度的个体及环境因素	及时处理各类不适症状
	2. 向患者解释眼酸胀不适等症状与近视引起的视疲劳有关，需要减少用眼、戴眼镜等治疗	减少刺激，改善不适症状
知识缺乏	1. 向患者讲解近视发生的原因，控制近视进展的方法和治疗措施	使患者主动治疗，顺利配合完成手术
	2. 养成良好的用眼卫生习惯，坐姿端正，少看电视，少玩电脑游戏，增加户外活动时间	减少诱因，预防近视
	3. 向患者讲解眼镜和角膜接触镜的护理和保养，如果眼部有炎症时应停戴角膜接触镜，同时到医院进行检查治疗	正确戴镜，避免发生眼部感染等并发症
	4. 定期检查，青少年一般 6 个月检查一次	青少年近视容易进展，须及时发现视力和屈光度改变，及时调整眼镜度数
	5. 告知高度近视患者定期检查眼底	及时发现眼底病理性改变，早期干预，避免发生严重后果

第二节　远视患者的护理

远视（hyperopia）是指在眼调节静止状态下，外界平行光线经过眼的屈光系统后，聚焦于视网膜之后的一种屈光状态，远视患者远点位于视网膜之后（图 12-2）。

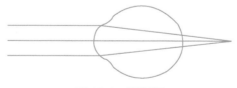

图 12-2　远视眼

【病因和发病机制】

远视主要由眼球的眼轴相对较短或眼球屈光成分的屈光力较弱所致，可以是生理性，如婴幼儿时期多为远视，也可以由后天眼部病变所致，如无晶状体眼等。眼轴越短，远视程度就越高。一般眼轴较正常每短 1mm，约产生 3.00D 的远视。

【远视分类】

1. 按屈光成分分类

（1）轴性远视：由于眼轴相对较短所致的远视，是形成远视的最常见原因。新生儿眼球小，眼轴短，几乎都是远视眼，故婴幼儿的远视眼可认为是生理性的。随着发育，眼轴逐渐延长，到成年多变为正视,这种变化过程称为正视化。如果发育受到影响,正视化过程不充分时,眼轴不能到达正常长度,即成为轴性远视眼。

(2)屈光性远视:①曲率性远视:由于眼球屈光成分表面的弯曲度变小、屈光力下降所致,常由角膜引起,如先天性扁平角膜、外伤或角膜疾病所致角膜变平等。②屈光指数性远视:指眼球屈光介质成分的屈光指数发生变化导致的远视,主要由晶状体变化引起,如老年时的生理性变化等。③屈光成分缺如:晶状体向后脱位或无晶状体眼表现为高度远视状态。

2. 按远视程度分类

(1)轻度远视眼:≤+3.00D。

(2)中度远视眼:+3.25D～+5.00D。

(3)高度远视眼:>+5.00D。

3. 按调节状态分类

(1)隐性远视:指在未行睫状肌麻痹验光中不会发现的远视,这部分远视为调节所掩盖。使用睫状肌麻痹剂可以暴露这部分远视。

(2)显性远视:指在未行睫状肌麻痹验光中可以表现出来的远视。

(3)全远视:指总的远视量,即显性远视与隐性远视的总和,是睫状肌麻痹状态下所能接受的最大正镜的度数。

(4)绝对性远视:指调节所无法代偿的远视,即超出调节幅度范围的远视,只能通过镜片矫正。绝对远视等于常规验光过程中矫正至正视的最小正镜的度数。

(5)随意性远视:指由自身调节所掩盖的远视,但在未行睫状肌麻痹验光过程中可以被发现的远视,即显性远视与绝对远视之差值。

【护理评估】

(一)健康史

询问患者有无远视家族史,发现远视的年龄及程度,有无视疲劳及伴有弱视,是否经过验光,有无配戴眼镜,以及戴镜视力和舒适度。

(二)身体状况

1. 视力下降　远视力和近视力均降低,远视程度的轻重与裸眼视力的好坏密切相关。

(1)轻度远视:在青少年时期,由于眼调节力的代偿,远近视力均可正常。在中年人由于眼调节力减弱,远视力与近视力均可下降。

(2)中度远视:年龄小时,远视力可能尚佳,近视力多有异常。随年龄增大,眼调节力下降,远近视力均减退。

(3)高度远视:远视力和近视力均差,常伴有弱视,应早期发现、及时矫正治疗。

2. 视疲劳　远视患者为了获得清晰的视力需经常运用调节功能,视近时,除了正常的视近调节外,还要增加矫正远视的调节力,容易引起视疲劳。儿童调节功能强,较少引起视疲劳,成年人的调节能力下降,容易出现视疲劳症状。常表现为视物模糊,眼球沉重、酸胀感,眼眶和眉弓部胀痛,甚至恶心呕吐,稍事休息症状减轻或消失。中度以上的远视眼,则只有在高度使用调节力后,方能勉强看清远近目标,因此,上述症状甚为显著。

3. 眼位偏斜　多表现为内隐斜或内斜视。因为远视眼患者视远时就开始使用调节,而视近时使用更多的调节,造成调节与集合联动关系的失调,导致调节性内斜视。如果内斜视持续存在,就会出现斜视性弱视。

4. 屈光性弱视　一般发生在高度远视且未在6岁前给予适当治疗的儿童。可以通过检查及早发现并完全矫正,同时给予适当的视觉训练可以达到良好的治疗效果。

5. 眼底改变　轻度远视眼的眼底是正常的。中度以上的远视眼,眼底可表现视盘较小,色泽潮

Note:

红,边缘模糊稍有隆起,颇似视乳头炎,但矫正视力尚好,视野无改变,眼底长期无变化,故称为假性视乳头炎。

6. 并发症 远视眼眼轴多偏短,常伴有前房浅、房角窄,容易发生闭角型青光眼。

（三）辅助检查

1. 验光 包括客观验光法和主觉验光法,可以确定远视及其度数。

2. 角膜曲率计 主要是用于测定角膜前表面的弯曲度,通过测定角膜中央两条主要子午线上的屈光力来确定角膜散光的轴位和度数。

（四）心理 - 社会状况

评估患者年龄,受教育的水平,学习、生活和工作环境。对远视的认识程度。

【治疗要点】

轻度远视并无症状和体征者不需要矫正,但要进行随访观察。患者一旦出现视疲劳、视力障碍或内斜视等症状体征,就需要给予一定度数的镜片矫正。远视矫正方法包括框架眼镜、角膜接触镜、屈光手术等。框架眼镜是矫正远视最常用的方法,镜片为凸透镜,使用安全、简便且经济。对于严重屈光参差患者,如单眼无晶状体眼,角膜接触镜是较好的选择。

【护理诊断和护理措施】

常见护理诊断 / 护理问题	护理措施	措施的依据
感知觉紊乱:视力下降	1. 向患者及其家属解释远视可导致视力下降、弱视,需要戴眼镜等治疗	使其主动配合进行远视治疗,戴合适的眼镜
	2. 在矫正远视的同时还应对存在的弱视进行治疗,对于单眼弱视者应进行遮盖好眼治疗	儿童高度远视常伴有弱视
舒适受损	1. 评估影响患者舒适度的个体及环境因素	及时处理各类不适症状
	2. 向患者解释眼酸胀、头痛与远视引起的视疲劳有关,需要戴眼镜等治疗	有助于减轻患者不适症状
知识缺乏	1. 向患者讲解本病的特点,远视多为先天性,高度远视多伴有弱视	提高患者及家属对本病的认识,儿童弱视应尽早治疗
	2. 向患者讲解眼镜和角膜接触镜的护理和保养,如果眼部有炎症时应停戴角膜接触镜,同时到医院进行检查治疗	正确戴镜,减少眼部感染等并发症的发生
	3. 定期检查,青少年一般 3～6 个月检查一次	在治疗过程中,远视度数和视力可发生改变。可及时发现视力和屈光度改变,及时调整眼镜度数

知 识 拓 展

远视验光配镜

远视的验光配镜原则是在睫状肌麻痹的条件下验光配以凸镜片矫正屈光不正的度数,这对幼儿及青少年尤为必要。凡在睫状肌麻痹条件下作散瞳检影,则矫正镜片应较实际测得的度数略低,以适应睫状肌的生理性张力。至于减低程度的多少,并无固定的规律,比较合理的办法是,根据隐性远视度数,再加上 1/4 的隐性远视度数,作为矫正的标准。但具体的病例应当具体分析。

第三节 散光患者的护理

散光（astigmatism）是指由于眼球在不同子午线上屈光力不同,平行光线经过该眼球屈光系统后不能形成一个焦点的一种屈光状态。

【病因和发病机制】

散光是由屈光间质的表面曲率不对称造成的,主要是角膜前表面。最初多数是顺规散光,随着年龄增大,到老年时可能转为逆规散光。散光包括角膜散光、晶状体散光和眼底散光,其中又以角膜散光最为重要,在生理状态下,晶状体散光可以起到中和角膜散光的作用。不规则散光主要由于角膜屈光面凹凸不平所致,如角膜瘢痕、圆锥角膜、翼状胬肉等。

【散光分类】

根据屈光径线的位置关系分为规则散光和不规则散光。

1. 规则散光 角膜和晶状体表面的曲率不等,但有一定规律,存在最强和最弱的互相垂直的两条主子午线,光线通过这两条主子午线,形成互相垂直的前后两条焦线,这种散光称为规则散光,可用柱镜进行矫正。

规则散光根据两条主子午线聚焦点与视网膜的位置关系分为五种类型散光(图12-3):

(1)单纯近视散光:一条主子午线聚焦在视网膜上,另一条主子午线聚焦在视网膜之前。

(2)单纯远视散光:一条主子午线聚焦在视网膜上,另一条主子午线聚焦在视网膜之后。

(3)复合近视散光:两条主子午线均聚焦在视网膜之前,但聚焦位置前后不同。

(4)复合远视散光:两条主子午线均聚焦在视网膜之后,但聚焦位置前后不同。

(5)混合散光:一条主子午线聚焦在视网膜之前,另一条主子午线聚焦在视网膜之后。

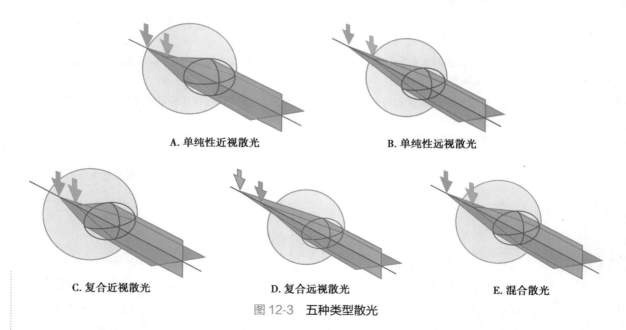

A. 单纯性近视散光　　B. 单纯性远视散光

C. 复合近视散光　　D. 复合远视散光　　E. 混合散光

图12-3 五种类型散光

规则散光又可分为顺规散光、逆规散光和斜轴散光。最大屈光力主子午线在 90°±30° 位置的散光成为顺规散光,最大屈光力主子午线在 150°～180°、180°～30° 位置的散光成为逆规散光,其余为斜轴散光。

Note:

2. 不规则散光 眼球屈光系统的屈光面不光滑，不同子午线的屈光力不相同，或者同一子午线上不同部位的屈光力也不同，没有规律可循，不能形成前后两条焦线，也不能用柱镜片矫正。

【护理评估】

（一）健康史

询问患者有无视疲劳、视物模糊，是否经过验光，有无配戴眼镜，以及戴镜视力和舒适度。

（二）身体状况

1. 视力减退 其程度由于散光性质、屈光度高低及轴的方向等因素有较大差异，属于生理范围的散光通常对远近视力无影响，高度数散光，多由于合并弱视或其他异常，视力较差，并难以获得良好的矫正视力。

2. 视疲劳 较轻度散光患者为了提高视力，往往利用改变调节、眯眼等方法进行自我矫正，持续的调节紧张和努力易引起视疲劳。高度散光眼由于主观努力无法提高视力，视疲劳症状反而不明显。

（三）辅助检查

1. 验光 包括客观验光法和主觉验光法，可以确定散光轴向及度数。

2. 角膜曲率计 主要是用于测定角膜前表面的弯曲度，通过测定角膜中央两条主要子午线上的屈光力来确定角膜散光的轴位和度数。

3. 角膜地形图 可精确测定角膜前表面各点的屈光度，较角膜曲率计更全面反映角膜前表面屈光状态，尤其对于圆锥角膜等不规则散光可精确测定。

（四）心理 - 社会状况

评估患者年龄、受教育的水平，学习、生活和工作环境，对散光的认识程度。

【治疗要点】

矫正方法包括框架眼镜、角膜接触镜和屈光手术，以框架眼镜最为常用。轻度散光，如果无视疲劳和视力下降，不需矫正；若出现视疲劳或影响视力，虽然散光度数轻，也应予以矫正。对于较高度的散光和斜轴散光，如患者难以耐受足矫，可先予以较低度数，以后再逐渐增加。较高度的散光应使用散光的软镜或硬性透气性隐形眼镜矫正，圆锥角膜和不规则散光者通常不能用普通柱镜矫正，只能选择硬性透气性隐形眼镜矫正。

【护理诊断和护理措施】

常见护理诊断 / 护理问题	护理措施	措施的依据
感知觉紊乱：视力下降	向患者及其家属解释散光可导致视力下降，需要戴眼镜治疗	使其主动配合进行治疗，配戴合适的眼镜
舒适受损	1. 评估影响患者舒适度的个体及环境因素	及时处理各类不适症状
	2. 向患者解释散光可引起视疲劳，需要戴眼镜治疗	减轻患者不适症状
知识缺乏	1. 向患者及其家属讲解散光相关知识及治疗措施	使患者主动配合治疗
	2. 向患者讲解高度散光常伴有弱视，在矫正散光的同时还应进行弱视治疗	使伴有弱视的患者能及时得到有效的治疗
	3. 定期检查，青少年一般 6 个月检查一次	可及时发现视力和屈光度改变，及时调整眼镜度数

知 识 拓 展

散光型人工晶状体

散光型人工晶状体（Toric intraocular lenses，Toric IOL）的散光矫正范围广，手术预测性强，术后效果良好、稳定，可以提高患者的裸眼远视力和脱镜率，因此，在临床上得到了越来越广泛的应用。Toric IOL 主要适用于规则性角膜散光度数 > 0.75D、有远视力脱镜愿望的白内障患者，可矫正高达 8.00D 的角膜规则散光。但不适宜用于角膜不规则散光，如角膜瘢痕、角膜变性、圆锥角膜等散光患者。

第四节　老视的护理

老视（presbyopia）是指由于年龄增大所致的生理性调节功能减弱。老视是一种生理现象，不属于屈光不正，远视者老视出现较早，近视者出现较晚或不发生。

【病因和发病机制】

随着年龄增长，晶状体密度增加，逐渐硬化，弹性减弱，睫状肌的功能逐渐降低，从而引起眼的调节能力逐渐下降。在 40～45 岁开始，出现阅读等近距离工作困难。除年龄外，屈光不正、用眼方式、地理位置、药物等因素都是老视发生发展的相关因素。

【护理评估】

（一）健康史

询问患者有无视疲劳、视物模糊，是否经过验光，有无配戴眼镜，以及戴镜视力和舒适度。

（二）身体状况

1. **视近困难**　表现为阅读时看不清楚小的字体，不自觉地头后仰或把书本拿到更远的距离阅读，所需的阅读距离随着年龄增加而增加。

2. **阅读时需要更强的照明度**　足够的照明可以增加阅读物与背景的对比度，同时，照明度增加可使瞳孔缩小，加大景深，提高视力。

3. **视近不能持久**　在阅读时，由于调节力的减退，不能持久工作；同时因过度调节引起过度的集合，容易发生眼胀、头痛等视疲劳症状。

（三）辅助检查

验光可以确定老视的程度。

（四）心理-社会状况

评估患者年龄、受教育的水平，学习、生活和工作环境。对老视的认识程度。

【治疗要点】

1. **配戴框架眼镜**　为最常用方法，镜片为凸透镜，使近点移到工作距离以内。配镜度数一般应保留 1/3～1/2 的调节力作为储备力量。一般正视眼的老视度数和年龄关系如下：45 岁 +1.50D，50 岁 +2.00D，55 岁 +2.50D，60 岁 +3.00D。配镜的方式主要有三种：单光老视镜、双光镜和渐进多焦镜。渐进多焦镜优点是美观并能满足远中近不同距离视觉需求，缺点是有周边像差，需要适应过程。

知 识 拓 展

渐进多焦镜

老视的患者由于年龄增长而眼调节力减弱,需要对视远和视近分别作视力矫正,这时往往需配两副眼镜分别戴用,给患者的生活带来不便。多焦渐进镜片通过特殊的设计,在镜片的不同位置上制作出不同的度数,从上到下有视远区、渐变区、视近区,屈光度逐渐改变,可分别看清远近物体。这样,一副眼镜就可以看清所有距离。而且,各个区域之间度数的过渡是连续的,使用者在适应了以后,会感觉舒适自然。

2. 手术治疗　包括巩膜扩张手术、射频传导性热角膜成形术等。但所有针对老视的手术方法都未能达到真正意义上的调节改善。

【护理诊断和护理措施】

常见护理诊断/护理问题	护理措施	措施的依据
感知觉紊乱:视力下降	向患者解释老视可导致近视力下降,无法持久的阅读,看近需要戴眼镜矫正	使其主动配合配戴合适的老视眼镜
舒适受损	1. 向患者解释老视可引起看近时视疲劳,以及头痛、眼胀等不适	使其注意适度用眼,减少视疲劳
	2. 增加照明亮度,减少长时间近距离工作和阅读	减少视觉不适症状
知识缺乏	1. 向患者讲解老视相关知识,告知随着年龄的增长,调节力下降,需对应更换眼镜	提高对老视的认识,正确配镜
	2. 矫正老视的眼镜有多种类型,可根据不同需要选择合适的老视眼镜	帮助患者获得舒适的视觉

第五节　青少年近视防控

一、青少年近视防控的重要意义

青少年近视眼是在青少年发育成长中发生发展的,是发育性眼病,是眼睛为了适应近距离活动增加而做出的变化,形成后是不可逆的,且每年度数都会增长。发育期青少年近视度数增长的速度为每年 $-1.00D\sim-1.25D$,到 18 岁以后才能逐渐稳定,18 岁之前将近视控制在 $-5.00D$ 度以内,可降低白内障、青光眼、黄斑病变以及视网膜脱离的风险,因此采取有效措施进行青少年近视的防控具有重要意义。

二、青少年近视防控现状

2019 年世界卫生组织(WHO)发布的第一份《世界视力报告》指出,全球 19 岁以下的近视人数已达 3.12 亿。据相关文献报道,东亚地区青少年近视发病率显著高于欧洲地区,且东方儿童近视进展比西方儿童更快。中国、日本、新加坡等是青少年近视发病率较高的国家,我国青少年近视发病率已由 10 年前世界第 3 位上升至第 1 位。2020 年 6 月,国家卫生健康委发布《中国眼健康白皮书》,调查结果显示,全国儿童青少年总体近视发生率为 53.6%,视力受损正向低龄化发展,6 岁儿童为 14.5%,小学生为 36%,初中生为 71.6%,高中生为 81%。儿童青少年近视已成为中国视力损伤的主要原因。

近视发生率相较于过去不降反升，学生的近视问题日益突出，近视对青少年健康的影响不仅仅是医学问题，也是社会的公共卫生问题。

习近平总书记在《"健康中国 2030"规划纲要》中对学生近视等问题作出重要指示，高度重视近视防控，守护儿童青少年眼健康，倡导全社会行动起来。2018 年 8 月 30 日，国家卫生健康委员会联合印发《综合防控儿童青少年近视实施方案》，提出到 2030 年，实现全国儿童青少年新发近视率明显下降，儿童青少年视力健康整体水平显著提升，6 岁儿童近视率控制在 3% 左右，小学生近视率下降到 38% 以下，初中生近视率下降到 60% 以下，高中阶段学生近视率下降到 70% 以下，国家学生体质健康标准达标优秀率达 25% 以上的目标。此外教育部办公厅联合 15 部门印发《儿童青少年近视防控光明行动工作方案（2021—2025 年）》，国家卫生健康委印发《儿童青少年近视防控适宜技术指南》、《儿童青少年预防近视健康教育工作方案》等文件，聚焦近视防控的关键领域、核心要素和重点环节，旨在降低儿童青少年近视率。我国青少年近视防控工作受到了党中央、国务院以及社会各界的高度关切。

三、青少年近视防控的措施

青少年近视防控是一个复杂的社会工程，需要全社会多方面采取预防措施方能有效。其中，青少年掌握卫生用眼知识，规范的用眼行为十分重要。

（一）规范用眼行为

1. 掌握正确的写字和握笔姿势，应保持"一尺、一拳、一寸"，即眼睛与书本距离应约为一尺、胸前与课桌距离应约为一拳、握笔的手指与笔尖距离应约为一寸。

2. 不在路灯下、乘坐汽车时和厕所里看书，不应歪头或躺在床上看书或边走路边看书。学习应有充足的光线，窗户光线及台灯灯光光线从左侧方向来。夜间学习时，开台灯的同时也打开房间大灯，降低室内明暗差别。

3. 每天上下午要自觉做一次眼保健操，做眼保健操应注意双手卫生。

4. 养成良好的生活习惯，早睡早起，合理安排自己的学习时间，每次阅读时 30～45 分钟后，让眼睛放松 5～10 分钟，尽量远眺。每次看电视、玩电子产品时间不超过 30 分钟，一天不超过 1～2 小时。

（二）注重饮食营养

1. 多吃富含维生素 A、叶黄素的食物如胡萝卜、菠菜、柑橘等。少吃甜食，少摄入淀粉、少吃味精。

2. 蛋白质、钙、磷是增强巩膜坚韧性的主要物质之一，能防止近视眼的发生，应适度多吃肉鱼蛋奶等。

（三）增加户外活动时间和光照时间

1. 户外活动强光的照射让眼球产生多巴胺，光照越强，多巴胺分泌越多，近视进展越缓慢。

2. 户外环境中物体距离眼睛较远，且阳光下瞳孔缩小、景深加深，模糊减少，可以抑制近视的发生。每天在户外多待 40 分钟，近视发病率就可以降低 9%。建议平均每天户外活动时间 2 小时，可有效减少近视的发生。但是近视一旦发生，户外活动的效果就不太明显了。

（四）低浓度阿托品

阿托品是迄今为止唯一一个通过循证医学证明，被认为能有效治疗因调节因素导致近视的治疗性药物。研究发现低浓度阿托品通过拮抗视网膜、脉络膜或巩膜上的特殊受体，进而延缓青少年近视的发展。但长期使用阿托品可能会导致畏光、接触性结膜炎、视近困难等不良反应，阿托品需在医生指导下用药。

（五）角膜塑形镜

角膜塑形镜是一种可逆性非手术物理矫正治疗方法，是在夜间配戴特殊几何设计的硬性透气接触镜，让角膜中央区弧度在一定范围内出现平坦和规则样改变，暂时降低近视度数，提高白天的视力。但角膜塑形镜的验配有年龄和屈光度数的要求，需到有资质的机构进行，且需定期复诊。

Note:

（六）规范视觉健康监测

1. 定期检查视力　定期检查视力，若发生近视，应及时到正规医院或眼镜店验光，配戴合适的眼镜，预防近视进展。

2. 开展规范的青少年视觉健康监测工作　随着年龄的增长，青少年的屈光状态是不断变化的，因此，针对所有青少年建立完善的视觉保健档案，对于了解青少年视觉健康发展动态，及时开展预防措施是十分重要的。

（七）开展多元化眼健康管理

1. 编写眼视觉保健文字及影像资料，重点是青少年近视眼和常见视力低下眼病，帮助青少年掌握近视的相关基础知识。

2. 针对不同教育对象及目的，通过举办各类培训班及科普讲座、参观眼健康科普馆等方式，提高青少年自身近视防控的意识。

3. 学校方面可将眼视觉健康教育引入中小学课堂，列入教学计划。

4. 利用各种媒体，开设眼视觉保健教育专栏，使媒体承担起眼视觉保健科学知识传播到受众群体之间的桥梁作用。

5. 眼视觉保健教育走进社区，从家庭方面落实近视防控。

知 识 拓 展

睫状肌麻痹验光

　　验光的基础是在眼的调节松弛状态下进行。儿童青少年调节功能较强，对于此类近视患者配镜时应使用睫状肌麻痹验光，即使用睫状肌麻痹剂使睫状肌一定程度麻痹，调节力一定程度减退，在瞳孔散大的状态下，用客观验光和主观验光的方法进行验光。常用于睫状肌麻痹验光的药物：① 1% 盐酸环喷托酯滴眼液，验光前相隔 5 分钟滴 2 次，半小时后验光，恢复时间较短；② 0.5%～1% 阿托品眼膏，但临床上根据患者情况不同，用法略有不同，通常为 3 次 / 天 × 3 天，阿托品的恢复时间相对较长，且可能会出现某些不良反应。因此要严格遵照医嘱使用。

（黄　辉）

思 考 题

1. 什么是假性近视？如何与真性近视区分？

2. 青少年配戴角膜接触镜安全吗？有哪些注意事项？

3. 为什么远视患者容易视疲劳？

4. 远视和老视有什么不同？近视眼是否不会老视？

第十三章

斜视和弱视患者的护理

13章 数字内容

学 习 目 标

- 知识目标：
  1. 掌握共同性斜视、非共同性斜视、弱视的概念、治疗要点和护理措施。
  2. 熟悉斜视和弱视的病因与发病机制；非共同性斜视患者的护理措施。
  3. 了解弱视患者的护理评估、治疗要点和护理措施。
- 能力目标：
  能正确指导患者进行弱视训练。
- 素质目标：
  培养学生思考和分析问题的能力，根据斜视和弱视患者的特点，妥善制定康复训练计划，从生理、心理、家庭、社会各方面给予患者关心与照护。

胡某，男性，8岁，其父亲有斜视病史。6年前家属发现其双眼注视方向不同，左眼看前方时，右眼有轻微向外偏斜，6年来情况日益加重，视力也有下降。胡某因眼睛不好看而产生自卑心理，不敢与同学来往。

请思考：

1. 该患者最可能的临床诊断是什么？

2. 如果该患者欲行手术治疗，护士应为他提供哪些知识指导？

斜视指任何一眼视轴偏离的临床现象。表现为眼位不正，多为眼外肌或支配眼外肌的神经功能异常所致。斜视根据注视位置、眼位偏斜的变化分为共同性斜视和麻痹性斜视；根据眼融合状态分为隐斜视、间歇性斜视和恒定性斜视根据注视眼分为交替性斜视和单眼性斜视；根据发生年龄分为先天性斜视和后天性斜视；根据偏斜方向分为水平斜视、内斜视（图13-1）、外斜视（图13-2）、垂直斜视、上斜视、下斜视、旋转斜视、内旋转斜视和外旋转斜视。

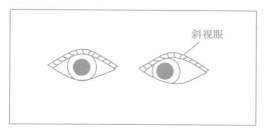

图 13-1　内斜视

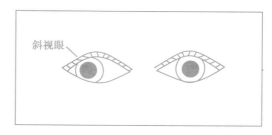

图 13-2　外斜视

第一节　共同性斜视患者的护理

共同性斜视（concomitant strabismus）是指眼球呈偏斜位，两眼不能同时注视一个目标，而眼外肌及其神经支配无器质性病变的一类斜视，眼球运动无障碍，注视任何方向其偏斜度不变，无复视及代偿头位。根据眼位偏斜方向的不同可分为共同性内斜视和共同性外斜视两类。共同性内斜视是儿童斜视中最常见的类型，又可分为调节性、部分调节性和非调节性内斜。共同性外斜视包括间歇性外斜视和恒定性外斜视。

【病因】

1. **调节因素**　调节和辐辏不协调可引起斜视。远视眼经常使用调节，引起过度辐辏，可发生共同性内斜；近视眼一般不用调节，集合常不足，可发生共同性外斜。

2. **融合功能障碍**　双眼视力相差较大时，可阻碍双眼融合功能发育，若发生在婴幼儿时期，由于不能双眼注视，容易出现斜视。

3. **中枢神经因素**　中枢神经控制失调，眼外肌力量不平衡，导致斜视。

4. **肌肉解剖因素**　眼外肌先天解剖异常、附着点位置异常等可发生斜视。

5. **遗传因素**　部分患者有斜视家族史，可能为多基因遗传。

Note：

【护理评估】

（一）健康史

询问斜视发生的时间，有无复视和头位偏斜，有无外伤史及家族史；询问诊断和治疗经过。

（二）身体状况

主要表现为一眼向一侧偏斜，眼球各方向运动正常，各个方向斜视度基本相等，无复视和代偿头位，多伴有屈光不正和弱视，第一斜视角（健眼注视时斜视眼的偏斜角度）等于第二斜视角（斜视眼注视时健眼偏斜的角度）。

（三）辅助检查

常用的检查方法有遮盖试验、角膜映光法（Hirschberg 法）、三棱镜法和同视机检查等，可以确定斜视类型和斜视度数。

1. 遮盖试验　包括交替遮盖试验和遮盖－去遮盖试验，交替遮盖试验用于检测有无斜视，遮盖－去遮盖试验可鉴别隐斜和显斜，如再加棱镜于眼前（镜尖指向斜视方向），逐渐增加度数，直到交替遮盖双眼不再有移动为止，还可测量斜视的棱镜度。

2. 角膜映光法　是测定斜视角最简单常用的方法。检查者面对患者，于患者眼前 33cm 处持一灯光，令其注视并观察角膜上反光点的位置，反光点在角膜中心外侧为内斜，在中心内侧为外斜。角膜反光点在瞳孔缘处为 10°～15°，角膜缘处约 45°，位于瞳孔缘与角膜缘之间的中点时为 25°～30°。

3. 三棱镜法　让患者注视视标，将三棱镜置于斜眼前，调整三棱镜度数，使角膜反光点位于角膜中央，此时所需的棱镜度数即患眼的斜视度数。

4. 同视机检查　可精确测量斜视的度数，还可进行双眼视功能训练。

（四）心理 - 社会状况

由于多数患者为未成年儿童，心理 - 社会评估应包括患者及其家属，评估患者及家属年龄、受教育的水平、生活环境和生活方式，对共同性斜视的认识和心理障碍程度，压力应对的方式等。

【治疗要点】

斜视确诊后应立即开始治疗，早期进行斜视矫正预后较好，年龄越大感觉异常恢复越困难。儿童斜视治疗的主要目标是恢复双眼视觉功能。治疗方法包括非手术治疗和手术治疗。非手术治疗包括弱视治疗、斜视的光学治疗、药物治疗（散瞳剂和缩瞳剂、A 型肉毒毒素）、视功能矫正训练。手术治疗方法包括肌肉减弱术、肌肉加强术、水平肌肉垂直移位术。

1. 共同性内斜视

（1）调节性内斜视患者多有较高度数远视，应采用阿托品充分麻痹睫状肌后验光，对远视完全矫正可使眼位正常。伴有弱视者应同时治疗弱视和训练双眼视功能。

（2）部分调节性内斜视首先应矫正屈光不正，同时治疗弱视，由于部分斜视由解剖异常等非调节因素引起，故矫正调节因素所致的斜视部分后，残留内斜应手术矫正。

（3）非调节性内斜视主要通过手术治疗，对伴有弱视者应先治疗弱视。

2. 共同性外斜视

（1）间歇性外斜视：包括非手术治疗和手术治疗。非手术治疗适于斜视轻的患者，一般斜视度应小于 20°，黄斑中心凹抑制不严重且年龄较小，主要是矫正近视，近视矫正可促进调节辐辏功能，刺激调节性集合控制外斜，伴有弱视者应同时进行弱视治疗。集合训练对间歇性外斜视可有一定的效果。非手术方法无效可考虑手术治疗。手术的目的不仅在于改善外观，同时能减少其他视觉疲劳症状，有益于建立良好的双眼视功能，手术原则多数主张行双外直肌后徙为主。

（2）恒定性外斜视：通常需要手术治疗，其方法和矫正的量同间歇性外斜。若一眼视力较低，有弱视时，应先治疗弱视。

【护理诊断和护理措施】

常见护理诊断 / 护理问题	护理措施	措施的依据
感知觉紊乱：视力下降	1．非手术方法治疗的患者，应向患者解释治疗方法、目的及效果，鼓励患者长期坚持，才能达到较好的治疗效果	提供信息支持，提高患者信息，才能达到更好的治疗效果
	2．行手术治疗患者应按外眼手术常规准备。对于需全身麻醉手术的患儿，指导家属做好术前禁饮禁食配合手术顺利进行	家属的配合及正确执行医嘱，能使手术顺利进行
	3．为估计术后发生复视的可能性，术前需做三棱镜耐受试验或角膜缘牵引缝线试验。如可能发生融合无力性复视者，一般不宜手术	可以预估手术预后效果
	4．成人共同性斜视只能手术改善外观，要做好耐心细致的解释工作	成人视力已无法矫正，应降低患者对术后视力的预期
	5．术后双眼包扎。指导患者及家属不要自行去掉健眼敷料，或自行观察矫正情况	双眼包扎可以使手术眼得到充分休息，防止肌肉缝线因眼球转动而被撕脱
	6．术后观察患者有无恶心呕吐现象，向患者解释引起恶心呕吐的原因是手术牵拉眼肌肉引起，减轻患者的慌张心理。指导患者减轻恶心感的方法，如舌尖抵着硬腭，呕吐严重者可遵医嘱给予肌内注射止吐药物	使患者了解恶心呕吐的原因及减少恶心呕吐的方法，减轻患者的不适感和恐惧
	7．密切观察术后感染症状，如发现眼部分泌物增多，应及时报告医生，去除敷料，戴针孔镜，并嘱患者自行控制眼球运动，以防缝线撕开	及时发现和处理病情变化，预防术后感染
	8．术后根据医嘱，继续进行弱视及正位视训练	可以巩固和提高视功能
知识缺乏	1．对于使用阿托品散瞳验光患儿，应向其家长讲述阿托品具体用法，并告知使用后会使瞳孔散大，出现持续约 3 周时间的畏光和视物模糊情况	向家属及患者讲解阿托品药物的用途和相关副作用，避免患者和家长产生不必要的紧张和担忧其负性心理
	2．对于需戴镜治疗的患者，向患者解释戴镜治疗的意义。戴镜治疗主要观察两方面，一方面是观察斜视有无影响视力的发育；另一方面是观察戴镜对斜视的治疗作用	向患者解释和强调戴镜治疗的重要性，有助于斜视的治疗
	3．对于有弱视的患者，应向患者及其家长详细讲解弱视治疗的措施和注意事项，鼓励其坚持规范训练	斜视治疗过程中应先消除斜视造成的各种感觉缺陷，当两眼视力平衡或经治疗达到平衡后，再矫正斜视
	4．对于斜视手术的患者，向患者和家属讲解斜视的手术目的及效果，手术的基本过程，术后可能出现的不适等，指导患者术后定期随访	了解疾病基本知识，建立适当的认知，减轻患者紧张情绪，有助于配合手术
体象障碍	1．应细心观察患者的心理反应，鼓励患者表达并倾听他们的心理感受。向患者及其家属解释疾病相关知识、治疗方法和相关护理知识，及时给予正确的信息和指导。指导家属关心和鼓励患者，使患者解除自卑心理，保持良好的心态	斜视患者在自我感觉、社交互动和眼神交流等方面会产生焦虑、自卑等心理。运用交流沟通技巧，对患者进行心理护理，帮助患者树立正向的自我概念
	2．帮助患者及家属正确认识疾病带来的形象改变，指导患者自我修饰相关技能，提高患者及家属适应自我形象改变的能力	通过自我修饰相关技能，改善患者的形象，有利于消除患者自卑心理
	3．帮助患者搭建与其他斜视患者的交流沟通平台，帮助其正确看待自我形象的改变，有助于增强患者的信心	利用社会支持系统的力量，树立患者自信心

Note：

第二节　麻痹性斜视患者的护理

麻痹性斜视（paralytic strabismus）是由于病变累及眼外肌运动神经核、神经或肌肉等结构而致的眼位偏斜，又称为非共同性斜视。它与共同性斜视的主要鉴别点在于是否有眼球运动障碍，即眼外肌是否有麻痹或部分麻痹。

【病因】

凡能使眼外肌或支配眼外肌的神经分支或神经核遭受损害的眼局部、颅内及全身疾病如颅内或眶内的炎症、肿瘤，颅脑或眼眶外伤、脑血管意外、白喉杆菌、肉毒杆菌、病毒等感染或先天性眼外肌麻痹、肌缺如与筋膜异常等，都可以引起单独或多发性眼外肌麻痹而导致麻痹性斜视。

【护理评估】

（一）健康史

询问斜视发生的时间，有无复视和头位偏斜，有无外伤、感染、肿瘤等全身病史及家族史；询问诊断和治疗经过。

（二）身体状况

1. **眼球运动**　出现障碍且向麻痹肌作用的相反侧偏斜，第二斜角大于第一斜角。

2. **复视**　外界物体的影像落在视网膜非对应点上从而呈现复视与视混淆，患者可出现眩晕、头痛、恶心、呕吐、步态不稳等症状。遮盖一眼，症状可消失。

3. **代偿性头位**　为了克服或减轻复视症状，患者常表现代偿性头位。水平肌麻痹时，患者常将脸转向麻痹肌行使作用的方向。例如右眼外直肌麻痹时，患者习惯将头面部向右转，右眼内直肌麻痹患者习惯将头面部向左转以减少复视。垂直肌麻痹时代偿头位比较复杂，有面部转位、头后仰或低下以及头向肩部倾斜等。

（三）辅助检查

1. **眼球运动试验**　嘱患者分别向左、右、颞上、颞下、鼻上、鼻下方位运动，观察哪只眼睛运动落后和过度。

2. **红波片试验法**　患者右眼前置红玻片，注视前方 1m 处的灯光，确定复像是水平抑或垂直性，交叉抑或同侧性。对于水平性复视，若红光在放置红波片右眼的一侧，白光在左眼一侧，此即同侧性复视，表示眼球向内偏斜，是外直肌麻痹的结果。若红光在左眼一侧，白光在右眼一侧，则为交叉性复视，表示一眼向外偏斜，是内直肌麻痹的结果。对垂直性复视，将灯光向上下方移动，根据出现复像距离最大的位置确定麻痹肌肉。

3. **Parks 检查法**　是诊断垂直肌麻痹的有效方法，分为三步：①找出第一眼位时哪一只眼为高位眼，可利用角膜映光法或遮盖去遮盖试验确定。②双眼做水平转动，明确右转时还是左转时的垂直偏斜大。③Bielschowsky 试验：将患者头分别向两肩倾斜，看向哪侧倾斜时斜角更大。根据以上三步骤即能确定麻痹肌。

（四）心理 - 社会状况

评估患者年龄、受教育的水平，对麻痹性斜视的认识，斜视对生活、学习和工作的影响，及心理障碍程度，压力应对的方式等。对于儿童患者，心理社会评估应包括患者及其家属。

【治疗要点】

1. **去除病因**　如颅内肿瘤应先行肿瘤切除等。
2. **辅助治疗**　可用维生素 B_1、维生素 B_{12}、能量合剂、血管扩张剂及适量激素类药物。

Note:

3. 针灸疗法及理疗

4. **手术治疗**　发病原因已去除，经保守治疗 6 个月后麻痹肌功能仍不恢复或仅都分恢复者，可考虑手术治疗。手术的原则是减弱麻痹肌的拮抗肌，矫正不足可再减弱对侧眼的配偶肌。加强麻痹肌手术疗效较差。10^D 以内斜视可配戴三棱镜矫正。

【护理诊断和护理措施】

常见护理诊断 / 护理问题	护理措施	措施的依据
舒适改变：复视、眩晕	1. 遮盖疗法时，指导患者遮盖一眼（最好健眼），以消除因复视引起的全身不适和预防拮抗剂的挛缩。严密观察，在挛缩复视前实行手术	遮盖健眼，强迫患眼注视，可以使患眼得到锻炼
	2. 遵医嘱进行支持疗法，如给予肌内注射维生素 B_2、维生素 B_{12}、针灸及理疗等，以促进麻痹肌的恢复	注射维生素，给予眼部肌肉营养支持
	3. 行手术治疗的患者做好术前准备，眼部滴抗生素滴眼液。对于需全身麻醉手术的患儿，按全身麻醉术前护理常规	做好术前准备，预防术后感染
	4. 术后患者用消毒眼垫包眼，防止污染。对于仍有复视的患者，指导患者暂时遮盖一眼，可消除因复视引起的全身不适。术后仔细检查患者的双眼视功能情况，指导患者进行双眼视功能训练	术后积极预防感染，指导患者进行双眼视功能训练，加快术后恢复
知识缺乏	1. 做好健康宣教，向患者及其家属解释疾病相关知识、治疗方法和护理相关知识	了解疾病相关知识，增强治疗信心
	2. 对于有感冒、脑炎、颅内肿瘤、高血压、糖尿病或外伤等疾病者，应嘱患者积极治疗，消除引起麻痹性斜视的病因	积极治疗原发病，消除病因
	3. 对于有弱视的患者，应向患者及其家长详细讲解弱视治疗的措施和注意事项，鼓励其坚持规范训练	患者了解规范训练的重要性，能更好配合训练
	4. 对于行斜视手术的患者，告知患者术后复视仍有可能存在，使患者和家属对手术有客观认识；指导患者术后按医嘱用药，定期随访	了解疾病相关知识，监测及预防术后复发

知 识 拓 展

斜视最新的分类方法

中华医学会眼科学分会斜视与小儿眼科学组为了规范和更好地指导临床工作，近年来多次组织本专业专家讨论并重新修订学组 1996 年推出的斜视分类方法，制定了更加适合我国眼科临床工作的斜视分类，即《我国斜视分类专家共识（2015 年）》。

该分类首先根据融合状态将斜视分为隐性斜视和显性斜视两大类，其次根据眼位偏斜方向分类，再依据眼球运动和不同注视位置眼位偏斜角度的变化进行详细分类，基本涵盖了临床所能见到的各种类型斜视。这次修订的最大变化是采用了目前国际流行的、主要依据斜视方向分类的方法。共同性斜视和非共同性斜视作为常见斜视类型，依然保留在内斜视和外斜视分类中。这种分类思路的改变，不仅实现了与国际接轨，便于交流，而且对于复杂的斜视类型，这种分类方法更具包容性，较少引起歧义，可以更好地规范指导临床工作。

第三节 弱视患者的护理

弱视（amblyopia）是指在视觉发育期间，由于各种原因（单眼斜视、未矫正的屈光参差、高度屈光不正及形觉剥夺）引起的单眼或双眼最佳矫正视力低于相应年龄的视力，而眼部无明显器质性病变的一种视觉状态。弱视是一种可治疗的视力缺损性常见眼病，弱视越早发现，越早治疗，预后越好。

基于人群研究的弱视患病率为 0.7%～1.9%，基于学校研究的患病率为 1.0%～5.5%。屈光参差和斜视是单眼弱视最重要的危险因素，尤其是内斜视患者约 50% 在初诊时即患弱视。其次早产、发育迟缓、弱视家族史等也是导致弱视的危险因素。妊娠期烟草暴露、药物或酒精摄入与弱视或斜视的相关性尚存在争议。

近年来，根据流行病学调查结果提示弱视诊断时要参考不同年龄儿童正常视力下限：3 岁儿童正常视力参考值下限为 0.5，4～5 岁为 0.6，6～7 岁为 0.7，7 岁以上为 0.8。两眼最佳矫正视力相差 2 行或更多，较差的一眼为弱视。如果幼儿视力不低于同龄儿童正常视力下限，双眼视力相差不足 2 行，又未发现引起弱视的危险因素，则不宜草率诊断为弱视，可以列为观察对象。

儿童视力是逐步发育成熟的，儿童视觉发育的关键年龄为 0～3 岁，敏感期为 0～12 岁，双眼视觉发育 6～8 岁成熟。

【病因】

弱视可以分为以下四种类型：

1. 斜视性弱视 多发生在单眼性斜视患者。由于眼位偏斜后引起异常的双眼相互作用，斜视眼的黄斑中心凹接受的不同物像受到抑制，导致斜视眼最佳矫正视力下降。

2. 屈光参差性弱视 多发生于双眼屈光参差较大者，由于两眼屈光参差较大，一般在 2.50D 以上，致两眼视网膜成像大小不等，融合困难，屈光度较大眼存在形觉剥夺形成弱视。

3. 屈光不正性弱视 多发生于未戴过屈光矫正眼镜的高度屈光不正患者，多为双眼，远视性屈光度数≥5.00DS、散光度数≥2.00DC，可增加产生弱视的危险性。因外界物像不能准确聚焦在黄斑区中心凹，视觉细胞不能受到充分的刺激而引起弱视。

4. 形觉剥夺性弱视 由于屈光间质混浊、上睑下垂等形觉剥夺性因素造成的弱视，可为单眼或双眼，单眼形觉剥夺性弱视较双眼弱视后果更为严重。

【护理评估】

（一）健康史

询问患者出生时情况，有无眼病，有无不当遮眼史，有无复视和头位偏斜，有无外伤、感染、肿瘤等全身病史及家族史；询问诊断和治疗经过。

（二）身体状况

1. 视力下降 其最佳矫正视力低于 0.8，或达不到该年龄段的最低视力：3 岁儿童正常视力参考值下限为 0.5，4～5 岁为 0.6，6～7 岁为 0.7，7 岁以上为 0.8。两眼最佳矫正视力相差 2 行或更多，较差的一眼为弱视。中重度弱视者常伴有斜视和眼球震颤。弱视按程度分为：①轻度弱视，矫正视力 0.6～0.8。②中度弱视，矫正视力 0.2～0.5。③重度弱视，矫正视力低于 0.1。

2. 拥挤现象 患者对排列成行的视标分辨力较单个视标差，对比敏感度功能降低。

3. 异常固视 弱视眼可有固视不良，多为旁中心注视（指用中心凹以外的某点注视）。

4. 双眼单视功能障碍。

（三）辅助检查

1. 屈光状态检查 睫状肌麻痹后进行检眼验光可以得到准确的屈光度数。

2. 视觉诱发电位　包括图形视觉诱发电位和闪光视觉诱发电位,主要判断视神经和视觉传导通路疾病。弱视表现为 P100 波潜伏期延长,波幅下降。婴幼儿可用闪光视觉诱发电位检查。

(四)心理 - 社会状况

评估患者年龄、受教育的水平、生活环境和生活方式。由于弱视患者多为年幼患儿,应评估患者家属受教育的水平,对弱视的认识和心理障碍程度,压力应对方式等。

【治疗要点】

一旦确诊为弱视,应立即治疗,否则年龄超过视觉发育的敏感期,弱视治疗将变得非常困难。弱视的疗效与治疗时机有关,发病越早、治疗越晚、疗效越差。治疗弱视的基本策略为消除形觉剥夺的原因、矫正在视觉上有意义的屈光不正和促进弱视眼的使用。

1. 消除病因　早期治疗先天性白内障或先天性完全性上睑下垂等,消除形觉剥夺的原因。

2. 屈光矫正　精确配镜以矫正在视觉上有意义的屈光不正,可以提高屈光参差性弱视和斜视性弱视儿童的视力。高度屈光不正性弱视儿童在单独矫正屈光不正后,视力也获得了实质性提高。对单眼弱视,在消除病因和精确配镜的基础上促进弱视眼的使用才更有效。

3. 遮盖治疗　常规遮盖治疗即遮盖优势眼、强迫弱视眼使用。该方法已有 200 余年历史,迄今仍为最有效的治疗单眼弱视的方法。用遮盖法治疗时,须密切观察被遮盖眼视力的变化,避免被遮盖眼发生遮盖性弱视。复诊时间根据患儿年龄确定,年龄越小,复诊间隔时间越短。1 岁儿童复查间隔为 1 周,2 岁儿童复查间隔为 2 周,4 岁儿童复查间隔为 1 个月。因为弱视治疗易反复,双眼视力平衡后,要逐步减少遮盖时间慢慢停止遮盖治疗,维持治疗半年以上,以使疗效巩固。

4. 光学药物疗法(压抑疗法)　研究发现,中低度屈光参差的患者,一眼视远,另一眼视近,未形成弱视。基于这一发现,人为造成一眼视远,一眼视近,是压抑疗法治疗弱视的基础。适于中、低度单眼弱视及对遮盖治疗依从性不好的儿童。治疗方法包括近距离压抑疗法、远距离压抑法。

5. 其他治疗　后像疗法、红色滤光片法、海丁格刷也是弱视治疗的有效方法,主要适用于旁中心注视者。视刺激疗法对中心凹注视、屈光不正性弱视效果较好,可作为遮盖疗法的辅助治疗,以缩短疗程。

6. 综合疗法　对于中心注视性弱视,采取常规遮盖疗法或压抑疗法,联合视刺激疗法辅助精细训练;对于旁中心注视性弱视,先采取后像、红色滤光片或海丁格刷刺激转变注视性质,待转为中心注视后,再按中心注视性弱视治疗,也可以直接常规遮盖。

【护理诊断和护理措施】

常见护理诊断 / 护理问题	护理措施	措施的依据
感知觉紊乱:视力障碍	1. 遮盖疗法是指遮盖视力较好一眼、强迫弱视眼注视的方法,是治疗单眼弱视最主要和最有效的方法。 (1)可分为全天遮盖和部分遮盖。全天遮盖是指每日遮盖时间占非睡眠时间的 70%~80%,每天 10~14 小时。部分遮盖是指每日遮盖时间 <70% 的非睡眠时间,但 >2 小时。婴幼儿对遮盖比较敏感,通常选择部分遮盖 (2)遮盖应从少量开始,具体遮盖时间及程度还应根据双眼视力相差情况、患者年龄大小做适当调整,一般 3 岁左右健眼遮盖 3 天,去除遮盖 1 天;5 岁左右每次遮盖健眼 1 星期后解除遮盖 1 天;6 岁以后每次遮盖健眼 2 星期后去除遮盖 1 天 (3)遮盖期间应鼓励患者用弱视眼做描画、写字、编织、穿珠子等精细目力作业	遮盖疗法治疗原理:遮盖视力较好眼,消除优势眼对弱视眼的抑制作用,强迫弱视眼注视,提高弱视眼的固视能力从而提高视力 遮盖可使健眼处于非正常状态,过度遮盖会影响健眼视觉发育,可引发遮盖性弱视

续表

常见护理诊断/护理问题	护理措施	措施的依据
感知觉紊乱：视力障碍	（4）遮盖必须严格和彻底，避免患者偷看而影响疗效。同时遮盖期间还应定期复查，检查健眼视力及注视情况 （5）遮盖治疗达到双眼视力平衡后，要逐步减少遮盖时间，慢慢停止，以巩固疗效，防止弱视复发	
	2. 后像疗法　平时遮盖弱视眼，治疗时盖上健眼，并用强光炫耀弱视眼（黄斑中心凹 3°～5°用黑影遮盖保护），再在闪烁的灯光下，注视某一视标，此时被保护的黄斑区可见视标，而被炫耀过的旁黄斑区则看不见视标。每天 2～3 次，每次 15～20 分钟	后像疗法治疗原理：视网膜被强光照射后可形成一个后像，产生后像的过程可使眼底黄斑区的抑制得到不同程度的消除而使视力提高，常用于有偏心注视的弱视患者
知识缺乏	1. 向患者及家属解释弱视的危害性、可逆性、治疗方法及可能发生的情况。弱视的治疗效果和患者开始治疗年龄密切相关，年龄越小，效果越好，一般 6 岁以前效果较好，12 岁以后效果差，因此，应尽早发现，早期治疗	掌握疾病相关知识，有助于疾病的转归
	2. 解释可能出现的复视现象。随着弱视眼视力的提升，受抑制的黄斑中心凹开始注视，但由于双眼视轴不平衡（如斜视），打开双眼后可出现复视，这是治疗有效的现象，应及时向患者解释清楚	了解疾病的发生，建立适当认知，消除患者的焦虑、恐惧
	3. 向患者及家属介绍病情，强调长期、规范训练的重要性；督促患者定期随访，随访时间一般为 3 年	盲目停止治疗会造成弱视的复发，规律随访可及时发现和处理复发

（施颖辉　梁优萍）

思 考 题

1. 斜视患者如何进行分类？
2. 共同性斜视患者的治疗要点是什么？
3. 如何对弱视患者进行护理？

眼外伤患者的护理

14章 数字内容

学习目标

- 知识目标：
  1. 掌握眼球钝挫伤、眼球穿通伤、角结膜异物伤、眼化学伤、辐射性眼损伤患者的症状、体征、治疗要点、护理措施。
  2. 熟悉眼球钝挫伤、穿通伤、角结膜异物和眼内异物患者的症状、体征以及眼化学伤、辐射性眼损伤的病因与发病机制。
  3. 了解如何正确处理眼外伤。
- 能力目标：
  1. 能指导患者预防各类眼外伤。
  2. 能通过护理干预帮助眼外伤患者缓解疼痛、焦虑等负面情绪。
- 素质目标：
  1. 具有同情、尊重、关爱患者和发现、分析、解决问题的能力。
  2. 在眼外伤患者出现急性疼痛时，尽己所能地采取紧急处理措施、缓解患者的疼痛。

导入案例与思考

　　患者，男，50岁，建筑工人，工作时不慎将"混凝土混合速凝剂"溅入双眼，当时上下睑明显肿胀、睁眼困难、视物模糊、痛苦面容、紧张焦虑。经过检查诊断为"双眼碱烧伤性角结膜炎"收治入院。

　　请思考：

　　1．该患者可能的护理诊断是什么？

　　2．护士可以为该患者提供哪些护理措施及健康指导？

第一节　眼球钝挫伤患者的护理

　　眼球钝挫伤（ocular blunt trauma）是指由机械性钝力作用于眼球引起受伤部位或远部眼组织的不同程度的损害。眼球钝挫伤是最常见的眼外伤之一，约占发病总数的三分之一。

【病因】

　　石块、木棍、铁块、球类、拳头的直接作用以及爆炸产生的气浪冲击等，是导致眼球钝挫伤的常见原因。除在打击部位产生直接损伤外，由于眼球是个不易压缩的球体，当眼球无法通过形态改变缓冲内部压力时，钝力可从眼球内传递至眼球壁，即"由内向外"引起多处间接损伤。

【护理评估】

（一）健康史

　　询问患者眼睛受伤的时间、环境，致伤物的性质及致伤方式，了解患者受伤后的处置情况。

（二）身体状况

　　根据挫伤部位不同，可分为眼前段挫伤和眼后段挫伤。

　　1. 角膜挫伤　可引起角膜上皮擦伤，基质层水肿、增厚及混浊，角膜破裂等。部分患者表现为明显的疼痛、畏光、流泪及眼睑痉挛等症状。

　　2. 虹膜睫状体挫伤

　　（1）虹膜与瞳孔异常：当瞳孔缘撕裂及瞳孔括约肌断裂时，可出现不规则裂口；也会出现虹膜根部离断，出现半月形缺损，瞳孔呈"D"字形，并可出现单眼复视。除此之外，因瞳孔括约肌受损，会出现外伤性的瞳孔变形或散大，光反射迟钝。

　　（2）前房积血（hyphema）：多因虹膜血管破裂引起。根据积血占前房的容量可分为3级：少于1/3为Ⅰ级，介于1/3～2/3为Ⅱ级，多于2/3为Ⅲ级。前房积血大多可自行吸收。积血量大或多次继发性的出血则难以吸收，容易出现继发性的青光眼，使角膜内皮受损，严重者会出现角膜血染。

　　（3）睫状体挫伤：严重的睫状体挫伤可引起睫状体脱离或分离。由于外力的作用使睫状上皮水肿导致循环障碍，房水生成减少，同时引流增加，最终造成外伤性低眼压。长期的低眼压会引起黄斑和视神经功能的永久性损害。

　　（4）房角后退：外力作用使前房角加深加宽，房水排出受阻，当前房角后退范围大于180°时，即出现房角后退，易继发外伤性青光眼，此类青光眼属于难治性，预后较差。

　　3. 晶状体挫伤　钝力造成的悬韧带全部或部分断裂可引起晶状体脱位或半脱位；还会导致晶状体混浊，引起外伤性白内障，造成视力不同程度下降。

　　4. 脉络膜、视网膜及视神经挫伤　表现为脉络膜裂伤及出血、视网膜震荡和脱离、玻璃体积血以及视神经损伤。

　　5. 玻璃体积血　由睫状体、视网膜或脉络膜的血管损伤引起。少量积血可自行吸收，伴有黄斑损伤，视网膜脱离或脉络膜破裂者需行手术治疗。

6. 眼球破裂　由严重的钝挫伤所致。角巩膜缘处的破裂较为常见，也可在眼外肌下发生。部分患者由于其破裂伤口位置靠后，且易被球结膜或大量出血掩盖，外部检查不易发现，临床上容易漏诊和误诊，称为隐匿性巩膜破裂伤（occult scleral rupture），属于特殊类型的眼球破裂。其特征为：①有明显的严重眼球钝挫伤史；②视力光感或光感以下；③球结膜水肿和结膜下大量出血；④低眼压；⑤不同程度的前房积血；⑥眼球运动障碍。如具有 4～5 种上述临床表现者，有极大可能已发生巩膜破裂伤。

（三）辅助检查

1. B 超检查　对软组织显影有独特优势，尤其是眼后段的情况。主要用于发现隐匿性眼球破裂。

2. CT 扫描　用于评估眼球的完整性及排除眼内异物和眶壁骨折的发生。

3. UBM 检查　适用于眼前节外伤情况的检查，UBM 检查穿透力强，不受屈光间质浑浊的影响，但需直接接触患者眼球，耗时长，部分患者难以配合。

（四）心理 - 社会状况

需评估患者是否有焦虑、紧张和恐惧等心理表现。注意评估患者的年龄、性别、职业、家庭支持状况及对本病的认识和接受程度。

【治疗要点】

根据挫伤部位、症状，进行对症治疗。

1. 非手术治疗　①眼睑水肿及皮下淤血者，应在早期指导患者进行冷敷。②单纯的结膜水肿、球结膜下淤血及结膜裂伤者，应用抗生素眼药水预防感染。③角膜上皮擦伤者涂抗生素眼膏，角膜基质层水肿者选用糖皮质激素治疗。④外伤性虹膜睫状体炎者，应用散瞳剂、糖皮质激素点眼或涂眼。⑤前房积血者，应取半卧位卧床休息，适当应用镇静剂和止血剂，用纱布遮盖双眼以制动眼球，眼压升高时应用降眼压药物，同时须每日观察积血吸收情况。⑥视网膜震荡与挫伤者，早期大剂量使用糖皮质激素，以减轻视网膜水肿。⑦视网膜出血者应卧床休息，使用止血药物。⑧脉络膜破裂者无须特殊处理，早期应卧床休息。⑨睫状体脱离或分离者采用散瞳及糖皮质激素滴眼液滴眼，药物治疗无效则采取手术治疗。⑩睫状体分离导致的外伤性低眼压可用 1% 阿托品滴眼散瞳并口服泼尼松，若药物无效则行手术治疗。

2. 手术治疗　①眼睑的皮肤裂伤、严重结膜撕裂伤者，须进行手术缝合。②泪小管断裂者，应行泪小管吻合术。③角巩膜裂伤者，行次全层缝合。④严重虹膜根部离断伴复视者，可采用虹膜根部缝合术。⑤前房积血多伴眼压升高，经药物治疗仍不能控制者，应做前房穿刺术放出积血；已形成暗黑色陈旧性血块者或血凝块较大时，可进行手术取出血凝块。⑥晶状体混浊者，可行白内障摘除术。⑦玻璃体积血者，伤后 3 个月以上未吸收可考虑做玻璃体切割手术，若伴有视网膜脱离应及早手术治疗，争取视网膜复位。⑧睫状体脱离或分离者药物治疗无效，可行睫状体缝合术。

【护理诊断和护理措施】

常见护理诊断 / 护理问题	护理措施	措施的依据
潜在并发症：继发性青光眼、前房积血	1. 严密观察病情变化，若眼睛有局部明显的胀痛改变等眼压升高表现，及时通知医生	眼外伤早期眼压升高常与前房积血相关，不及时干预会诱发继发性青光眼
	2. 实施有效心理护理，稳定患者情绪	情绪波动会引起血管内压力及眼压的变化，从而诱发出血
	3. 嘱患者多卧床休息，不随意走动	卧床休息有利于积血的吸收
	4. 注意患者的饮食护理，禁烟酒、咖啡、浓茶、辛辣等刺激性食物	刺激性食物会引起咳嗽及血管扩张，加重出血

Note：

续表

常见护理诊断 / 护理问题	护理措施	措施的依据
感知觉紊乱：视 力下降	1. 密切观察患眼视力的变化，如有异常及时通知医生	视力变化提示病情发生变化，须及时治疗，阻止病情进一步发展
	2. 关心患者的生活起居并加强巡视，必要时给予协助。保持病室的干净整齐，移除障碍物及热水瓶等危险生活用品，或妥善放置	患者短时间内无法适应视力的下降，易发生跌倒等意外伤害
	3. 若因使用散瞳药物引起的暂时视力下降，做好用药指导	对患者及时的用药指导可避免患者因暂时性视力下降产生恐慌情绪
急性疼痛	1. 及时评估疼痛的性质及程度，并向患者解释疼痛的原因及疾病过程	了解患者疼痛情况，以便进行针对性护理；患者对自身疾病病程有所了解可提高治疗依从性
	2. 多休息，少用眼，避免室内强光对眼睛的刺激	外界对眼睛的刺激及眼部疲劳会加剧疼痛
	3. 鼓励患者多进食富含纤维素、易消化的软食，保持大便通畅，避免用力排便、咳嗽及打喷嚏	用力排便会导致眼压升高，加剧疼痛
焦虑或恐惧	1. 向患者及家属讲解本病的发展及治疗特点。了解目前所处的阶段，有效地配合，有利于疾病的控制	避免不必要的对未知的恐惧，改变认识的误区，提高患者警惕，改变其不良的生活习惯
	2. 评估患者当前的心理状态，了解患者的家庭支持情况，给予正面积极的心理支持	良好的家庭或社会支持可帮助患者正面地应对变故，尽快渡过情绪休克期，积极有效配合治疗
	3. 鼓励患者进行适当的娱乐活动，如听音乐，看书等	分散对疾病的注意力，避免长期陷于焦虑或恐惧的情绪中
	4. 与双眼包扎的患者进行交流时须轻声细语	避免患者因突然的声响受到惊吓

第二节　眼球穿通伤患者的护理

眼球穿通伤（perforating injury of eyeball）是指眼球被锐利器刺破或异物击穿所致眼球壁的全层裂开，是"由外向内"的致伤机制，可伴有眼内损伤或组织脱出。按其损伤部位可分为角膜穿通伤、角巩膜穿通伤和巩膜穿通伤三类。预后取决于伤口部位、范围，损伤程度，有无感染，以及是否采取及时妥当的治疗措施。

【病因】

刀、针、剪或高速飞进的细小金属碎片等锐器或异物，可直接刺破、击穿眼球壁致眼球穿通伤。

【护理评估】

（一）健康史
询问患者是否有明确的外伤史，详细了解患者致伤的过程，致伤物性质，并询问受伤后诊治的过程等。
（二）身体状况
根据穿通伤部位不同，可有不同的临床表现。

1. **症状**　角膜、巩膜以及角巩膜穿通伤都可以见到不同程度的眼痛、流泪及视力下降等症状。

2. **角膜穿通伤**　分为单纯性和复杂性。单纯性角膜穿通伤伤口较小且规则，常自行闭合，检查时仅见角膜线状条纹。复杂性角膜穿通伤伤口大且不规则，多伴有虹膜、晶状体的损伤，可伴有前房积血，常有虹膜嵌顿于角膜伤口。

3. **巩膜穿通伤**　较小的伤口常不易发现，穿通伤处可能仅有结膜下出血。较大的伤口多伴有脉络膜、视网膜的损伤及玻璃体积血，常有玻璃体和眼球血管膜脱出，预后较差。

4. **角巩膜穿通伤**　伤口同时累及角膜和巩膜。多伴有葡萄膜组织脱出，由于睫状体的损伤常伴有明显的眼内出血，眼痛等眼部刺激症状，视力也会明显下降。

5. **并发症**

（1）外伤性感染性眼内炎（traumatic and infective endophthalmitis）：是眼球穿通伤后，合并有细菌或真菌感染所导致，是眼外伤严重的并发症。严重的可发展为全眼球炎，是视力丧失的重要原因。

（2）交感性眼炎（sympathetic ophthalmia, SO）：是一类免疫疾病，是指一眼遭受开放性眼外伤或内眼手术后发生的双侧肉芽肿性葡萄膜炎，是外伤或手术后，眼内抗原暴露，眼部自身的免疫应答机制被激活所致。伤眼，也称为诱发眼，其葡萄膜炎症状持续一段时间不消退甚至加重，瞳孔缘出现珍珠样灰白色结节。经一段潜伏期后另一眼，也称为交感眼，突然出现相似的葡萄膜炎症症状，视力出现明显下降。受伤后 2～8 周好发，病程长且会反复发作。主要临床症状包括眼痛、畏光、视力减退和飞蚊症。

（3）外伤性增生性玻璃体视网膜病变：由于伤口或眼内过度的修复反应，纤维组织增生引起牵拉性视网膜脱离。可采取玻璃体手术治疗。

6. **其他**　由异物引起的穿通伤常伴有异物存留于眼内。

（三）辅助检查

1. **B 超检查**　可协助判断玻璃体有无出血及出血程度，有无眼球壁破裂、视网膜有无脱离及有无球内异物等。

2. **X 线或 CT 检查**　可以明确有无眶壁骨折及眼内异物存在。

（四）心理 - 社会状况

注意评估患者的年龄、性别、职业、家庭状况及对本病的认识，并了解患者的情绪状况。

【治疗要点】

伤后立即包扎，送眼科急诊处理。治疗原则是：①尽早缝合伤口；②防治感染等并发症；③必要时行二期手术。

1. **伤口处理**　伤口小（小于 3mm）而整齐者，无虹膜组织嵌顿或脱出时，可不需缝合，用抗生素眼膏涂眼后加压包扎伤眼。伤口大（大于 3mm）或有虹膜组织脱出时，需缝合伤口。

2. **防治感染**　尽早切除或还纳脱出的葡萄膜组织；常规注射抗破伤风血清，同时使用糖皮质激素以减轻眼内反应，不显效者可考虑使用免疫抑制剂。美国有研究推荐使用玻璃体药物浓度较高的莫西沙星作为一线预防感染用药，且反对局部滴用睫状肌麻痹药和抗生素，以避免药物毒性加重病情。

3. **并发症处理**　外伤后眼内炎者，因血 - 眼屏障的存在使得眼部局部及全身用药疗效较差，目前单纯的药物保守治疗已不作为首选。对于严重的眼内炎患者，须紧急行玻璃体切割手术以及玻璃体腔注药物。

4. **二期手术**　对伤后视功能及眼球外形恢复无望者，行眼球摘除术。

【常见护理诊断 / 护理问题】

常见护理诊断 / 护理问题	护理措施	措施依据
潜在并发症：交感性眼炎	1. 向患者和家属介绍交感性眼炎的临床特点、治疗原则及其预后	引起患者和家属的重视，积极治疗原发疾病，控制感染
	2. 告知患者一旦发现未受伤眼出现不明原因的眼部充血、视力下降及疼痛，要及时就诊	当未受伤的眼睛出现此类症状须警惕是否出现交感性眼炎
	3. 嘱咐戴护目镜并告知患者勿揉搓眼睛	护目镜可防止微尘入眼加重受伤眼的炎症
感知觉紊乱：视力下降	参见第十四章第一节"眼球钝挫伤患者的护理"	
急性疼痛	参见第十四章第一节"眼球钝挫伤患者的护理"	
焦虑或恐惧	参见第十四章第一节"眼球钝挫伤患者的护理"	

第三节　眼异物伤患者的护理

一、角膜和结膜异物的护理

角膜、结膜异物伤（conjunctival or corneal foreign bodies）是指异物黏附于角膜、结膜表层，以眼部异物感、疼痛、畏光、流泪为临床特征的常见眼外伤。若及时处理则预后好，若异物位于角膜深层或处理不当，容易继发感染，影响视力。角膜异物以铁屑、煤屑多见，铁质异物易引起锈斑，植物性异物易引起感染。结膜异物常见的有灰尘、煤屑等，多隐藏在睑板下沟、穹隆部以及半月皱襞。

【病因】

多因防护不慎或回避不及，致使异物溅入眼部，附着于结膜或角膜上，出现眼部疼痛、畏光流泪等刺激症状。

【护理评估】

（一）健康史

询问患者工作性质、是否有明确的外伤史，并详细了解患者致伤的过程，为何物损伤，询问受伤后诊治的过程等。

（二）身体状况

1. 常见的症状有眼部异物感、疼痛、畏光流泪，严重者可导致视力障碍。

2. 结膜异物与角膜摩擦会引起刺激症状，角膜上皮多有被异物划伤的痕迹。

3. 角膜异物位于角膜上，其周围可见灰白色组织浸润，角膜异物患者大多出现视力下降。

（三）辅助检查

必要时可行影像学检查，X 线、CT 扫描可显示金属异物。

（四）心理 - 社会状况

通过与患者交流，了解患者是否有焦虑和紧张等心理表现，注意评估患者的年龄、性别、职业、受教育情况。

【治疗要点】

1. 较浅的角结膜异物可在滴入表面麻醉剂后用盐水湿棉签拭去，较深的异物需尽早采取角结膜异物剔除术，过程中注意严格无菌操作避免发生化脓性角膜溃疡。如有锈斑，尽可能一次性剔除。

2. 异物剔除术后应滴用抗生素滴眼液或眼膏防治感染，严重的角膜感染应全身用抗生素。疼痛明显者可口服镇痛药（例如，布洛芬、对乙酰氨基酚）以缓解疼痛。

3. 使用玻璃酸钠滴眼液联合重组牛碱性成纤维细胞生长因子滴眼液滴眼，有利于角膜愈合及视力改善。

4. 若异物较大，可能已部分穿透角膜进入前房，积极尝试剔除深部嵌入异物可能导致角膜穿孔，须进行手术摘除，必要时缝合角膜。

【护理诊断和护理措施】

常见护理诊断 / 护理问题	护理措施	措施的依据
潜在并发症：角膜溃疡、穿孔、瘢痕等	1. 如角膜异物取出术后出现突然视力下降、"热泪"流出，可能是出现角膜穿孔，需及时就医	"热泪"流出提示房水外流，已经出现角膜穿孔
	2. 告知患者角膜异物剔除术后须及时复诊	复诊时观察有无锈斑或异物残留以及角膜恢复情况
	3. 行角膜异物取出术前进行眼位注视训练	降低术中眼球旋转偏移及头面部偏移发生率
	4. 可弯折注射器针头成 90°，利用 90° 针头剔除角膜异物	可大幅降低角膜穿孔的概率
感知觉紊乱：视力下降	参见本章第一节"眼球钝挫伤患者的护理"	参见本章第一节"眼球钝挫伤患者的护理"
舒适受损	1. 告知患者切勿揉眼睛，避免使异物进入更深处	患者因眼部异物感会采取揉眼方式以缓解不适，但此举反而会加重伤情，须提醒患者避免
	2. 告知患者眼部不适属于正常现象，无须过度担忧	眼部异物剔除术后由于角膜缺损仍会出现眼部异物感
	3. 角膜刺激症状较重的患者就诊时，患眼疼痛难忍，睁眼困难，可进行表面麻醉	利用表面麻醉药物减轻疼痛，缓解恐惧情绪
知识缺乏	1. 告知患者本病的常见原因，注意劳动时戴防护眼镜，配备安全防护设施；若异物溅入后，切忌揉擦眼睛或自行剔除异物	多数眼异物伤患者因工作时未戴护目镜导致异物入眼
	2. 向患者宣教角膜损伤修复的过程、上皮修复时间（通常为 24 小时）、康复期注意事项等	使患者了解疾病进程，减少不必要的焦虑

二、眼内异物的护理

眼内异物（intraocular foreign body，IOFB）是指异物击穿眼球壁后存留于眼内，是严重危害视力的一种眼外伤。任何眼外伤都需排除眼内异物的可能。当异物进入眼球时的机械性损伤不仅可以破坏眼内组织，还增加了眼内感染和交感性眼炎发生的可能。异物的化学作用还可引起眼内组织的破坏。

【病因】

异物击穿眼球壁后，可直接损伤眼球各组织，合并感染则引起化脓性眼内炎。异物的性质可分为金属和非金属两大类,金属异物可分为磁性和非磁性,最常见的是铁;非金属异物多为玻璃、碎石、木材等。眼内异物最常见的受伤原因是敲击金属导致的金属异物存留。

【护理评估】

（一）健康史

询问患者是否有明确的外伤史,并详细了解患者致伤的过程,评估异物的性质（金属或非金属,磁性或非磁性）,询问受伤后诊治的过程等。

（二）身体状况

症状和体征主要取决于异物的性质、部位和有无感染。

1. 多伴有眼球穿通伤的症状和体征,发现伤口是重要的诊断依据。

2. 患者有异物击伤史,眼球上可查到穿通伤痕或眼内组织有异物穿通伤损害痕迹。

3. 眼球内异物也可引起外伤性虹膜睫状体炎、化脓性眼内炎及交感性眼炎。

4. 铁质异物在眼内溶解氧化,对视网膜有明显的毒性作用,可产生铁质沉着症（siderosis）。损害后的症状为夜盲、向心性视野缺损甚至失明。铜质异物在眼内组织沉着可产生铜质沉着症（chalcosis）,典型的表现是虹膜变绿色,向日葵样白内障,棕红色玻璃体浑浊。

（三）辅助检查

X 线摄片、CT 检查、B 超,可明确眼内有无异物,并确定异物的性质。但不可使用磁共振成像检查对磁性异物进行检查,以免造成二次伤害。

（四）心理 - 社会状况

通过与患者交流,了解患者是否有焦虑、悲伤和紧张等心理表现,注意评估患者的年龄、性别、职业、家庭状况及对本病的认识。

【治疗要点】

1. **手术治疗**　眼球内铁质、铜质异物对眼内组织可造成严重损害,应及早取出。磁性异物可用电磁铁吸出,非磁性异物需要通过玻璃体切割术取出。

2. **防治感染**　全身及眼局部应用抗生素防治眼内感染,酌情使用糖皮质激素以减轻眼内反应。感染性眼内炎者,可行玻璃体腔内注射抗生素、玻璃体切割术治疗。

【护理诊断和护理措施】

常见护理诊断 / 护理问题	护理措施	措施的依据
潜在并发症:眼内炎、铁质或铜质沉着症、交感性眼炎等	1. 注意观察有无铁质或铜质沉着症等并发症的发生	金属异物会继发性损害眼内组织
	2. 告知患者一旦发现未受伤眼出现不明原因的眼部充血、视力下降及疼痛,要及时就诊	当未受伤的眼睛出现此类症状须警惕是否出现交感性眼炎
有出血的危险	1. 告知患者手术治疗后卧床休息,避免头部过度活动,不要用力咳嗽、挤眼、用手抓眼、大声说笑、突然坐起或翻身等	大幅度的活动有可能使伤口裂开,或是引起出血
	2. 告知患者少量出血时 2 个月可自行吸收,出血量大时需再次进行手术	避免患者恐惧的心理,指导患者自我观察,发生再次出血时可以冷静处理
感知觉紊乱:视力下降	参见本章第一节"眼球钝挫伤患者的护理"	
焦虑或恐惧	参见本章第一节"眼球钝挫伤患者的护理"	

第四节　眼化学伤患者的护理

眼化学伤（ocular chemical injury）是指化学物品的溶液、粉尘或气体接触眼部，引起眼部损伤，也称化学性烧伤，包括酸性和碱性烧伤，临床上又以碱性化学伤更多见，多发生在化工厂、实验室或施工场所。眼化学伤属眼科危急重症，其病情的轻重和预后与化学物质的性质、浓度、量的多少，以及化学物质接触眼部时间的长短、急救措施是否恰当等因素密切相关。

【病因和发病机制】

酸性烧伤（acid burns）多见由硫酸、盐酸和硝酸等引起，低浓度的酸性溶液仅引起局部刺激，高浓度的酸性溶液则会使组织蛋白发生凝固变形与坏死，由于凝固的蛋白不溶于水，形成一层屏障，一定程度上起到阻止酸性物质继续向深层渗透扩散的作用，因此组织损伤相对较轻，一般修复较快、预后较好。

碱性烧伤（alkali burns）多见由氢氧化钠、石灰、氨水等引起，由于碱能溶解脂肪和蛋白质，与组织接触后能够迅速扩散渗透到深层和眼内，使眼组织细胞分解、坏死。因此，相比之下，碱性眼化学伤损伤较重，修复时间长、病情反复、久治不愈、预后极差。

【护理评估】

（一）健康史

询问是否有化学物质进入眼部，了解致伤物质的类型、浓度、剂量、作用方式以及与眼部接触时间。有无经过眼部冲洗或其他处理方法。

（二）身体状况

1. 症状　眼部受伤后即刻出现灼痛、异物感、畏光、流泪、眼睑痉挛、视物模糊等自觉症状。

2. 体征　根据眼部烧伤后的组织反应，可将眼化学伤分为轻、中、重三种程度。

（1）轻度：多由弱酸或稀释的弱碱引起。表现为眼睑皮肤红肿、轻度结膜充血水肿、角膜上皮点状脱落。数日后水肿即可消退，不留瘢痕，视力无影响且无明显并发症发生。

（2）中度：由强酸或较稀的碱引起。眼睑肿胀明显甚至出现水疱或糜烂，结膜水肿苍白，出现小片状缺血坏死。角膜基质明显水肿混浊，上皮大片脱落，前房可见渗出反应。治愈后角膜遗留斑翳，造成视力下降。

（3）重度：多为强碱引起。通常眼睑及结膜出现广泛性坏死，角膜全层混浊甚至呈瓷白色，可有持久性无菌性角膜溃疡，常可发生穿孔。碱性物质渗入前房可引起虹膜睫状体炎、继发性青光眼及并发性白内障。晚期愈合时由于结膜部分缺损可致眼睑畸形、睑球粘连及结膜干燥症，最终导致视力丧失。

（三）心理 - 社会状况

评估患者及其家属对眼化学伤的认识程度，了解是否有焦虑、紧张、恐惧等心理表现，注意评估患者的年龄、性别、职业、家庭状况等。

（四）辅助检查

可通过超声生物显微镜检查测量角膜瘢痕的范围和深度，并协助判断疾病的严重程度及预后。

【治疗要点】

争分夺秒、就地取材、彻底冲洗是眼化学伤始发期的急救原则。

1. 急救　眼化学伤发生后，立即就地取水，用大量清水（如河水、井水、自来水或饮用矿泉水等）或等渗盐水充分冲洗眼部，用脸盆盛水，将面部浸入水中；冲洗时应翻转眼睑、转动眼球，至少冲洗 30 分钟。送到医院后，继续用生理盐水充分冲洗眼部，特别是穹隆部与睑板下沟处，清除残存化学物质，直至停止冲洗后 10 分钟用试纸测试结膜囊 pH 恢复为 7 左右为止。

2. 后续治疗

（1）早期治疗：眼部进行适当的创面清创处理，清除颗粒样物质与失活的眼表组织；同时用 1% 阿托品滴眼液或眼膏散瞳，防止虹膜后粘连；抗生素滴眼液滴眼或抗生素眼膏涂结膜囊，局部抗生素应使用 5~7 天，必要时全身应用抗生素预防感染；炎症被有效控制后，可以使用含细胞生长因子的药物促进细胞修复。对眼表再生不良，角膜持续损伤、溃疡或穿孔，以及后期形成的血管翳、睑球粘连等要针对病症选择使用组织黏合剂、角膜接触镜、羊膜贴敷、或进行睑裂缝合、口腔黏膜移植、角膜缘上皮细胞移植、角膜板层或全层移植等手术治疗。

（2）晚期治疗：病情相对稳定后，应针对并发症进行妥善处理。针对具体病症，选择合适的手术，例如睑及结膜囊成形术、睑外翻矫正术、睑球粘连分离术、增视性角膜移植术等。

【护理诊断和护理措施】

常见护理诊断 / 护理问题	护理措施	措施的依据
急性疼痛	1. 立即按医嘱用大量生理盐水反复冲洗伤眼。冲洗时翻转上下睑，嘱患者转动眼球，充分暴露穹隆部；如有块状化学物质紧贴或嵌入眼部组织内，可用棉签擦除；必要时剪开结膜	彻底冲洗、清除眼内，特别是结膜囊内残存的化学物质，能将损伤减到最低程度
	2. 按医嘱及时用药，观察用药效果和反应	有效预防感染，促进角膜上皮组织修复
	3. 向患者解释疼痛的原因及疾病过程，及时评估疼痛程度	有助于减轻患者紧张、焦虑、恐惧；剧烈疼痛能得到及时处理
感知觉紊乱：视力下降	定时评估视力；如患者双眼视力受损，应协助生活护理，并做好安全指导	防止发生跌倒、坠床，确保患者安全
焦虑或恐惧	耐心向患者解释病情及治疗情况，消除患者的焦虑、恐惧等心理障碍，使患者情绪稳定，配合治疗	眼球化学伤直接影响视功能和眼部外形，患者一时很难接受，需做好心理疏导
知识缺乏	1. 掌握化学性眼外伤最重要的处理是现场急救，应争分夺秒、就地取水、充分冲洗，然后再送医院进一步处理	有效的现场急救措施，能够减轻化学伤的损伤程度，改善预后
	2. 宣传化学性眼外伤的危害，建立预防为主的意识。从事相关工作者，工作时戴防护眼镜。在生产、使用酸碱性物质的车间，应加强通风，及时排出酸碱烟雾	强化安全意识，规范职业防护
潜在并发症：睑球粘连、眼睑外翻或内翻、青光眼等	1. 观察视力的变化，观察眼睑、结膜、角膜及眼内结构等组织病变的变化，监测眼压，如眼压高，及时遵医嘱给予降眼压药物	早期发现，及时干预
	2. 正确使用阿托品滴眼液或眼膏	防止虹膜后粘连
	3. 一旦发生上述并发症，待病情稳定后，积极进行对症处理	尽可能维持角膜完整性，改善眼部外观
	4. 严重的眼前节碱烧伤，早期（伤后 7~10 天内）可进行前房穿刺	可降低 pH 所直接造成的损伤，清除房水的异常毒性物质，加速房水更新，促进代谢，从而减少和预防并发症的发生

第五节　辐射性眼损伤患者的护理

辐射性眼损伤（radiation injury）是指由电磁波谱中各种辐射线直接照射眼部造成的损害，如微波、红外线、紫外线、可见光等各种光线及 X 线、γ 射线等放射线，均会造成不同程度的损伤。

【病因与发病机制】

辐射性眼损伤常见以下几种：

（一）光线损伤

1. 可见光损伤　可见光主要是热和光化学作用引起黄斑损伤。

2. 红外线损伤　红外线主要通过热作用造成眼部的损伤。其中短波红外线（波长 800～1 200nm）可被晶状体和虹膜吸收，造成白内障。

3. 紫外线损伤　紫外线损伤又称为电光性眼炎（electric ophthalmia）或雪盲。电焊、高原、雪地及水面反光可造成眼部紫外线损伤。紫外线对组织有光化学作用，使蛋白质凝固变性，角膜上皮坏死、脱落。

4. 激光损伤　主要由激光生物学的热效应引起，多数激光对眼透明的屈光间质通透性良好，而且又能使光束汇聚于眼底产生热能，从而导致辐射性眼损伤。

（二）离子辐射性及微波损伤

1. 离子辐射性损伤　离子束主要损伤晶状体，X 线、γ 射线、中子或质子束可引起眼部放射性损伤，导致放射性白内障、角膜炎、视神经损伤等。

2. 微波损伤　微波频率为 3 000～3 000 000MHz，穿透性较强，易透过眼睑和角膜进入眼内，造成晶状体和视网膜的损伤。

【护理评估】

（一）健康史

询问患者是否有明确的接触辐射线史，并详细了解辐射线性质和患者接触的时间。

（二）身体状况

不同辐射线对眼部的损伤表现各不相同，对视力的影响程度取决于损伤部位和程度。可见光损伤可引起黄斑损伤，如观察日食造成的日光性视网膜病变（eclipse retinopathy）；红外线热损伤可导致白内障，玻璃加工和高温环境可产生大量红外线，以往曾称为吹玻璃工人白内障；紫外线损伤主要是累及角膜和结膜，表现为角膜上皮脱落，结膜混合性充血，患者有明显的异物感，刺痛、畏光、流泪和睑痉挛，一般照射后 3～8 小时发作，24 小时后症状减轻或痊愈；激光损伤会造成视网膜烧伤，视力严重下降甚至失明，如不合格的激光笔照射后会引起暂时或永久性的视力损害；离子辐射性损伤可引起辐射性白内障，有时也会引起放射性视网膜病变、角膜炎或虹膜睫状体炎等；微波损伤可能引起白内障或视网膜出血等。

（三）辅助检查

通过视野、视电生理检查、FFA、ICGA 和 OCT 等检查，了解视神经及眼底情况。

（四）心理 - 社会状况

通过与患者交流，了解患者是否有焦虑、紧张等心理表现。

【治疗要点】

根据损伤部位、症状，进行对症治疗，可涂抗生素眼膏包眼，预防感染。与此同时，应注意减轻疼痛。紫外线损伤后，可使用促进角膜上皮愈合的滴眼液，一般 1～2 天后症状消失痊愈。因辐射性

Note：

眼损伤出现白内障且视力明显下降者,可考虑白内障摘除联合人工晶状体植入手术治疗。视网膜及视神经损伤者,常使用药物治疗,如神经保护药物和血管扩张类药物,可改善视网膜和视神经功能。

【护理诊断和护理措施】

常见护理诊断/护理问题	护理措施	措施的依据
舒适受损	1. 向患者解释疼痛的原因,及时评估疼痛程度	有助于减轻患者焦虑、恐惧,剧烈疼痛能得到及时处理
	2. 必要时遵医嘱给予止痛药物	缓解疼痛
	3. 教会患者或家属局部用药的方法和注意事项	正确用药,促进疾病的治愈
	4. 患者出现疼痛、流泪等眼部刺激症状可用 0.5% 丁卡因缓解症状	缓解眼部刺激症状
知识缺乏	告知患者注意职业防护,从事玻璃加工等接触红外线人员应戴含氧化铁的特制防护眼镜。电焊时应戴防护面罩或眼镜。在强光下,尤其在高原、雪地时应戴有色眼镜。在医疗机构,要注意预防紫外线造成的眼部意外损伤	预防为主,改变对该疾病的认知误区
感知觉紊乱:视力下降	1. 按医嘱及时用药,并观察用药后效果,对于紫外线损伤者及时按医嘱用药,冷敷可减轻症状	控制症状,避免加重
	2. 对于视力严重下降甚至失明的患者,建立跌倒坠床高危预报并告知患者家属或护工 24 小时陪护	防止跌倒、坠床等意外事件的发生
	3. 做好环境介绍,提供足够并合适的照明,指导患者穿防滑拖鞋	提供安全的环境
焦虑	1. 应耐心向患者解释病情及治疗情况	使患者情绪稳定,配合治疗
	2. 引导患者说出焦虑的心理感受并评估其程度	疏导不良情绪
	3. 经常巡视病房,主动了解患者的心理需求;指导患者掌握自我心理调整的方法	缓解焦虑,建立自信

(常 健)

思 考 题

1. 在院外遇到眼外伤患者,该如何进行紧急处理?
2. 作为护士,在临床如何预防紫外线造成的辐射性眼损伤?
3. 对于角膜异物的患者,该如何进行宣教?
4. 对于前房积血的患者如何进行护理?
5. 交感性眼炎的主要症状有哪些?

URSING

第十五章

眼部恶性肿瘤患者的护理

15章 数字内容

———— 学 习 目 标 ————

知识目标：

1. 掌握眼部不同部位恶性肿瘤患者的护理诊断与护理措施。

2. 熟悉眼部恶性肿瘤患者的护理评估内容和治疗要点。

3. 了解眼部恶性肿瘤患者的病因和相关辅助检查。

能力目标：

能够运用本章所学知识为眼部恶性肿瘤患者制定完善的护理方案。

素质目标：

护理工作中表现出对患者的关心、爱护、尊重。

患儿，男，2 岁，家属无意间发现孩子左眼瞳孔区出现黄白色反光，遂带孩子来医院就诊。查体：左眼结膜充血，可有轻微的眼球震颤，瞳孔直径 5.5mm，瞳孔区可见黄白色反光。眼底检查可见视网膜上一个象限内有一黄白色肿物，边界不清，呈结节状并向玻璃体腔内隆起，表面有新生血管。右眼未见异常。初步诊断为左眼视网膜母细胞瘤，拟收入病房择期手术治疗。请问：

　　1. 该患儿处于视网膜母细胞瘤临床分期的哪一期？

　　2. 为完善诊断还应做哪些眼部辅助检查？

　　3. 目前视网膜母细胞瘤的治疗方法有哪些？

第一节　眼睑恶性肿瘤患者的护理

　　眼睑恶性肿瘤主要包括基底细胞癌、皮脂腺癌、鳞状细胞癌。其中最常见的是基底细胞癌，约占眼睑恶性肿瘤的 90%，多见于中老年人。其次是鳞状细胞癌，多发于老年人，男性多于女性。皮脂腺癌多发于 50 岁以上的女性，发生于 40 岁以前者多有眼部放射治疗史。

【病因】

　　光化学损伤是基底细胞癌与其他大多数表皮肿瘤发生最重要的致病因素。皮脂腺癌发生的病因可能是导致癌变的环境因素广泛作用于睑板腺的腺体细胞。随着眼睑恶性肿瘤分子发病机制的研究，人们发现致癌基因和抑癌基因在眼睑恶性肿瘤的发生中起重要作用。

【护理评估】

（一）健康史

　　了解患者的发病年龄、最初发病时的症状、肿瘤生长速度，询问患者的生活与工作环境，有无长期接受紫外线照射，了解患者过去的健康状况，有无反复发作的睑板腺囊肿，有无其他疾病，有无接受面部放射治疗等，询问此次患病以来的诊治过程及效果。

（二）身体状况

　　1. **基底细胞癌**（basal cell carcinoma）　多见中老年人。好发于下睑近内眦部。初起时为局部稍隆起的小结节，表面可见毛细血管扩张。结节生长缓慢，隆起较高，质地坚硬。患者无疼痛感。病程稍久，肿块的中央出现溃疡，边缘潜行，形似火山口，并向周围正常组织侵蚀，引起广泛破坏。基底细胞癌是低恶性的肿瘤，只是局部侵犯，术后局部复发，通常不发生转移，因此有人将基底细胞癌视为上皮细胞癌（图 15-1）。

　　2. **鳞状细胞癌**（squamous cell carcinoma）　多见中老年人，好发于睑缘皮肤黏膜移行处。生长缓慢，无疼痛感。开始时像乳头状瘤，逐渐形成边缘稍隆起的溃疡，质地坚硬，可发生坏死和继发感染。此肿瘤恶性程度高，发展较快，不但可以向周围和深部侵蚀，还可侵犯眼球、眼眶、颅内，经淋巴系统向远处转移。

　　3. **皮脂腺癌**（sebaceous gland carcinoma）　多发于中老年女性，好发于上睑。最常起源于睑板腺和睫毛的皮脂腺。如源于睑板腺，初起为眼睑皮下无痛性小结节，与睑板腺囊肿十分相似，以后逐渐增大，睑板呈弥漫性增厚，相应的睑结膜出现黄色隆起。如源于皮脂腺，则为睑缘的黄色小结节，表面皮肤正常，肿块逐渐增大，可形成溃疡或呈菜花状，可向眶内扩展，侵入淋巴管发生全身转移。

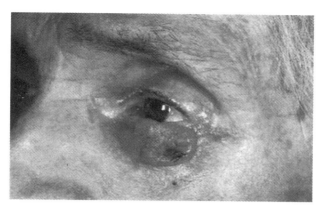

图 15-1　基底细胞癌

（三）辅助检查

1. 病理学检查　明确诊断。

2. B 超、CT 检查　了解病变范围。

（四）心理 - 社会状况

　　眼睑恶性肿瘤患者担心疾病影响面貌，会导致失明，如肿瘤转移甚至威胁到生命，患者常会产生紧张、焦虑及恐惧等心理。应评估患者年龄、性别、职业、受教育程度、经济状况以及生活环境，评估患者情绪和抗压能力，采取针对性措施。

【治疗要点】

　　眼睑恶性肿瘤的主要治疗方法是手术切除。常同期行眼睑成形术。另外，根据肿瘤转移情况决定是否行眶内容物剜出术或淋巴结清扫术。皮脂腺癌对化疗和放疗不敏感，早期主要为手术扩大切除。基底细胞癌和鳞状细胞癌对化疗和放疗均敏感，术后可辅助放疗和化疗。

【护理诊断和护理措施】

1. 术前护理

常见护理诊断 / 护理问题	护理措施	措施的依据
焦虑	1. 评估患者的焦虑程度和担心的问题，主动与患者沟通，鼓励和引导其倾诉，帮助其保持稳定情绪	患者担心肿瘤影响面部的功能和美容，或肿瘤细胞扩散，危及生命
	2. 向患者讲解疾病的相关知识、治疗方法和预后，增强其治疗信心	
体像紊乱（自我形象紊乱）	患者因颜面仪容受损，常产生自卑感，护士应对患者心理状态进行评估，多与患者交谈，进行心理疏导，使其正确对待疾病，配合治疗	解决患者的心理问题
知识缺乏	1. 评估患者对疾病的认知程度，针对性地讲解眼睑肿瘤的相关知识，并耐心解答患者提出的问题	掌握疾病相关知识，知晓术前准备的意义，积极配合手术
	2. 按外眼手术常规准备，向患者讲解完善术前检查的必要性、术前准备的作用及术中配合的方法	
	3. 饮食起居有规律，禁食辛辣刺激食品，宜食清淡易消化食物，局麻患者术前一餐不宜过饱，全身麻醉患者按全身麻醉手术常规准备	

Note:

2. 术后护理

常见护理诊断 / 护理问题	护理措施	措施的依据
潜在并发症:移植瓣坏死、眼睑退缩、出血、伤口裂开	1. 移植瓣重建眼睑的患者,要及时换药,观察植皮的颜色以及是否有感染的迹象,注意加压包扎的在位情况和松紧度,并及时调整	防止移植瓣坏死
	2. 嘱患者保持术眼足够的闭合时间。下睑重建者保持闭眼4~8周,上睑重建者保持闭眼6~12周	以保证重建部位眼睑一定的张力来对抗术后早期眼睑的自然收缩,防止眼睑退缩
	3. 行眶内容物剜出者,注意观察加压包扎效果及伤口情况	预防出血
	4. 术后需用眼药时,注意勿牵拉或翻转移植部位的眼睑	防止伤口裂开
知识缺乏	1. 讲解术后可能出现的不适,如出血、疼痛等,应对措施及相关注意事项	让患者有思想准备,以便积极应对,配合治疗
	2. 术后应适当活动,增进食欲,利于术后康复	增强机体抵抗力
	3. 戒烟酒,补充维生素,加强营养,多吃易消化食物,多吃水果、蔬菜,保持大便通畅	
	4. 保持眼部清洁,不用手或不洁布擦眼。教会患者正确点眼液、涂药膏的方法	提高患者对疾病的认知度,提高患者配合治疗的依从性
	5. 需做放疗的患者应保持照射区皮肤干燥、清洁,保留放疗定位标记点、线,切勿随意擦抹和更改,如标记不清楚请及时与医生联系	
	6. 需做化疗的患者在化疗过程中,应定期检查血象变化,每周检查1~2次。如血象下降应密切进行观察并随时监测血象变化,并采取一定措施	
	7. 指导患者坚持用药,定期复查及化疗,并观察药物的副作用	

第二节　脉络膜恶性黑色素瘤患者的护理

脉络膜恶性黑色素瘤(malignant melanoma of choroid)是成人最常见的眼内恶性肿瘤,多发于50~70岁。常为单侧性。主要起源于葡萄膜组织内的色素细胞和痣细胞。

【病因】

病因不明,可能与种族、家族及内分泌等因素有关。

【护理评估】

(一)健康史

评估患者的发病年龄、病史、治疗经过,有无家族史。

(二)身体状况

根据肿瘤生长的位置、大小不同,患者视力改变的程度也不同,位于周边部患者早期可无任何自觉症状。如果肿瘤位于黄斑与视盘附近,早期即出现视力障碍症状。如果肿瘤不是很大,也没有继发肿瘤坏死与出血,一般没有眼部充血表现。后部脉络膜黑色素瘤极少继发青光眼,前部脉络膜黑色素瘤当瘤体挤压晶状体向前推虹膜,关闭房角,会继发青光眼。前部肿瘤还可继发肉芽肿性虹膜睫状体炎与继发前房积血。根据肿瘤生长情况,表现为局限性和弥漫性两种。局限性表现为凸向玻璃体腔的球形隆起肿物,周围常有渗出性视网膜脱离;弥漫性沿脉络膜水平发展,呈普遍性增厚,易发生眼外和全身转移,预后极差。

（三）辅助检查

1．定期检查视野可早期发现病变。

2．B超是最主要的检查手段。

3．FFA、CT及磁共振成像检查等检查,可进一步明确诊断、病变部位和病变程度。

4．眼内活检,进行细胞学检查。

（四）心理-社会状况

疾病影响视力,可能发生视网膜脱离及全身转移等并发症,肿瘤及眼球摘除后影响美容,患者易产生紧张、恐惧、悲观等情绪。评估患者年龄、性别、职业、受教育程度、对疾病的认识程度。

【治疗要点】

新理念强调个体化综合治疗,根据肿瘤大小、位置、形态、生长速度、患眼及对侧眼的视力、年龄、全身情况、心理因素等选择合适的、不同的治疗方法或多种方法联合治疗。

小的肿瘤可随访观察,必要时作局部切除、激光光凝和放疗治疗。当肿瘤较大已致失明、继发青光眼、视网膜脱离等,眼球摘除术仍是主要的治疗手段。肿瘤已向眼外蔓延者,应做眼眶内容物摘除术。

【护理诊断和护理措施】

1. 术前护理

常见护理诊断 /护理问题	护理措施	措施的依据
感知觉紊乱:视物变形、视力下降	1. 提供光线充足的环境,让患者对周围环境有充分地了解	肿瘤破坏视功能,避免患者受伤
	2. 指导患者防跌倒、防坠床,并采取相关的安全措施	
焦虑	1. 选择合适的机会与患者谈心,鼓励其倾诉内心感受并宣泄压抑在内心的痛苦,减轻心理压力	患者担心失明、肿瘤转移、预后不良
	2. 介绍同类病例治疗成功的经验,使患者正确认识手术的必要性,增强其战胜疾病的信心	
	3. 保持病房安静,减少刺激,利于患者放松心情,缓解焦虑情绪	
知识缺乏	参见本章第一节"眼睑恶性肿瘤患者的护理"	

2. 术后护理

常见护理诊断 /护理问题	护理措施	措施的依据
急性疼痛	肿瘤切除术后均有不同程度的疼痛,评估疼痛的程度,观察疼痛的时间、性质、规律和伴随症状。分散患者注意力,遵医嘱给予止痛药物,并观察用药后反应	手术可导致患者疼痛,正确的处理方法能减轻患者的疼痛
潜在并发症:出血、感染	1. 术后需加压包扎,注意观察敷料有无松脱、渗血等,若敷料渗湿、松脱应及时更换	预防出血,抗感染
	2. 换药时要观察伤口有无渗血或裂开、结膜囊内分泌物的情况	
	3. 密切观察生命体征变化,如出现发热,遵医嘱用药并观察用药后反应	

Note:

续表

常见护理诊断／护理问题	护理措施	措施的依据
知识缺乏	1. 行义眼台植入者术后一般在术后 3 周可以佩戴义眼片,取戴方法及注意事项: (1) 指导患者取戴义眼。配戴前应洗净双手,用生理盐水清洗义眼表面,认清义眼的上、下、内、外边缘。安放时,一手拿义眼,另一只手用示指和中指分开上下眼睑,把义眼的上半部送入上眼睑内,然后把下眼睑向下轻拉,使义眼的下边滑入下眼睑内。义眼放入眼窝后,轻轻按摩上下眼睑,使其位置合适。取出义眼时,首先下压下眼睑至义眼片底部脱出,用示指尖推义眼片的底部,用中指扶住义眼片,以向下的方向从眼眶中取出义眼片 (2) 注意保持义眼和眼窝的清洁,初戴时会有少量的分泌物是正常现象,眼窝内可以滴入抗生素眼液或眼膏。如分泌物明显增多,应暂停配戴,及时就诊 (3) 义眼不能用酒精浸泡,擦拭最好用护理液或生理盐水浸湿的医用棉签清洁。如义眼表面有较深划痕,应及时更换 (4) 义眼配戴后应定期复查,检查眼窝有无深浅变化,上下眼睑有无松弛,发现问题及时更换合适义眼,或做眼窝整形手术 (5) 如果出现流泪,眼眶发红,出现稠密的黄色分泌物,应请医生检查	教会患者正确的义眼佩戴方法和注意事项,掌握相关的自我护理知识和技能
	2. 指导患者术后定期复查,防止复发。嘱患者注意用眼安全,保护另一只眼睛。如另一眼出现视物模糊、眼红、眼痛等症状应及时就诊	

第三节　视网膜母细胞瘤患者的护理

视网膜母细胞瘤(retinoblastoma,RB),是儿童最常见的眼内恶性肿瘤,2/3 患者 3 岁以内发病,新生儿发病率为 1:(16 000~18 000)。

【病因】

在 RB 患者中,遗传型约占 40%,为常染色体显性遗传。非遗传型约占 60%;10% 有家族史,90% 为散发。双眼患者占 20%~30%,单眼患者占 70%~80%。RB 主要因 RB1 基因突变或缺失引起。

【护理评估】

(一)健康史

评估患儿的发病年龄,详细了解患儿的病史、家族史、有无产伤、早产吸氧等;询问母亲妊娠期间有无患风疹、流感及服药史等。

(二)身体状况

根据视网膜母细胞瘤的发展过程,可以分为眼内期、眼外期及转移期。

1. **眼内期**　因患儿年幼不能诉说视力障碍,且无任何不适反应,早期难以发现。随着肿瘤不断增大,经瞳孔可见黄白色反光,即"白瞳症"(图 15-2),为最常见临床表现;部分患者因视力低下出现知觉性外斜视,继发青光眼患者出现眼红、疼痛等症状。

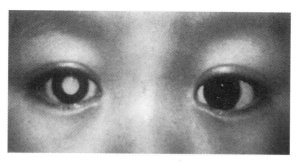

图 15-2　眼内期白瞳症

2. 眼外期　肿瘤继续生长，突破筛板、巩膜等浸润视神经和眼眶组织（图 15-3），表现为眼球表面肿块、眼球突出、眼睑闭合不全等。

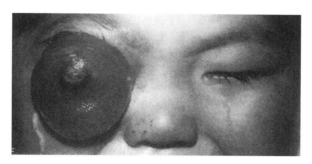

图 15-3　视网膜母细胞瘤眼外期

3. 转移期　肿瘤转移至颅内、血液或淋巴结，称为转移期。

（三）辅助检查

超声波、CT、磁共振成像等影像学检查，可显示眼球内或眼眶内实质性占位病变、钙化灶及眼、眶骨壁改变。其中 CT 检查发现肿块内钙化是诊断视网膜母细胞瘤的最主要的证据。磁共振成像检查在显示肿瘤蔓延及侵犯颅内组织方面优于 CT 检查。

（四）心理 - 社会状况

该病患儿因年幼不能交流，心理症状难以发现，后期患儿出现眼痛、视力障碍等症状会烦躁不安，使家长有焦虑、悲伤的心理。

【治疗要点】

治疗的基本原则依次为保生命、保眼球、保视力，在不影响生存率的前提下尽量保眼球和保视力。根据肿瘤的分期、部位及生长方式等制定治疗方案。RB 治疗方法主要有保守治疗和手术治疗。

1. 眼球保守治疗

（1）激光疗法：局限于视网膜内的早期小肿瘤（直径≤4mm，厚度≤2mm）可采取激光光凝、经瞳孔温热疗法（transpupillary therapy，TTT）、光动力学治疗 photodynamic therapy，PDT）。

（2）冷冻疗法：适于向前发展至赤道部难以行激光治疗的小肿瘤。

（3）放射治疗：RB 对放射治疗敏感，故为常用的有效治疗方法。分为两种：①巩膜表面敷贴放疗或称近距离放疗，适合于较小比较局限的肿瘤。②外部放射治疗，适于肿瘤较大或分散，家属不愿行眼球摘除者。副作用较大，易发白内障、放射性视网膜病变和毁容。

（4）化学疗法：可用在冷冻治疗后以巩固疗效。对于巨大肿瘤，采用化学减容法使肿瘤体积缩

Note：

小，再进行局部治疗，可免除眼球摘除。根据注药途径分为静脉化学治疗、动脉化学治疗和玻璃体腔注药化学治疗。

2. 去除眼球治疗　①眼球摘除术：适于巨大肿瘤或化疗失败，切断视神经应尽量长些。②眶内容物摘除术：适于肿瘤穿破眼球向眶内生长、视神经管扩大，并且术后配合放射治疗，但大多预后不良。

【护理诊断和护理措施】

1. 术前护理

常见护理诊断 /护理问题	护理措施	措施的依据
照顾者角色紧张	1. 选择合适的机会与患儿家属交流，向其介绍本病的特点、治疗目的、方法及效果，及时提供人文关怀和有力的心理支持，使其正确认识本病，积极配合患儿治疗与护理	视网膜母细胞瘤是恶性肿瘤，家属顾虑多、压力大，甚至产生恐惧焦虑心理，且缺乏本病的治疗与护理知识
	2. 向家属讲解完善术前检查的必要性，强调全身麻醉手术术前禁食的重要性，严格执行禁食、水的时间，以免造成呕吐误吸，导致窒息或吸入性肺炎	
	3. 提供安静舒适的病房环境，注意保暖，避免受凉感冒	
	4. 向患儿家属进行安全教育，必要时加床挡，住院期间加强看护	防止患儿跌倒、坠床等意外发生

2. 术后护理

常见护理诊断 /护理问题	护理措施	措施的依据
急性疼痛	术后患儿会出现不同程度的疼痛，观察疼痛的时间、性质、规律和伴随症状。可采取播放舒缓音乐或暗示疗法，分散患儿注意力。对疼痛严重者遵医嘱给予止痛药物，并观察用药后反应	手术可导致患者疼痛，正确的处理方法能减轻疼痛
潜在并发症：出血、感染	1. 监测并记录生命体征，保持呼吸道通畅，及时吸出痰液和口鼻分泌物	预防出血、抗感染
	2. 患眼加压包扎期间，注意观察敷料有无渗血、渗液，绷带有无松动、移位。避免患儿用手揉擦术眼	
	3. 保持眼部清洁，拆除绷带后用生理盐水清洗眼睑及周围皮肤，嘱家属勿用不清洁的毛巾、手帕擦洗眼周	
照顾者角色紧张	1. 指导家属保护患儿术眼，修剪患儿指甲，防止抓伤眼睛；减少头部活动，避免碰伤	指导家属掌握照顾患儿的相关护理知识和技能
	2. 教会家属正确用滴眼液、涂药膏的方法	
	3. 一期行义眼台植入术者出院 3 周后复查可以安装配戴义眼。教会患儿家属义眼的摘戴、清洁的方法以及日常维护方法（参见本章第二节"脉络膜恶性黑色素瘤患者的护理"）	家属掌握正确的义眼摘戴方法和注意事项，帮助患儿摘戴义眼

续表

常见护理诊断／护理问题	护理措施	措施的依据
知识缺乏	1．术后加强营养，补充维生素，多吃易消化食物，多吃水果、蔬菜，保持大便通畅	了解疾病的控制情况
	2．出院后遵医嘱用药和复查。第一次复诊时间是出院后 1 周。一般出院后 3 个月、半年各复查一次，以后每年定期散瞳检查健眼	
	3．若发现义眼台暴露，分泌物增多，应及时回医院就诊	
	4．化疗、放疗患者的护理（参见本章第一节"眼睑恶性肿瘤患者的护理"）	提高家属对疾病的认知度，提高配合治疗的依从性
	5．此病有遗传倾向，如有肿瘤家族史或双眼患病，直系亲属应来院做散瞳检查	早发现早诊断，对患儿的治疗和预后具有重大意义

知 识 拓 展

化学减容法

化学减容法是在化学治疗的基础上提出的新的治疗理念，其精髓体现在以化学方法使肿瘤体积缩小，以便继续进行范围更局限、损伤更轻微的局部治疗，从而避免眼球摘除或外放疗等侵袭性强的治疗，保留患儿的眼球和有用视力。化学减容法已成为现代治疗视网膜母细胞瘤的最重要方法。目前国内常采用多种药物联合使用的治疗方案。常用药物有卡铂、依托泊苷、长春新碱和环孢素 A 等。瘤体缩小后局部治疗主要有激光光凝治疗、经瞳孔温热疗法、冷冻疗法、光动力疗法等。

第四节　眼眶恶性肿瘤患者的护理

眼眶横纹肌肉瘤（orbital rhabdomyosarcoma）是儿童时期最常见的眶内恶性肿瘤，发病年龄多在 10 岁前，少见于青年，偶见于成年人。肿瘤生长快，恶性程度高，治疗上采取综合治疗，但死亡率仍较高（图 15-4）。

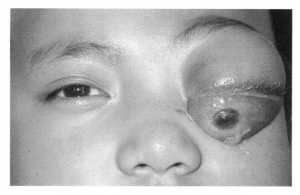

图 15-4　左眼眶横纹肌肉瘤外观像
肿瘤压迫眼球脱出眼眶

Note：

【病因】

尚不明确，基因研究的初步结果表明癌基因 ras 和抑癌基因 p53 在肿瘤形成中起着重要作用。

【护理评估】

（一）健康史

评估患者发病年龄、性别、病史、肿瘤生长速度等。

（二）身体状况

可发生于眶内任何部位，但多见于眶上部。眼球突出伴随眼球向下移位，使上睑前隆，甚至遮盖眼球。眼睑水肿，球结膜水肿突出于睑裂之外。典型表现为急性发病，单侧突眼，皮肤充血，肿硬，发热，类似眼眶蜂窝织炎。如肿瘤侵及视神经和眼外肌，可导致视力丧失、眼球运动障碍。如不及时治疗，肿瘤可蔓及整个眼眶，累及鼻窦，甚至进入颅内。

（三）辅助检查

1. 超声探查 B超显示病变为形状不规则的低回声区或无回声区，边界不清，只有提高增益才有少许内回声。

2. CT扫描 可清楚地显示肿瘤的位置和累及范围，对于诊断和制定治疗方案具有重要价值。

3. 磁共振成像 在显示肿瘤的位置、形状方面磁共振成像等同于CT。在显示肿瘤与眼环的关系方面，铸造样改变较CT更为显著。

4. PET-CT 是研究肿瘤生化变化和代谢状态的一种检查方法。

5. 活检 病理诊断可以确诊。

（四）心理-社会状况

眼眶肿瘤患者因担心疾病影响视力、面部的功能、美容甚至肿瘤转移危及生命，常会产生紧张、焦虑等心理。应评估患者年龄、性别、职业、受教育程度，评估患者情绪和抗压能力。多数为儿童患者，还应注意评估患儿父母的情绪状况、文化程度、经济水平及生活环境等，与家属多进行沟通、交流，缓解患儿父母的焦虑、紧张情绪。

【治疗要点】

目前的治疗原则是化疗—手术—放疗—化疗，强调手术、放射和药物并举的综合疗法，即术前化疗使肿瘤体积缩小，然后行肿瘤扩大范围的切除（包括肿瘤周围部分正常组织），术后再行化疗或放疗辅助治疗，化疗应持续2年，放射总量不少于60Gy。

【护理诊断和护理措施】

1. 术前护理

常见护理诊断/护理问题	护理措施	措施的依据
感知觉紊乱：视力下降	1. 提供光线充足的环境，让患者对周围的环境有充分的了解 2. 指导患者及家属防跌倒、防坠床，并采取相关的安全措施	肿瘤破坏视功能，避免患者受伤
慢性疼痛	观察疼痛的时间、性质、规律和伴随症状，遵医嘱应用降眼压药物，观察用药后反应	眼压高引起疼痛，给予降眼压治疗
体象紊乱	患者因颜面仪容受损，常产生自卑感，护士应对患者心理状态进行评估，多与患者交谈，进行心理疏导，使其正确对待疾病，配合治疗	患者仪容受损，自卑心理较重，针对患者心理进行疏导

续表

常见护理诊断／护理问题	护理措施	措施的依据
知识缺乏	1. 评估患者及家属对疾病的认知程度，针对性地讲解眼眶肿瘤的相关知识，并耐心解答患者及家属提出的问题	帮助患者及家属了解疾病相关知识，积极配合治疗和护理
	2. 饮食起居有规律，禁食辛辣刺激食品，宜食清淡易消化食物，局麻患者术前一餐不宜过饱，全身麻醉患者按全身麻醉手术护理	
	3. 向患者及家属讲解完善术前检查的必要性、术前准备的作用及术中配合的方法（术前备皮：备皮范围为患眼颞侧耳上至额头发际的皮肤）	
照顾者角色紧张	参见本章第三节"视网膜母细胞瘤患者的护理"	本病恶性程度高，预后不良。家属顾虑多、压力大，甚至产生恐惧焦虑心理，且缺乏本病的治疗与护理知识

2. 术后护理

常见护理诊断／护理问题	护理措施	措施的依据
急性疼痛	肿瘤切除术后均有不同程度的疼痛，观察疼痛的时间、性质、规律和伴随症状。遵医嘱给予止痛药物，并观察用药后反应	与手术创伤有关，减轻患者痛苦
感知觉紊乱：视力下降	术眼视力监测：术毕检查术眼光感是否存在，具体方法：遮盖非手术眼，用电筒光照射术眼（无须解除绷带）或以特制的 LED 灯泡置于绷带内监测光感，术后 48 小时内，每隔 2 小时监测一次，以后每天监测 3 次，直至拆线。如发现光感消失，立即通知医生给予紧急处理	肿瘤切除术可使视力下降
潜在并发症：出血、感染、眼球运动障碍、颅内出血	1. 术后需加压包扎，应观察绷带有无渗出、松脱、移位、是否过紧或不适、有无活动性出血。如渗血明显，应在敷料上做范围标记，并记录时间。若敷料污染、松脱应及时更换。出血较多者，给予止血药物应用	1. 预防出血 2. 抗感染 3. 手术损伤眼部肌肉 4. 术中伤及硬脑膜或眶腔与颅腔相通，止血不彻底造成颅内出血
	2. 换药时需观察伤口有无渗血或裂开、眼球运动情况、结膜囊内分泌物情况	
	3. 密切观察生命体征变化，重点观察有无头痛、昏迷情况	
知识缺乏	1. 给予高蛋白、高热量、高维生素易消化饮食、锻炼身体，注意术眼卫生，定期复诊	增强抵抗力
	2. 出院后遵医嘱正确用药，注意术眼卫生，并教会患者及家属正确的点眼药方法	提高患者及家属对疾病的认知度，提高其配合治疗的依从性
	3. 化疗、放疗患者的护理（参见本章第一节"眼睑恶性肿瘤患者的护理"）	

第五节　泪腺恶性肿瘤患者的护理

泪腺腺样囊性癌（adenoid cystic carcinoma）是最常见的泪腺恶性肿瘤，高度浸润，预后极差，占所有眼眶肿瘤的 1.6%。

Note：

【病因】

多数人认为肿瘤来自涎腺导管,也可能来自口腔黏膜的基底细胞。

【护理评估】

(一)健康史

评估患者的发病年龄、性别、肿瘤生长速度。本病发病年龄一般较年轻,以女性多见,多在30岁以下。

(二)身体状况

腺样囊性癌发病急,主要表现为颞上眶缘硬实固定肿块,较良性混合瘤更不规则,眼球向前下方突出及运动障碍,疾病早期即可表现为严重眶周及结膜水肿。由于肿瘤呈浸润性生长,故常有眼和头部疼痛及局部压痛症状。

(三)辅助检查

1. **X线检查**　早期无特殊发现,晚期可见泪腺凹扩大及溶骨性骨破坏。

2. **超声检查**　显示病变内回声不规则,透声较差。

3. **CT扫描**　可见泪腺不规则样肿物,边界不清,密度不匀,80%可有骨质破坏区或向颅内、鼻旁窦等部位扩散。

4. **磁共振成像检查**　在T1WI上呈中低信号,T2WI呈高信号或中高信号,增强明显肿瘤在磁共振成像检查上范围较广泛侵及骨质和周围结构。

(四)心理-社会状况

腺样囊性癌患者因担心疾病影响面部的功能、美容甚至肿瘤转移危及患者的生命,常会产生紧张和恐惧等心理。

【治疗要点】

腺样囊性癌首选局部扩大切除术,术后辅以放疗,全身转移患者联合化疗。

【护理诊断和护理措施】

参见本章第四节"眼眶恶性肿瘤患者的护理"。

(王宇鹰)

思　考　题

1. 眼睑恶性肿瘤包括哪几种?
2. 请简述眼睑恶性肿瘤的主要治疗方法和护理措施。
3. 请简述脉络膜恶性黑色素瘤患者的主要治疗方法和护理措施。
4. 如何做好视网膜母细胞瘤患者的护理评估?
5. 视网膜母细胞瘤患者的治疗原则是什么?主要治疗方法有哪些?
6. 如何为眼眶恶性肿瘤患者制定完善的护理方案?

Note:

NURSING

第十六章

低视力和盲患者的康复及护理

16章 数字内容

学 习 目 标

知识目标：

1. 掌握低视力和盲的标准；低视力患者的主要护理诊断和护理措施。

2. 熟悉视力损伤患者的身体状况的评估、治疗要点。

能力目标：

1. 能叙述防盲治盲的现状，并正确应用防盲治盲政策制度。

2. 能熟练使用低视力康复技术。

素质目标：

具有良好的共情能力，体会低视力患者不能视物的痛苦心理以及低视力康复技术对提高患者生活质量的重要性。

—————————————— 导入案例与思考 ——————————————

张某，男，65 岁，双眼视力逐渐下降 5 年，近 1 年下降明显，无法进行正常的阅读，到多个医院检查过，双眼视力都为 0.1，医生均告知患者视力无法提高。

请思考：

1. 该患者主要临床诊断的诊断依据是什么？

2. 护士应为患者提供哪些护理措施？

第一节 低视力和盲的标准

视力损伤包括低视力（low vision）和盲（blindness），根据世界卫生组织（WHO）于 1973 年制定的标准，低视力是指双眼较好眼最佳矫正视力低于 0.3 且大于等于 0.05。盲的标准是指双眼中较好眼最佳矫正视力低于 0.05 至光感，或视野直径小于 20°。世界卫生组织制定的低视力和盲的具体分级见表 16-1。

表 16-1 低视力和盲的分级标准（WHO，1973）

类别	级别	最佳矫正视力	
		视力低于	视力等于或优等于
低视力	1	0.3	0.1
	2	0.1	0.05（3m 指数）
盲	3	0.05	0.02（1m 指数）
	4	0.02	光感
	5	无光感	

注：如中心视力好而视野缩小，以注视点为中心，视野半径小于 10° 而大于 5° 者为 3 级盲，如半径小于 5° 者为 4 级盲。

上述低视力和盲的标准都是以最好矫正视力来衡量。采用这样的方法不容易发现因屈光不正所造成的视力损伤。2009 年 4 月 WHO 通过了"预防可避免盲及视力损伤行动计划"，认可了新的盲和视力损伤标准，该标准将"日常生活视力"作为判定依据，有利于发现未矫正的屈光不正造成的视力损伤。所谓日常生活视力是指在日常屈光状态下的视力：如果一个人平时戴眼镜，无论这副眼镜是否合适，则将戴这副眼镜的视力作为日常生活视力；如果一个人已配有眼镜，但他在日常生活中并不戴用，则以裸眼视力作为他的日常生活视力（表 16-2）。

表 16-2 新的视力损伤分类标准（国际疾病分类标准，WHO，2009）

视力损伤		日常生活视力	
级别	类别	低于	等于或优等于
0 级	轻度或无视力损伤		0.3
1 级	中度视力损伤	0.3	0.1
2 级	重度视力损伤	0.1	0.05
3 级	盲	0.05	0.02
4 级	盲	0.02	光感
5 级	盲	无光感	

第二节　防盲治盲的现状和发展

（一）世界现状和发展

视力损伤不仅影响视觉功能，降低患者的独立生存能力，而且增加家庭以及社会经济负担。2017 年 10 月世界卫生组织（WHO）最新数据估计，全球视力损伤人群为 2.53 亿人，盲人为 3 600 万人，到 2050 年盲人数将达到 1.15 亿人。各个国家的盲患病率不尽相同，发达国家约为 0.3%，而在发展中国家为 0.6% 以上，预计 90% 的视力损伤人群将生活在发展中国家。

在 2017 年 10 月 WHO 公布的最新数据中，中度及重度视力损伤原因前五位为：因屈光不正得不到矫正占 53%，未行手术的白内障占 25%、年龄相关性黄斑变性占 4%、青光眼占 2%、糖尿病视网膜病变占 1%。致盲原因前三位分别为：未行手术的白内障占 35%、因屈光不正得不到矫正占 21%、青光眼占 8%。不同经济地区盲的主要原因也明显不同，经济发达地区为年龄相关性黄斑变性、糖尿病性视网膜病变等，而发展中国家以老年性白内障和感染性眼病为主。

视力损伤严重影响人的生活质量，已是一个全球性的严重的公共卫生问题。随着社会老龄化的发展，低视力人群也将越来越多，对视力损伤的康复需求显得越发重要和迫切。WHO 等国际组织和各国已为尽快减少世界的盲人负担做了大量工作。美国于 1953 年开设了世界上第一个低视力门诊，之后各国也逐渐开展了低视力门诊。WHO 和一些国际非政府组织联合发起的"视觉 2020 行动"的实施，也已经在防治眼病中发挥了积极的作用。

（二）我国现状和发展

我国人口众多，视力损伤状况十分严重，2010 年 WHO 公布的最新数据，中国视力损伤人数为 7 551 万人，其中低视力人数为 6 726 万人，盲人为 825 万人。流行病学调查显示，低视力患者的主要病因是：白内障为首要病因，约占 49%，其次为角膜病、沙眼、屈光不正 / 弱视、视网膜脉络膜病变、青光眼及先天遗传性眼病。14 岁以下儿童视力损伤病因则以先天遗传性眼病如先天性白内障、先天性青光眼及先天性眼球发育异常为最常见，约占全部致残眼病的 46%。70% 以上低视力患者为 60 岁以上的老年人，随着我国社会老龄化的发展，60 岁以上的人口逐年增加，低视力人群也将越来越多，对低视力人群的康复和护理也越来越重要。

在中国残疾人联合会的领导下，我国于 1988 年开始制定全国性低视力康复规划，近几年在防盲治盲工作中取得了很大的成绩，在农村建立县、乡、村三级初级眼病防治网络是一种最常见的形式，它将防盲治盲工作纳入了我国初级卫生保健，可以发挥各级别眼病防治人员的作用。另外，组织眼科手术医疗队、手术车到川藏青等地区巡回开展白内障复明手术，也是防盲治盲的有效形式之一。还有诸多低视力康复工作，包括在许多城市建立了低视力康复中心；举办不同层次的低视力培训班，培训低视力康复专业人员等，也都是防盲治盲重要工作。

虽然防盲治盲工作十分重要，但目前我国防盲治盲工作仍然存在一些问题，如组织协调有待于进一步加强；开展低视力保健工作的重要性与迫切性仍未得到有关部门、专家及社会各界的充分重视，低视力康复专业人员十分匮乏，视力损伤患者得到视觉康复者所占比例仍然较低。未来的发展应是政府部门加大对防盲治盲工作的重视和投入，加强组织协调，培训足够的低视力康复专业人员，扩大各种助视器生产规模以满足广大低视力患者的需求，以实现"人人享有看得见的权利"的目标。

第三节　低视力和盲人群的护理

视力损伤严重影响患者的生活及工作，低视力的治疗主要是低视力康复治疗，是通过各种助视器的应用，帮助低视力患者充分利用其残存的有用视力，克服因低视力造成的障碍，从而提高他们独

Note：

立生活的能力。它的康复对象不仅局限于低视力定义的范畴，还应包括视力低于 0.05 的盲眼患者及视力优于 0.3 的患者，广义上讲，所有因视力损伤造成生活和工作不便的患者均应成为低视力康复服务的对象。

【病因】

各种眼病均可能导致视力损伤，我国以白内障最多见，几乎占视力损伤眼病一半，其他致视力损伤眼病依次为角膜病、沙眼、屈光不正／弱视、视网膜脉络膜病变、青光眼及先天遗传性眼病。儿童中以先天遗传性眼病最常见。在欧美发达国家导致视力损伤最常见眼病为老年性黄斑变性，其次为青光眼和糖尿病性视网膜病变。

【护理评估】

（一）健康史

应询问患者眼病史及其诊治过程，目前病情是否稳定，有无全身其他病史，详细的病史可对患者的眼病、视力及治疗状况提供非常重要的信息。

（二）身体状况

各种对视力产生影响的眼病均有可能导致视力损伤，其症状和体征依不同眼病而不同。低视力的检查十分重要，它不仅可帮助低视力康复医师了解低视力患者的视力损伤程度及其对日常生活和工作的影响，而且准确的检查也是提供合适的低视力助视器必不可少的条件。

1. **视力检查**　视力检查是低视力检查中最基本也是最重要的检查，它不仅是反映眼病严重程度的主要指标，也是计算低视力助视器放大率的基础。

（1）远视力检查：由于低视力患者视力多较差，其远视力检查与一般患者有所不同。可采用低视力专用视力表，也可使用标准对数视力表。

（2）近视力检查：近视力检查需在远视力矫正下进行，若调节不足需加上近距离阅读镜，检查距离一般为 30cm 或 40cm，也可以患者习惯距离测量，记录时应包括检查距离和照明度，以及单眼和双眼视力。

2. **验光**　低视力患者因其存在的各种眼病，验光较一般患者复杂，检影验光十分重要。对于视力较差，尤其有中心盲点、应用旁中心注视的患者，或合并有眼球震颤的患者，由于较难通过综合验光仪较小的视孔看清前方视标，一般不主张用综合验光仪。

3. **视野**　准确的视野检查不仅可了解患者病变程度，更是提供低视力助视器的依据。常用检查方法如下。

（1）Amsler's 表：检测中央 10° 半径范围的视野。

（2）正切屏视野计：检测中央 25° 半径范围的视野。

（3）弧形或球形视野计：主要检测周边视野的改变。

4. **对比敏感度**　低视力患者常伴有对比敏感度的降低，了解对比敏感度有助于提供合适的助视器。

5. **其他检查**　根据需要还需进行色觉、暗适应及 B 超、电生理等检查。

（三）心理 - 社会状况

视力损伤甚至是情感上最难以接受的躯体障碍之一。视力损伤不仅仅是患者看不见的问题，还牵涉到许多心理社会问题，从对患者本人的影响到对整个家庭和其他相关人员的影响等。通过与患者交流，了解患者是否有焦虑、悲伤和紧张等心理表现，同时评估患者的年龄、性别、职业、家庭状况及对视力损伤的认识等。护士应全面地认识患者的心理社会状况，给患者提供有效的康复帮助。

遭受视力损伤的患者可表现出各种不同的情感反应，以下是常见的反应过程：①震惊和否认，

Note：

震惊是患者对突然遭受打击正常的反应，患者常不愿意接受现实。②愤怒，常在患者确知其眼病和预后时表现出来，甚至可能对没有视力障碍的其他人产生怨恨心理。③沮丧，患者常表现出对视力损伤的极度悲伤和所处环境的无助，可能有试图改变已产生的后果的行为，此阶段持续时间较短。④承认，患者承认自己的病情并接受既成事实。此阶段患者情绪稳定，是进行低视力康复的最佳阶段。当然，不是所有的患者都经历上述所有过程，而且不同患者经历的过程也不尽相同。

许多因素可以影响患者对视力损伤的适应过程，这些因素可以揭示患者心理社会状况的相关信息，它们又常常是相互关联的。包括：①导致视力损伤眼病的类型和视力受损程度，突然的视力损伤较视力缓慢损伤更不容易为患者接受和适应。②家庭成员的反应。③不同年龄面对的情况不相同，心理社会的适应调节也不尽相同。④生活事件，包括最近生活状况的改变、工作状况的改变以及婚姻状况的改变等均影响患者的恢复。⑤患者的期望、自知能力和个性均影响其适应过程。

医务人员还应了解患者的职业、兴趣爱好、日常生活及视力要求等，尽可能全面了解。了解患者所受的教育状况有助于医师了解患者有无特殊的需要，了解患者所受的教育程度也有益于低视力康复医师辨别患者阅读困难是由于阅读水平差还是由于真正的视力障碍所致。了解患者从事的职业有助于知道患者特殊的需要。应了解患者关心的事情和希望达到的目标，只有现实可行的目标才容易成功达到低视力康复的目的。了解患者能否独立使用公共交通工具、横穿马路的自信心及在不熟悉的环境中的活动表现有助于了解患者活动有关的问题，对确定活动时是否需要提供帮助十分重要。

只有对视力损伤患者全面地了解和评估，才能根据患者的需求制定合理的、切合实际的康复计划。

【治疗要点】

低视力的康复是指向患者提供合适的助视器，并通过适当的训练，使其能熟练掌握助视器的使用，使患者能最大限度地利用其残存的有用视力，提高独立生活的能力。为低视力患者提供帮助最常用的方法为提供具有一定放大率的助视器，常用的助视器有：光学助视器、非光学助视器和电子助视器。光学助视器包括眼镜助视器、手持放大镜、立式放大镜、望远镜及视野扩大设备。非光学助视器包括大字体印刷读物、阅读架、改善照明系统设备、增强对比度设备和有声设备等。电子助视器是一种高科技电子设备，是将阅读的文件、图片、观察的物体等通过摄像镜头，将影像传送到显示器上供使用者看。可以根据患者视力受损程度和需要来调整影像的大小、对比度、明暗度和色彩等，达到最佳使用效果。便携式电子助视器可随身携带，使用方便。青光眼、视网膜色素变性等患者眼病后期多有严重的视野缺损、视力下降和对比敏感度降低，其唯一的选择常常只能是电子助视器。

为患者提供所需助视器的步骤如下：①验光确定屈光度数；②确定最佳矫正远视力及最佳近视力（应包括测量距离）；③确定目标视力；④计算所需的放大率；⑤提供不同类型的助视器给患者试用；⑥确定最佳的助视器。

应该注意提供给患者的助视器的放大率在满足患者需要下应尽量小，因为放大率越大，则视野越小，观察的运动物体移动越快，患者应用十分不便。

【护理诊断和护理措施】

常见护理诊断 / 护理问题	护理措施	措施的依据
感知觉紊乱：视 力下降	1. 向患者及其家属解释导致视力损伤的眼病特点，常规的治疗很难提高视力，需要进行低视力验配，通过助视器提高视功能，改善生活质量	低视力康复可改善患者的生活质量，通过健康宣教可使患者及其家属进一步了解低视力康复

续表

常见护理诊断/护理问题	护理措施	措施的依据
感知觉紊乱:视力下降	2. 通过各种助视器,进行视觉康复训练,改善患者视功能。 (1)望远镜的使用:望远镜训练应循序渐进,先简单后复杂、先低倍后高倍、先静态后动态。训练内容包括目标定位、注视训练、定位注视联合训练、跟踪训练、追踪练习、搜寻训练等。 (2)近用放大镜的使用:可使用可以调节明暗的灯,给予适合的照明度,同时保持患者舒适体位。训练内容包括:调焦训练、定位训练、搜寻训练、注视训练等。 (3)电子助视器的使用:电子助视器有大型的和便携式之分,训练时,定位、搜寻等训练与近用助视器使用方法类似	低视力患者因工作、生活及学习上的不同需求,常常需要一种以上的助视器。指导患者掌握各种助视器的使用,可帮助患者提高生活质量
有受伤的危险	患者因视力低下不能及时识别环境中的危险因素,有受伤的可能性。应指导患者要充分熟悉周围环境,使用助视器,避免受伤	患者及其家属未重视视力低下可能会导致受伤的潜在风险,通过健康指导,督促患者主动配合低视力康复,验配合适的助视器,避免受伤
有自理能力改善的趋势	1. 生活技能康复训练 指导患者通过增加物品对比度、运用标记技术等,进行生活技能训练,训练内容包括:食物准备、烹饪技能、通信技能、清洁技能、个人护理等	生活技能训练可提高低视力患者生活自理能力
	2. 定向行动能力指导 包括指导患者及家属视觉引导、盲杖的使用及导盲犬运用等相关知识	患者掌握定向行动能力,可进一步提升患者的生活质量
	3. 家庭成员应积极参与对患者病情的解释和讨论中,可更好地理解患者的病情和感受。尽可能向患者介绍可提供帮助的场所或社会团体的信息,使患者得到最大的帮助。加入与患者有相同疾病或经历的群体,对于患者也十分有益	视力低下患者独立生活能力较差,参加社会活动困难。家庭成员的帮助使其能熟练掌握助视器的使用,社会团体等的帮助更能提高其独立生活的能力
悲伤	询问患者睡眠方式、饮食习惯和活动程度的改变,了解患者的真实感受,鼓励患者说出其痛苦感受。耐心向患者解释病情和预后,如果患者不会完全失明应特别说明,增强患者的信心	通过积极的交流沟通,引导使患者正视视力损伤现状,减轻患者的恐惧、悲观等心理
知识缺乏	1. 向患者讲解导致视力损伤的眼病特点,帮助患者配合治疗	了解疾病基本知识,建立适当认知
	2. 助视器只是一种工具,没有任何治疗作用,向患者讲解各种助视器的性能和特点,使用注意事项。告知患者使用助视器不会导致视力的下降和改善	患者正确掌握助视器的性能和使用方法,能更好地利用残余视力生活
	3. 向患者讲解康复训练的早期训练时间不宜太长,训练任务应由简单到复杂,从静止到运动,在能满足日常生活需要下,助视器的放大倍率应尽可能小,以保持最大的视野	使患者正确掌握康复训练方法,提高训练的效果
	4. 复查,首次复查一般在验配助视器后 3 个月,之后根据康复效果决定复查时间	可及时了解患者使用助视器情况,并进行必要的康复方案调整

Note:

(施颖辉 梁优萍)

思 考 题

1. 视力损伤的分类标准是什么？
2. 低视力是如何定义的？
3. 如何对低视力患者进行护理？

第十七章

耳鼻咽喉的应用解剖和生理

17章　数字内容

学 习 目 标

知识目标：

1. 掌握鼻腔的解剖结构，各鼻窦开口及鼻窦分组、窦口鼻道复合体，鼻出血的好发部位；咽淋巴环、小儿喉部的解剖特点及临床意义；中耳的构成、鼓膜标志、鼓室内容物。

2. 熟悉鼻的血液供应，咽部应用解剖、喉腔分区、食管生理狭窄、中耳的传音增益效应的临床意义。

3. 了解耳鼻咽喉的解剖和生理知识，分析常见疾病的病因、病理、临床表现。

能力目标：

能系统描述耳鼻咽喉的应用解剖及生理功能，了解解剖生理与临床疾病的密切关系，具有在此基础上进行分析判断的能力。

素质目标：

培养学生具有健全的人格，良好的心理素质，崇高的职业道德，高度的责任感，严谨的工作态度。

———————————————————————— 导入案例与思考 ————————————————————————

患儿，8 岁，持续性双耳痛，耳闷，听力下降 1 个月余。检查：鼻甲肿胀，鼻腔黏涕多，双扁桃体 1 度肿大，双鼓膜呈粉红色，内陷。鼻咽、鼻窦 CT：鼻咽顶后壁明显增厚，双上颌窦、筛窦密度增高。双耳声导抗鼓室图"B"型。该患儿诊断为分泌性中耳炎。

请思考：

引起该患儿疾病的解剖因素有哪些？

第一节　鼻的应用解剖和生理

一、鼻的应用解剖

鼻（nose）是呼吸道的起始部，也是嗅觉器官。

鼻由外鼻、鼻腔和鼻窦三部分构成。鼻腔的三维解剖结构是维持正常鼻生理功能的基础。鼻腔为不规则腔隙，被鼻中隔分为左右两侧。每侧鼻腔借助鼻窦开口分别与四组鼻窦相交通（图 17-1）。

（一）外鼻

1. 外鼻形状　外鼻（external nose）位于面部中央，呈三棱锥体状，上窄下宽，前棱上部为鼻根（nasal root），向下依次为鼻梁（nasal bridge）及鼻尖（nasal apex）。鼻梁左右两侧为鼻背（nasal dorsum），鼻尖两侧半圆形隆起为鼻翼（alae nasi）。该三棱锥体的底部即鼻底（basis nasi），鼻底向前延续，被鼻小柱（columella nasi）分成左右两个前鼻孔（anterior nares）。鼻翼向外下与面颊交界处有一浅沟，即鼻唇沟（nasolabial fold）（图 17-2）。

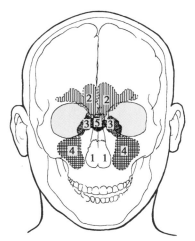

1. 鼻腔；2. 额窦；3. 筛窦；4. 上颌窦；5. 蝶窦。

图 17-1　**鼻在颅面骨中的位置**

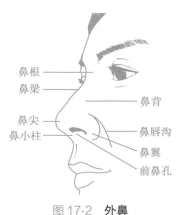

图 17-2　**外鼻**

2. 外鼻支架　外鼻由骨和软骨构成支架，外覆皮肤和软组织。骨性支架包括上方的额骨鼻部、鼻骨和两侧的上颌骨额突；软骨支架由鼻外侧软骨和大翼软骨组成，借致密的结缔组织附着于骨性支架（图 17-3）。

3. 外鼻皮肤　外鼻外覆皮肤和皮下组织，鼻尖、鼻翼及鼻前庭皮肤富有皮脂腺、汗腺和毛囊，为疖肿、痤疮、酒渣鼻的好发部位。

4. 外鼻血管　外鼻的静脉主要经内眦静脉（angular vein）和面静脉（facial vein）汇入颈内静脉，

内眦静脉又可经眼上、眼下静脉与海绵窦（cavernous sinus）相通。面部静脉无瓣膜，血液可双向流动，所以当鼻部皮肤感染，可引起致命的海绵窦血栓性静脉炎。临床上将鼻根部至上唇三角形区域称为"危险三角区"（图 17-4）。

5. 外鼻神经　外鼻的运动神经为面神经颊支，支配鼻部运动。感觉神经主要是三叉神经的眼支和上颌支。

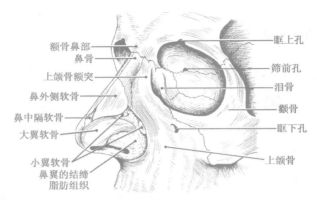

图 17-3　**外鼻的骨和软骨支架**

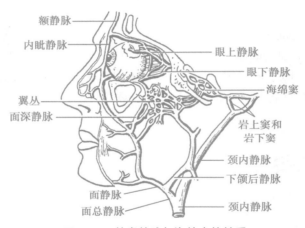

图 17-4　**外鼻静脉与海绵窦的关系**

（二）鼻腔

鼻腔（nasal cavity）左右各一，由鼻中隔分为左右两侧，由鼻内孔将每侧鼻腔分为鼻前庭和固有鼻腔两部分。

1. 鼻前庭（nasal vestibule）　前界为前鼻孔，后界为鼻内孔，鼻内孔是鼻腔的最狭窄处，鼻前庭皮肤与固有鼻腔黏膜移行处的弧形隆起称鼻阈（limen nasi）。鼻前庭有皮肤覆盖，皮肤富有鼻毛，并富含皮脂腺和汗腺，故易发生疖肿。皮肤与软骨紧密连接，一旦发生疖肿时，疼痛剧烈。

2. 固有鼻腔（nasal fossa proper）　简称鼻腔，前界为鼻内孔，后界为后鼻孔。鼻腔有内、外、顶、底四壁。

（1）内侧壁：即鼻中隔（nasal septum），由鼻中隔软骨、筛骨正中板（又称筛骨垂直板，perpendicular plate of ethmoid bone）和犁骨（vomer）和上颌骨额突构成（图 17-5）。软骨膜和骨膜外覆有黏膜。鼻中隔最前下部的黏膜下血管密集，分别由颈内动脉和颈外动脉系统的分支汇聚成血管丛，此处称为利特尔区（Little area），是鼻出血的好发部位（图 17-6）。

（2）外侧壁：为鼻解剖结构中最复杂的区域，也和鼻窦炎的发病有密切关系。从下向上有三个呈阶梯状排列的长条骨片，分别称为下、中、上鼻甲。各鼻甲大小依次缩小 1/3，前端的位置则依次后退1/3。每一个鼻甲的外下方均有一裂隙样空间，分别为下、中、上鼻道（图 17-7）。

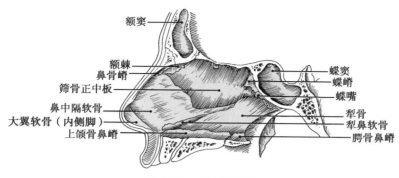

图 17-5　鼻中隔支架

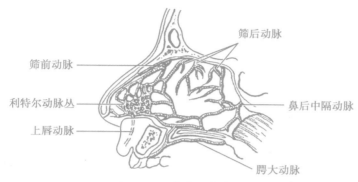

图 17-6　鼻中隔的动脉

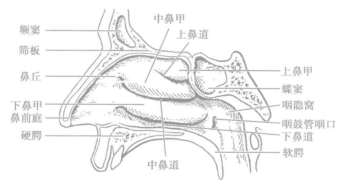

图 17-7　鼻腔外侧壁

1）下鼻甲和下鼻道：下鼻甲（inferior turbinate）是位置最靠前、最大的鼻甲，其前端接近鼻阈，后端距咽鼓管咽口仅 1.0～1.5cm。病理状态下（如下鼻甲肿胀或肥厚）可直接影响咽鼓管的开放功能。下鼻道（inferior meatus）呈穹隆状，顶端有鼻泪管（nasolacrimal duct）开口。距离下鼻甲前端 1～1.5cm 的下鼻道外侧壁，骨质较薄，是上颌窦穿刺冲洗的最佳进针位置。

2）中鼻甲和中鼻道：中鼻甲（middle turbinate）为筛骨的一部分，为筛窦内侧壁的标志，依次附着于筛窦顶壁和筛骨水平板（horizontal plate of ethmoid bone）的连接处及纸样板。中鼻甲是鼻内镜手术中重要解剖标志。中鼻道（middle meatus）外侧壁上有两个隆起，前下者呈弧形嵴状隆起，称钩突（uncinate process），其后上的隆起，称筛泡（ethmoid bulla），属筛窦结构。在两个突起之间有一半月状裂隙，称半月裂孔（semilunar hiatus），半月裂孔向前下和外上扩大呈漏斗状，称筛漏斗（ethmoid infundibulum）。额窦、前组筛窦及上颌窦均开口于此。窦口鼻道复合体（ostiomeatal complex，OMC），是前组筛窦、上颌窦及额窦引流的共同通道，并非真正意义上的解剖名称，而是一个重要的功能区域。它是以筛漏斗为中心邻近区域的一组解剖结构的共同称谓，包括中鼻甲、钩突、筛泡、半月裂以及额窦、前组筛窦和上颌窦的自然开口等结构。该区域解剖结构异常及局部炎症可导致鼻及鼻窦炎（图17-8）。

　　3）上鼻甲和上鼻道：上鼻甲（superior turbinate）是三个鼻甲中最小的一个，属筛骨结构，位于鼻腔外侧壁上后部。后组筛窦开口于上鼻道（superior meatus）。上鼻甲后端的后上方有蝶筛隐窝（sphe-noethmoidal recess），是蝶窦开口所在。

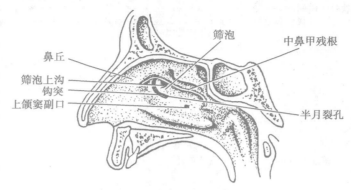

图 17-8　中鼻道外侧壁

　　（3）顶壁：呈穹隆状，前段倾斜上升，由鼻骨和额骨鼻突构成；后段倾斜向下，即蝶窦前壁；中段水平，为分隔颅前窝的筛骨水平板，属颅前窝底的一部分，板上多孔（筛孔），故又名筛板，容嗅丝通过进入颅内。筛板菲薄而脆，较易因外伤或手术误伤导致外伤性/医源性脑脊液鼻漏。

　　（4）底壁：即硬腭的鼻腔面，与口腔相隔。前 3/4 由上颌骨腭突（palatine process of maxilla）构成，后 1/4 由腭骨水平部（horizontal process of palate bone）构成。

　　（5）后鼻孔（posterior nares /choanae）：由蝶骨体下部、蝶骨翼突内侧板、腭骨水平部后缘构成，上覆黏膜。双侧后鼻孔经鼻咽部交通。

　　3. 鼻腔黏膜　鼻腔黏膜分为嗅区黏膜和呼吸区黏膜。

　　（1）嗅区（olfactory region）黏膜：分布于鼻腔顶中部，向下至鼻中隔上部和鼻腔外侧壁上部等嗅裂区域。为假复层无纤毛柱状上皮，由支持细胞、基底细胞和嗅细胞组成。

　　（2）呼吸区（respiratory region）黏膜：鼻腔前 1/3 自前向后的黏膜上皮为鳞状上皮、移行上皮、假复层柱状上皮，鼻腔后 2/3 为假复层纤毛柱状上皮。由纤毛柱状上皮细胞、无纤毛的柱状上皮细胞、杯状细胞、基底细胞组成。纤毛柱状上皮细胞占上皮细胞的 20%～50%，每个纤毛细胞表面有 250～300 根纤毛。纤毛由前向后向鼻咽方向摆动，发挥黏液纤毛清除功能；黏膜下层有丰富的腺体，黏膜血管中毛细血管与小静脉之间形成海绵状血窦，具有重要的生理和病理意义。

　　4. 鼻腔血管　动脉主要来自眼动脉和上颌动脉。鼻腔前部、后部、下部的静脉最后汇入颈内、颈外静脉，鼻腔上部的静脉经眼静脉汇入海绵窦，亦可经筛静脉汇入颅内的静脉和硬脑膜窦。

　　5. 鼻腔神经　包括嗅神经、感觉神经和自主神经。嗅神经分布于嗅区黏膜，嗅细胞中枢突汇集成嗅丝穿经筛板上之筛孔抵达嗅球。感觉神经主要来自三叉神经第一支（眼神经）和第二支（上颌神经）的分支。自主神经的交感神经来自颈内动脉交感神经丛组成的岩深神经，副交感神经来自面神经分出的岩浅大神经，二者组成翼管神经进入鼻腔；交感神经主司鼻黏膜血管收缩，副交感神经主司鼻黏膜血管扩张和腺体分泌。

　　6. 鼻腔淋巴　鼻腔前 1/3 的淋巴管与外鼻淋巴管相连，后 2/3 的淋巴汇入咽后淋巴结及颈深淋巴结上群。

　　（三）鼻窦

　　鼻窦（nasal sinuses）是鼻腔周围颅面骨中含气空腔。左右成对，共四对。依其所在颅骨命名，分别为上颌窦、筛窦、额窦和蝶窦。依照窦口（ostium）引流的位置和方向以及鼻窦的位置，将鼻窦又分

Note：

为前后两组：前组鼻窦包括上颌窦、前组筛窦和额窦，均开口于中鼻道；后组鼻窦包括后组筛窦和蝶窦，前者开口于上鼻道，后者开口位于蝶筛隐窝（图17-9，图17-10，图17-11）。

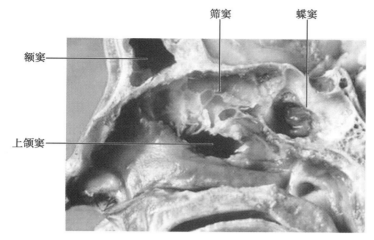

图 17-9　鼻窦矢状位

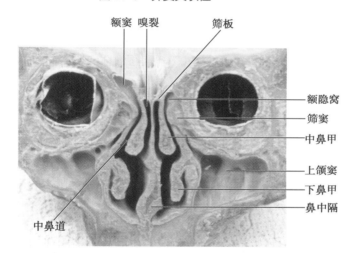

图 17-10　鼻腔、鼻甲、鼻窦冠状位位置

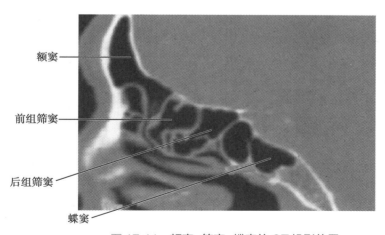

图 17-11　额窦、筛窦、蝶窦的 CT 投影位置

　　1. 上颌窦（maxillary sinus）　位于上颌骨内，为鼻窦中最大者。共有 5 个壁：前壁即面壁，中央为尖牙窝（canine fossa），较薄；后外壁与翼腭窝和颞下窝毗邻，上颌窦恶性肿瘤破坏此壁，累及翼内肌可致张口受限；上壁构成眼眶底壁内侧部，上颌窦疾病和眶内疾病可相互影响；底壁即牙槽突，

常低于鼻腔底，与第二双尖牙和第一、二磨牙关系密切，牙根感染有时可引起牙源性上颌窦炎；内侧壁即鼻腔外侧壁下部，其后上部有窦口与中鼻道相通，因窦口位置较高，不易引流，故易感染成上颌窦炎。眶下缘下方有一眶下孔，眶下神经及血管通过此孔。

2. 筛窦（ethmoid sinus） 又称筛迷路（ethmoid labyrinth），形似蜂窝状结构，介于鼻腔和眼眶之间，为四组鼻窦中解剖关系最复杂、自身变异最多、与毗邻器官联系最密切的解剖结构。筛窦气房视其发育程度不同而异，从4～16个到18～30个不等。筛窦被中鼻甲基板分为前组筛窦和后组筛窦，前组筛窦开口于中鼻道，后组筛窦开口于上鼻道。其外侧壁即眼眶内侧壁，菲薄如纸，称纸样板（lamina papyracea），筛窦病变、外伤及手术可破坏此壁造成眶内并发症。其顶壁为筛顶，与前颅窝相邻。筛顶与筛板可形成一定的高度差，外伤和手术时易造成损伤，引起脑脊液鼻漏。

3. 额窦（frontal sinus） 位于额骨鳞部之下和眶部之上，介于额骨内外两层骨板之间。前壁为额骨外骨板，较坚厚，含骨髓，炎症或外伤可致骨髓炎。后壁为额骨内骨板，较薄，与颅前窝内的结构毗邻，且有导静脉和骨裂隙，故额窦感染可侵入颅内。底壁即为眼眶顶壁和前组筛窦之顶壁，此壁甚薄，炎症时有明显压痛，额窦囊肿亦可破坏此处侵入眶内。底壁内下方有额窦开口，经额隐窝引流到中鼻道前端。

4. 蝶窦（sphenoid sinus） 位于蝶骨体内。外侧壁与颅中窝、海绵窦、颈内动脉和视神经管毗邻。气化较好的蝶窦，此壁菲薄甚至缺损，使上述结构裸露于窦腔内，手术不慎将出现失明及大出血。顶壁上方为颅中窝的底，呈鞍形，称为蝶鞍，承托垂体。前壁参与构成鼻腔顶的后段和筛窦的后壁（蝶筛板），有蝶窦自然开口。下壁即后鼻孔上缘和鼻咽顶，翼管神经孔位于下壁外侧的翼突根部。

二、鼻的生理

（一）呼吸功能

1. 鼻阻力的产生及生理意义 一定的鼻阻力是维持正常鼻通气的前提条件。鼻阻力主要由鼻瓣膜区的诸多结构形成。正常鼻阻力有助于吸气时形成胸腔负压，使肺泡扩张和增大气体交换面积，同时也使呼气时气体在肺泡内停留的时间延长，因此，正常鼻阻力的存在对充分保证肺泡气体交换过程的完成有重要作用。

2. 鼻周期 正常人体鼻阻力呈现昼夜及左右有规律的和交替的变化，这种变化受双侧下鼻甲黏膜内的容量血管交替性和规律性的收缩与扩张的影响，间隔2～7小时出现一个周期，称之为生理性鼻甲周期（physiological turbinal cycle）或鼻周期（nasal cycle）。

3. 加温加湿作用 外界空气吸入鼻腔后很快被调节接近正常体温，以保护下呼吸道黏膜。

4. 过滤和清洁功能 鼻前庭的鼻毛对空气中较大的粉尘颗粒及细菌有阻挡及过滤作用。较小的尘埃颗粒可随气流的素流部分沉降，或随层流散落在黏液毯中，其中部分水溶性颗粒可被溶解，不能溶解的则随纤毛摆动到达鼻咽部，被咽下或吐出。

（二）黏液纤毛清除功能

鼻腔鼻窦黏膜大部分为假复层纤毛柱状上皮。纤毛运动是维持鼻腔正常生理功能的重要机制。

（三）嗅觉功能

嗅觉功能主要依赖嗅区黏膜及其中的嗅细胞。嗅觉起着识别、报警、增进食欲、影响情绪等作用。

（四）免疫功能

免疫功能包括非特异性防御机制、体液免疫和细胞免疫。

（五）发声共鸣功能

鼻腔在发音时起共鸣作用。鼻塞时出现闭塞性鼻音，鼻咽腔闭合不全或不能关闭时可出现开放性鼻音。

（六）鼻的反射功能

鼻腔内神经分布丰富，当鼻黏膜遭受机械性或化学性刺激时，可引起广泛的呼吸及循环系统的反应,包括喷嚏反射、鼻肺反射和鼻泪反射。

（七）鼻窦的生理功能

一般认为鼻窦对鼻腔的共鸣功能有辅助作用,并可减轻头颅重量,缓冲外来冲击力,对重要器官有一定的保护作用。

第二节　咽的应用解剖和生理

一、咽的应用解剖

咽(pharynx)是呼吸道和消化道上端的共同通道。上宽下窄、前后扁平略呈漏斗形。上起颅底,下至环状软骨下缘平面(约平第 6 颈椎),成人全长约 12cm。前方与鼻腔、口腔和喉腔相通,后壁与椎前筋膜相邻,两侧与颈部大血管和神经毗邻。

（一）咽的分部

咽以软腭平面、会厌上缘平面为界,自上而下可分为鼻咽、口咽和喉咽 3 部分(图 17-12,图 17-13)。

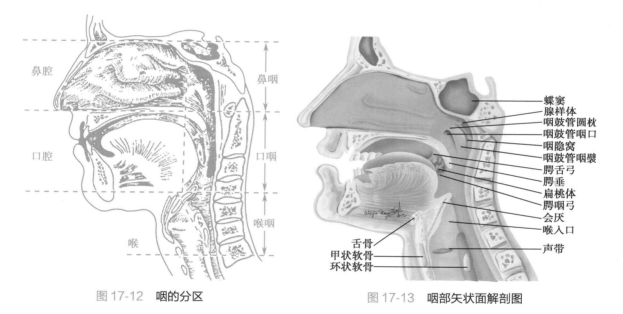

图 17-12　咽的分区　　　　　图 17-13　咽部矢状面解剖图

1. **鼻咽(nasopharynx)**　又称上咽(epipharynx),位于颅底与软腭平面之间。前方正中为鼻中隔后缘,两侧为后鼻孔,与鼻腔相通。后壁平对第 1、2 颈椎。顶后壁黏膜下有丰富的淋巴组织集聚,呈橘瓣状,称腺样体(adenoid),又称咽扁桃体。左右两侧有咽鼓管咽口、咽鼓管扁桃体、咽鼓管圆枕及咽隐窝。咽隐窝是鼻咽癌的好发部位之一(图 17-14)。下方与口咽相通。

2. **口咽(oropharynx)**　又称中咽(mesopharynx),是口腔向后方的延续部,介于软腭与会厌上缘平面之间,通常所谓咽部即指此区。前方经咽峡与口腔相通。咽峡(faux)系由腭垂(uvula)、软腭游离缘、舌背、两侧腭舌弓(glossopalatine arch)和腭咽弓(pharyngopalatine arch)共同构成的一个环形狭窄部分。两弓之间为扁桃体窝,腭扁桃体(tonsilla palatina)位于其中。在腭咽弓的后方有条索状淋巴组织,名咽侧索(lateral pharyngeal bands)。咽后壁黏膜下有散在淋巴滤泡。舌根上面有舌扁桃体(图 17-15)。

3. **喉咽(laryngopharynx)**　又称下咽(hypopharynx),位于会厌上缘与环状软骨下缘平面之间。上接口咽,下连食管入口。前面自上而下有会厌、杓会厌皱襞和杓状软骨所围成的入口,称喉口(laryngeal inlet),与喉腔相通。在喉口两侧各有一较深的隐窝名为梨状窝(pyriform sinus),是异物常嵌顿

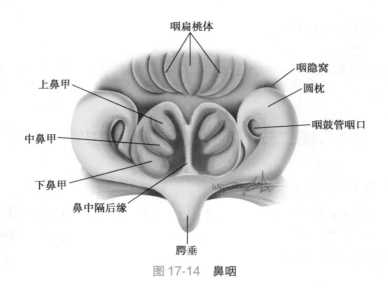

图 17-14　鼻咽

之处。舌根与会厌之间左右各有一浅窝，称会厌谷（vallecula epiglottica），是异物易存留之处。两侧梨状窝之间、环状软骨板后方的间隙称环后隙（postcricoid space），其下方即为食管入口（图 17-16）。

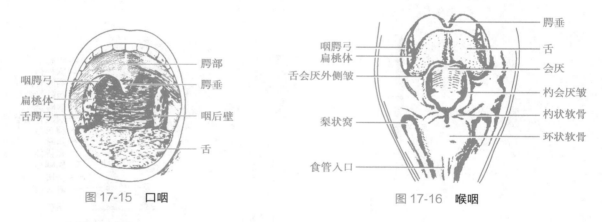

图 17-15　口咽　　　　　　　　图 17-16　喉咽

（二）咽壁的构造

1. 咽壁的分层　咽壁由内向外分为四层，即黏膜层、纤维层、肌肉层和外膜层。咽的黏膜与咽鼓管、鼻腔、口腔和喉的黏膜相延续。纤维层又称腱膜层，介于黏膜层与肌层之间。咽壁的肌层按其功能主要分为咽缩肌组、咽提肌组和腭帆肌组。外膜层又称筋膜层，覆盖于咽缩肌之外，系颊咽筋膜的延续。

2. 筋膜间隙　在咽筋膜与邻近的筋膜之间有疏松的组织间隙，较重要的有咽后隙和咽旁隙（图 17-17）。这些间隙的存在，有利于咽腔在吞咽时的运动，协调头颈部的自由活动，获得正常的生理功能。咽间隙的存在既可将病变局限于一定范围之内，又为病变的扩散提供了途径。

（1）咽后隙（retropharyngeal space）：位于椎前筋膜和颊咽筋膜之间，上起颅底、下至上纵隔，相当于第 1、2 胸椎平面，咽缝将此间隙分为左右两侧，且互不相通。咽后隙内有淋巴组织，婴幼儿期有数个淋巴结，儿童期逐渐萎缩，至成人仅有极少淋巴结。扁桃体、口腔、鼻腔后部、鼻咽、咽鼓管等部位的淋巴引流于此。

（2）咽旁隙（parapharyngeal space）：位于咽后间隙的两侧，左右各一，形如锥体。锥底向上至颅底，锥尖向下达舌骨。茎突及其附着肌将此间隙分为前后两部分。前隙较小，内侧与腭扁桃体毗邻，腭扁桃体炎症可扩散到此间隙；后隙较大，有颈内动脉、颈内静脉、舌咽神经、迷走神经、舌下神经、副神经及交感神经干等通过，另有颈深淋巴结上群位于此隙。

Note:

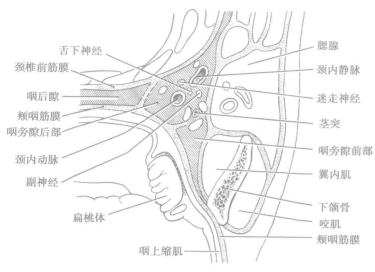

图 17-17　咽的筋膜间隙

（三）咽的淋巴组织

咽黏膜下淋巴组织丰富，较大淋巴组织团块呈环状排列，称为咽淋巴环（Waldeyer 淋巴环），主要由咽扁桃体（腺样体）、腭扁桃体、舌扁桃体、咽鼓管扁桃体、咽后壁淋巴滤泡及咽侧索组成内环；内环淋巴流向颈部淋巴结，后者又互相交通，自成一环，称外环，包括下颌角淋巴结、颌下淋巴结、颏下淋巴结、咽后淋巴结等（图 17-18）。咽部淋巴均流入颈深淋巴结。

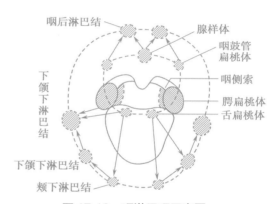

图 17-18　咽淋巴环示意图

1. **腭扁桃体**　习称扁桃体，位于腭舌弓和腭咽弓之间的扁桃体窝内，为咽淋巴组织中最大者。6～7 岁时腭扁桃体可呈生理性肥大，中年以后逐渐萎缩。其内侧面覆盖鳞状上皮黏膜，黏膜上皮向扁桃体实质内陷入形成一些深浅不一的盲管，称为扁桃体隐窝（crypts tonsillares）。扁桃体外侧面为咽腱膜和咽上缩肌，咽腱膜与扁桃体被膜之间有一潜在间隙，称为扁桃体周围间隙。

2. **腺样体**　又称咽扁桃体，位于鼻咽顶壁与后壁交界处，形似半个剥皮橘子，表面不平，有 5～6 条纵行沟裂。在其下端有时可见胚胎期残余的凹陷，称咽囊（pharyngeal bursa）。腺样体于出生后即存在，6～7 岁时最显著，一般 10 岁以后逐渐退化萎缩。

（四）咽的血管和神经

1. **动脉**　咽部的血液供应来自颈外动脉的分支，有咽升动脉、甲状腺上动脉、腭升动脉、腭降动脉、舌背动脉等。

2. **静脉**　咽部的静脉经咽静脉丛与翼丛，流入面静脉，汇入颈内静脉。

3. **神经**　主要有舌咽神经、迷走神经和交感神经干的颈上神经节所构成的咽丛，司咽部的感觉和有关肌肉的运动。

二、咽的生理

（一）呼吸功能

咽腔是上呼吸道的重要组成部分，黏膜内或黏膜下含有丰富的腺体，对吸入的空气有调节温度、湿度及清洁的作用。

Note:

（二）吞咽功能

吞咽动作是一种由多组咽肌参与的反射性协同运动。根据食物进入途径，吞咽可分为三期：口腔期、咽腔期、食管期。吞咽动作一经发动即不能中止。

（三）防御保护功能

防御保护功能主要通过咽反射来完成。一方面，协调的吞咽反射，可封闭鼻咽和喉腔，在吞咽或呕吐时，避免食物吸入气管或反流鼻腔；另一方面，当异物或有害物质接触咽部，会发生恶心呕吐，有利于异物及有害物质的排出。

（四）言语形成功能

咽腔为共鸣腔之一，发声时，咽腔和口腔可改变形状，产生共鸣，使声音清晰、和谐悦耳，并由软腭、口、舌、唇、齿等协同作用构成各种言语。正常的咽部结构与发声时咽部形态大小的相应变化，对语言形成和清晰度都有重要作用。

（五）调节中耳气压功能

咽鼓管咽口的开放与咽肌的运动，尤其是吞咽运动密切相关。吞咽动作不断进行，咽鼓管不断随之开放，中耳内气压与外界大气压保持平衡，从而保持正常听力。

（六）扁桃体的免疫功能

扁桃体生发中心含有各种吞噬细胞，同时可以制造具有天然免疫力的细胞和抗体，它们对从血液、淋巴或其他组织侵入机体的有害物质具有积极的防御作用。在儿童期，扁桃体免疫功能逐渐活跃，特别是 3～5 岁时，因接触外界变应原的机会多，扁桃体显著增大，此时的扁桃体肥大应视为正常的生理现象。青春期后，扁桃体的免疫活动趋于减退，扁桃体组织逐渐缩小。

第三节　喉的应用解剖和生理

一、喉的应用解剖

喉（larynx）是重要的发音器官，也是呼吸的重要通道，上通喉咽，下连气管。喉位于颈前正中，舌骨之下，上端是会厌上缘，下端为环状软骨下缘。成人喉的位置相当于第 3～5 颈椎平面，女性及儿童喉的位置较男性稍高。喉由软骨、肌肉、韧带、纤维结缔组织和黏膜等构成（图 17-19）。

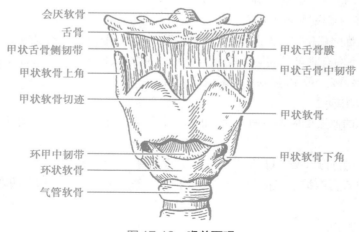

图 17-19　喉前面观

（一）喉软骨

喉软骨构成喉的支架。单个较大的有会厌软骨、甲状软骨、环状软骨，成对较小的有杓状软骨、小角软骨和楔状软骨，喉软骨间由纤维韧带连接。

1. 会厌软骨（epiglottic cartilage） 呈叶片状，稍卷曲，其上有一些小孔，使会厌喉面和会厌前间隙相连（图17-20）。会厌软骨位于喉的上部，其表面覆盖黏膜，构成会厌（epiglottic）。吞咽时会厌盖住喉入口，防止食物进入喉腔。会厌可分为舌面和喉面，舌面组织疏松，感染时容易肿胀。小儿会厌呈卷曲状。

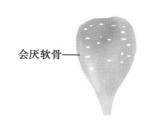

会厌软骨——

图 17-20 **会厌软骨**

2. 甲状软骨（thyroid cartilage） 为喉部最大软骨，由两块对称的四边形甲状软骨板在前方正中融合而成，和环状软骨共同构成喉支架的主要部分。甲状软骨上缘正中为一 V 形凹陷，称甲状软骨切迹（thyroid notch）。男性甲状软骨前缘的角度较小，为直角或锐角，上端向前突出，形成喉结，是成年男性的特征之一。女性的这一角度近似钝角，故喉结不明显。左右两侧软骨板后缘分别向上、向下延伸，形成上角（superior cornu）和下角（inferior cornu），上角长、下角短（图17-21）。甲状软骨上缘与舌骨之间的薄膜称为甲状舌骨膜（thyrohyoid membrane）。

3. 环状软骨（cricoid cartilage） 位于甲状软骨之下，第一气管环之上。前部较窄，称环状软骨弓；后部较宽，称环状软骨板。此软骨是喉气管中唯一完整的环形软骨，对保持喉气管的通畅至关重要。如果外伤或疾病引起环状软骨损伤，常可引起喉及气管狭窄（图17-22）。环状软骨弓上缘与甲状软骨下缘之间有环甲膜（cricothyroid membrane），环甲膜中央为环甲膜穿刺处。

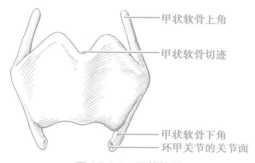

甲状软骨上角
甲状软骨切迹
甲状软骨下角
环甲关节的关节面

图 17-21 **甲状软骨**

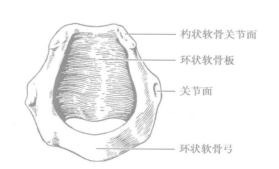

杓状软骨关节面
环状软骨板
关节面
环状软骨弓

图 17-22 **环状软骨**

4. 杓状软骨（arytenoid cartilage） 呈三角锥形，左右各一，位于环状软骨板上缘。其底部和环状软骨之间形成环杓关节（cricoarytenoid joint），其运动使声带张开或闭合。底部前端有声带突（vocal process），为声带附着处。底部外侧为肌突（muscular process），有环杓后肌和环杓侧肌附着其后部及前外侧面。

5. 小角软骨（corniculate cartilage） 位于杓状软骨的顶部，杓会厌皱襞之中。

6. 楔状软骨（cuneiform cartilage） 位于两侧杓会厌皱襞中，在小角软骨的前外侧。

（二）喉韧带与膜

喉的各软骨之间，喉和周围组织如：舌骨、舌及气管之间均有纤维韧带互相连接。包括：甲状舌骨膜、环甲膜、甲状会厌韧带、环甲关节韧带、环杓后韧带、舌骨会厌韧带、舌会厌韧带、环气管韧带、喉弹性膜。

（三）喉肌

喉肌分为喉外肌及喉内肌两组。喉外肌位于喉的外部，将喉与周围结构相连接，有固定喉、牵拉喉体上升或下降的功能，包括舌骨上肌群和舌骨下肌群，前者有下颌舌骨肌、二腹肌、茎突舌骨肌和颏舌骨肌；后者有甲状舌骨肌、胸骨舌骨肌、肩胛舌骨肌和胸骨甲状肌。喉内肌位于喉的内部（环甲肌例外），是与声带运动有关的肌肉，按其功能分为5组（图17-23）。

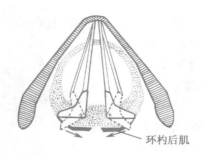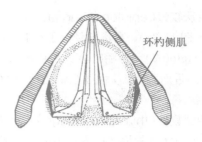

A. 环杓后肌收缩使声带外展，声门开大　　　　B. 环杓侧肌收缩时使声带内收，声门关闭

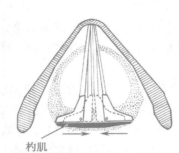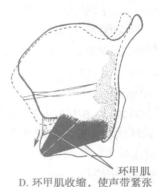

C. 杓肌收缩亦使声带内收，声门关闭　　　　D. 环甲肌收缩，使声带紧张

图 17-23　喉肌功能示意图

1. 使声门张开的肌肉　主要有环杓后肌（posterior cricoarytenoid muscle），起自环状软骨板背面的浅凹，止于杓状软骨肌突的后面。该肌收缩使杓状软骨的声带突向外侧转动，将声门的后端分开，开大声门。

2. 使声门关闭的肌肉　环杓侧肌（lateral cricoarytenoid muscle）和杓肌（arytenoid muscle）。环杓侧肌起于同侧环状软骨弓上缘，止于杓状软骨肌突的前面。杓肌附着在两侧杓状软骨上。环杓侧肌和杓肌收缩使声带内收，声门闭合。

3. 使声带紧张的肌肉　为环甲肌（cricothyroid muscle），起于环状软骨弓前外侧，止于甲状软骨下缘。环甲肌收缩时以环甲关节为支点，使甲状软骨和环状软骨弓的距离缩短，甲状软骨和杓状软骨的距离增加，从而拉紧声韧带，使声带紧张度增加。

4. 使声带松弛的肌肉　为甲杓肌（thyroarytenoid muscle），起于甲状软骨内侧面中央的前联合，其内侧部止于杓状软骨声带突，外侧部止于杓状软骨肌突。甲杓肌收缩使声带松弛，同时兼有声带内收、关闭声门的功能。

5. 使会厌活动的肌肉　包括杓会厌肌（aryepiglottic muscle）和甲状会厌肌（thyroepiglottic muscle）。会厌游离缘两侧杓会厌皱襞及杓区构成喉入口，杓会厌肌收缩将会厌拉向后下方，使喉入口关闭，甲状会厌肌收缩将会厌拉向前上方，使喉入口开放。

（四）喉黏膜

喉黏膜大多为假复层纤毛柱状上皮，仅声带内侧、杓会厌舌面的大部以及杓状会厌襞的黏膜为复层鳞状上皮。会厌舌面、声门下区、杓区及杓会厌襞处有疏松的黏膜下层，炎症时容易发生肿胀，引起喉阻塞。

（五）喉腔

喉腔上界为喉入口，下界相当于环状软骨下缘。以声带（vocal cords）为界，喉腔分为声门上区、声门区和声门下区（图 17-24）。

1. 声门上区（supraglottic portion）　声带以上的喉腔称为声门上区，上通喉咽。其上界为由杓状软骨、杓会厌皱襞及会厌游离缘组成的喉入口，前壁为会厌软骨，后壁为杓状软骨，两侧为杓会厌皱襞。喉入口与室带之间的区域称为喉前庭（laryngeal vestibule）。声带上方与之平行的皱襞为室带，亦称假声带（false vocal cords），声带和室带之间开口呈椭圆形的腔隙称为喉室（laryngeal ventricle）。

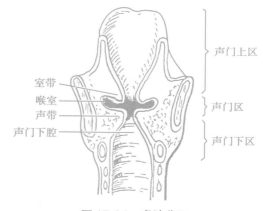

图 17-24　喉腔分区

2. **声门区（glottic portion）**　两侧声带之间的区域称为声门区。声带左右各一，位于室带下方，由声韧带、声带肌和膜组成。声带张开时，出现一个顶向前的等腰三角形的裂隙称声门裂（rima vocalis），简称声门，为喉腔最狭窄处。声门裂的前端称前连合（anterior commissure）。

3. **声门下区（infraglottic portion）**　声带以下的喉腔称为声门下区，下连气管。该区黏膜下组织疏松，炎症时水肿严重易引起喉阻塞。

（六）喉的血管、淋巴和神经

1. **喉的血管**　主要由甲状腺上动脉的分支喉上动脉和环甲动脉（又称喉中动脉）、甲状腺下动脉的分支喉下动脉组成。喉的静脉与动脉伴行，汇入甲状腺上、中、下静脉。

2. **喉的淋巴**　与喉癌的局部扩散以及颈部转移有密切关系。

以声门区为界分为声门上区组和声门下区组（图 17-25）。声门上区淋巴组织最丰富。除喉室外，此区的毛细淋巴管汇集于杓会厌皱襞后形成较粗大的淋巴管，主要进入颈内静脉周围的颈深上淋巴结，有少数淋巴管汇入颈深下淋巴结或副神经链。声门区的声带组织内淋巴管甚少。声门下区组织中的淋巴管较多，但较声门上区稀少。

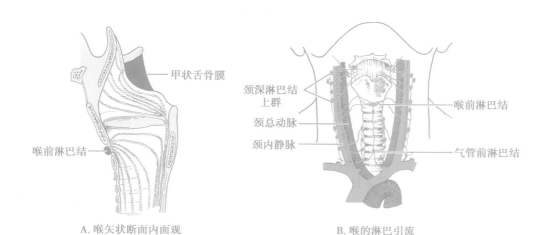

A. 喉矢状断面内面观　　　　　　B. 喉的淋巴引流

图 17-25　喉的淋巴

3. **喉的神经**　主要有喉上神经和喉返神经，均为迷走神经的分支（图 17-26，图 17-27）。喉上神经于舌骨大角平面分为内支和外支，外支主要司运动，支配环甲肌的运动，维持声带张力；内支主要司感觉。喉返神经是喉的主要运动神经，由迷走神经进入胸腔后分出，左侧喉返神经绕主动脉弓上行，右侧喉返神经绕锁骨下动脉上行，支配除环甲肌外的喉内各肌的运动；同时也有一些感觉支支配声门下区黏膜的感觉。左侧喉返神经的径路较右侧长，故临床上受累机会也较多。

Note：

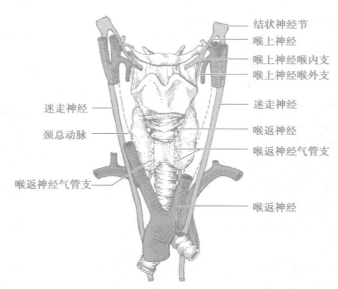

图 17-26　喉的神经（正面）

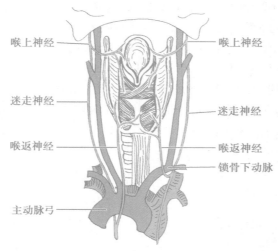

图 17-27　喉的神经（背面）

（七）小儿喉部的解剖特点

小儿喉的位置较成人高。喉软骨较成人软，尚未钙化。小儿喉部黏膜下组织较疏松，炎症时易发生肿胀。小儿喉腔尤其是声门区特别狭小，因此小儿急性喉炎时易发生喉阻塞，引起呼吸困难。

二、喉的生理

喉有以下四大生理功能：

（一）呼吸功能

喉是呼吸的通道，喉的声门裂又是呼吸通道最狭窄处，声带的内收或外展，可调节声门裂大小，声门裂大小的改变又可调节呼吸。当人们运动时声带外展，声门裂变大，以便吸入更多的空气；反之，安静时所需吸入的空气减少，声门裂就变小。

（二）发声功能

喉是发音器官，人发声的主要部位在声带。喉发出各种声音的机制较复杂，目前多数学者认为：发声时中枢神经系统通过喉神经使声带内收，再通过从肺呼出气体使声带发生振动形成基频，经咽、口、鼻、鼻窦的共鸣，舌、唇、齿、颊及软腭构音器官运动，协调配合发出各种不同声音和言语。

Note:

（三）保护下呼吸道功能

吞咽时，喉被上提，会厌向后下盖住喉入口，形成保护下呼吸道的第一道防线；两侧室带内收向中线靠拢，形成第二道防线；声带也内收，声门闭合，形成第三道防线。在进食时，这三道防线同时关闭，食管口开放，食物经梨状窝进入食管。偶有食物或分泌物进入喉腔或下呼吸道，则引起剧烈的反射性咳嗽，将其咳出。

（四）屏气功能

当机体在完成咳嗽、排便、分娩、举重物等生理功能时，需增加胸腔和腹腔内的压力，此时声带内收、声门紧闭，这就是通常所说的屏气。

第四节　耳的应用解剖和生理

一、耳的应用解剖

耳（ear）由外向内分为外耳（external ear）、中耳（middle ear）和内耳（inner ear）（图 17-28）。

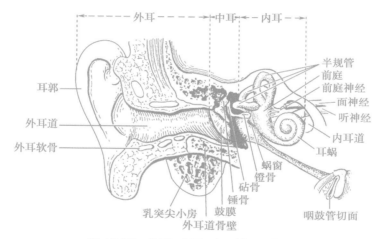

图 17-28　**外耳、中耳、内耳关系示意图**

（一）外耳

外耳（external ear）包括耳郭及外耳道：

1. **耳郭（auricle）**　位于头部的两侧，凸面向后，凹面向前外。耳郭除耳垂为脂肪与结缔组织构成外，其余均为软骨组成，外覆软骨膜和皮肤。主要的表面标志有：耳轮（helix）、耳轮脚（crus of helix）、耳轮结节（auricular tubercle）、对耳轮（antihelix）、三角窝（triangular fossa）、舟状窝（scaphoid fossa）、耳甲艇（cymba conchae）、耳甲腔（cavum conchae）、耳屏（tragus）、对耳屏（antitragus）、耳屏间切迹（intertragic notch）和耳垂（lobule）等（图 17-29）。因皮下组织少，耳郭炎症时可导致剧烈疼痛，如果发生耳郭软骨膜炎，可引起软骨坏死，导致耳郭畸形。耳郭血管位置表浅、皮肤菲薄，故易冻伤。

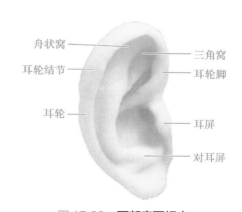

图 17-29　**耳郭表面标志**

2. **外耳道（external acoustic meatus）**　起自耳甲腔底，向内止于鼓膜。略呈 S 形弯曲，长 2.5～3.5cm。成人外 1/3 为软骨部，内 2/3 为骨部。外耳道皮下组织少，当感染肿胀时张力增加使神经末梢受压而引起剧痛。软骨部皮肤富含毛囊、皮脂腺、耵聍腺,能分泌耵聍。

3. 外耳的血管、神经及淋巴

(1)外耳的血管:外耳的血液由颞浅动脉、耳后动脉和上颌动脉供给。

(2)外耳的神经:来源主要有下颌神经的耳颞支和迷走神经的耳支,前者分布于外耳道前壁,故牙痛时可引起反射性耳痛;后者分布于外耳道的后壁,故刺激外耳道的后壁可引起反射性咳嗽。另外,耳大神经、枕小神经、面神经和舌咽神经的分支也有分布。

(3)外耳的淋巴:引流至耳郭周围淋巴结。耳郭前面的淋巴流入耳前淋巴结与腮腺淋巴结,耳郭后面的淋巴流入耳后淋巴结,耳郭下部及外耳道下壁的淋巴流入耳下淋巴结、颈浅淋巴结及颈深淋巴结上群。

(二)中耳

中耳(middle ear)介于外耳与内耳之间,由鼓室、鼓窦、乳突和咽鼓管四部分组成。

1. 鼓室(tympanic cavity) 为不规则含气腔,位于鼓膜与内耳外侧壁之间。鼓室前方经咽鼓管与鼻咽相通,后方经鼓窦入口与鼓窦及乳突气房相通。以鼓膜紧张部的上、下缘为界,鼓室分为三部分。鼓膜紧张部上缘平面以上部分为上鼓室(epitympanum)或鼓室上隐窝(attic);紧张部下缘平面以下部分为下鼓室(hypotympanum),下达鼓室底;上、下鼓室之间为中鼓室(mesotympanum)(图17-30)。

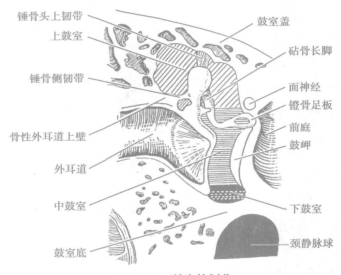

图17-30 **鼓室的划分**

(1)鼓室壁:有外、内、前、后、顶、底六个壁(图17-31)。外壁主要由骨部及膜部组成。骨部较小,即鼓膜以上的上鼓室外侧壁;膜部较大,即鼓膜(tympanic membrane)。鼓膜为椭圆形、半透明薄膜,介于鼓室与外耳道之间(图17-32);鼓膜上部附着于颞骨鳞部,称为松弛部,下部附着于鼓沟,称为紧张部。内壁即内耳的外壁,表面凹凸不平。鼓岬(promontory)系耳蜗底周所在,在内壁中央膨凸。鼓岬后上方有一小凹,称前庭窗龛(或卵圆窗龛),龛的底部有前庭窗(vestibular window)又名卵圆窗(oval window),为镫骨足板及其周围环韧带所封闭,通向内耳的前庭。鼓岬后下方有一小凹,称蜗窗龛,其底部偏上方有蜗窗(cochlear window)又名圆窗(round window),为蜗窗膜所封闭。此膜又称第二鼓膜,略椭圆,它的位置与镫骨足板平面成直角,内通耳蜗的鼓阶。面神经的水平部管突位于前庭窗上方。外半规管凸位于面神经管突上后方,易被胆脂瘤破坏引起迷路瘘管导致眩晕。前壁的上部有二口:上有鼓膜张肌半管的开口,下有咽鼓管的鼓室口;前壁的下部以极薄的骨板与颈内动脉相隔。后壁上部有鼓窦入口(aditus),是上鼓室和鼓窦相通之处,面神经垂直段通过此壁的内侧。上壁与颅中窝的大脑颞叶分隔,又称鼓室盖。下壁为薄骨板,将下鼓室与颈静脉球分隔。

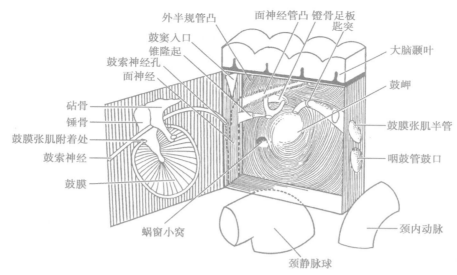

图 17-31 鼓室六壁模式图（右）

（2）鼓室内容物

1）听骨：为人体最小一组小骨，包括锤骨（malleus）、砧骨（incus）和镫骨（stapes），三者相连接而成听骨链（ossicular chain），锤骨柄连接鼓膜，镫骨足板借环韧带连接于前庭窗。

2）肌肉：鼓室内有两条肌肉，一是鼓膜张肌（tensor tympani muscle），起自咽鼓管软骨部、蝶骨大翼和颞骨岩部前缘等处，止于锤骨颈下方，收缩时牵拉锤骨柄向内，增加鼓膜张力，以免鼓膜震破或损伤内耳。二是镫骨肌（stapedius muscle），起自鼓室后壁锥隆起内，止于镫骨颈后方，肌肉收缩时牵拉镫骨头向后，减少内耳压力。

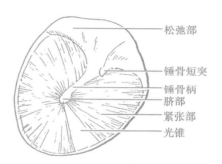

图 17-32 右耳正常鼓膜

（3）鼓室的血管和神经

1）鼓室的血管：动脉血液主要来自颈外动脉的分支，静脉流入翼静脉丛和岩上窦。

2）鼓室的神经：主要为鼓室丛和鼓索神经。鼓室丛司鼓室、咽鼓管及乳突气房黏膜的感觉。鼓索神经司味觉。

2. 鼓窦（tympanic antrum） 为鼓室后上方的含气腔，连接鼓室与乳突气房，内覆有纤毛黏膜上皮，前方通向上鼓室，向后下连通乳突气房，上壁以鼓窦盖与颅中窝相隔。

3. 乳突（mastoid process） 为鼓室和鼓窦的外扩部分。乳突腔内含有似蜂窝样、大小不同、相互连通的气房，气房分布范围因人而异。根据气房发育程度，乳突可分为四种类型，即气化型、板障型、硬化型和混合型。乳突后壁借骨板与乙状窦和颅后窝相隔。

4. 咽鼓管（pharyngotympanic tube） 为沟通鼓室和鼻咽的管道，成人全长约 35mm。外 1/3 为骨部，内 2/3 为软骨部。鼓室口起于鼓室前壁，向内、下、前方斜行止于鼻咽侧壁的咽鼓管咽口。当张口、吞咽、呵欠时，咽鼓管咽口开放，以调节鼓室气压，保持鼓膜内、外压力平衡。咽鼓管黏膜为假复层纤毛柱状上皮，纤毛运动方向朝向鼻咽部，可使鼓室分泌物得以排除；又因软骨部黏膜呈皱襞样，具有活瓣作用，故能防止咽部液体进入鼓室。小儿咽鼓管短而宽，又接近水平，因此小儿咽部感染较易经此管侵入中耳。

（三）内耳

内耳（inner ear）埋藏于颞骨岩部，结构复杂而精细，故又称迷路（labyrinth），内含听觉和前庭器官。按解剖和功能分为前庭、半规管和耳蜗三个部分（图 17-33）。组织学上可分为形状相似的两部

Note:

分，即骨迷路和膜迷路。膜迷路位于骨迷路内，膜迷路内有听觉与位觉感受器。骨迷路与膜迷路之间充满外淋巴（perilymph）液，膜迷路含有内淋巴（endolymph）液。内、外淋巴液互不相通。

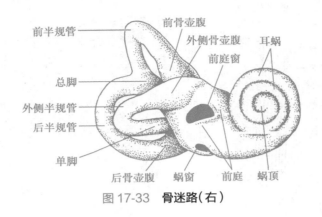

图 17-33 **骨迷路（右）**

1. 骨迷路（osseous labyrinth） 为骨性结构，包括前庭、骨半规管和耳蜗。

（1）前庭（vestibule）：位于耳蜗和半规管之间，略呈椭圆形。后上部有三个骨半规管的五个开口。外壁即鼓室内壁的一部分，有前庭窗，为镫骨足板所封闭。内壁正对内耳道构成内耳道底。

（2）骨半规管（osseous semicircular canals）：位于前庭的后上方，每侧有三个半规管，各为三个约成 2/3 环形的骨管，互成直角；依其在空间位置分别称外（水平）、前（垂直）、后（垂直）半规管（lateral, superior and posterior semicircular canals）。每个半规管的两端均开口于前庭，其一端膨大称壶腹（ampulla）。前半规管内端与后半规管上端合成一总脚通向前庭，因此三个半规管共有五孔通入前庭（图 17-33）。

（3）耳蜗（cochlear）：位于前庭的前面，形似蜗牛壳，由中央的蜗轴（modiolus）和周围的骨蜗管（osseous cochlear duct）构成。骨蜗管旋绕蜗轴 2.5～2.75 周，底周相当于鼓岬。骨蜗管被前庭膜和基底膜分成三个管腔。上方者名前庭阶（scala vestibuli），自前庭开始；中间为膜蜗管，又名中阶（scala media），系膜迷路；下方名鼓阶（scala tympani），起自蜗窗（圆窗），为蜗窗膜（第二鼓膜）所封闭。前庭阶和鼓阶内含外淋巴，通过蜗孔相通。中阶内充满内淋巴（图 17-34）。

2. 膜迷路（membranous labyrinth） 由椭圆囊、球囊、膜蜗管及膜半规管组成，各部相互连通，借纤维束固定于骨迷路内（图 17-35）。位于基底膜上的螺旋器（spiral organ）又名 Corti 器，是由内、外毛细胞（inner and outer hair cells）、支柱细胞和盖膜（tectorial membrane）等组成，是听觉感受器的主要部分。椭圆囊和球囊内分别有椭圆囊斑和球囊斑（亦称位觉斑），膜半规管的膜壶腹内有壶腹嵴，统称前庭终器，感受位置觉。

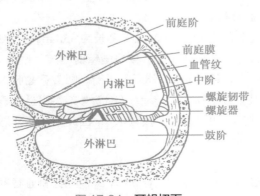

图 17-34 **耳蜗切面**

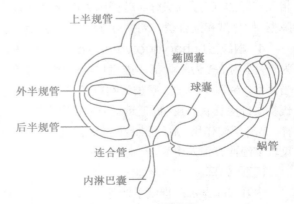

图 17-35 **膜迷路**

3. 内耳的血管　内耳的血供主要来自迷路动脉，又称内听动脉，由椎-基底动脉之小脑前下动脉分出。内耳的静脉汇成迷路静脉、前庭导水管静脉和蜗水管静脉，流入侧窦或岩上窦及颈内静脉。

4. 听神经（acoustic nerve）　又称前庭蜗神经（vestibulocochlear nerve），听神经进入内耳道即分为前后两支，前支为蜗神经（cochlear nerve），后支为前庭神经（vestibular nerve）。

（1）蜗神经：位于蜗轴和骨螺旋板相连处的螺旋神经节由双极细胞组成，其周围突穿过骨螺旋板分布于螺旋器的毛细胞，其中枢突组成蜗神经。蜗神经经内耳门入颅，终止于延髓与脑桥连接处的蜗神经背核和蜗神经腹核。

（2）前庭神经：位于内耳道底部的前庭神经节亦为双极细胞，其上部细胞的周围突分布于前、外半规管壶腹嵴及椭圆囊斑，下部细胞的周围突分布于后半规管壶腹嵴和球囊斑，其中枢突构成前庭神经。前庭神经在蜗神经上方进入脑桥和延髓，大部分神经纤维终止于前庭神经核区，小部分越过前庭神经核而入小脑。

二、耳的生理

耳具有听觉和平衡两大生理功能。

（一）听觉功能

听觉是声音作用于听觉系统引起的感觉。人耳能感觉到的声波频率在20～20 000Hz范围内，对1 000～3 000Hz的声波最为敏感。

1. 声音传入内耳的途径　声音可以通过两种途径传入内耳，一是通过鼓膜和听骨链，二是通过颅骨，前者称空气传导（简称气导），后者称骨传导（简称骨导）。在正常生理状态下，以空气传导为主。

（1）空气传导（air conduction）：传导过程简示如下：

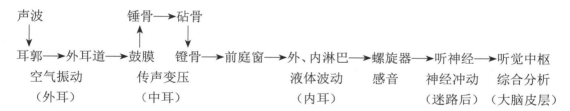

（2）骨传导（bone conduction）：声波直接通过颅骨振动外淋巴，并激动耳蜗的螺旋器产生听觉。骨导听觉常用于耳聋的鉴别诊断，因而应予注意。

2. 外耳的生理　耳郭可收集并传递声波到外耳道，并辨别声源方向。外耳道不仅传递声音并对声波起到共振作用。另外，外耳道尚可保护耳深部结构免受损伤。

3. 中耳的生理　中耳的主要功能为将外耳道空气中的声波能量传递至耳蜗淋巴液激动内耳结构而产生听觉的任务。中耳传音结构可视为变压增益装置，通过鼓膜和听骨链组成的传声变压结构，使液体对声波传播的高阻抗与空气较低的声阻抗得到匹配，从而把空气中的声波振动能量高效而顺利地传入内耳淋巴液体中。

（1）鼓膜的生理：声波作用于鼓膜，通过听骨链的镫骨足板作用于前庭窗，由于鼓膜的有效振动面积约为55mm²，比镫骨足板面积3.2mm²大17倍，因此从鼓膜表面的声压传到镫骨足板时可增加17倍。另外，鼓膜的弧形杠杆作用还可使声压提高1倍。

（2）听骨链的生理：锤骨柄长度为砧骨长突的1.3倍，因此听骨链的杠杆作用可使声压自锤骨柄传至前庭窗时增加1.3倍。

（3）咽鼓管的生理：①保持中耳内、外压力平衡，咽鼓管软骨部具有弹性，平时呈闭合状态，当吞咽、呵欠、咀嚼、打喷嚏时皆可使咽鼓管开放，从而调节鼓室内气压使与外界大气压保持平衡；②引流作用，鼓室与咽鼓管黏膜的杯状细胞及黏液腺产生的黏液，可借咽鼓管黏膜上皮的纤毛运动不断向鼻咽部排出；③防声作用，咽鼓管平时处于闭合状态，能阻挡说话声、呼吸声等自体声响经咽鼓管直接传入鼓室并振动鼓膜；④防止逆行感染的作用，咽鼓管软骨部黏膜较厚，表面的皱褶有活瓣作用，加上黏膜上皮的纤毛运动，对阻止鼻咽部的液体、异物及感染病灶等进入鼓室有一定的作用。

4. 耳蜗的生理　①感音功能：即将传入的声能转换成适合刺激蜗神经末梢的形式。②对声音信息的编码：即分析传入声音的特性（如频率与强度），以使大脑能处理该刺激声中包含的信息。③耳声发射：耳声发射是在听觉正常者的外耳道记录到的耳蜗电生理活动释放的声频能量，一般认为来源于耳蜗螺旋器外毛细胞的主动运动。

5. 听神经的生理　将耳蜗毛细胞机-电转换的信息向听觉系统各级中枢传递。

（二）平衡功能

人体主要依靠前庭、视觉和本体感觉三个系统的外周感受器感受身体运动、位置以及外界的刺激，向中枢传送神经冲动，通过各种反射性运动，维持身体的平衡。如果任何一个系统发生功能障碍，在代偿功能出现后，依靠另外两个系统的正常功能尚可使人体在一般的日常生活中维持身体平衡；如果有两个系统发生功能障碍，则难以维持身体平衡。三个系统中前庭系统最为重要，前庭感受器主司感知头位及其变化。半规管壶腹嵴感受头的旋转运动，即感受头部角加速度运动的刺激。球囊及椭圆囊主要感受头部直线加速度运动的刺激。

三、面神经的应用解剖与生理

面神经（facial nerve）是在骨管内走行最长的脑神经，在颞骨内总长约30mm。由于有骨管的包绕，面神经极易受病变影响引起面瘫。

（一）面神经的组成

面神经为一混合神经，含有运动纤维、感觉纤维以及副交感纤维成分。

1. 运动支　面神经的运动纤维来自于脑桥下部的面神经核，绕过展神经核，于脑桥下缘穿出脑干，支配颜面部肌肉运动。

面神经核团上半部分发出的神经受双侧中枢支配，司眼裂以上的面肌运动；面神经核团下半部分受对侧上位中枢支配，司眼裂以下的面肌运动。因此将面神经核团上半部分及上位中枢的损伤导致的面瘫称为中枢性面瘫，面神经核及以下神经的损伤称为周围性面瘫，两者最显著的差别是周围性面瘫不能闭眼、不能抬眉，而中枢性面瘫可以。

2. 中间神经　由面神经的感觉纤维和副交感纤维组成，其中感觉纤维周围突经鼓索神经司舌前2/3的味觉。副交感纤维分两部分支配，一部分经岩浅大神经、翼管神经分布到泪腺及鼻腔黏膜，一部分经鼓索神经支配颌下腺与舌下腺。

（二）面神经的分段

面神经出颅后迂曲走行于颞骨内，为便于表达面神经疾病或损伤的解剖定位、临床诊断、血供特点，人为地可将面神经全长分为9段。分别为：运动神经核上段（supranuclear segment）、运动神经核段（nuclear segment）、小脑脑桥角段（cerebellopontine segment）、内耳道段（internal auditory canal segment）、迷路段（labyrinthine segment）、鼓室段（tympanic segment）、锥段（pyramid segment）、乳突段（mastoid segment）、颞骨外段（extratemporal segment）（图17-36）。

（三）面神经的分支

面神经在颞骨内段分出岩浅大神经、镫骨肌神经及鼓索神经。面神经自茎乳孔穿出后，主干分为颞面支和颈面支两支。其中颞面支分出：颞支，支配额肌、眼轮匝肌及皱眉肌；颧支，支配上唇方肌和颧肌。颈面支分出：颊支，支配口轮匝肌与颊肌；下颌缘支，支配下唇方肌、三角肌；颈支，支配颈阔肌。

（四）面神经的血供

面神经内耳道段与迷路段由迷路动脉分支供给，乳突段和鼓室段由茎乳动脉及脑膜中动脉的岩浅支供给。

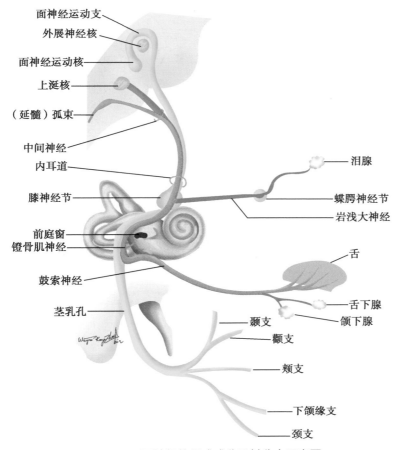

面神经运动支
外展神经核
面神经运动核
上涎核
（延髓）孤束
中间神经
内耳道
膝神经节
前庭窗
镫骨肌神经
鼓索神经
茎乳孔

泪腺
蝶腭神经节
岩浅大神经
舌
舌下腺
颌下腺
颞支
颧支
颊支
下颌缘支
颈支

图 17-36　面神经的组成成分及其分支示意图

第五节　气管、支气管和食管的应用解剖和生理

一、气管、支气管的应用解剖和生理

（一）气管、支气管的应用解剖

气管（trachea）（图 17-37）始于喉的环状软骨下缘，通过胸腔入口进入上纵隔，下达平第 5 胸椎上缘水平分为左、右主支气管。气管由软骨环、平滑肌、黏膜及结缔组织构成，成人气管长度 10～12cm。气管黏膜为假复层纤毛柱状上皮，含有杯状细胞，与黏膜的腺体共同分泌浆液及黏液。气管由 16～20 个马蹄形透明软骨环构成支架，软骨环位于前壁和侧壁，缺口向后，由平滑肌及横行和纵行纤维组织封闭形成膜性后壁，并与食管前壁紧密附着。左、右主支气管的分界处有一矢状嵴突，称为气管隆嵴（carina of trachea），又名隆突，是支气管镜检查时的重要标志。

左、右侧主支气管分别进入两侧肺门后，继续分支如树枝状，其顺序如下：①主支气管，入左肺、右肺，称一级支气管。②肺叶支气管，右侧分三支，左侧分二支，分别入各肺叶，称二级支气管。③肺段支气管，入各肺段，称三级支气管，左、右肺各有十个肺段。再继续分支最终以呼吸性细支气管通入肺泡管和肺泡。

右侧主支气管较粗短，约 2.5cm，与气管纵轴的延长线呈 20°～25°。左主支气管细而长，长约 5cm，与气管纵轴的延长线约呈 45°。因此，气管异物易进入右侧支气管。

（二）气管、支气管的生理功能

1. 通气及呼吸调节功能　气管、支气管不仅是吸入氧气、呼出二氧化碳和进行气体交换的主要

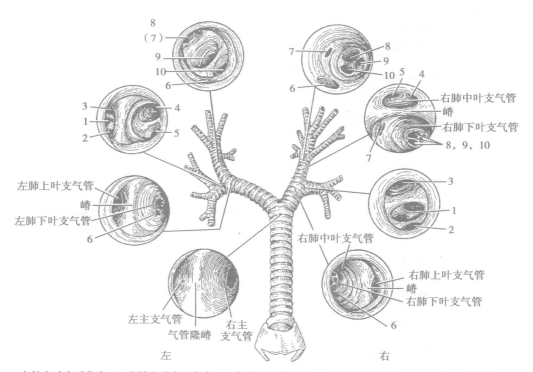

左侧：1. 左肺上叶尖后段支；2. 左肺上叶尖下段支；3. 左肺上叶前段支；4. 左肺上叶舌段支；5. 左肺上叶下舌段支；6. 左肺下叶上段支；7. 左肺下叶内侧底段支；8. 左肺下叶前底段支；9. 左肺下叶外侧底段支；10. 左侧叶后底段支。

右侧：1. 右肺上叶尖段支；2. 右肺上叶后段支；3. 右肺上叶前段支；4. 右肺中叶外侧段支；5. 右肺中叶内侧段支；6. 右肺下叶上段支；7. 右肺下叶内侧底段支；8. 右肺下叶前底段支；9. 右肺下叶外侧底段支；10. 右肺下叶后底段支。

图 17-37　三级支气管的开口

通道，还具有调节呼吸的功能。吸气时，气管、支气管扩张，引起位于气管、支气管内平滑肌中感受器兴奋，冲动由迷走神经传入纤维传至延髓呼吸中枢，抑制吸气中枢，使吸气停止，转为呼气；气管、支气管缩小，对感受器的刺激减弱减少了对吸气中枢的抑制，于是吸气中枢又逐渐处于兴奋状态，又开始一次呼吸周期，如此周而复始。吸气时由于气管、支气管管腔增宽，胸廓扩张和膈肌下降，呼吸道内压力低于外界压力，有利于气体吸入。呼气时则相反，呼吸道内压力高于外界，将气体排出。

2. 清洁功能　主要依靠气管、支气管内纤毛和黏液的协同作用。气管、支气管的黏膜为假复层纤毛柱状上皮，其表面有黏液层。随空气吸入的尘埃、细菌及其他微粒沉积在黏液层上，通过纤毛节律性击拍式摆动，黏液层由下而上的波浪式运动，推向喉部而被咳出。气道每天分泌 100～200ml 的黏液形成黏液层，以保持呼吸道黏膜湿润，维持纤毛正常运动。感染或吸入有害气体影响黏液分泌或损害纤毛运动时，均可影响呼吸道的清洁功能。

3. 免疫功能　包括非特异性免疫和特异性免疫。非特异性免疫以黏液纤毛廓清作用和非特异性可溶性因子抗感染作用最重要。特异性免疫包括体液免疫和细胞免疫。呼吸道含有各种参与体液免疫相关的球蛋白，包括 IgA、IgG、IgM、IgE。呼吸道细胞免疫主要是产生各种淋巴因子，如巨噬细胞移动抑制因子、巨噬细胞活化因子、淋巴毒素、转移因子、趋化因子等。

4. 防御性咳嗽和屏气反射　气管、支气管黏膜下富含感觉传入神经末梢，主要来自迷走神经，机械性或化学性刺激沿此神经传入延髓，再经传出神经支配声门及呼吸肌，引起咳嗽反射。

二、食管的应用解剖和生理

（一）食管的应用解剖

食管（esophagus）在环状软骨下缘，相当于第 6 颈椎水平。食管有四个生理性狭窄（图 17-38）：第一个狭窄即食管入口，由咽缩肌收缩而成，在距上切牙 16cm 处，是食管最狭窄处，异物最易嵌顿于此，且入口后壁为薄弱区,食管镜检查时极易损伤;第二个狭窄相当于第 4 胸椎平面,由主动脉弓压迫食管左侧壁而成;第三个狭窄相当于第 5 胸椎平面,为左侧主支气管压迫食管前壁所形成,位于第二狭窄下 4cm 处;第四个狭窄相当于第 10 胸椎平面,是食管通过横膈裂孔而成,位于距上切牙 40cm 处。

（二）食管的生理功能

食管的主要生理功能是作为摄入食物的通道,能将咽下的食团和液体运送到胃,并能阻止反流。当食物进入食管后,刺激食管壁上的机械感受器,可反射性地引起下括约肌舒张,允许食物进入胃内。食团进入胃后,食管下括约肌收缩,恢复其静息时的张力,可防止胃内容物反流入食管。食管具有分泌功能,但无吸收功能。食管壁黏膜下层有黏液腺分泌黏液,起润滑保护作用。食管下段黏液腺、混合腺更丰富,分泌更多黏液以保护食管黏膜免受反流胃液的刺激和损害。

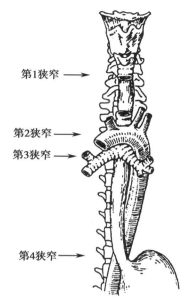

第1狭窄→

第2狭窄→

第3狭窄→

第4狭窄→

图 17-38　食管的 4 个生理性狭窄

（冯　彦）

思 考 题

1. 简述窦口鼻道复合体的解剖概念及临床意义。
2. 简述咽鼓管的解剖特点和生理功能。
3. 简述小儿喉部的解剖特点。
4. 简述声音传入内耳的途径。
5. 简述气管、支气管的应用解剖。

Note：

耳鼻咽喉科患者护理概述

18章　数字内容

学 习 目 标

知识目标：

1. 掌握耳鼻喉咽科患者护理评估的主要内容及评估方法；掌握耳鼻咽喉科手术患者手术前后的常规护理要点。

2. 熟悉耳鼻咽喉科患者常见的症状和体征；熟悉耳鼻咽喉科常用的专科检查项目的分类、名称和目的；熟悉耳鼻咽喉科常用专科护理技术操作的目的和用途。

3. 了解耳鼻咽喉科常见专科检查结果的临床意义；了解耳鼻咽喉科常用药物的种类及作用。

能力目标：

1. 能够正确使用额镜、电耳镜、前鼻镜、间接喉镜初步进行耳鼻咽喉的检查并能对各部位形态作初步辨认。

2. 能够正确演示耳鼻咽喉科常用的护理技术操作，包括滴鼻法、滴耳法、外耳道冲洗等。

3. 能够正确运用护理程序对耳鼻咽喉科患者进行整体护理。

素质目标：

具有关心、爱护及尊重患者的态度和良好的沟通能力。

张同学，男，16 岁，初三下学期学生，近两年经常自觉鼻塞，逐渐加重，且鼻子经常出血，有时量多，有时量少，最近一次出血量较大，到医院急诊，经检查发现确诊为鼻咽纤维血管瘤，为进一步诊治收入院。患者入院时生命体征正常，脸色苍白，体型偏瘦，身高 170cm，体重 50kg，患者母亲陪同，非常焦急，不停地询问要不要紧，什么时候可以手术，什么时候可以出院，要不要休病假，是否可以马上上学等。请思考：

　　1. 如果想要全面评估患者，确定患者的护理问题，需要收集哪些主客观资料？

　　2. 患者可能的护理诊断 / 问题有哪些？

第一节　护理程序在耳鼻咽喉科患者护理中的应用

　　护理程序（nursing process）是指导护理行为的基本工具，具体定义参见眼科第二章第一节。"护理程序"由 5 个步骤组成，即护理评估、护理诊断、护理计划、护理实施和护理评价。护理程序并非孤立的工作任务，而是一种有计划、系统而科学的确认问题和解决问题的护理工作方法，是一个周而复始的循环过程，直至患者完全康复。

　　作为一名耳鼻咽喉科护士，只有熟练掌握和运用护理程序的每一个步骤，并充分利用自己的专科知识和技能去完成每一个步骤，才能为耳鼻喉科患者提供体现专业水平的、高质量的优质护理。

一、护理评估

　　护理评估是护理程序的第一步。是有目的、有计划、有系统地收集与护理对象健康有关的资料，随即对资料进行分析和判断，发现护理对象现存的或潜在的健康问题。资料根据来源的不同可分为主观资料和客观资料。主观资料是指患者自身经历的、感觉到的、想到的，只有本人能描述出来，包括患者的感知、感受、价值观、信仰，对健康状态的认知、心理感受、生活态度等，如疼痛、耳闷、鼻塞、咽痒、喉部异物感、灼热、吞咽梗阻感、濒死感等；客观资料是指通过观察或测量得出来的资料，可通过视、触、叩、听、嗅获得，也可通过各种医疗仪器检查获得，如鼻出血、鼻窦压痛、声嘶、喉镜检查、听力检查、CT、MRI 的检查结果等。

　　总体而言，护理评估的基本内容可以从以下四个方面着手：

（一）评估健康史

　　1. 了解患者此次患病的经历，主要症状，何时起病，严重程度如何，有无明显诱因，患病后的诊断和治疗过程。以急性会厌炎患者为例，应评估：患者目前主要症状，咽喉疼痛、疼痛的程度、吞咽时是否加重，发病的时间，起病缓急，有无呼吸困难、声嘶等，发病前有无上呼吸道感染，有无邻近器官感染如咽炎、扁桃体炎等，有无过度疲劳、吸入有害气体、外伤、误吸异物、接触变应原等，既往有无急性会厌炎病史。目前治疗情况等。

　　2. 了解患者的生活方式，包括饮食习惯、睡眠习惯、休息和活动方式、锻炼习惯、个人清洁卫生习惯，有无吸烟、饮酒、浓茶、咖啡、滥用药物等。如喉癌患者重点评估其有无烟酒嗜好。

　　3. 了解患者过去的健康状况，有无高血压、糖尿病、血液病、营养不良等相关性疾病，有无过敏史、手术史、外伤史、家族史等。女性患者还应了解月经史和生育史。如喉癌患者应评估是否有喉乳头状瘤、声带白斑病史。

　　4. 如果患者就诊或住院时，有严重的呼吸困难或疼痛等不适，护士应缩短询问病史的时间，只需采集最关键的资料，避免增加患者的不适和痛苦。

 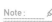

（二）评估身体状况

身体状况的评估侧重于耳、鼻、咽喉、头颈部位结构和功能的异常表现，包括主观症状和客观体征，同时也要重视全身健康状况的评估。

1. 耳科常见症状

（1）耳痛（otalgia）：是指耳内或耳周疼痛，约95%为耳病所致，5%为牵涉性痛。耳痛的性质有钝痛、刺痛、抽痛等。根据发生机制可分为原发性耳痛和继发性耳痛。原发性耳痛多为耳部疾病所致，常见的原因有耳的各部分发生炎症、耳部外伤、耳部肿瘤等。继发性耳痛主要是因为邻近器官的疾病引起的神经反射性痛，如一些牙源性疾病、颞颌关节病变、急性扁桃体炎、茎突综合征等。耳痛会引起患者烦躁不安，无法正常学习和生活。小儿会哭吵不安、摇头、用手扯耳等。

（2）耳漏（otorrhea）：指经外耳道流出或在外耳道积聚异常分泌物。黏液性或脓性耳漏多见于急慢性化脓性中耳炎，水样耳漏且有耳及颅脑外伤史或手术史要警惕脑脊液耳漏。耳道长期流脓且伴有臭味的患者可能不愿与人接触，自尊降低。

（3）耳聋（deafness）：临床上将不同程度的听力下降称为耳聋，根据病变部位分为传导性聋、感音神经性聋和混合性聋。传导性聋即病变部位发生在外耳和中耳的传音装置，感音神经性聋即病变发生在耳蜗和耳蜗以后的各部位，混合性聋为兼有传导性聋和感音神经性聋。听觉是人们语言正常发展和与人交往的重要基础，失去听觉会导致小儿言语功能发育障碍、成人或老年人社交困难、日常工作和生活严重受影响，患者易产生焦虑、孤独、恐惧、自卑等各种心理问题。

（4）耳鸣（tinnitus）：是听觉功能紊乱所致的常见症状。可分为主观性耳鸣和客观性耳鸣。前者多见，指周围环境并无相应的外界声源或电刺激而自觉耳内或颅内鸣响的感觉，与耳聋和眩晕共同被称为耳科三大难症。传导性耳聋患者的耳鸣为低音调如机器轰鸣，感音神经性聋的耳鸣多为高音调如蝉鸣。耳鸣原因尚不清楚，目前认为患者的精神心理状态可能有较大影响。客观性耳鸣少见，指患者和他人都能听到耳鸣的声音，主要有血管的搏动声、咽鼓管异常开放的呼吸音或颞下颌关节紊乱发出的声音等。耳鸣常会使患者感到烦躁、失眠、头晕、情绪易激动等，而心理障碍又可加重耳鸣，形成恶性循环。临床上还应注意有些耳鸣可能是某种疾病的先兆，如注射链霉素后发生耳鸣，提示可能已发生药物耳毒性反应；高血压患者出现耳鸣，提示血压可能上升。

（5）眩晕（vertigo）：是自身与周围物体的位置关系发生改变的主观上的错觉，大多由外周前庭病变引起，表现为睁眼时周围物体旋转，闭眼时自身旋转，多伴有恶心、呕吐、出冷汗等自主神经功能紊乱现象。眩晕的分类至今尚不统一，目前常见的分类为前庭性眩晕和非前庭性眩晕，前庭性眩晕又可分为前庭周围性眩晕和前庭中枢性眩晕，像梅尼埃病和良性阵发性眩晕都属于前庭周围性眩晕。出现眩晕时，患者易发生跌倒，应注意安全防护。

2. 耳科常见的体征

（1）鼓膜充血：多见于大疱性鼓膜炎、急性化脓性中耳炎早期、急性乳突炎等。

（2）鼓室积液：多见于分泌性中耳炎。

（3）鼓膜穿孔：常见于鼓膜外伤、急性化脓性中耳炎未及时控制、慢性化脓性中耳炎等。

（4）耵聍栓塞：常见于老年人或因外耳道畸形、狭窄、瘢痕、肿瘤、异物等妨碍耵聍向外脱落，而在外耳道堆积。

（5）耳郭形状异常：多见于先天性耳郭畸形、外伤或耳郭疾病如耳郭化脓性软骨膜炎等。患者因形象有异常可能会产生自卑心理。

（6）外耳道异常分泌物、特殊臭味：多见于中耳胆脂瘤、中耳癌及中耳结核。

3. 鼻科常见症状

（1）鼻塞（nasal obstruction）：指鼻通气不畅，常见于鼻及鼻窦疾病，如鼻炎、鼻窦炎、肿瘤、鼻中隔偏曲等。由于引起鼻塞的原因和病变程度不同，可表现为单侧或双侧鼻塞，持续性、间歇性、交替性鼻塞或进行性加重。鼻塞根据其严重程度可分为轻度鼻塞：仅在有意识吸气时感到呼吸不畅；中度鼻塞：感觉通气不畅明显，有时需张口呼吸；重度鼻塞：完全需张口呼吸。长期鼻塞会引起患者许多不适或不良后果，如口唇易干裂、口臭、慢性咽喉炎，小儿颌面发育畸形等，严重者会导致鼾症，影响心肺功能。

（2）鼻溢（rhinorrhea）：是指鼻内分泌物（鼻涕）过多从前鼻孔或后鼻孔流出，根据分泌物性状分为水样鼻漏、黏液性鼻漏、黏脓性鼻漏、脓性鼻漏和血性鼻漏。水样鼻漏多见于急性鼻炎早期、变应性鼻炎发作期和脑脊液鼻漏，脑脊液鼻漏多发生于外伤或手术后，可疑者测定其葡萄糖含量及蛋白定量可确诊；黏液性鼻漏多见于慢性单纯性鼻炎；黏脓性鼻漏多见于急性鼻炎恢复期、慢性鼻炎和鼻窦炎等；脓性鼻漏多见于较重的鼻窦炎，有时伴有臭味；血性鼻漏即鼻分泌物中带有血液，见于鼻腔、鼻窦、或鼻咽部肿瘤、鼻腔异物等。为了准确评估患者，对鼻溢患者应仔细询问发生时间和诱因、鼻溢量、持续时间，观察鼻溢液的性状及伴随症状等。

（3）鼻出血（epistaxis）：是指血液经鼻流出，多从出血侧的前鼻孔流出，当出血量大或出血部位邻近鼻腔后部时，可向后流至后鼻孔，或再经对侧鼻腔流出，或经鼻咽部流至口腔吐出或咽下。鼻出血可表现为涕中带血、滴血、流血、血流如注。出血程度一般与出血原因有关。鼻出血既可为鼻腔局部疾病所致，如外伤、黏膜炎症、糜烂、肿瘤，也可为全身疾病在鼻部的表现，如肝功能异常、血液病、高血压病、动脉硬化等。对鼻出血的患者，应询问患者出血侧，并估算出血量，鼻出血较多时，注意观察患者是否出现出血性休克。

（4）喷嚏（sneezing）：是鼻内三叉神经末梢受到粉尘、异味、冷气等刺激时，通过神经反射，先发生明显的吸气相，然后产生强大的、突发气流将刺激物喷出。一般情况下打喷嚏是人体正常的鼻内保护性反射，但如果喷嚏每日次数过多，每次连续3~5个甚至更多，连续4天以上，则可视为异常。异常喷嚏多见于变态反应性鼻炎、急性鼻炎、血管运动性鼻炎等。此外，临床上也可见因焦虑、抑郁等精神因素引起的顽固性喷嚏。因此，应注意评估患者喷嚏发作的时间、诱因、频率、程度、有无伴随症状等，以做出正确判断。

（5）嗅觉障碍（olfactory dysfunction）：按原因可分为3种类型。①呼吸性嗅觉减退和失嗅，如鼻腔阻塞、全喉或气管切开术后，呼吸气流不经鼻腔；②感觉性嗅觉减退和失嗅，因嗅黏膜、嗅神经病变而不能感到嗅素（具有气味的微粒）存在；③嗅觉官能症，因嗅中枢及嗅球受刺激或变性所致，患者可能会产生嗅觉过敏、嗅觉倒错、幻嗅等，多见于癔症、神经衰弱、精神病等患者。

（6）共鸣障碍（resonance disorder）：表现为闭塞性鼻音和开放性鼻音。闭塞性鼻音是在正常发音时，鼻腔和鼻窦因病变失去共鸣作用，所发出的声音不能通过鼻腔仅从口腔传出。常见于软腭与咽后壁粘连、鼻咽部囊肿或肿瘤、小儿腺样体肥大、腺样体切除后瘢痕粘连等，因肿物占据共鸣腔或鼻腔闭塞，丧失共鸣作用。腭咽在发音时闭合不严，则出现开放性鼻音。常见于腭裂、咽腭闭合不全、软腭瘢痕挛缩及软腭瘫痪等。

4. 鼻部常见体征

（1）鼻黏膜充血、肿胀，鼻甲充血、肿大：多见于急慢性鼻炎、鼻窦炎、变应性鼻炎等。

（2）鼻道异常分泌物：多见于鼻窦炎，分泌物出现的部位提示鼻窦炎所在部位。

（3）鼻黏膜干燥，鼻甲缩小：多见于萎缩性鼻炎。

（4）鼻窦面部投射点红肿和压痛：见于炎症较重的急性鼻窦炎患者。

（5）鼻中隔偏曲、血肿、脓肿或穿孔：均为鼻中隔相关疾病，既是疾病也是体征。

5. 咽喉科常见症状

（1）咽痛（pharyngalgia）：为最常见的咽部症状。由咽部急慢性炎症、溃疡、异物或咽部邻近器官疾病引起，也可以是全身疾病的伴随症状。患者常因咽痛而不愿进食。

（2）咽部感觉异常（pharyngeal paresthesia）：患者自觉咽部有异物感、堵塞、贴附、瘙痒、干燥等异常感觉，常用力"吭"以清除。常见的原因有咽部及其周围组织的器质性病变，如慢性咽炎、咽角化症、扁桃体肥大等，也可为神经症的一种表现，多与恐惧、焦虑等精神因素有关。

（3）声音嘶哑（hoarseness）：声带非周期性的振动产生声音嘶哑，是喉部疾病最常见的症状，表示病变累及声带。常见原因主要是声带病变如炎症、息肉、肿瘤以及支配声带运动的神经受损、癔症等。

（4）喉痛（laryngalgia）：为喉部常见症状。常见原因主要有喉部急慢性炎症、恶性肿瘤、喉结核、外伤等。

（5）吸气性呼吸困难（inspiratory dyspnea）：主要表现为吸气费力，吸气时间延长，吸气时空气不易进入肺内，此时胸腔内负压增加，出现胸骨上窝、锁骨上窝、剑突下以及肋间隙软组织凹陷，临床上称之为"四凹征"。常见于喉部阻塞性病变者，如先天性喉畸形、喉部炎症、喉水肿、喉肿瘤等。

（6）喉喘鸣（laryngeal stridor）：是由于喉或气管发生阻塞，患者用力呼吸，气流通过喉或气管狭窄处发出的特殊声音，是喉部特有的症状之一。引起喉喘鸣的常见原因包括先天性喉喘鸣、喉部急性炎症、喉肌痉挛等。

（7）吞咽困难（dysphagia）：是指吞咽费力，食物通过口、咽和食管时有梗阻感，吞咽时间延长甚至不能咽下食物。大致可分为3种：①功能障碍性：凡导致咽痛的疾病均可引起吞咽困难；②梗阻性：因咽喉部肿瘤、食管狭窄、食管肿瘤、咽喉部和食管手术后、扁桃体过度肥大，妨碍食物下行；③麻痹性：因中枢性病变或周围性神经炎引起咽肌麻痹。吞咽困难严重的患者常处于饥饿消瘦状态，引发机体营养不良。吞咽困难患者也容易引起误吸，导致窒息或吸入性肺炎而危及患者生命。

（8）打鼾（snoring）：睡眠时因软腭、悬雍垂、舌根等处软组织随呼吸气流颤动而产生节律性声音。各种病变造成的上呼吸道狭窄如肥胖等均可引起打鼾。鼾症患者常有注意力不集中，记忆力减退，工作效率低，鼾声也可影响伴侣、亲属睡眠，进而影响人际交往。

6. 咽喉科常见体征

（1）咽部黏膜充血肿胀，咽后壁淋巴滤泡增生：见于急慢性咽炎、急慢性扁桃体炎、扁桃体周围脓肿、咽后脓肿等。

（2）腭扁桃体肥大：见于急慢性扁桃体炎、扁桃体生理性肥大、扁桃体肿瘤等。临床上常将腭扁桃体肥大分为三度：Ⅰ度肥大扁桃体仍限于扁桃体窝内，Ⅱ度肥大扁桃体超出扁桃体窝，但距中线尚有一定距离，Ⅲ度肥大扁桃体肥大如核桃，达到或接近中线，甚至两侧扁桃体能相互触碰。

（3）腺样体肿大：见于急性腺样体炎、腺样体肥大等。

（4）鼻咽部隆起或新生物：见于鼻咽纤维血管瘤、鼻咽癌等。

（5）腭咽反流：见于咽肌麻痹、咽后脓肿、扁桃体周围脓肿、食管病变、喉咽部肿瘤及腭裂畸形等。

（6）声带或喉新生物，声带新生物见于声带小结、声带息肉、声带囊肿、声带乳头状瘤，喉新生物见于喉乳头状瘤、喉血管瘤、喉恶性肿瘤。

（三）了解辅助检查结果

护士还应从患者近期的各种辅助检查结果报告中了解患者的阳性体征、病变范围、病变的性质和疾病诊断等。耳鼻咽喉科患者常用的辅助检查包括听力检查、前庭功能检查、鼻内镜检查、喉窥镜检查、耳鼻咽喉颅底各部位放射学检查如X线、CT和MRI等。以喉癌患者为例，辅助检查资料包括喉镜检查的结果、颈部淋巴结触诊结果、CT或MRI检查报告、活检病理报告等。各种辅助检查的目的和方法以及如何解读辅助检查的结果，详见本章第二节"咽的应用解剖和生理"。

（四）评估心理-社会状况

患者的一般社会资料包括年龄、性别、民族、职业、婚姻状况、受教育水平、经济状况等。

耳鼻咽喉科疾病均发生在头面部，疾病本身以及其治疗方式会引起头面部明显的结构和功能的改变，如上颌骨截除使面部严重塌陷、语音不清；全喉切除使患者失去发音功能，且颈部留下终身性造口；耳聋给患者的生活和工作带来严重障碍等。这些改变都会严重影响患者的心理社会健康，需要患者重新调整和适应生活的改变，如果适应不良，会导致严重的心理和社会疾病如自我形象紊乱、自尊降低、抑郁、家庭关系受损、社会退缩、生活质量严重下降，有些患者还会导致自杀倾向。所以护士应重视评估患者的自我观念、认知能力、情绪和情感、角色适应状态、压力水平和压力应对方式、家庭结构、家庭功能、家庭关系、教育水平、生活方式、社会关系等，通过对患者心理和社会状况的评估，可以发现和确定患者现存的或潜在的心理和社会问题，并根据每个患者的不同特点提供有针对性的护理措施。

耳鼻咽喉科疾病的发生和发展与环境因素有密切关系，长期接触环境中的有害因素，可以直接或间接导致耳鼻咽喉等器官的病变。环境中的有害因素大致分三类，即物理因素，如高温、低温、高压、低气压、噪声等；化学因素，如有毒粉尘或气体；生物因素，如病毒、真菌、细菌等。职业用嗓者，如教师、演员等发音方法不当，用声过度，会引起职业性声带疾病。患者的生活习惯如长期吸烟、喝酒等与咽喉部疾病的发生和发展有密切关系。所以，护士评估患者时要注意评估患者的职业、工作和生活环境、生活习惯、特殊嗜好以及自我保健知识水平等，以提供相关的预防疾病发生和发展的知识和技能。

二、护理诊断

护理诊断（nursing diagnosis）是关于个人、家庭或社区对现存的或潜在的健康问题以及生命过程的反应的一种临床判断，是护士为达到预期结果选择护理措施的基础。护理诊断的来源和依据是患者的各种主观资料和客观资料，既可以是症状和体征，也可以是相关的危险因素以及有关的既往史、家族史、诱因、职业因素、生活习惯因素、心理状态等。目前较为常用的护理诊断名称是 NANDA 的护理诊断分类系统。

在临床护理工作中护理诊断也可以被称之为护理问题，尤其是当患者的健康问题未找到合适的标准护理诊断名称时。例如，鼻腔鼻窦恶性肿瘤术后需要长期卧床的患者，深静脉血栓评分为极高危，这一危险因素未找到最合适的标准护理诊断描述，而患者又确有此问题，可以用护理问题"有下肢深静脉血栓的危险　与恶性肿瘤、手术时间过长有关"来描述，而不必拘泥于一定使用标准的护理诊断。根据前述护理评估方法和内容对患者进行护理评估后，可以确定患者的护理诊断或护理问题。耳鼻喉科患者常见的护理诊断包括：

1. **急性疼痛**　与耳鼻咽喉各器官的急慢性炎症、外伤、手术等因素有关。

2. **体温过高**　与耳鼻喉科各种炎症有关，如急性化脓性扁桃体炎、急性会厌炎、急性中耳炎、急性鼻窦炎、耳部病变引起的各种颅内外并发症等。

3. **清理呼吸道无效**　与鼻腔、咽喉、气管的炎症引起分泌物增多且黏稠，不易排出，或气管切开或喉部手术后气道分泌物增多且黏稠，患者咳嗽排痰能力下降有关。

4. **感知改变：嗅觉减退或听力下降**　与嗅觉、听力功能异常有关。

5. **体液不足的危险**　与鼻出血、手术后出血、摄入液体不足等因素有关。

6. **营养失调：低于机体需要量**　与咽喉部炎症引起吞咽疼痛、喉部肿瘤引起进食梗阻等因素有关。

7. **语言沟通障碍**　与听力下降不能理解他人、气管切开、喉部病变或喉切除术后发音功能受损有关。

8. **舒适受损：鼻塞、鼻痒、流涕、喷嚏、咽干、咽痒等**　与相关部位炎症反应或过敏反应有关。

9. **自理能力缺陷**　与手术后或疾病因素引起的疲劳和疼痛有关。

10. **自我形象紊乱**　与鼻部手术、喉部手术后面部结构和功能改变，鼻部、耳部先天畸形，或长期炎症引起分泌物过多，有异味等因素有关。

11. **社交隔离的危险**　与听力障碍或喉部手术后语言交流能力受损，面部手术或先天畸形引起的自尊降低等因素有关。

12. **焦虑**　与担心疾病的治疗和预后结果，对环境不熟悉，担心疾病会影响自己的家庭、工作和生活，增加经济负担等因素有关。

13. **知识缺乏**：缺乏疾病的治疗和预防、用药、并发症的控制和监测或自我护理的知识和技能等。

14. 有窒息的危险　与存在喉部或气管异物、喉部急性炎症、外伤或气管切开后痰液积聚阻塞呼吸道等因素有关。

15. 有感染的危险　与鼻腔通气障碍、耳鼻咽喉部异物存在、外伤、各种手术后切口易被污染等因素有关。

16. 有受伤的危险　与平衡功能失调、嗅觉障碍或听力障碍所致察觉环境危害能力降低有关。

只有正确对患者做出护理诊断或明确护理问题，才可能从常规护理措施中选取针对该患者的护理措施，为患者提供个性化的护理。

三、护理计划

护理计划的制订包括 3 方面内容：对护理诊断排序、确定预期目标、制订护理措施。

首先，将护理诊断根据患者的具体情况按照轻重缓急排出优先次序。排列护理诊断时参考以下原则：①危及患者生命安全的健康问题应放在首位，不直接危及生命但可能对患者身心健康造成威胁的次之。②患者最基本的需要放在首位，然后再考虑高层次的需要。以急性会厌炎患者为例，护理诊断可能有数种，但最重要的护理诊断是"有窒息的危险"，因该问题一旦发生，会立即危及患者生命安全，故列在首位。

护理诊断和优先次序明确之后随即应确定预期的护理目标。护理目标是护理人员期望在拟定的护理措施实施后，服务对象的行为改变或问题改善达到何种程度的描述，其目的是为制订护理措施提供方向以及为护理效果评价提供标准。护理目标制订时应注意：①应针对服务对象要达到的结果制订而非护理人员的行为结果。②陈述应与护理诊断相对应，一个护理诊断可有多个护理目标。③应切实可行，护理人员可以控制，服务对象通过努力也能够实现，切忌制订无法控制和预测，服务对象也无法达到的目标。例如"患者术后无任何并发症发生"，这一目标护理人员无法预测和控制，也易引起不必要的矛盾和误解。④应与医疗方案一致，避免相互矛盾或抵触。

根据预期的护理目标制订护理措施。护理措施是围绕已明确的护理诊断和拟定的护理目标所设计的即将采取的护理活动。例如，针对"有窒息的危险"的护理诊断，预期目标应为"呼吸道通畅，不发生窒息"；那么如何来达成这一目标呢？护士需制订以下护理措施：密切观察患者的呼吸形态，监测血氧饱和度，及时发现呼吸困难症状；及时准确为患者用药并观察用药效果；床旁备置气管切开包，做好气管切开术前准备等。

四、护理实施

护理实施是护理程序的第四个步骤，即将已制定好的护理计划付诸行动。回应上述急性会厌炎患者的护理措施，以"及时准确为患者用药，密切观察患者的呼吸型态和频率，及时发现呼吸困难症状"为例，实施前需思考：如何做，什么时候做，完成这项护理措施所需的知识和技能有哪些，是否需要其他人员协助，随后将所列出的护理计划加以实施，落实任务。

五、护理评价

护理评价是护理程序的最后一步，也可以是新一轮护理程序的第一步。即通过评判所制订的护理目标是否实现或实现的程度，以决定相应的护理措施是终止还是继续，或者需要修改。

现以鼻出血患者为例，完整阐述护理程序的实践环节和方法。

临床病例：患者男，入院诊断：左侧鼻出血，急诊收治入院，入院后拟全身麻醉下行鼻止血术，现正待术。

【护理评估】

1. 一般资料　患者男性，56 岁，汉族，已婚，身高 170cm，体重 80kg，某外资公司总经理，上海人,研究生学历,无特殊宗教信仰。

2. 健康史　患者五天前无明显诱因下出现左侧鼻出血,量中等、色鲜红,无流入口腔,无发热,无脓涕,可自行停止,三天前又再次出现,附近医院填塞后停止,今天又再次出血,急诊行前后鼻孔填塞后,以鼻出血收治入院。患者既往有脂肪肝病史3年;高血压史10年,服用缬沙坦(代文),80mg,每日一次,血压近期控制不佳,最高可达180/100mmHg。无药物过敏史,无输血史,无疫区接触史。

3. 身体状况　T:36.8℃,P:96次/min,R:17次/min,SpO$_2$ 93%,BP:179/95mmHg。查体:左侧鼻腔因前后鼻孔填塞无法窥见,右侧鼻腔通畅,有少许血性分泌物。鼻甲不肥大,鼻中隔不偏曲,鼻中隔黏膜水肿、充血;双肺呼吸音粗,心肺(−)。

4. 辅助检查　患者入院后血常规中血红蛋白:97g/L(正常值为:120～160g/L),红细胞数:4.15×10^{12}(正常值为:4×10^{12}～5.5×10^{12}),血细胞比容:31.9%(正常值为:33%～45%);胸片,心电图检查均正常。

5. 心理-社会状况　患者性格冷静,语言沟通交流顺畅,接受能力佳。由于疾病导致呼吸不畅,患者情绪较紧张,十分担心反复出血不止,并且担心病情的预后,是否会影响工作,不断询问:"护士,手术后是不是就不会再出血了!""我想早点上班,单位还有好多事情等着处理""手术结束回家后,我还应当注意什么"。患者家庭经济状况良好,无经济压力;夫妻关系良好;育一女,24岁,已工作。妻子在院陪护。患者以脑力工作为主,因职业原因作息时间极度不规律,需要经常加班,饮食不规律。

【护理诊断】

通过以上评估,该患者主要护理诊断如下:

1. **低效性呼吸型态**　与鼻腔填塞止血有关。
2. **舒适受损**　与鼻腔填塞有关。
3. **潜在并发症**:出血性休克。
4. **焦虑**　与担心疾病的预后有关。
5. **知识缺乏**:缺乏术后和出院的康复知识。

【护理目标】

1. 患者缓解或未发生低效性呼吸型态。
2. 患者舒适度改善。
3. 患者未发生出血性休克。
4. 患者焦虑情绪缓解。
5. 患者及其家属掌握本病相关知识和自我保健知识。

【护理措施】

1. 严密观察呼吸情况,监测血氧饱和度,注意观察患者是否有缺氧症状,给予患者吸氧;嘱患者用嘴巴呼吸。

2. 做好心理护理,告知患者鼻腔填塞后可能发生的不适,缓解患者心理压力;教会患者听音乐、看手机等分散注意力的方法;保持环境安静,给患者提供良好的就医环境;指导患者取半卧位,以减轻不适;可使用冰袋冷敷鼻部或前额,减少出血,减轻渗出及不适。

3. 观察患者生命体征,尤其是血压和心率,可提示出血征象;建议静脉通道,配合医生进行止血处理;观察鼻腔有无活动性出血,将口咽分泌物轻轻吐在袋子里,以利于观察出血量;出血时,可给予冰袋冷敷或遵医嘱使用止血药物。

4. 该患者文化程度较高,有较好的领悟和理解能力,可以向其讲解本病形成的原因,一般的治

Note:

疗原则,目前所采取的治疗方案。告知患者手术止血只是暂时封闭出血的血管,要想今后不再出血还需将血压控制在合理范围,告知患者应当作息规律、劳逸结合、健康饮食,将血压控制在正常范围。

5. 嘱患者术后要进食温凉半流质饮食,以免过热饮食扩张血管,再次引起出血,出院后应避免辛辣刺激性食物,多食蔬菜水果;同时要注意营养,促进术后体力恢复;避免突然低头弯腰,以免引起出血;仍需监控血压的变化,定时服用降压药,避免血压高引起出血;再次出血时应保持镇静,用冷毛巾热敷鼻部,出血量大时应及时就医。

【护理评价】

通过落实以上护理措施,评价患者的护理问题是否解决,护理目标是否达到。

1. 通过观察患者的血氧饱和度值、呼吸情况来判断患者是否呼吸不畅,如患者血氧饱和度下降、面唇发绀、呼吸急促等症状。

2. 通过观察患者的表情、听取主诉,判断患者不适感是否缓解或是否可以忍受。

3. 监测患者血压和心率变化,鼻腔分泌物多少,来判断是否出现出血性休克。

4. 通过与患者沟通交流,判断其焦虑情绪是否缓解。

5. 通过对患者提出反馈性问题来了解其对疾病相关知识和自我保健知识是否已经掌握。

第二节　常用的耳鼻咽喉科检查和护理配合

一、耳鼻咽喉科专科检查所需的基本器械和设备

耳鼻咽喉各器官均为管腔状结构,因其位置深、腔道小且弯曲而不易直视,必须借助合适的光源和专用器械才能窥清其深部结构和病变位置。因此,耳鼻咽喉科诊疗室应具备充足的自然光线或照明,配备光源以使用额镜,诊疗台上备好检查用的器械盘,耳鼻咽喉科常用的检查器械有窥鼻器(前鼻镜)、枪状镊、膝状镊(俗称角镊)、直角压舌板、普通压舌板、耳镜(窥耳器)、电耳镜、音叉、间接喉镜、装有丁卡因的喷雾器、卷棉子、耵聍钩等,部分器械(图18-1~图18-4)。

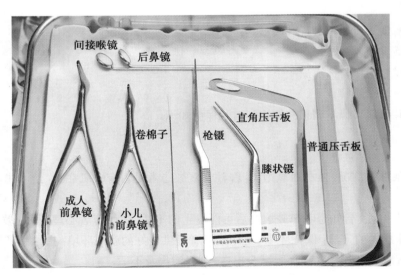

图 18-1　耳鼻咽喉常用检查器械

常备的敷料包括消毒棉球、棉片、拉舌纱布、酒精棉球等,分别放于消毒罐内。诊疗台上常备的药物有1%~2%丁卡因溶液、呋麻滴鼻液、3%双氧水、70%酒精、铬酸等。

Note:

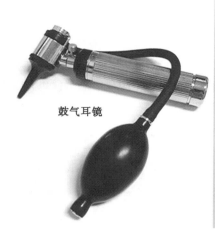
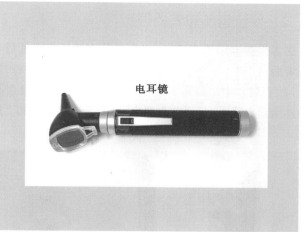

图 18-2　鼓气耳镜和电耳镜

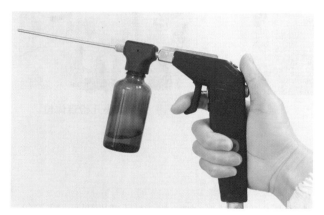

图 18-3　喷雾器

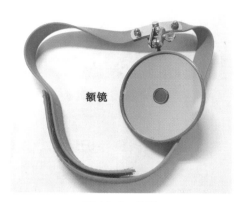

图 18-4　额镜

现代化的诊疗室配备耳鼻喉科多功能综合治疗台及诊疗椅，将常用功能包括表面麻醉、吸引、加热、物品放置等集于一体，诊疗椅根据患者和医生的需要旋转或升降，患者舒适，也便于医生操作。有的综合治疗台还配置内窥镜、图像显示和处理系统，则更为先进和实用（图 18-5）。

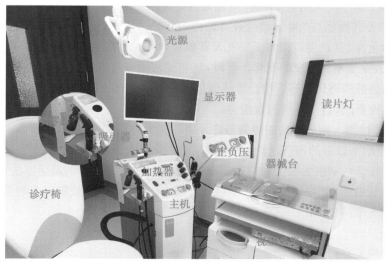

图 18-5　耳鼻咽喉科多功能诊疗台

Note：

二、检查者和患者的位置

患者坐在专用诊查椅上,光源定位在被检患者耳后上方约 15cm 处。检查鼻腔、咽部与喉部时,检查者面对患者,距离 25～40cm 为宜(图 18-6)。进行耳部检查时,检查者和患者的头位应在同一平面上,检查过程中根据需要调整患者的头位。对于检查不合作的小儿,应尽量避免使患儿受到惊吓,抱患儿坐在大腿上,将患儿双腿夹紧,一手固定患儿的上肢和身体,另一手固定患儿的头部(图 18-7)。

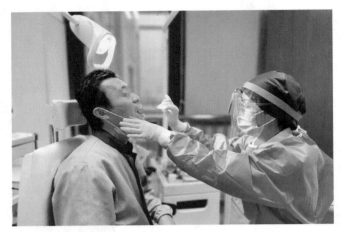

图 18-6 检查者与被检者的位置

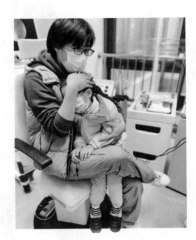

图 18-7 小儿检查体位

三、专科检查与护理配合

(一)耳部检查及护理配合

1. 耳郭及耳周检查 以视诊和触诊为主。观察耳郭有无畸形(如缺损、副耳郭即副耳、瘘管等),有无局限性隆起、增厚及皮肤有无红肿或皲裂,耳周有无红肿、瘘口、瘢痕、赘生物及皮肤损害等。遇有瘘口,应以探针探查其深度及瘘管走向。如耳郭向前外方推移,应注意耳后有无脓肿,脓肿是否有波动感。进一步检查耳郭有无牵拉痛,耳屏及乳突有无压痛,触诊耳周淋巴结是否肿大及压痛。耳后局部淋巴结压痛者应检查头皮有无毛囊炎等感染。

2. 外耳道及鼓膜检查 成人将耳郭向后、上、外方轻轻牵拉,小儿将耳郭向下牵拉,使外耳道变直。通过额镜观察外耳道有无耵聍、异物,皮肤是否红肿,有无疖肿,骨性外耳道后上壁有无塌陷,外耳道内有无分泌物及其性状与气味。清除外耳道内的耵聍、异物或分泌物,观察鼓膜的正常解剖标志是否存在,鼓膜的色泽、活动度以及有无穿孔及其部位、大小。病理情况下,鼓膜可出现充血、肿胀、积液、颜色、性状改变等不同程度的变化。有时,还可见液面或气泡。鼓膜穿孔者还应注意鼓室内有无肉芽、胆脂瘤以及鼓膜钙化斑等。检查方法包括徒手双手检查法、徒手单手检查法(图 18-8)、窥耳器检查法、电耳镜检查法、鼓气耳镜检查法等。

3. 咽鼓管功能检查 咽鼓管功能障碍与许多中耳疾病的发生、发展及预后有关。咽鼓管功能检查的主要目的是查明咽鼓管的通气功能,根据鼓膜是否穿孔而采取不同的检查方法。鼓膜完整者的常用方法包括吞咽试验、咽鼓管吹张、声导抗仪检查法等。鼓膜穿孔者的常用方法有鼓室滴药法、荧光素试验法、咽鼓管造影、声导抗仪检查、咽鼓管纤维内镜检查法、咽鼓管压力测量仪等。下面对一些临床常用方法作一简单介绍:

(1)吞咽试验

目的:查明鼓膜无穿孔者咽鼓管的通气功能。

适应证:鼓膜无穿孔者。

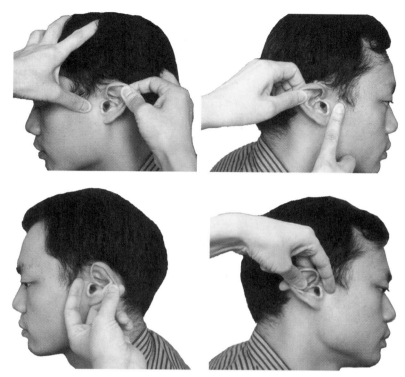

图 18-8　徒手检耳法

禁忌证：上呼吸道急性感染，鼻腔或鼻咽部有脓液、溃疡、新生物者忌用。

检查方法：将听诊管两端的橄榄头分别置于患者和检查者的耳道口，当受试者做吞咽动作时，检查者可听到轻柔的"嘘嘘"声。亦可通过耳镜观察鼓膜随吞咽动作产生的运动。若鼓膜随吞咽动作而向外运动，示功能正常。咽鼓管功能不良者吞咽时从其耳道听不到声音，鼓膜运动差。此法有部分咽鼓管功能正常者可出现阴性结果。

护理配合：向患者解释检查的目的和方法。做好心理护理，减轻患者顾虑，积极配合检查。

（2）瓦尔萨尔法（Valsalva method）

目的：同吞咽试验，通过此法咽鼓管到达中耳腔的气体多于吞咽试验。

适应证：同吞咽试验。

禁忌证：同吞咽试验。

检查方法：受试者鼻腔滴 1% 麻黄素，清除鼻涕。用手指将两侧鼻翼向内压紧，闭口同时用力呼气，如果呼出的气体经鼻咽部两侧咽鼓管咽口冲入鼓室，检查者可从听诊管内听到鼓膜的振动声，或可看到鼓膜向外运动，则示咽鼓管通畅。

护理配合：向患者说明检查的目的并演示正确方法，使其正确配合检查。

（3）波利策法（Politzer method）

目的：同吞咽试验，另外此法也可用于治疗咽鼓管功能不良。

适应证：咽鼓管功能差的患者或小儿。

禁忌证：同吞咽试验。

检查方法：嘱受试者含一口水，检查者将波氏球（Politzer bag）前端的橄榄头置于受试者一侧前鼻孔，并压紧对侧前鼻孔。让受试者将水咽下。吞咽时，软腭上举、鼻咽腔关闭、咽鼓管开放的瞬间，检查者迅速挤压橡皮球，将气流压入咽鼓管达鼓室，检查者可从听诊管内听见鼓膜振动声，也可观察鼓膜的运动情况（图 18-9）。

护理配合：向患者解释检查的目的、方法和过程，使其积极配合检查。

Note：

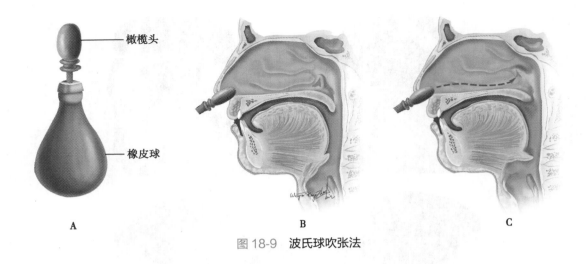

橄榄头

橡皮球

A

B

C

图 18-9　波氏球吹张法

（4）导管吹张法

目的：此法最常用。既可用于检查咽鼓管是否通畅，鼓室是否有积液，亦可用于咽鼓管功能不良及分泌性中耳炎的治疗。

适应证：同吞咽试验。

禁忌证：上呼吸道急性感染；鼻腔或鼻咽部有脓液、溃疡、肿瘤者；鼻出血。

检查方法：先嘱受试者清除鼻腔及鼻咽部分泌物，鼻腔以 1% 麻黄素和 1% 丁卡因液收缩、麻醉鼻腔黏膜，检查者先检查受试者鼓膜的情况，如是否内陷、鼓膜厚薄等。将听诊管一端放入患者外耳道，一端放入自己的外耳道，将咽鼓管导管沿鼻底缓缓伸入鼻咽部，并将原向下的导管口向受检侧旋转 90°，进入咽鼓管咽口（图 18-10），用橡皮球向导管内吹气。检查者可从听诊管听到不同声音，并以此判断咽鼓管通畅程度和鼓室有无积液。如果检查者听到"呼、呼"声表示咽鼓管通畅，"吱、吱"声表示咽鼓管狭窄，"水泡"声表示鼓室有积液，听不到声音表示咽鼓管完全阻塞。检查或治疗完毕，应再次检查鼓膜情况。

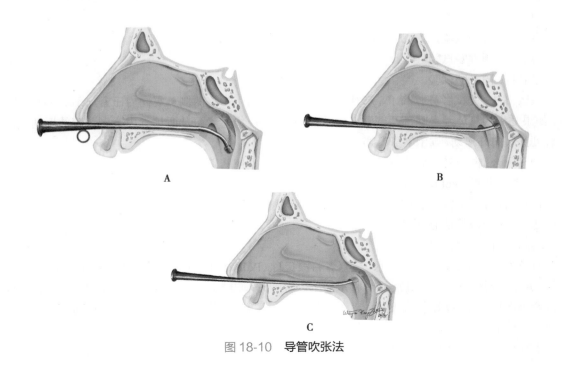

A

B

C

图 18-10　导管吹张法

护理配合：①检查前向患者说明检查或治疗的目的，方法，告知患者会感觉有气流从耳内吹出，不要紧张。②导管插入和退出时，动作一定要轻柔，切忌暴力，患者不配合时不可强行进入，以免损伤鼻腔或咽鼓管咽口黏膜。③鼻腔或鼻咽部有脓液或痂皮时，应在吹张前清除。④吹气时用力要适当，避免压力过大将鼓膜吹破。⑤如果患者主诉突然有耳痛，应立即停止吹张，并检查鼓膜。

（5）鼓室滴药法

目的：检查咽鼓管是否通畅，同时能了解咽鼓管排液和自洁能力。

适应证：适用于鼓膜有穿孔的患者。

检查方法：向患者解释说明检查目的和方法，患者取卧位，患耳朝上，向患耳内滴入无菌的有味或有色液体，请患者做吞咽动作，观察尝到药味或咽鼓管咽口显色的时间。

另外，荧光素试验法、咽鼓管造影术等方法和原理与鼓室滴药法相似，在此不做详细介绍。

（6）咽鼓管压力测量仪（tubomanometry，TMM）

目的：通过定量检测咽鼓管在吞咽时的开放压，据此评估患者咽鼓管功能。

适应证：①主诉为耳闷胀感、闭塞感的患者；②各种原因引起的鼓膜内陷患者；③分泌性中耳炎患者；④慢性中耳炎患者；⑤慢性中耳通气障碍。

检查方法：向患者解释说明检查目的和方法，患者取坐位。当患者在吞咽时，其腭帆提肌和腭帆张肌收缩，导致软腭上抬，短暂封闭鼻咽腔，同时咽鼓管开放，鼻咽部气体可传递至中耳腔。TMM 通过经鼻塞导管向鼻咽部输入额定气压的气流时，嘱患者吞咽，检测密闭的外耳道内气压变化，从而达到无创定量评估咽鼓管功能的目的。通过鼻塞、耳塞分别封闭患者鼻腔和外耳道，并通过软管连于咽鼓管压力测量仪（TMM）；嘱患者小口含水后，鼻腔分别给予 30mbar、40mbar 和 50mbar 压力时做吞咽动作，TMM 自动持续记录鼻腔和外耳道压力 - 时间变化曲线；用 C1、C2 和 P1 三个点分别标注鼻咽腔压力开始上升点、压力上升最高点，和外耳道压力变化起始点；判断外耳道压力升高起始点 P1 计算咽鼓管开放延迟指数 R，通过公式计算延时开放比 R 值：$R = (P1 - C1)/(C2 - C1)$。检查结果解读：$R \leq 0$，表示咽鼓管异常开放；$R \leq 1$，表示咽鼓管正常开放；$R > 1$，表示咽鼓管延迟开放；无 R，表示咽鼓管不开放。

4. 听功能检查法　临床听功能检查分为主观测听法和客观测听法两大类。主观测听法主要是依靠受试者对刺激声信号进行主观判断，并做出某种行为反应，故又称行为测听，包括语音检查法、表试验、音叉试验、纯音听阈及阈上功能测试、Bekesy 自描测听、言语测听等。其结果经常受到受试者主观意识、情绪、年龄、文化程度和反应能力及行为配合的影响，故在某些情况下（如伪聋、智障者、婴幼儿、反应迟钝者等）检测结果不能完全反映受试者的实际听功能水平。

客观测听法无须受试者的行为配合，不受其主观意识的影响，结果相对客观、可靠，但结论判断的正确性与操作者的经验、水平有关。常用的客观测听法有声导抗测试、电反应测听以及耳声发射测试等。与主观测听相比，客观测听的频率特性较差，对每一个频率的听阈难以作做出精确的评价。在此着重介绍音叉试验、纯音测试、声导抗测试及电反应测听和耳声发射测试。

（1）音叉试验（tuning fork test）及护理配合：音叉试验是门诊最常用的基本听力检查法。每套音叉由 5 个不同频率的音叉组成，即 C128、C256、C512、C1024、C2048，其中最常用的是 C256 和 C512。

目的：初步判定耳聋性质，鉴别传导性或感音神经性聋，验证电测听结果的正确性，但不能判断听力损失的程度。

适应证：听功能受损的患者。

检查方法：

1）林纳试验（Rinne test，RT）即骨气导比较试验。通过比较同侧耳气导和骨导听觉时间判断耳聋的性质。将振动的音叉柄端置于受检侧乳突部相当于鼓窦处（骨导，bone conduct，BC），当受试耳听不到音叉声时立即将叉臂置于距受试耳外耳道 1cm 处（气导，air conduct，AC），此时若又能听到，则气导 > 骨导（AC > BC），记作 RT（+），表示听力正常或感音神经性聋；若不能闻及则先测气导，再测骨导,再比较骨导和气导的时间,若骨导>气导(BC>AC),记作 RT(−),表示传导性聋;两者相等,记作 RT(±),表示中度传导性聋或混合性聋。

2)韦伯试验(Weber test, WT)又称骨导偏向试验,用于比较受试者两耳的骨导听力。取 C256 或 C521 音叉,敲击后将叉柄底部紧压于颅面中线上任何一点(多为前额),以"→"标明受试者判断的骨导声偏向侧,以"="示两侧相等(图 18-11)。

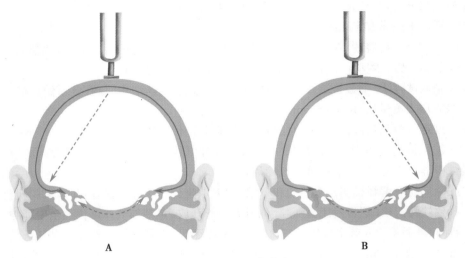

图 18-11 韦伯试验

3)施瓦巴赫试验(Schwabach test, ST)又称骨导比较试验,用于比较受试者与正常人(一般是检查者本人)的骨导听力。方法:先试正常人骨导听力,当正常人骨导消失后,迅速测受试者同侧骨导听力,再按反向测试。受试耳骨导较正常人延长为 ST(+),缩短则以 ST(−)表示,ST(±)示两者相似。结果评价:(+)为传导性聋,(−)为感音神经性聋,(±)为正常。传导性聋和感音神经性聋的音叉试验结果比较见表 18-1。

表 18-1 音叉试验结果比较

试验方法	传导性聋	感音神经性聋
林纳试验(RT)	(−)(±)	(+)
韦伯试验(WT)	→病耳	→健耳
施瓦巴赫试验(ST)	(+)	(−)

4)盖莱试验(Gelle test, GT)用于鼓膜完整者检查镫骨底板是否活动。将鼓气耳镜置于外耳道内,用橡皮球向外耳道内交替加、减压力的同时,将振动音叉的叉柄底部置于乳突部。若镫骨活动正常,受试者感觉到随耳道压力的变化一致的音叉声强弱变化,为阳性(+),反之为阴性(−)。

护理配合:①向受试者解释测试的目的、过程及配合方法。②测试前去除受试者的眼镜、头饰、耳环及助听器等并清洁外耳道,调整耳机以免因外耳道软骨部塌陷造成外耳道阻塞。③测量过程中请受试者尽量坐得舒适,避免说话、吞咽及清鼻等动作,不移动身体,保持安静。④测试结束后,记录、整理检查结果并及时送交医师。耳塞应用肥皂水清洗,并用 75% 酒精擦拭。

(2)纯音听力计(pure tone audiometer)检查及护理配合

目的:用于测试听觉范围内不同频率的听敏度。能较准确地判断耳聋的类型、程度,初步判断病变部位,且能记录存档,供前后比较。

适应证:能正确配合的听力障碍患者。

检查方法:利用纯音听力计产生 125～10 000Hz 的倍频纯音(其强度可调节)进行听阈及阈上功

能测试。包括气导听阈及骨导听阈两种测试。测试前，先向受试者说明检查方法，请受试者在听到测试声时，无论其强弱，立即以规定的动作表示。一般先测试气导再测试骨导。气骨导检查均从1 000Hz 开始，以后按 2 000Hz、3 000Hz、4 000Hz、6 000Hz、8 000Hz、250Hz、500Hz 顺序进行，最后再对 1 000Hz 复查一次。气导测试通过气导耳机进行，骨导测试时，将骨导耳机置于受试耳乳突区或前额正中，对侧加噪声，测出不同频率能听到的最小声强即听阈，并在纯音听阈图[横坐标为频率（Hz），纵坐标为声级（dB）]上绘成曲线。正常情况下，气导和骨导的听阈曲线均在 25dB 以内，气骨导之间差距小于 10dB。临床上骨导听阈代表内耳功能，气导听阈代表中耳传音功能。因此，如果听力曲线显示各频率骨导听阈正常，气导听阈提高，且气骨导间距大于 10dB，提示传导性聋；若气骨导听力曲线呈一致性下降，且高频损失较重，提示感音神经性聋；若气骨导听力都下降，但有气骨导差存在，提示可能为混合性聋（图 18-12）。

护理配合：①测试前，先向受试者说明检查方法，请受试者配合。②余同音叉试验护理配合。

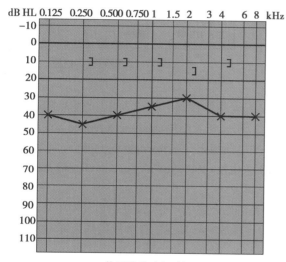

A. 传导性聋（左耳）

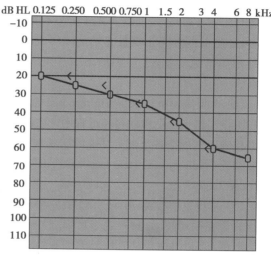

B. 感音神经性聋（右耳）

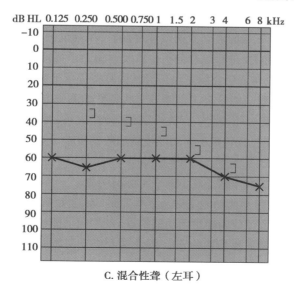

C. 混合性聋（左耳）

图 18-12　不同性质耳聋听力图

（3）声导抗测试（acoustic immitencemeasuranent）：是临床最常用的客观测试听功能的方法之一。主要通过测量鼓膜和听骨链的弹性（劲度）以反映出整个中耳传音系统的声导抗状态。

目的：测试中耳传音系统、内耳功能、听神经和脑干听觉通路功能；检测咽鼓管功能。

适应证：判断耳聋的性质、病变的部位、对周围性面瘫进行定位诊断及预后判断。

操作方法：中耳导抗仪根据等效容积工作原理，由刺激信号、导抗桥和气泵三大部分组成。导抗桥有 3 个小管被耳塞引入密封的外耳道内：上管发出探测音和不同强度和频率的声音，以观察鼓膜在压力变化时的导抗动态变化以及同侧和对侧的镫骨肌声反射。下管将鼓膜反射到外耳道的声能引入微音器，转换成电讯号，放大并由平衡器显示，中管与气泵相连控制外耳道气压变化。改变外耳道压力，测量鼓膜被压入或拉出时声导抗的动态变化，同时用记录仪以压力声顺函数曲线形式记录下来，形成鼓室导抗图。根据导抗图曲线的形状和特点，可较客观地反映鼓室内各种病变的情况。A 型鼓室导抗图见于中耳功能正常者（图 18-13），B 型曲线多见于鼓室积液和中耳明显粘连者，C 型曲线多见于咽鼓管功能障碍、鼓室负压。由于中耳疾病错综复杂，上述图形与中耳疾病并无一对一的关系。

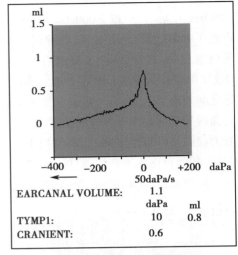

图 18-13　A 型鼓室导抗图

（4）电反应测听法（electric response audiometry，ERA）：是用于检测声波经耳蜗毛细胞换能、听神经和听觉通路到听觉皮层传递过程中产生的各种生物电位（听觉诱发电位，auditory e-voked potentials）从而反映听觉通路各个部分功能的客观测听法。包括耳蜗电图描记（electrocochleography）、听性脑干反应测听（auditory brainstem response，ABR）、40Hz 听觉相关电位（40Hz auditory event related potential，40Hz AERP）。

（5）耳声发射检测：声波引起耳蜗基底膜振动时，外毛细胞产生主动收缩，并由内耳向中耳、外耳道逆行传播振动波，这种产生于耳蜗，经听骨链和鼓膜传导释放到外耳道的音频能量称为耳声发射。

目的：可以准确反映耳蜗外毛细胞的功能状态。

适应证：①因其具有客观、简便、省时、无创、灵敏等优点，已作为新生儿听力筛选的首选。②对耳蜗性聋的早期定量诊断。③对耳蜗性聋和蜗后性聋鉴别诊断。

操作方法：对受试耳进行一定的声刺激诱发耳声发射，用高灵敏度的微音器记录，并将不同频率的声反射阈连线绘成耳声发射图，进行综合分析。声反射阈大于背景噪声基线 10dB 为正常，小于背景基线为无反应。耳声发射正常而听觉脑干反应异常的耳聋提示听神经病变。

5. 前庭功能检查法　前庭功能检查法是通过一些特殊的测试方法，了解前庭功能状况，为定位诊断提供依据。前庭功能不仅与耳科疾病有关，而且和神经内科、神经外科、内科、眼科及创伤科等疾病亦有密切关系。前庭功能检查包括平衡功能检查和眼动检查。

（1）平衡功能检查

目的：评价前庭脊髓反射、本体感觉及小脑平衡协调功能。

适应证：前庭脊髓反射系统平衡功能障碍及某些迷路、小脑疾病。

操作方法：方法很多，大致可分为静平衡功能检查、动平衡功能检查和肢体试验 3 类。

1）闭目直立检查法：属静平衡功能检查。请受试者直立两脚并拢，两手手指互扣于胸前并向两侧拉紧，观察受试者睁眼及闭目时躯干有无倾倒。正常者无倾倒，迷路或小脑病变者出现自发性倾倒。

2）闭目行走试验：属动平衡功能检查。即受试者蒙眼，向正前方行走 5 步，继之后退 5 步，如此行走 5 次。观察其步态，并计算起点与终点之间的偏差角，偏差角大于 90° 者，示两侧前庭功能有显著差异。

3）过指试验法：属肢体试验。检查者与受试者相对端坐，检查者双手置于前下方，伸出双示指，请受试者抬高双手，然后以检查者的两示指为目标，请受试者用两手示指同时分别碰触之。测试时睁眼、闭目各做数次。正常人双手均能准确接触目标，迷路及小脑病变时出现过指现象。

4）闭眼垂直写字试验：属肢体试验。受试者正坐于桌前，身体各处不得与桌接触，左手抚膝，右手握笔，垂腕，自上而下书写文字或画简单符号一行，睁眼或闭眼各书写一次，两行并列，观察两行文字的偏离程度和偏离方向，偏斜不超过 5° 为正常，超过 10° 示两侧前庭功能有差异。

此外尚有姿势描记法及指鼻试验、跟膝胫试验、轮替运动等方法。

护理配合：①向受试者正确讲解检查的目的、检查方法、教会受试者正确的配合方法。②检查前准备好检查用品。③保持环境整洁，安静。④注意保护患者安全，防治摔跤或意外。

（2）眼动检查：是通过观察眼球运动来检测前庭眼反射径路、视眼反射径路和视前庭联系功能状态。眼球震颤（nystagmus）是眼球的一种不随意的节律性运动，简称眼震。常见的有前庭性眼震、中枢性眼震、眼性眼震等。前庭性眼震由交替出现的慢相和快相运动组成。慢相为眼球转向某一方向的缓慢运动，由前庭刺激所引起；快相则为眼球的快速回位运动，为中枢矫正性运动。眼球运动的慢相朝向前庭兴奋性较低的一侧，快相朝向前庭兴奋性较高的一侧，通常将快相所指方向作为眼震方向。眼震检查的目的是为了评价前庭眼反射的功能，确定眼震是由于周围性病变、中枢性病变还是某些眼病引起。检查方法包括自发性眼震检查法、位置性眼震和变位性眼震检查法、冷热试验、旋转试验以及视动反射检查等。

6. 面神经功能检查　面神经检查主要目的是判断面神经损害的部位和程度，为诊断和治疗提供依据。

（1）面神经损害部位的判断：主要通过泪液分泌试验（Schirmer test）、镫骨肌声反射、味觉试验和 CT、MRI 检查来判断，若损害在膝状神经节以下者常无泪腺分泌障碍，若损害在面神经管的远端常无听觉过敏，若损害在鼓索支以下则无舌前 2/3 味觉障碍。

（2）面神经损伤程度的判断：可以通过客观检查法和主管指标评定法来判断。客观评定法主要包括神经电兴奋试验、肌电图、面神经电图。主观指标评定法包括 House-Brackmann 面神经评级系统和 Fisch 评分指标，二者都是通过静态观察和让患者做出相应动作而评估患者最终得分，以对患者面瘫的程度和手术后恢复的程度进行评价。临床上较为常用的检测方法有肌电图和面神经电图，现将这两个检查介绍如下。

1）肌电图：通过插入肌肉内的电极，检测单个运动单位的电活动，如果肌电图记录不到任何电活动，表示面神经完全性麻痹。纤颤电位是面神经变性后出现的失神经电位，是判断完全性面瘫的一个重要客观标志。但是该电位一般出现在肌肉失去神经支配的 2～3 周后，因此不适合做早期预后判断。如面瘫时仍可测得接近正常的运动单元电位，说明损害不重，反之则自然恢复可能小。

2）面神经电图（electroneurography，ENoG）：表面电极所记录的面肌复合动作电位的幅度与轴索冲动数和同步性直接有关。在茎乳孔外的面神经主干体表进行电刺激，口轮匝肌处记录。由于面神经纤维的变性程度同面肌纤维的失神经程度成正比，故面神经电图的振幅相当于面神经兴奋程度。面神经变性的程度是以健侧面神经电图的振幅与患侧面神经电图的振幅的比例表示，计算公式是：变性百分比 =（健侧振幅 - 患侧振幅）/ 健侧振幅。一般情况下，面神经变性百分比小于 90%，提示神经的病变是可逆性的，而变性百分比大于 90%～95%，提示神经变性的不可逆性。面神经变性百分比在 90%～95% 以上，自然恢复或保守治疗恢复的可能性不到 15%，因此需要进行面神经减压或者面神经移植。

（二）鼻部检查及护理配合

1. 外鼻　观察外鼻的形态、颜色、活动是否正常，有无鼻小柱过宽、鼻翼塌陷、前鼻孔狭窄等。有时需触诊有无压痛点、乒乓球样弹性感、增厚、变硬，鼻骨有无骨折、移位及骨擦音。检查者在检查的同时可询问其病史，听其发音，了解有无"闭塞性鼻音"或"开放性鼻音"，同时还要注意是否嗅到特殊的腥臭味。

Note:

2. **鼻腔**　观察鼻腔时,可以用拇指将鼻尖抬起并左右活动,利用反射的光线观察鼻前庭皮肤有无红肿、糜烂、结痂、鼻毛脱落、有无赘生物等,有时可借助前鼻镜检查。

(1)前鼻镜(anterior rhinoscope)检查法

1)目的:观察鼻前庭及鼻腔的情况。

2)用物准备:前鼻镜、卷棉子、1%麻黄碱生理盐水或其他鼻用减充血剂。

3)操作步骤:左手持前鼻镜,两页合拢,与鼻腔底平行,伸入鼻前庭。右手扶持受检者头部,随检查需要变动头位。缓缓张开镜页,依次检查鼻腔各部。第一头位:先使受检者头位稍低,观察鼻底、下鼻甲、下鼻道、鼻中隔前下部。第二头位:患者头抬高,略后仰,与鼻底呈30°,观察中鼻甲、中鼻道及嗅裂和鼻中隔中部。第三头位:头部继续后仰30°,观察鼻中隔上部、中鼻甲前端、鼻丘和中鼻道前下部等(图18-14)。注意鼻甲有无充血、水肿、肥大、干燥及萎缩,中鼻甲有无息肉样变,各鼻道及鼻底是否积聚分泌物及分泌物的性状,鼻中隔有无偏曲、穿孔、出血、血管曲张、溃疡糜烂或黏膜肥厚。鼻腔内有无息肉、肿瘤、异物等。检查完毕,取出前鼻镜。

4)注意事项:①前鼻镜伸入鼻前庭时,不可超越鼻阈,以免引起疼痛或损伤鼻中隔黏膜而出血。②如下鼻甲肥大,可用1%麻黄碱生理盐水收缩鼻腔黏膜后再进行检查。③检查完毕,取出前鼻镜时勿将镜页闭拢,以免钳夹鼻毛引起疼痛。④操作时注意动作轻柔,鼻腔各部依次检查避免遗漏。⑤如果患者鼻腔分泌物较多,可嘱患者先擤出或用吸引器吸出。

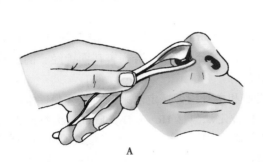
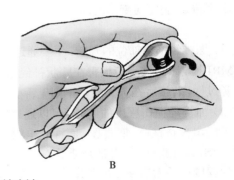

图 18-14　**前鼻镜检查法**

(2)后鼻镜(间接鼻咽镜)检查法

1)目的:可弥补前鼻镜检查的不足。检查后鼻孔及鼻甲和鼻道的形态、颜色、分泌物等,观察软腭背面、鼻中隔后缘。同时可检查鼻咽部,包括咽鼓管咽口及咽鼓管圆枕、咽隐窝、鼻咽顶部及腺样体。

2)用物准备:间接鼻咽镜(后鼻镜)、压舌板、1%～2%丁卡因喷雾剂。

3)操作步骤:受检者端坐,用鼻呼吸以使软腭松弛。右手持后鼻镜,左手持压舌板将舌2/3下压。右手以握笔姿势将加温而不烫的后鼻镜从左侧口角送到软腭与咽后壁之间,适当转动和倾斜镜面分别观察各部分,注意观察后鼻孔有无畸形、下鼻甲及下鼻道有无脓液;鼻咽黏膜有无新生物、溃疡、出血点、痂皮等,有无腺样体残余,咽隐窝有无肿瘤以及软腭背面有无脓液流出(图18-15)。

4)注意事项:①压舌时应轻轻加压,不可突然用力。②不要把压舌板伸入太深,并尽量不触及周围组织,防止恶心。③检查时也可用1%～2%丁卡因咽部喷雾作表面麻醉。

3. **鼻窦**　鼻窦位置较隐蔽,病变时在面部相应的投射点有表现,因此,可先观察面颊部、内眦及眉根附近皮肤有无红肿,局部有无硬性或弹性隆起,眼球有无移位或运动障碍,面颊部或眶内上角处有无压痛,额窦前壁有无叩痛等。

鼻内镜检查是目前临床上常用的鼻腔和鼻窦检查法,在鼻部疾病的诊断和治疗过程中有重要作用。前鼻镜和后鼻镜检查可观察鼻道中分泌物的色、质、量、引流方向等,以判断鼻窦炎的位置(图18-6)。上颌窦穿刺冲洗可协助判断病变的性质和程度。

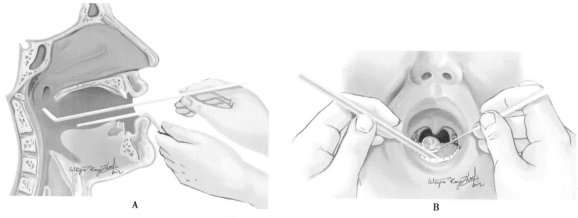

图 18-15　**后鼻镜检查法**

（1）硬管鼻内镜检查法

目的：完成对鼻腔内各部分的检查，可观察鼻腔深部出血部位及早期肿瘤，确定颅底骨折及脑脊液鼻漏的瘘孔部位，还可以在直视下取活组织检查，行电凝固止血等。

用物准备：1% 丁卡因及麻黄碱、鼻内镜包括 0° 和侧斜 30°、70°、90°、110° 及 120° 多种视角镜、显示、照相和录像装置。

操作步骤：检查前先用 1% 丁卡因及麻黄碱麻醉并收缩鼻黏膜，根据检查部位不同选用 0° 及向前倾斜 30°、70°、90°、110°、120° 的视角镜，沿鼻底插入，越过鼻中隔后缘，转动镜窗检查鼻咽各壁，然后逐渐退出检查鼻腔各部位情况。

注意事项：①操作时注意动作轻柔，麻醉彻底，以利于减轻患者痛苦，减少损伤和出血。②注意操作的角度，检查鼻咽各壁及鼻腔情况时要全面仔细。③如有鼻出血，暂停检查，嘱患者及时吐出。

（2）软管鼻内镜检查

目的：可观察上颌窦、额窦、筛窦和蝶窦的自然开口及其附近的病变。

用物准备：冷光源纤维导光鼻内镜、表面麻醉剂如 1% 丁卡因。

操作步骤：管径很细，可在表面麻醉下经前鼻孔送入鼻腔，术中可随需要将内镜的末端弯曲，进入各鼻道，如中鼻道、半月裂、钩突、筛漏斗等处。

注意事项：①注意操作时避免粗暴操作，造成损伤、疼痛和出血。②如遇鼻腔分泌物阻塞软管，要及时清除分泌物。

4. 鼻功能检查　主要是呼吸功能检查法和嗅觉功能检查法。在此主要介绍嗅觉功能检查法。

（1）嗅瓶实验

目的：检查有无嗅觉功能。

用物准备：不同嗅剂，如香精、醋、蒜、樟脑油、煤油等同一颜色的小瓶。

操作步骤：将不同嗅剂分别装于同一颜色的小瓶中，嘱受检者选取其中任一瓶，手指堵住一侧鼻孔，以另一侧鼻孔嗅之，并说明气味的性质，依次检查完毕。能嗅出所有气味者为嗅觉正常，只辨出 2 种以下者说明嗅觉减退。

注意事项：应注意嗅适应及嗅疲劳现象易影响检查的准确性。

（2）嗅阈检查法

目的：检查某一嗅觉缺失。

用物准备：7 种原嗅素，即醚类、樟脑、磨香、花香、薄荷、辛辣、腐臭气味。以多数人可以嗅到的最低嗅剂浓度为一个嗅觉单位，按 1、2、3、4、5、6、7、8、9、10 嗅觉单位配成 10 瓶。规定 7 种嗅剂，共配成 70 瓶。

操作步骤：检查时测出对 7 种物质的最低辨别阈，用小方格 7×10 标出，成为嗅谱图（olfactory

spectrogram，图 18-16）。当患者对某一嗅素缺失时，则在嗅谱图上出现一条黑色失嗅带。

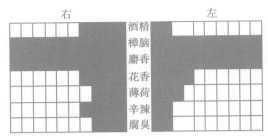

图 18-16 嗅谱图

（三）咽部检查及护理配合

1. 观察面容与表情 患者取坐位，摆正头位，放松。检查者观察患者面部有无痛苦表情、颈项强直、头侧倾、张口流涎等；在与患者交流过程中注意患者有无说话或哭声含混不清等，这些情况提示患者可能患有扁桃体周围脓肿或咽后脓肿。儿童如果张口呼吸，缺乏表情，应注意观察其有无特征性的腺样体面容。

2. 口咽检查 包括口唇、口腔内以及咽部的检查。受检者取坐位，检查者首先观察口唇颜色，有无唇裂畸形、疱疹、口角溃烂。然后观察口腔黏膜有无出血、溃疡等。用压舌板轻压患者舌前 2/3 处，自前向后依次观察双侧腭舌弓、腭咽弓、咽侧壁及咽后壁。注意咽黏膜有无充血、溃疡、假膜、脓痂、干燥、肿胀和隆起。同时检查两侧腭扁桃体，注意其大小形态，隐窝口处有无分泌物，有无异物或新生物。检查时嘱患者发"啊"音，观察软腭运动情况。同时还应注意牙、牙龈及舌有无异常。

3. 鼻咽部检查 主要通过间接鼻咽镜与后鼻孔同时检查。鼻咽触诊主要用于儿童，助手固定患儿，检查者立于患儿的右后方，左手示指紧压患儿颊部，防止小儿咬伤手指，用戴好手套的右手示指经口腔伸入鼻咽，触诊鼻咽各壁，注意后鼻孔有无闭锁及腺样体大小。若发现肿块，应注意其大小、质地以及与周围组织的关系。撤出手指后，观察指端有无脓液或血迹。此项检查有一定痛苦，应向患者或患儿家长说明。检查者操作应迅速、准确而轻柔（图 18-17）。

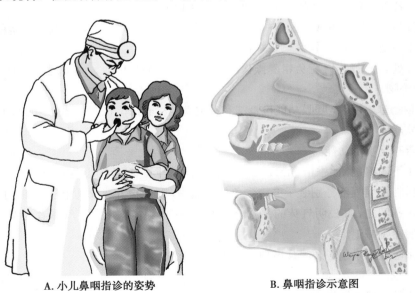

A. 小儿鼻咽指诊的姿势　　　　　　　　　　B. 鼻咽指诊示意图

图 18-17 鼻咽触诊

4. 喉咽部检查 参见喉部检查相关内容。

（四）喉部检查及护理配合

1. 喉的外部检查 主要是视诊和触诊，先观察喉部外形大小、位置以及甲状软骨是否居中，是否对称等。然后进行触诊，主要是甲状软骨、环状软骨、环甲间隙，注意局部有无肿胀、触痛、畸形、颈部有无肿大的淋巴结或皮下气肿等。最后用手指捏住甲状软骨两侧左右摆动，并稍加压力使之与颈椎发生摩擦，正常时应有摩擦音，某些病理情况下（如喉癌向后侵犯）摩擦音消失。

2. 间接喉镜（indirect mirror）检查 为检查喉咽及喉腔目前最常用、最简便的方法。

目的：检查喉咽及喉腔有无病变。

用物准备：间接喉镜、额镜、光源、热源、1%丁卡因溶液、拉舌纱布。

操作步骤：检查时患者端坐，张口、伸舌，检查者坐在患者对面，先将额镜反射光的焦点调节到患者悬雍垂处，然后用纱布裹住舌前 1/3，用左手拇指和中指捏住舌前部，并将其向前下方拉，示指抵住上唇，以固定。右手持间接喉镜，将镜面稍加热，将间接喉镜放入患者口咽部，镜面朝前下方，镜背将悬雍垂和软腭推向后上方，先检查舌根、会厌谷、会厌舌面、喉咽后壁及侧壁，然后再嘱患者发"衣"声，使会厌抬起，此时可检查会厌喉面、杓区、杓间区、杓会厌襞、室带、声带、声门下等。检查时应注意喉咽及喉腔黏膜色泽、有无充血、增厚、溃疡、增生或结节、新生物或异物等，同时应观察声带及杓状软骨活动情况（图 18-18）。

注意事项：①检查时嘱患者安静呼吸，自然将舌伸出。②放入时将镜面稍加热，防止检查时起雾，先在检查者手背上试温，确认不烫时，才可将间接喉镜放入患者口咽部。③有的患者咽反射敏感，需要行口咽黏膜表面麻醉后才能完成检查，常用的口咽黏膜表面麻醉药物是 1%丁卡因溶液。如经口咽黏膜表麻后仍不能顺利完成间接喉镜检查，则可选用纤维喉镜或电子喉镜检查。

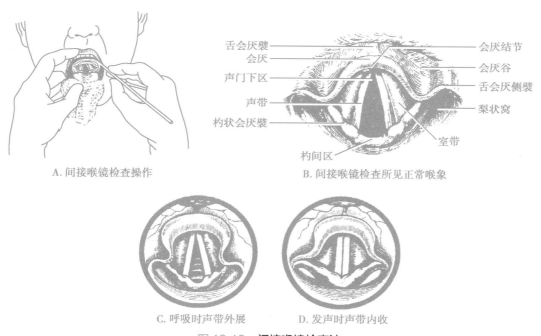

A. 间接喉镜检查操作　　　　　　　B. 间接喉镜检查所见正常喉象

C. 呼吸时声带外展　　　　D. 发声时声带内收

图 18-18　间接喉镜检查法

3. 直接喉镜（direct laryngoscopy）检查及护理配合

目的：进一步窥清喉部病变。

适应证：适用于儿童支气管镜检查时导入支气管镜；在间接喉镜检查不能查清的喉部病变；需要喉部活检者；气管内插管；气管内吸引等。

禁忌证：严重的颈椎病变，如脱位、外伤、结核等禁用直接喉镜检查；危重体弱、高血压、心脏病患者应慎用。

操作方法：表面麻醉，不能配合者予全身麻醉。患者取仰卧抬头位，检查者立于患者头前，以纱布保护患者的上唇及上列牙齿，持喉镜沿舌背正中或右侧导入咽部，用力向前举起，看清会厌上缘后,向下深入 1cm,将会厌软骨及前面的软组织向上挑起,观察喉腔各部及喉咽后壁、环后隙、声门下腔、气管上段,发"衣"音时观察声带运动情况。

护理配合:①告知患者检查的目的、过程,使患者有思想准备。②检查前禁食、禁水6小时。按医嘱给术前用药,减少唾液的分泌。③检查时尽可能放松全身,平静呼吸,配合医生,如觉得有恶心可深呼吸以缓解症状。④表面麻醉者术后2小时可进温凉软食,全身麻醉者清醒后进温凉软食,一般半流质3天。⑤嘱患者口中分泌物不能咽下,以利于观察分泌物的色、质、量。注意声休,减轻声带充血。⑥告知患者保护嗓音的正确发音方法,不高声或长时间叫喊。

4. 纤维喉镜(fibrolaryngoscope)检查 纤维喉镜是用导光纤维制成的软性内镜,其外径 3.2~6mm,长度在 300mm 以上,远端可向上下弯曲,患者易耐受。

目的:进一步对喉部及喉咽部病变进行检查,还可进行活检、息肉摘除、异物取出等。

适应证:间接喉镜检查不满意,可采用此项检查;颈部有畸形、张口困难以及年老体弱;不能耐受直接喉镜检查的患者。

操作方法:患者取坐位,口咽及喉咽黏膜表面麻醉后,检查者左手握镜柄,右手指持镜干远端,轻轻将纤维喉镜从鼻腔或口腔导入通过鼻咽、口咽到达喉咽,可对喉部及喉咽部进行检查及手术治疗(图 18-19)。

护理配合:同直接喉镜检查法。

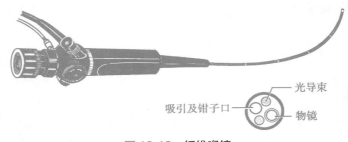

光导束
吸引及钳子口
物镜

图 18-19　纤维喉镜

5. 显微喉镜(microlaryngoscope)检查 系用手术显微镜通过支撑式或悬吊式直接喉镜进行更细致、更精确的检查方法,可观察一些细微的病变,如癌前病变、轻度上皮增厚、黏膜下充血以及声带小结、息肉或其他新生物等,也可用于声带小结和小新生物的摘除,视野清,声带损伤小。患者采用全身麻醉。护理配合同直接喉镜检查。

(五)耳鼻咽喉科影像学检查

耳、鼻、咽、喉、颈部、气管及食管的病变在临床上均需影像学检查,以确定诊断以及鉴别诊断,同时了解病变性质和范围,为进一步制定针对性的治疗方案提供依据。影像学检查包括 X 线摄片、B 超、CT、MRI 等。作为耳鼻喉科护士,应了解每种检查的主要目的和大致过程,以便协助患者更好地配合完成检查。同时还应关注检查结果的报告,及时准确了解患者病变的性质和范围,预测患者可能的护理诊断,及时采取个性化的护理措施。

第三节　耳鼻咽喉科患者手术前后护理常规

耳科常见手术包括耳前瘘管摘除术、乳突根治术、鼓膜修补术、鼓室成形术、人工听骨植入术、电子耳蜗植入术、面神经手术、侧颅底手术、听神经瘤摘除术等;鼻科常见手术包括鼻息肉摘除术、上颌窦根治术、额窦根治术、鼻中隔矫正术、脑脊液漏修补术、鼻腔鼻窦肿瘤切除术等;咽喉科常见手术包括扁桃体切除术、腺样体刮除术、显微喉镜声带息肉/囊肿摘除手术、气管切开术、喉全切除术、部分喉切除术、颈部淋巴结清扫术、食管镜和支气管镜检查及异物取出术等。这些疾病手术前后护理措施归纳如下。

一、耳鼻咽喉科手术前常规护理

1. 心理护理　向患者介绍手术的目的和意义，说明术中可能出现的情况，如何配合，术后的注意事项，使患者有充分的思想准备，减轻焦虑。对于肿瘤患者及术后语言交流功能受影响的患者，要特别加强术前解释工作，使患者在充分理解和愿意接受手术的心理状态下进行手术。

2. 一般准备

（1）检查各项检验报告是否齐全，检验结果是否正常，包括血尿常规、出凝血试验、肝肾功能、电解质、胸片、心电图等，了解患者有无血糖、血压的异常，有无心脏病或其他全身疾病，有无手术禁忌证，有无长期服用的药物。检查各项必要的辅助检查资料是否齐全，如听力检查、前庭功能、硬性喉镜、B超、CT、MRI等。

（2）手术部位器官有左右侧之分的，督促医生术前按相关规定做好手术标记，并手术前再次核对。

（3）全身麻醉术前禁食常规：禁清饮料2小时，禁母乳4小时，禁食其他清淡普食（包括牛奶等含奶粉类饮料）6小时，禁高脂类及油炸食物（如鸡蛋、肉包）等8小时。最后一餐进食以半流、流质及易消化和适度（不过饱）为原则。若患者因其他系统疾病，术前有常规口服药物的，应视具体药物作用等评估是否需要继续服用，如确需口服的，可用少量水（成人50ml以内）送服。局部麻醉患者术晨少量进食。

（4）术前一日沐浴、剪指趾甲，做好个人卫生工作。术前晚可根据医嘱服镇静剂，以便安静休息。

（5）术晨更衣，局部麻醉不穿高领内衣，全身麻醉者病服贴身穿。取下所有首饰及金属物品交于家属保管。不涂口红和指（趾）甲油，不戴假发、不化妆。不戴角膜接触镜。活动性义齿要取下。假睫毛术前充分卸除。

（6）按医嘱予术前用药，并做好宣教工作。预计术中可能输血者，应做好定血型和交叉配血试验，协助患者完成备血申请。

（7）术前如有上呼吸道感染，女患者月经来潮，暂缓手术。咽喉部、口腔或鼻腔有炎症者，应先控制炎症，再行手术。

3. 其他准备

（1）鼻科手术术前剪去患侧鼻毛，男患者需理发，剃净胡须。如果鼻息肉或肿块过大，已长至鼻前庭，则不宜再剪鼻毛。

（2）耳科手术术前剃除患侧耳郭周围头发，一般为距发际5～6cm，若行侧颅底或前颅底手术，则备皮范围更大，如果患者行耳前瘘管切除术，则备皮范围可适当减小。清洁耳郭及周围皮肤，将女患者头发梳理整齐，术侧头发编成贴发三股辫，如为短发，可用凡士林将其粘于旁边，或用皮筋扎起，以免污染术野。需植皮取脂肪者，应根据医嘱备皮，备皮部位多为腹部或大腿。

（3）对于喉切除术伴有高血压或其他疾病需要口服用药者，因饮食通道改变，患者不能经口进食，术前评估是否需要更换药物，必要时会诊处理，以免耽误患者术后用药。

二、耳鼻咽喉科手术后常规护理

1. 患者全身麻醉清醒后，若无特殊禁忌，可选择半卧位或自由卧位。如无恶心、呕吐，全身麻醉清醒后可尽早给患者进食，进食从少量流质开始，术后第一次进食时护士应加强观察，判断有无异常，以后视患者情况逐渐过渡到半流质或普食。

2. 观察伤口出血情况，如出血较多，及时通知医生处理。

3. 评估患者术后疼痛程度、性质和持续的时间，向患者解释疼痛原因，中度以上疼痛及时处理。

4. 做好各种导管包括鼻饲管、气管筒、负压引流管、镇痛泵、输液管、导尿管等的护理，保持其功能状态。

5. 根据医嘱使用抗生素，预防感染，促进伤口愈合。

6. 鼻科手术术后叮嘱患者不要用力咳嗽或打喷嚏，以免鼻腔内纱条松动或脱出而引起出血。嘱患者勿挖鼻、抠鼻，避免撞击鼻部。教会患者正确擤鼻方法，即单侧轻轻擤，擤尽一侧后再擤另一侧。

7. 耳科手术术后注意观察有无眩晕、平衡失调、恶心呕吐、面瘫等。进颅手术观察有无相关并发症的发生，注意患者有无高热、嗜睡、神志不清、瞳孔异常变化、脑脊液耳漏等。

8. 咽喉部手术后注意观察呼吸情况，观察有无呼吸困难。嘱患者及时将咽喉部分泌物吐出，以便观察有无出血，观察患者有无频繁的吞咽动作，判断有无活动性出血，必要时应予经鼻或经口吸出，保持呼吸道通畅。

第四节　耳鼻咽喉科常用护理操作技术

一、额镜使用法

额镜为耳鼻咽喉科医护人员必备的检查辅助设备，由镜体和额带两部分组成。镜面是一个能聚光的凹面反光镜，直径一般为 8cm，焦距约 25cm，中央有一窥视小孔直径约 1.4cm。额带可通过调节旋钮调节适当的松紧。镜体借一转动灵活的双球关节连接于额带上。

（一）目的

将光线反射聚焦到检查或治疗部位，利于检查者观察或治疗。

（二）用物准备

额镜、光源。

（三）操作步骤

1. 评估额镜的完好状态、光源情况及周围环境。

2. 患者取坐位，检查部位朝向检查者。

3. 检查者戴镜前先调节双球关节的松紧，使镜面能向各个方向灵活转动又不松滑，将额带调整至适合头围松紧戴于头上。

4. 将双球关节拉直，使镜面与额面平行，镜孔正对检查者平视时的左眼或右眼，远近适宜，然后取舒适坐姿。

5. 调整光源和额镜方向，也可调整受检者的头位，使光源投射到额镜镜面，经过光反射聚焦到检查部位。检查者通过额镜镜孔看到反射光束焦点正好投射在检查部位。

（四）注意事项

1. 保持检查者瞳孔、镜孔、反光焦点和检查部位呈一直线。

2. 检查时，检查者单眼视线向正前方通过镜孔看到反光焦点落在检查部位，但另一眼保持自然睁开，不能挤眼、眯眼或闭眼。

3. 检查者姿势要保持端正，不可弯腰、扭颈或歪头迁就光源。

二、外耳道冲洗法

（一）目的

1. 冲出阻塞外耳道的耵聍和表皮栓，保持外耳道清洁。

2. 冲出外耳道小异物，如小珠、小虫等。

（二）用物准备

弯盘、治疗碗、装有细塑料管的橡皮球、温生理盐水、纱布、额镜、铁棉签。

（三）操作步骤

1. 核对患者身份、冲洗耳别。

2. 患者取坐位，解释操作目的方法，取得配合。

3．评估患者外耳道及鼓膜情况，有无皮肤破损，有无鼓膜穿孔。

4．嘱患者将弯盘置于患耳垂下方，紧贴皮肤，头稍向患侧倾斜。

5．左手向后上方牵拉耳郭（小儿向后下方），右手将吸满温生理盐水装有塑料管的橡皮球对准外耳道后上壁方向冲洗，使水沿外耳道后上壁进入耳道深部，借回流力量冲出耵聍或异物（图18-20）。

6．用纱布擦干耳郭，用铁棉签擦净耳道内残留的水，额镜检查外耳道内是否清洁，如有残留耵聍，可再次冲洗至彻底冲净为止。

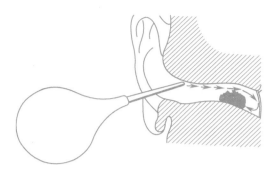

图 18-20　**外耳道冲洗法**

（四）注意事项

1．坚硬而大的耵聍、尖锐的异物、中耳炎鼓膜穿孔、急性中耳炎、急性外耳道炎，不宜作外耳道冲洗。

2．冲洗液应接近体温，不应过热或过冷，以免引起迷路刺激症状。

3．冲洗时不可对准鼓膜，用力不宜过大，以免损伤鼓膜；也不可对准耵聍或异物，以免将其冲至外耳道深部，更不利于取出。

4．若耵聍未软化，可用耵聍钩钩出，或嘱患者再滴3%的碳酸氢钠溶液2～3天后再冲洗。

5．若冲洗过程中，患者出现头晕、恶心、呕吐或突然耳部疼痛，应立即停止冲洗并检查外耳道，必要时请医生共同处理。

三、外耳道滴药法

（一）目的

1．软化耵聍。

2．治疗耳道及中耳疾病。

（二）用物准备

滴耳液、消毒干棉球。

（三）操作步骤

1．核对患者身份、滴药耳别，药名及用法。

2．评估患者外耳道及鼓膜情况，有无皮肤破损，有无鼓膜穿孔。

3．患者侧卧或坐位，头侧向健侧，患耳向上。

4．成人耳郭向后上方牵拉，小儿向后下方，将外耳道拉直。

5．将滴耳液顺耳道后壁滴入2～3滴。

6．用手指反复轻按耳屏几下，使药液流入耳道四壁及中耳腔内。保持体位3～4分钟。

7．外耳道口塞入干棉球，以免药液流出。

（四）注意事项

1．滴药前，必须将外耳道脓液洗净。

2．药液温度以接近体温为宜，不宜太热或太凉，以免刺激迷路，引起眩晕、恶心呕吐等不适感。

3．如滴耵聍软化液，应事先告知患者滴入药液量要多，滴药后可能有耳塞、闷胀感，以免患者不安。

四、鼓膜穿刺抽液法

（一）目的

抽出鼓室内积液，减轻耳闷感，提高听力。

（二）用物准备

1%～2%丁卡因溶液、新洁尔灭酊溶液、消毒纱布、2ml空针、鼓膜穿刺针头、额镜、窥耳器、酒精棉球。

（三）操作步骤

1. 核对患者身份、耳别。

2. 评估患者配合程度，外耳道有无异常。

3. 将丁卡因溶液、新洁尔灭酊溶液适当加温。

4. 患者取坐位，头侧卧于桌面，患耳向上，解释操作目的方法，取得配合。

5. 向患耳内滴入2%丁卡因溶液1次，做表面麻醉。然后滴入新洁尔灭酊溶液消毒鼓膜和外耳道，用纱布擦干外耳道口。

6. 患者坐起，患耳对操作者。

7. 操作者用酒精棉球消毒窥耳器，并置入外耳道。

8. 连接空针与针头，调整额镜聚光于外耳道。

9. 将长针头沿窥耳器底壁缓慢进入外耳道，刺入鼓膜紧张部的前下象限或后下象限（图18-21），一手固定针筒，一手抽吸积液。

10. 抽吸完毕，缓慢将针头拔出，退出外耳道。

11. 用挤干的酒精棉球塞住外耳道口。

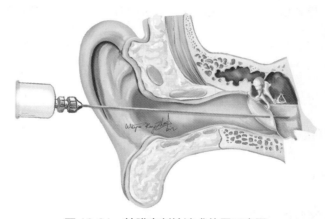

图 18-21　鼓膜穿刺抽液术位置示意图

（四）注意事项

1. 注意滴入耳内溶液温度适宜。

2. 刺入鼓膜深度不宜过深，位置在最低部，以便抽尽积液。

3. 操作时嘱患者头勿动，以免损伤中耳内其他结构。

4. 嘱患者两天后将棉球自行取出，1周内不要洗头，以免脏水进入外耳道。

五、耳部手术备皮法

（一）目的

1. 使手术野清洁，有利于手术进行。

2. 预防切口感染。

（二）用物准备

梳子、皮筋、发夹、凡士林、剪刀。

（三）操作步骤

1. 核对患者身份，手术名称，手术耳别。

2．评估患者患耳周围皮肤有无破损、感染、硬结等。

3．患者取坐位，男患者只要请理发师根据手术名称剃除耳郭周围头发，耳部手术剃除 5～6cm；侧颅底手术剃去 9～10cm；前颅底手术应将头发剃光。余头发均剃短，洗净头部或沐浴全身。

4．女患者首先与男患者一样根据手术名称剃除耳郭周围头发，洗净头部或沐浴全身。将患者头发梳理整齐，沿患侧头发 2～3cm 处将头发分成两部分，健侧头发用发夹或皮筋固定好，将患侧头发均匀涂凡士林，从前部头发开始，将所有患侧头发梳成贴发三股辫，最后用皮筋扎紧。

5．将露出的短小头发用凡士林粘在辫子上或用剪刀剪掉。

6．将健侧头发梳理整齐，长发可用皮筋与辫子一起固定。

（四）注意事项

1．发辫尽量编紧，防止松脱。

2．最后应将发夹取下，切忌将金属发夹留于头部。

3．编完发辫后，嘱患者朝向健侧卧位，以免弄乱发辫。

六、耳部加压包扎法

（一）目的

1．耳部手术或外伤后用于固定敷料，保护手术切口，利于引流。

2．用于局部压迫止血。

（二）用物准备

绷带一卷、20cm 长纱条一根、胶布数条、纱布数块。

（三）操作步骤

1．核对患者身份、耳别。

2．评估患者耳部敷料是否固定在位及渗血渗液情况。

3．患者取坐位或卧位，解释操作目的和方法。

4．将纱条放于患者患侧额部（眉毛外侧），将敷料放在患耳伤口处，用胶布固定。

5．将绷带先绕额部 2 周（包左耳向左绕，包右耳向右绕），然后由上至下包向患侧耳部，经后枕部绕到对侧耳郭上方，绕额部一周；再次由上至下包患耳重复上述动作至绷带包完，使敷料固定，患耳及敷料全部包住。

6．用胶布固定绷带尾部。

7．用纱条将绷带扎起，使额部绷带高于眼眶。

（四）注意事项

1．包扎时应注意保持患耳正常解剖形态。

2．固定于额部的绷带不可太低，需高于眉毛，以免压迫眼球，影响视线。

3．绷带的松紧应适度，太松会引起绷带和敷料的脱落，太紧会使患者感到头痛。

4．单耳包扎时，绷带应高于健侧耳郭，避免压迫引起不适。

七、滴鼻法

（一）目的

1．保持鼻腔引流通畅，达到治疗目的。

2．保持鼻腔润滑，防止干燥结痂。

3．保持鼻腔内纱条润滑，以利抽取。

（二）用物准备

滴鼻药、清洁棉球或纸巾少许。

（三）操作步骤

1. 核对患者身份，滴鼻药名称、剂量。

2. 评估患者鼻腔有无出血，分泌物情况。

3. 患者取仰卧位，肩下垫枕头或头悬于床沿，头尽量后仰，使头部与身体成直角，头低肩高。嘱患者轻轻擤出鼻涕（鼻腔内有填塞物不擤）。

4. 每侧鼻腔滴 3～4 滴药水，轻轻按压鼻翼，使药液均匀分布在鼻黏膜上。

5. 保持原位 2～3 分钟左右后坐起。

6. 用棉球或纸巾擦去外流的药液。

7. 对于鼻侧切开患者，为防止鼻腔或术腔干燥，滴鼻后，嘱患者向患侧卧，使药液进入术腔。

（四）注意事项

1. 滴药时，滴管口或瓶口勿触及鼻孔，以免污染药液。

2. 体位要正确，滴药时勿吞咽，以免药液进入咽部引起不适。

八、剪鼻毛法

（一）目的

鼻部手术前常规准备，清洁术野，预防感染。

（二）用物准备

消毒弯盘、弯头小剪刀、棉签、金霉素油膏、纱布、额镜。

（三）操作步骤

1. 核对患者身份，手术名称，手术左右侧。

2. 向患者解释操作目的和方法，取得配合。

3. 评估鼻腔情况，有无破溃、出血，是否有息肉或肿瘤生长至鼻前庭。

4. 患者取坐位，擤净鼻涕，清洁鼻腔，头稍后仰，固定。

5. 戴额镜检查鼻前庭及鼻腔情况，进一步清洁鼻腔。

6. 将金霉素油膏用棉签均匀涂在剪刀两叶。

7. 右手持剪刀，左手持纱布固定鼻部。

8. 剪刀弯头朝向鼻腔，剪刀贴住鼻毛根部，将鼻前庭四周鼻毛剪下。

9. 检查鼻毛有无残留。用棉签或纱布清洁落在鼻前庭的鼻毛。

（四）注意事项

1. 剪鼻毛时，动作要轻，勿伤及鼻黏膜引起出血。

2. 小患者或不能配合者，剪鼻毛可能会伤及鼻内肿物者不剪鼻毛。

九、喉部雾化吸入法

（一）目的

治疗喉部炎症。

（二）用物准备

氧气筒或空气压缩泵、长橡皮管、喷雾器、雾化药液、清洁纱布或一次性棉片、剪刀、5ml 注射器。

（三）操作步骤

1. 核对患者身份、治疗名称及喉部雾化用药。

2. 评估患者呼吸情况，有无恶心呕吐，是否处于饱食状态。

3. 抽吸药液注入玻璃喷雾器内。

4. 用清洁纱布或一次性棉片包住喷雾器开口的上端。

5. 打开氧气或空气压缩泵开关，调节好压力，将橡皮管与喷雾器连接。

6. 患者取坐位,嘱患者将喷雾器开口处放入口腔深部,用示指堵住雾化器排气孔,使气体与药液混合成极细小的气雾从喷口处喷出。嘱患者慢慢呼吸,吸气时间长些,使带药的气雾进入喉及气管内。

7. 吸入完毕,关闭开关,消毒处理。

（四）注意事项

1. 治疗前,先检查玻璃喷雾器是否完好。

2. 空气压力不可过高或过低。

3. 声带充血或水肿患者喷雾后,嘱患者禁食刺激性食物及禁烟、酒,并休声,以提高治疗效果。

第五节　耳鼻咽喉科常用药物及护理

一、鼻科常用药物及护理

（一）鼻科常用药物种类

1. **减充血剂**　主要作用是收缩鼻腔黏膜,改善鼻腔通气引流,适用于急慢性鼻炎、鼻窦炎,变应性鼻炎、血管运动性鼻炎等,不宜长期使用。常见的有盐酸羟甲唑啉喷雾剂、盐酸赛洛唑啉鼻用喷雾剂、含麻黄碱的复方滴鼻液、含去氧肾上腺素的鼻喷雾剂。

2. **鼻腔局部用抗过敏剂**　主要用于预防和治疗常年性及季节性过敏性鼻炎、血管运动性鼻炎、鼻息肉切除术后预防息肉再生等。如盐酸氮卓斯汀喷鼻剂、盐酸左卡巴斯汀鼻喷雾剂、富马酸酮替芬滴鼻液。

3. **鼻腔局部用激素**　鼻用激素具有显著的抗炎、抗过敏和抗水肿作用。常用的有糖皮质激素类如糠酸莫米松鼻喷雾剂、丙酸氟替卡松鼻喷雾剂、布地奈德鼻喷雾剂、丙酸倍氯米松鼻气雾剂。

4. **鼻腔用润滑剂**　主要作用是润滑鼻黏膜、刺激神经末梢,促进鼻黏膜分泌及除臭。适用对象:萎缩性鼻炎、干燥性鼻炎、鼻腔手术后。常用的有轻质液状石蜡等。

（二）鼻部用药护理要点

1. 在使用滴鼻剂或喷鼻剂前,先要轻轻将鼻腔内的分泌物擤净。如果鼻腔内有干痂、鼻涕黏稠无法擤出、或手术后医嘱需要洗鼻者,则应先用温生理盐水洗净鼻腔后再用药。

2. 向鼻内滴药时,滴管头部勿碰到鼻部,以免污染药液。滴完后轻捏鼻翼数次,使药液充分和鼻腔黏膜接触。滴药时患者要采取正确体位,嘱患者勿吞咽,勿讲话,休息数分钟再坐起。如果需同时使用两种以上的滴鼻剂时,使用两药的时间应间隔数分钟,以免降低药物的疗效或引起不良反应。

3. 在应用激素类喷鼻剂时,喷嘴方向应朝鼻腔外侧壁,喷药时一般用左手喷右鼻,右手喷左鼻,以避免因长期对准鼻中隔方向喷药而引起鼻出血或鼻中隔穿孔的发生,也可让药物更好地进入鼻腔深部,从而更好地发挥药物的效果。

4. 使用喷鼻剂时,头不要后仰,将药瓶的喷嘴插入鼻前庭,在按压喷雾器的同时吸气。在抽出喷雾器之前,要始终按压喷雾器,以防鼻腔中的黏液和细菌吸入药瓶。在一侧或双侧鼻孔喷药后,轻轻地用鼻吸气2～3次,轻压鼻翼几次以帮助药液均匀分布于鼻黏膜。

5. 婴幼儿在使用滴鼻液时,可将药液滴于棉花签上,然后涂于鼻腔内,以免滴入鼻腔的药液过多,损伤婴幼儿娇嫩的鼻黏膜。

6. 减充血剂滴鼻剂连续使用不能超过1周,否则可能导致药物性鼻炎。高血压或心脏病患者只能在严密监护下使用减充血剂或尽量不用。糖尿病、甲状腺功能亢进的患者在使用减充血剂时,也需要加强观察。

7. 观察用药后的不良反应,使用减充血剂者可能出现鼻腔干燥感、咽喉部痛、头痛、头晕、心率加快等;长期使用高剂量激素类喷鼻剂可能出现全身副作用,如:皮质醇增多症、肾上腺抑制、儿童生长发育迟缓。长期接受激素类治疗的儿童和青少年建议定期检测生长情况,12 岁以下儿童应规律地监测身高和体重。如果疑有生长发育迟缓,应权衡使用糖皮质激素的利益和抑制生长发育的风险。

8.告知患者或家属妥善保管药物,严格按照药品说明书的要求存放,开启后在规定期限内使用,逾期应丢弃。

二、咽喉科常用药物及护理

(一)咽喉科常用药物

1. 含漱液　含漱液主要功效有消毒、杀菌、保持口腔和咽喉部清洁,湿润咽部,使分泌物易排出,同时可以收敛止痛。常用的有复方硼砂溶液、复方氯己定含漱液等。

2. 含片　通常为抑菌、消毒药与挥发性药制成的合剂,常用的有溶菌酶含片、西比氯胺含片、西瓜霜含片、银黄含片、咽立爽口含滴丸、复方草珊瑚含片、西地碘(华素片)等。

3. 中成药　主要功能是清热利咽,活血化瘀、生津润燥。常用的有清音丸、黄氏响声丸、喉疾灵胶囊、清喉利咽颗粒、双参咽炎颗粒、沙参利咽颗粒等。

4. 喷雾法用药　喷雾法是用压缩空气或氧气等方法使药液雾化,喷入喉咽部。如开喉剑喷雾剂,其他常用于喷雾法的药物包括庆大霉素、地塞米松、糜蛋白酶,用于急、慢性咽喉炎、喉水肿的局部治疗。

(二)咽喉部用药护理要点

1.在使用含漱液时,指导患者切勿将液体咽下,误服此药可引起局部组织腐蚀,吸收后可能发生急性中毒,早期症状为呕吐、腹泻、皮疹以及中枢神经系统先兴奋后抑制等症状。

2.新生儿、婴儿禁用含漱液,儿童、老年人慎用。含漱液放置于儿童不宜触及,以免误服。使用二种或以上含漱液,应至少间隔 2 小时。

3.使用含片类药物时,勿嚼碎口服,以免影响药物疗效。碘过敏者尽量不使用此类药物。告知患者勿将含片含在口中入睡,避免睡眠过程中将药片误咽,造成不良后果。

4.使用中成药时,告知患者忌辛辣、鱼腥食物,小儿及孕妇慎用。

5.雾化吸入时要观察患者的反应和呼吸情况,必要时吸氧,如有出现喉部不适加重,应立即停药。

三、耳科常用药物及护理

(一)耳科常用药物

1. 消毒防腐类药物　常用药物有硼酸甘油滴耳液,发挥清洁、消毒、除臭等功能。

2. 局部用抗生素　适用于外耳道炎、鼓膜炎、急慢性化脓性中耳炎及乳突手术后感染,常用的有 0.3% 氧氟沙星滴耳液、0.5% 左氧氟沙星滴耳液等。

3. 局部用含激素类药物　适用于外耳道真菌感染,如糠酸莫米松乳膏、卤米松软膏。

4. 清洁类药物　适用于外耳道炎及急慢性中耳炎鼓膜穿孔后鼓室脓液较多者,常用的有过氧化氢溶液。

5. 软化类药物　用于外耳道耵聍栓塞,软化耵聍,为外耳道冲洗前准备,常用的有 3%～5% 碳酸氢钠滴耳液。

(二)耳科用药护理要点

1.局部用药前,应先清洁外耳道,取出耵聍,擦净外耳道分泌物。

2.有腐蚀作用的药物不可随意使用。

3.滴耳药前应适当加温,避免因药液过凉滴入耳内诱发迷路刺激症状。

4.鼓膜穿孔者禁用对中耳黏膜有损伤的制剂。

5.一般情况下,不宜使用粉剂。因溶解性差的药粉滴入耳内后会与耳内分泌物胶合成团,妨碍引流,严重者可引起颅内外并发症。

Note:

6. 容易引起内耳损伤的耳毒性药物如链霉素、庆大霉素等应慎重使用，用药过程中注意听取患者主诉，严密监测听力情况。

7. 软化耵聍类用药应叮嘱患者滴入药液要充足，滴药后保持患耳朝上 10～20 分钟，以使耵聍与药液有足够的作用时间，促进其软化。

（席淑新　石美琴）

思 考 题

1. 咽喉科常见的症状包括哪些？
2. 全身麻醉手术前的禁食原则是什么？
3. 鼻腔用药的目的包括哪些？
4. 请简述耳科用药的分类和用药护理要点。

鼻科患者的护理

19章 数字内容

━━━━ 学 习 目 标 ━━━━

知识目标：

1. 掌握外鼻及鼻腔炎症、鼻中隔穿孔、急慢性鼻炎、鼻窦炎及鼻出血患者的典型症状、治疗要点、主要护理诊断及护理措施；掌握变应性鼻炎、鼻息肉、鼻中隔偏曲、鼻腔异物、鼻骨骨折、脑脊液鼻漏患者的治疗与观察要点；掌握鼻腔鼻窦恶性肿瘤、鼻出血患者的主要护理问题及护理措施。

2. 熟悉鼻中隔血肿和脓肿的定义及处理措施；熟悉慢性鼻炎与慢性鼻窦炎在护理上的异同点；熟悉急慢性鼻炎、鼻窦炎及鼻出血的病因、治疗要点；熟悉鼻腔鼻窦良性肿瘤的治疗要点和护理措施；熟悉鼻黏膜高反应性疾病阶梯治疗方案。

3. 了解鼻黏膜高反应性疾病病因和发病机制；了解慢性鼻炎与慢性鼻窦炎在治疗上的异同点；了解鼻腔鼻窦恶性肿瘤的诊断和主要治疗方式。

能力目标：

1. 能运用鼻疖的理论知识对患者进行健康宣教。

2. 能运用变应性鼻炎患者的护理措施对季节性鼻炎患者进行干预。

3. 能运用鼻科患者程序护理方法对鼻科患者围手术期进行健康宣教。

4. 能运用鼻出血理论方法对简易鼻出血患者进行止血处理。

5. 能运用鼻外伤的护理措施对患者进行健康指导。

素质目标：

1. 耐心引导学生进行鼻科疾病及人文关怀相关"知识拓展"的阅读和讨论，强调医务工作者对上呼吸道疾病人群的理解和关注。

2. 学生根据自身对本章节的理解，阅读本章节的案例，触发对临床工作的探究，激发决策和创新能力。

导入案例与思考

　　患者，男性，45岁，因反复流涕、鼻塞6年就诊。6年前"感冒"后出现右鼻流脓涕、鼻塞、嗅觉减退，伴头痛。对症治疗1周，感冒症状基本消失，但右侧鼻塞持续存在。类似情况反复发作，右侧鼻塞逐渐加重，头痛经滴鼻药物、抗生素和中成药物治疗后好转。鼻内镜示：右侧中鼻甲肿大，右侧中鼻道内可见脓性分泌物。鼻窦CT示：右侧上颌窦内存在低密度影，鼻道窦口复合体低密度影阻塞，骨质无明显破坏。

　　请思考：

　　1. 该患者的主要症状有哪些？

　　2. 应该如何对患者进行健康指导？

第一节　外鼻及鼻腔炎症患者的护理

一、鼻疖

　　鼻疖（furuncle of nose）是鼻前庭或鼻尖部的毛囊、皮脂腺或汗腺的局限性急性化脓性炎症，金黄色葡萄球菌为主要致病菌。

【病因】

　　1. 挖鼻、拔鼻毛致鼻前庭皮肤损伤。

　　2. 继发于鼻前庭炎。

　　3. 机体抵抗力低（如糖尿病）易患本病。

【护理评估】

（一）健康史

评估患者近期是否挖鼻、拔鼻毛、有无鼻前庭炎史，既往是否有糖尿病病史。

（二）身体状况

　　1. **轻症者**　因鼻前庭处皮肤缺乏皮下组织，皮肤与软骨膜直接相连，故发生疖肿时，疼痛剧烈。鼻疖局部红肿热痛，呈局限性隆起，颌下淋巴结可肿大，有压痛，部分患者可伴低热和全身不适。约在1周内，疖肿成熟后自行破溃排出脓栓而愈合。

　　2. **重症者**　炎症向深层扩散，波及软骨膜致鼻翼或鼻尖部软骨膜炎。炎症向上方扩散，引起颊部及上唇蜂窝织炎。鼻疖最严重的颅内并发症为海绵窦栓塞，多因挤压疖肿使感染扩散，经内眦静脉、眼上下静脉进入海绵窦所致，临床表现为寒战、高热、头剧痛、患侧眼睑及结膜水肿、眼球突出、固定或失明，以及眼底静脉扩张和视神经乳头水肿等。

（三）心理 - 社会状况

　　因鼻疖局部触痛、灼热、红肿，患者就诊时较为痛苦，亦有部分患者对该病的认识不足，患病后自行挤压；护士应注意评估其对疾病的认知和期望。

【治疗要点】

　　1. **全身治疗**　酌情使用抗生素，适当镇静，中医中药治疗以消炎、解毒、消肿为主。屡次发病者，可试用自身免疫注射。如有糖尿病，应控制血糖。

2. 局部治疗　①疖未成熟者：局部热敷、超短波、红外线照射，以消炎止痛为主，患处可涂 1% 氯化氨基汞软膏、10% 鱼石脂软膏或抗生素软膏涂抹，使其成熟穿破。②疖已成熟者：在无菌操作下用小探针蘸少许苯酚（石炭酸）或 15% 硝酸银腐蚀脓头，促其破溃排脓，亦可用碘酊消毒后持锋利尖刀片挑破脓头后用小镊子钳出脓栓，注意勿切及周围浸润部分，切忌挤压。③疖破溃者：局部清洁消毒，促进引流；破口涂以抗生素软膏，保护伤口不使其结痂，也达到消炎、促进愈合的目的。

3. 合并海绵窦感染者　必须住院，给予足量抗生素，及时请眼科和神经科医师会诊，以协助治疗。

【护理诊断和护理措施】

常见护理诊断 / 护理问题	护理措施	措施的依据
急性疼痛	1. 评估疼痛程度，必要时根据医嘱行预防性镇痛、按时镇痛、多模式镇痛	降低患者的疼痛程度，减轻疼痛引起的相关应激，缓解患者紧张和焦虑情绪，最大限度地增进患者的舒适度
	2. 向患者解释疼痛的原因及疾病过程，安慰患者，告知疼痛由局部炎症引起，待炎症控制或疖成熟破溃后疼痛感会减轻或消失	提供信息支持，提高疼痛阈值，减轻患者焦虑、恐惧
潜在并发症：海绵窦栓塞	1. 保持疖局部清洁卫生，避免触碰，切勿挤压或热敷	面部静脉无瓣膜，外鼻的静脉经面静脉、内眦静脉及眼静脉与颅内海绵窦相通，鼻疖如被挤压，感染可由小静脉、面静脉、眼上静脉向上直达海绵窦
	2. 遵医嘱使用抗生素。疖未成熟者，指导其局部涂抹抗生素软膏、配合理疗等	抗炎；控制感染或促使疖肿成熟，抗生素软膏保护伤口不使其结痂
	3. 观察体温变化及有无寒战、高热、剧烈头痛、眼球突出等情况	海绵窦栓塞多因挤压疖肿使感染经内眦静脉、眼上下静脉而入海绵窦
知识缺乏	1. 勿挖鼻、拔鼻毛	皮肤破损，继发化脓性细菌感染概率增加
	2. 控制血糖，积极治疗糖尿病	血糖升高致皮肤黏膜抵抗力下降
	3. 生活有规律，注意劳逸结合，忌辛辣刺激性食物	提高机体免疫力

知 识 拓 展

海绵窦化脓性血栓静脉炎发病机制

海绵窦化脓性血栓静脉炎发病机制：面部发生炎症，尤其在三角区域内有感染时，易在面前静脉内形成血栓，影响正常静脉血回流，并逆流至眼上静脉，经眶上而通向颅内蝶鞍两侧的海绵窦，将面部炎症传播到颅内，产生海绵窦化脓性血栓静脉炎的严重并发症。一旦发生并发症，可出现眼睑水肿、眼球前突、外展受限、上睑下垂甚至视力障碍等症状，炎症向眼部及周围组织扩散，全身出现寒战、发热、头痛等，病情严重者，可发生败血症、毒血症，危及生命。为此，面部危险三角区的脓点，切勿搔抓挤压及挑刺。

二、急性鼻炎

急性鼻炎（acute rhinitis）是由病毒感染引起的鼻腔黏膜急性炎症性疾病，俗称"伤风""感冒"，具有传染性，四季均可发病，但以冬季多见。

【病因】

1. **感染**　病毒感染是其主要病因，最常见的是鼻病毒，其次是流感和副流感病毒、腺病毒、冠状病毒、柯萨奇病毒及黏液和副黏液病毒等。其传播方式主要是经呼吸道吸入，其次是通过被污染物体或食物进入机体。也可继发细菌感染。

2. 机体在某些诱因影响下，抵抗力下降，进入机体的病毒侵犯鼻腔黏膜。常见诱因有：

（1）全身因素：受凉，过度劳累，烟酒过度，维生素缺乏，内分泌失调或其他全身性慢性疾病（如心、肝、肾）等。

（2）局部因素：鼻中隔偏曲，慢性鼻炎、鼻息肉等鼻腔慢性疾病，邻近感染病灶，如慢性化脓性鼻窦炎、慢性扁桃体炎等。

【护理评估】

（一）健康史

评估患者发病前的健康状况，近期是否与类似患者接触，是否有引起本病的局部或全身性因素。

（二）身体状况

1. **局部症状**　初期表现为鼻内干燥、灼热感或痒感和喷嚏，继而出现鼻塞、水样鼻涕、嗅觉减退和闭塞性鼻音。继发细菌感染后，鼻涕变为黏液性、黏脓性或脓性。

2. **全身症状**　因个体而异，轻重不一，也可进行性加重。多数表现为全身不适、倦怠、头痛和发热（37～38℃）等。小儿全身症状较成人重，多有高热（39℃以上），甚至惊厥，常伴有消化道症状，如呕吐、腹泻等。若无并发症，上述症状逐渐减轻乃至消失，病程约7～10天。

3. **并发症**　感染向前蔓延可引起鼻前庭炎；经鼻窦开口向鼻窦内蔓延，可引起急性化脓性鼻窦炎；经咽鼓管向中耳扩散，可引起急性中耳炎；经鼻咽部向下扩散，可致急性咽炎、喉炎、气管炎及支气管炎，小儿、老人及抵抗力低下者，可并发肺炎。

（三）辅助检查

1. **鼻腔检查**　可见鼻黏膜充血、肿胀，下鼻甲充血、肿大，总鼻道或鼻底有较多分泌物（图 19-1）。

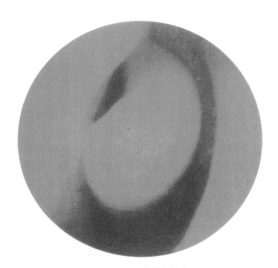

图 19-1　**急性鼻炎**

Note:

2. 实验室检查　合并细菌感染者可出现白细胞升高。

（四）心理 - 社会状况

患者因鼻塞引起头痛不适，表现为烦躁不安。护士需评估患者的心理状态，了解其对疾病的认知和期望，酌情镇痛。

【治疗要点】

呼吸道病毒感染常有自限性，因此病毒感染引起的急性鼻炎主要是支持、对症治疗，积极预防并发症，多饮热水、清淡饮食、疏通大便、注意休息。

（一）局部治疗

1. 血管收缩剂　鼻内用减充血剂，首选盐酸羟甲唑啉滴鼻剂或喷雾剂，亦可用 1%（小儿用 0.5%）麻黄碱生理盐水滴鼻，使黏膜肿胀减轻，改善鼻腔通气、引流。使用减充血滴鼻液的时间不宜超过 10 天，以免形成药物性鼻炎。

2. α 干扰素　鼻部应用虽可减少鼻病毒的复制，但并不能影响病程，作用有限。

（二）全身治疗

早期采用生姜、红糖、葱白煎水热服发汗，减轻症状，缩短病程；发热者给予解热镇痛药；抗病毒治疗，口服板蓝根、金叶败毒颗粒、维 C 银翘片等；合并细菌感染或可疑并发症时，全身应用抗生素。

【护理诊断和护理措施】

常见护理诊断 / 护理问题	护理措施	措施的依据
舒适受损：鼻塞、流鼻涕、发热	1. 评估影响患者舒适度的局部和全身因素	及时发现及处理各类不适症状
	2. 遵医嘱使用减充血剂，指导患者正确滴鼻	血管扩张，鼻腔腺体及杯状细胞分泌增加，造成鼻腔黏膜水肿
体温过高	1. 指导患者多饮水，卧床休息，及时更换衣服及被服	减少体力消耗，维持体液平衡，避免受凉
	2. 保持口腔清洁舒适，给予口腔护理	发热患者唾液腺分泌减少，口腔黏膜干燥
	3. 进营养丰富易消化饮食	高热患者消化吸收功能降低，机体分解代谢增加
	4. 根据医嘱使用解热镇痛药	解热镇痛药抑制体内前列腺素的合成来实现解热、抗炎和镇痛的功能
潜在并发症：急性鼻窦炎、急性中耳炎、急性咽喉炎、肺炎、鼻前庭炎	1. 观察局部及全身症状转归	及时发现和处理并发症
	2. 指导患者正确擤鼻　用手指按压住一侧鼻孔，稍用力向外吹起，对侧鼻孔的鼻涕即可擤出。一侧擤完，再擤另一侧（擤鼻时可采取上身前倾的姿势，该方法有利于将上颌窦内积存的分泌物排出体外）；或将鼻涕吸入口中后吐出	鼻腔黏膜和鼻窦黏膜相连续；中耳咽鼓管咽口位于鼻咽侧壁，是沟通鼓室和鼻咽的管道。错误的擤鼻方法使鼻腔分泌物挤压至咽鼓管、鼻窦、或分泌物向下流入咽喉刺激引发各类炎症
	3. 出现脓性鼻涕增多、耳痛、耳闷、咳嗽等，遵医嘱使用抗生素	抗感染治疗，控制感染

续表

常见护理诊断/ 护理问题	护理措施	措施的依据
知识缺乏	1. 向患者解释疾病的发生、发展、转归	减轻患者焦虑、恐惧
	2. 疾病流行期间，避免到人员密集的场所，患病期间，外出戴口罩，勤洗手，打喷嚏时遮掩口鼻	急性鼻炎主要是病毒感染引起的鼻腔黏膜急性炎症性疾病，具有传染性
	3. 加强锻炼，增强体质，生活有规律，开窗通风，注意劳逸结合，忌辛辣刺激性食物	提高机体抵抗力，消除引发疾病的诱因

二、慢性鼻炎

慢性鼻炎（chronic rhinitis）是鼻腔黏膜和黏膜下层的慢性炎症性疾病。以鼻腔黏膜肿胀、分泌物增多、无明确致病微生物感染、病程持续数月以上或反复发作为特点，按组织病理类型和参照临床表现分为慢性单纯性鼻炎和慢性肥厚性鼻炎，前者可发展，转化为后者，两者间临床表现略有差异，治疗亦有所区别。

【病因及发病机制】

（一）局部病因

1. 急性鼻炎反复发作或未彻底治愈，迁延而成。
2. 鼻腔及鼻窦慢性疾病　如慢性鼻窦炎症性疾病，分泌物长期刺激鼻腔黏膜。
3. 邻近感染性病灶　如慢性扁桃体炎，腺样体肥大等。
4. 鼻腔用药不当　如滥用萘甲唑啉或麻黄碱滴鼻液使用时间过长，可导致药物性鼻炎。
5. 鼻腔解剖变异　如鼻中隔偏曲或气化中鼻甲等，阻碍鼻腔通气引流，增加鼻黏膜反复发生感染的机会，导致鼻腔黏膜迁延炎症。

（二）全身病因

1. **全身慢性疾病**　如贫血、糖尿病、风湿病、结核、心肝肾疾病和自主神经功能紊乱以及慢性便秘等，可引起鼻黏膜血管长期淤血或反射性充血。
2. **营养不良**　维生素 A、维生素 C 缺乏，烟酒过度、长期过度疲劳、不良生活习惯等，可使鼻黏膜血管舒缩功能发生障碍，或黏膜肥厚，腺体萎缩。
3. **内分泌疾病或失调**　如甲状腺功能减退可引起鼻黏膜水肿。妊娠后期或青春期，鼻黏膜常有生理性充血和肿胀。
4. **免疫功能障碍**　全身免疫功能障碍可以是先天性的，如 γ- 球蛋白缺乏；也可以是后天性的，如艾滋病、器官移植或肿瘤患者长期使用免疫抑制剂。局部免疫功能障碍如缺乏分泌性 IgA 都可以造成上呼吸道的反复感染。

（三）职业及环境因素

长期或反复吸入粉尘（如水泥、石灰、煤炭、面粉等）或有害化学气体（如二氧化硫、甲醛等），生活或生产环境中温度和湿度的急剧变化均可导致本病。

【护理评估】

（一）健康史

评估患者有无烟酒嗜好，是否存在导致本病的全身、局部因素，评估患者的职业及其工作、生活环境。

（二）身体状况

1. 症状　慢性单纯性鼻炎鼻塞表现为间歇性或交替性，一般为黏液涕，继发感染时可有脓涕，可有头痛、头昏、咽干、咽痛等症状。慢性肥厚性鼻炎鼻塞表现为持续性，无交替，鼻涕不多，黏液性或黏脓性，不易擤出，常有闭塞性鼻音、耳鸣和耳闭塞感以及头昏、头痛、咽干、咽痛等症状。少数患者可有嗅觉减退。

2. 体征

（1）慢性单纯性鼻炎：鼻腔黏膜充血，下鼻甲肿胀，表面光滑、柔软、富有弹性，对减充血剂敏感。

（2）慢性肥厚性鼻炎：下鼻甲黏膜肥厚，鼻甲骨肥大，黏膜表面不平，呈结节状或桑葚样，对减充血剂不敏感。

两类鼻炎的鉴别要点见表19-1。

表 19-1　**慢性单纯性鼻炎和慢性肥厚性鼻炎鉴别要点**

鉴别要点	慢性单纯性炎	慢性肥厚性鼻炎
鼻塞	间歇性、交替性	单侧或双侧持续性
鼻涕	略多，黏液性	不多，黏液性或黏脓性，不易擤出
嗅觉	减退不明显	可有
闭塞性鼻音	无	有
头痛、头昏	可有	常有
咽干、咽痛	可有	常有
耳鸣、耳闭塞感	无	可有
对麻黄碱反应	明显的收缩反应	无或不收缩
下鼻甲触诊	柔软、有弹性	硬实、无弹性
治疗	非手术治疗	手术治疗

（三）心理 - 社会状况

因长期慢性疾病困扰，且鼻塞、流涕影响正常的工作、学习、生活及社交，患者易产生焦虑心理。护士应注意评估患者的心理状态，以了解其对疾病的认知和期望。

【治疗要点】

去除病因，恢复鼻腔通气功能。

（一）病因治疗

针对全身和局部病因，及时治疗全身性慢性疾病，邻近感染病灶和鼻中隔偏曲等。

（二）局部治疗

1. 鼻内用糖皮质激素　慢性鼻炎首选用药，具有良好的抗炎作用，并最终产生减充血效果。可根据需要长期应用，疗效和安全性好。

2. 鼻内用减充血剂　可选择盐酸羟甲唑啉喷雾剂，连续应用不宜超过7天。若需继续使用，则需间断3～5天。长期应用0.5%～1%麻黄碱滴鼻液滴鼻可损害鼻腔纤毛结构，应尽量避免。禁用萘甲唑啉，因已证实其可引起药物性鼻炎。

Note:

3. 鼻腔清洗　鼻内分泌物较多或较黏稠者,可用生理盐水清洗鼻腔,以清除鼻内分泌物,改善鼻腔通气。

4. 其他　微波或超短波可以改善鼻腔的血液循环、改善症状,也可采用激光、冷冻、射频等,但应慎用。

（三）手术治疗

慢性肥厚性鼻炎黏膜肥厚、对减充血剂不敏感者,可行下鼻甲黏膜下下鼻甲骨质部分切除术或下鼻甲骨折外移术。

【护理诊断和护理措施】

（一）术前护理

常见护理诊断/护理问题	护理措施	措施的依据
舒适受损:鼻塞、流鼻涕、头痛	1. 评估影响患者舒适度的局部和全身因素	及时发现及处理各类不适症状
	2. 遵医嘱鼻内使用糖皮质激素	局部吸收后抑制肥大细胞、嗜碱性粒细胞和黏膜的炎症反应;减少嗜酸性粒细胞的数目;稳定鼻黏膜上皮和血管内皮屏障;降低刺激受体的敏感性;降低腺体对胆碱能受体的敏感性
	3. 指导患者正确滴鼻	保证药物与鼻腔黏膜充分接触及吸收达到治疗效果
潜在并发症:鼻窦炎、中耳炎、咽喉炎、肺炎	1. 观察局部及全身症状转归	及时发现和处理并发症
	2. 出现脓性鼻涕增多、耳痛、耳闷、咳嗽等,遵医嘱使用抗生素	控制炎症,防止继发感染
	3. 采用正确的擤鼻方法	鼻腔黏膜和鼻窦黏膜相连续;中耳咽鼓管咽口位于鼻咽侧壁,是沟通中耳鼓室和鼻咽的管道。错误的擤鼻方法使鼻腔分泌物挤压至咽鼓管、鼻窦、或分泌物直接流入下呼吸道刺激引发肺炎
知识缺乏	1. 手术患者术前予心理护理;指导复方硼砂溶液漱口	保持患者情绪稳定,防止焦虑;保持口腔清洁,预防口腔炎或口腔溃疡
	2. 向患者解释疾病的发生、发展、转归	减轻患者焦虑、恐惧

（二）术后护理

常见护理诊断/护理问题	护理措施	措施的依据
有伤口出血的危险	1. 术后取半卧位	促进血液回流至心脏,消除面部肿胀,减轻面部皮肤、血管张力
	2. 进半流或软质饮食	减少张口咀嚼导致牵拉伤口引起疼痛及血流动力学改变
	3. 观察鼻腔止血填塞材料有无松脱及鼻腔有无活动性出血,术后24小时少量血性分泌物渗出为正常现象	术后给予止血材料鼻腔填塞,压迫及保护局部伤口,防止血肿及活动性出血
	4. 冷敷鼻根及前额部	冷疗使毛细血管收缩,血流减慢

续表

常见护理诊断 / 护理问题	护理措施	措施的依据
有伤口出血的 危险	5．避免用力咳嗽、打喷嚏，保持大便通畅。如想打喷嚏，可用手指按人中、作深呼吸或用舌尖抵住硬腭予以制止	避免直接作用于鼻腔，造成鼻腔压力过大，致使鼻腔纱条松动、脱出或鼻腔血管破裂引起伤口出血
	6．遵医嘱使用止血药物	止血药作用于血管、改善和促进凝血因子活性、抗纤维蛋白溶解
有感染的危险	1．术前剪鼻毛	保持术野清晰，保证术区清洁
	2．合理使用抗生素	控制炎症，防止感染
	3．观察体温、脉搏、呼吸的变化	感染后各种毒素刺激机体发生应激反应，致体温升高，脉搏、呼吸增快
	4．生理盐水行口腔护理或复方硼砂含漱	鼻腔通过鼻咽部向下延续与口咽相通，鼻腔分泌物及血液可流入口腔刺激口腔黏膜及在口腔停留或分解产生异味
	5．严密观察鼻腔分泌物的性质、颜色、量和气味	感染细菌在宿主机体内快速生长繁殖，释放毒性物质，使机体细胞凋亡或发生一系列病理变化
知识缺乏	1．教会患者正确进行鼻腔冲洗	鼻咽侧壁的咽鼓管咽口是沟通中耳鼓室和鼻咽的管道，鼻腔冲洗时压力过大，冲洗液流经咽鼓管进入中耳，引起中耳炎
	2．加强锻炼，预防感冒，生活有规律，注意劳逸结合，注意改善生活及工作环境，减少环境污染，忌烟、酒、辛辣刺激性食物	提高机体抵抗力，消除引发疾病的诱因
	3．预防及控制全身慢性疾病，如贫血、糖尿病、风湿病、结核、慢性便秘、内分泌疾病等	全身慢性疾病导致鼻黏膜血管长期淤血或反射性充血

第二节　鼻黏膜高反应性疾病患者的护理

　　鼻黏膜对某些刺激因子过度敏感而超出生理范围的过强反应，由此引起的临床状态称为鼻黏膜高反应性鼻病。鼻黏膜高反应性鼻病形式多样，最常见的是变应性鼻炎和血管运动性鼻炎。本节重点介绍变应性鼻炎。

　　变应性鼻炎（allergic rhinitis，AR）又称过敏性鼻炎，是发生在鼻黏膜的变态反应性疾病，普通人群患病率为 10%～25%，以鼻痒、喷嚏、鼻分泌亢进、鼻黏膜肿胀等为主要特点。变应性鼻炎常伴有鼻窦的变态反应性炎症。变应性鼻炎分为常年性变应性鼻炎（perennial allergic rhinitis，PAR）和季节性变应性鼻炎（seasonal allergic rhinitis，SAR），后者又称"花粉症"（pollinosis）。变应性鼻炎与支气管哮喘两者常同时存在，且常常互为因果关系，故提出"一个呼吸道，一种疾病"。

【病因和发病机制】

　　变应性鼻炎的发病与遗传及环境密切相关，患者多为特异性体质。变应原是诱发本病的直接原因，包括吸入性变应原，如植物花粉、灰尘、虫螨、烟草、动物皮屑等；某些食物性变应原，如鸡蛋、牛奶、花生、鱼、虾；某些药物、化妆品等。本病的发病机制是变应原刺激机体并使之处于"致敏"状态，当变应原再次进入机体并与吸附在肥大细胞等靶细胞上的 IgE 结合后，导致肥大细胞等发生所谓"脱颗粒"（分为速发相脱颗粒和迟发相脱颗粒），脱颗粒释放的各种化学物质（如组胺）作用于细胞和血管腺体等，引发一系列临床表现，属 IgE 介导的 I 型变态反应。

Note：

【护理评估】

（一）健康史

患者常有接触某种变应原的病史，部分患者可为特应性体质，评估患者是否长期处于空气污染较重的环境中。

（二）身体状况

1. 症状　以鼻痒、阵发性喷嚏、大量水样鼻涕和鼻塞为主要症状，部分患者有嗅觉减退，季节性鼻炎可伴有眼痒和结膜充血。

2. 儿童 AR 特殊体征

（1）变应性敬礼：指患儿为缓解鼻痒和使鼻腔通畅而用手掌或手指向上揉鼻的动作。

（2）变应性暗影：指患儿下眼睑肿胀导致静脉回流障碍而出现的下睑暗影。

（3）变应性皱褶：指患儿经常向上搓揉鼻尖而在外鼻皮肤表面出现的横行皱纹。

3. 并发症　主要有变应性鼻窦炎、支气管哮喘和分泌性中耳炎等。变应性鼻炎与支气管哮喘两者常同时存在，且常常互为因果关系。

（三）辅助检查

1. 鼻镜检查　常年性变应性鼻炎鼻黏膜为苍白、充血或浅蓝色。季节性鼻炎在花粉播散期鼻黏膜明显水肿，以下鼻甲最为明显（图 19-2）。

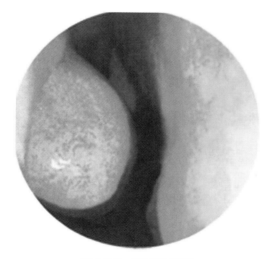

图 19-2　变应性鼻炎

2. 查找致敏变应原　疑为常年性变态反应性鼻炎的患者可做特异性皮肤试验、鼻黏膜激发试验和体外特异性 IgE 检测。疑为花粉症者应以花粉浸液做特异性皮肤试验。

（四）心理 - 社会状况

因鼻痒、鼻塞、阵发性喷嚏和大量清水样鼻涕，影响正常的工作、学习、生活及社交，而产生焦虑心理。护士应注意评估患者的心理状态、个体、环境因素对患者工作、生活的影响，以了解其对疾病的认知和期望。

【治疗要点】

根据变应性鼻炎分类和程度，采用阶梯式治疗方法，即按照病情由轻到重，循序渐进依次采用抗组胺药物、糖皮质激素等治疗。主要治疗原则：①避免接触过敏原。②非特异性治疗（药物治疗）。③特异性治疗（免疫治疗）。④手术。从疗效和安全性角度考虑，上下呼吸道联合治疗是重要的治疗策略。

Note:

（一）变应原回避

避免暴露于致敏物中是最有效的治疗方法，花粉症患者在致敏花粉播散季节可离开花粉播散区，但常年性变应性鼻炎的致敏物大多为常年存在的吸入性致敏物，如常难以避免，因此，特异性免疫治疗至关重要。

（二）非特异性治疗

非特异性治疗包括使用糖皮质激素（鼻用激素、口服激素）、抗组胺药、肥大细胞膜稳定剂、抗白三烯药、减充血剂、抗胆碱药、鼻腔冲洗、中药治疗等。

（三）特异性治疗

特异性治疗主要用于治疗吸入变应原所致的Ⅰ型变态反应。通过反复和递增变应原剂量的方法注射特异性变应原，提高患者对致敏变应原的耐受能力，达到再次暴露于致敏变应原后不再发病或症状明显减轻的目的。疗程分为剂量累加阶段和剂量维持阶段，总疗程不少于2年。除了皮下注射变应原外，还可选择舌下含服变应原。

（四）手术

手术属于对症治疗，对部分药物和（或）免疫治疗效果不理想的病例，可考虑行选择性神经切断术，包括翼管神经切断术、鼻后神经切断术、下鼻甲成形术等。鼻内镜引导下的翼管神经切断术是目前常用的术式。

变应性鼻炎治疗后的疗效评定采用视觉模拟量表（VAS）对治疗前后的临床表现分别进行临床疗效评定。免疫治疗的远期疗效评定应在疗程结束2年后进行。

【护理诊断和护理措施】

常见护理诊断／护理问题	护理措施	措施的依据
舒适受损：鼻痒、喷嚏、鼻分泌亢进、鼻塞	1. 评估影响患者舒适度的个体和环境因素	及时发现及处理各类不适症状，预防诱因，避免接触变应原
	2. 按时、按剂量规范落实药物治疗	确保治疗效果
	3. 行特异性免疫治疗者，发放跟踪治疗卡，详细记录治疗间隔时间，指导患者坚持配合治疗	提高患者对致敏变应原的耐受能力。特异性免疫治疗疗程长，一般不少于2年
潜在并发症：支气管哮喘、变应性结膜炎、变应性鼻窦炎、上气道咳嗽综合征、分泌性中耳炎、阻塞性睡眠呼吸暂停低通气综合征	1. 指导患者正确滴鼻、喷鼻及擤鼻涕	让药液与鼻腔黏膜充分接触，解除鼻黏膜发生变应反应性变化后的局部症状；防止擤鼻方式错误导致的鼻腔分泌物经咽鼓管挤压进入中耳或鼻窦
	2. 遵医嘱服用抗过敏药物，服用时关注药物的疗效和副作用，勿从事精密机械操作和司乘工作	第一代抗组胺药，如扑尔敏有中枢抑制作用；糖皮质激素能引发胃溃疡、胃出血
知识缺乏	1. 向患者解释疾病发生的病因及机制，提高治疗依从性	减轻患者焦虑、恐惧
	2. 加强锻炼，生活有规律，注意劳逸结合，忌烟、酒、辛辣刺激性食物	增强机体抵抗力，消除诱因
	3. 勿在空气污染较严重的环境中工作	减少对鼻腔黏膜的刺激
	4. 告知患者注意防护，避免接触过敏原。"花粉症"者按季节离开花粉播散环境	避免变应原再次进入机体并与吸附在肥大细胞等靶细胞上的IgE结合后，导致肥大细胞脱颗粒

Note:

变应性鼻炎的分类

　　依据变应原的性质和临床特点分为两类：常年性和季节性变应性鼻炎。依据症状出现的时程，将变应性鼻炎分为间歇性变应性鼻炎和持续性变应性鼻炎。间歇性变应性鼻炎症状<4 天 /周，或病程<4 周；持续性变应性鼻炎症状>4 天 / 周，且病程>4 周。由于变应性鼻炎对生活质量影响日益受到关注，依据患者是否出现睡眠异常、日间活动、休闲和活动受限、学习和工作受限，以及症状是否显著，将过敏性鼻炎的严重程度分为轻度和中重度。

第三节　鼻中隔疾病患者的护理

一、鼻中隔偏曲

　　鼻中隔偏曲（deviation of nasal septum）是指鼻中隔的上下或前后径偏离矢状面，向一侧或双侧偏曲，或局部有突起，并引起鼻腔功能障碍，如鼻塞、鼻出血和头痛等。鼻中隔偏曲的临床类型有 C 形、S 形，或呈尖椎样突起（骨棘或矩状突），或呈由前向后的条形山嵴样突起（骨嵴）。鼻中隔偏曲大多属先天性发育异常，后天继发者较少。

【病因和发病机制】

　　主要病因是组成鼻中隔的诸骨发育不均衡，形成不同的张力曲线，导致诸骨间连接异常所致。儿童时期腺样体肥大、硬腭高拱可限制鼻中隔发育引起偏曲。外伤或鼻腔占位性疾病也可引起鼻中隔偏曲。

【护理评估】

（一）健康史

　　评估患者有无鼻外伤或鼻腔占位性疾病史，儿童时期有无腺样体肥大病史，评估患者是否有鼻塞、头痛、鼻出血等症状。

（二）身体状况

　　1. **鼻塞**　为主要症状，可表现为双侧或单侧鼻塞，取决于偏曲的类型和是否存在鼻甲代偿性肥大。

　　2. **鼻出血**　常发生在偏曲之凸面、骨棘或骨嵴的顶尖部。此处黏膜薄，受气流和尘埃刺激易发生黏膜糜烂而引发出血。

　　3. **头痛**　偏曲之凸面挤压同侧鼻甲时，可引起同侧反射性头痛。

　　4. **邻近器官症状**　偏曲所致的鼻阻塞影响鼻窦引流时，可继发鼻窦炎；长期张口呼吸和鼻内炎性分泌物蓄积，易诱发上呼吸道感染。

（三）辅助检查

　　1. **鼻内镜检查**　可探明偏曲部位和形状。

　　2. **影像学检查**　X 线摄片、CT 或 MRI 检查有助于明确诊断，了解病变范围（图 19-3）。

（四）心理 - 社会状况

　　患者鼻塞、头痛等，严重者影响鼻的外形，易产生焦虑心理。护士注意评估患者的心理状态及了解鼻中隔偏曲的发生原因，掌握患者对疾病的认知和期望值。

Note:

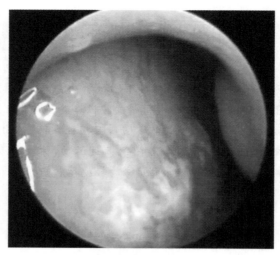

图 19-3　鼻中隔偏曲

【治疗要点】

手术矫正，以改善鼻腔功能，预防并发症。主要手术方法是在鼻内镜下行鼻中隔黏膜下矫正术和鼻中隔黏膜下切除术。

【护理诊断和护理措施】

（一）术前护理

常见护理诊断/护理问题	护理措施	措施的依据
舒适受损：鼻塞、头痛	1. 评估影响患者舒适度的局部和全身因素	及时发现及处理各类不适症状
	2. 指导患者正确使用 1% 麻黄素滴鼻剂（儿童使用 0.5%），高血压患者慎用	让药液与鼻腔黏膜充分接触，收缩鼻腔血管、解除鼻塞、减轻头痛
潜在并发症：鼻出血、鼻窦炎、中耳炎	1. 指导患者正确使用液体石蜡滴鼻剂、100% 鱼腥草滴鼻剂	液体石蜡为油剂，可润滑鼻腔黏膜，预防鼻黏膜干燥，出血；鱼腥草为中药消炎制剂，能消炎，预防及控制鼻腔局部感染
	2. 配合医生积极行手术治疗	鼻中隔矫正手术，解除鼻中隔偏曲状态，恢复鼻腔正常生理功能，畅通鼻腔从而间接畅通鼻窦自然开口
知识缺乏	1. 讲解鼻中隔偏曲的治疗与保健知识，疾病的发生、发展、转归，做好术前心理护理	提供信息支持，保持患者情绪稳定，解除焦虑和紧张心理
	2. 指导复方硼砂溶液漱口	保持口腔清洁，预防口腔炎或口腔溃疡

（二）术后护理

常见护理诊断/护理问题	护理措施	措施的依据
急性疼痛	1. 评估疼痛程度，必要时根据医嘱行预防性镇痛、按时镇痛、多模式镇痛	降低术后患者的疼痛程度，减轻疼痛引起的相关应激，缓解患者紧张和焦虑情绪，助于患者早期活动，最大限度地增进患者的舒适度
	2. 向患者解释疼痛的原因及术后康复过程，安慰患者，树立战胜疾病的信心	提供信息支持，提高疼痛阈值，减轻患者焦虑、恐惧

续表

常见护理诊断/护理问题	护理措施	措施的依据
有鼻中隔伤口出血、血肿和脓肿的危险	1. 术前剪鼻毛	保持术野清晰，保证术区清洁
	2. 术后取半卧位	促进血液回流，消除面部肿胀，减轻面部皮肤、血管张力
	3. 进半流或软质饮食	减少张口咀嚼导致牵拉伤口引起疼痛及血流动力学改变
	4. 术后观察鼻腔填塞纱条是否脱出及根据填塞材料掌握填塞时间，观察鼻腔分泌物性质、颜色，指导患者正确滴鼻或擤鼻	术后给予止血材料鼻腔填塞，压迫及保护局部伤口，防止血肿及活动性出血，但部分不能吸收的填塞材料填塞时间过长，可引起伤口感染
	5. 避免用力咳嗽、打喷嚏，保持大便通畅。如想打喷嚏，可用手指按人中、做深呼吸或用舌尖抵住硬腭予以制止	避免压力直接作用于鼻腔，造成鼻腔压力过大，致使鼻腔纱条松动、脱出或鼻腔血管破裂致伤口出血
	6. 双侧鼻腔填塞者，嘱患者多饮水，口唇涂液体石蜡或使用湿纱布覆盖口腔，做好口腔护理，促进食欲	双侧鼻腔填塞，失去鼻腔对吸入空气的湿化功能，张口呼吸易致口腔黏膜干裂、出血、感染、口腔异味
	7. 根据医嘱给予抗炎、止血药物治疗	使用广谱抗生素控制和预防伤口感染、积脓；止血药作用于血管、改善和促进凝血因子活性、抗纤维蛋白溶解，预防手术伤口出血、积血
知识缺乏	1. 采用正确的滴鼻或擤鼻方式	让药液与鼻腔黏膜充分接触，预防鼻黏膜干燥，防止感染；防止擤鼻方式错误导致鼻腔分泌物经咽鼓管挤压进入中耳或鼻窦
	2. 生活有规律，注意劳逸结合	增强抵抗力，预防感冒
	3. 戒烟，改善生活及工作环境，减少环境污染	减少对鼻腔黏膜刺激
	4. 术后短期内避免剧烈运动，注意保护鼻部，勿受外力碰撞	鼻腔突出于面部表面，易受外伤影响，外伤碰撞后易造成手术伤口受损，局部血管破裂出血或血肿发生

二、鼻中隔血肿和脓肿

鼻中隔血肿（nasal septal hematoma）为鼻中隔软骨膜下或骨膜下积血。多为双侧性。鼻中隔脓肿（nasal septal abscess）是指鼻中隔软骨膜下或骨膜下积脓。后者多由前者继发感染而致。

【病因及发病机制】

非外伤或手术引起的自发性鼻中隔血肿临床少见；由血液病、血友病、血管性紫癜等各种出血性疾病引起者居多；少数可继发于邻近组织的疖肿、急性鼻窦炎、流感、猩红热和伤寒等；鼻中隔手术、击伤、跌伤等外伤也可产生黏膜下出血。鼻中隔软骨膜或骨膜为坚韧且致密的结缔组织，不容易穿破。如鼻中隔黏膜无破裂，血液就会聚集在黏膜下而导致血肿形成。血肿如有化脓性细菌侵入，则形成脓肿。

【护理评估】

（一）健康史

评估患者有无鼻外伤或是否行鼻中隔矫正手术和鼻中隔黏膜下切除术，评估患者是否患急性鼻窦炎、流感、猩红热和伤寒等疾病。

Note：

（二）身体状况

1. 鼻部症状

（1）单纯鼻中隔血肿，患者有单侧或双侧持续性鼻塞，逐渐加重，前额部疼痛、鼻梁压迫感伴鼻梁和鼻尖红肿热痛。鼻黏膜破裂时，有血性分泌物流出。鼻镜检查发现鼻中隔单侧或双侧呈半圆形隆起，触之柔软，穿刺回抽有血，黏膜色泽正常。

（2）脓肿形成者，患者除鼻塞外，有畏寒、发热等全身不适；如黏膜破裂，则有脓液流出。检查有外鼻红肿、鼻梁及鼻尖部压痛。鼻中隔两侧对称性膨隆，色暗红，触之柔软且有波动感，穿刺可抽吸出脓性分泌物。

2. 全身症状　全身急性炎症表现，如寒战、发热、周身不适。

（三）辅助检查

1. 鼻内镜检查　可探明血肿和脓肿的部位和程度。

2. 影像学检查　X 线摄片、CT 或 MRI 检查有助于明确诊断，了解病变范围。

（四）心理 - 社会状况

外伤引起者可影响患者鼻部的外形，同时患者伴局部及全身不适，易产生焦虑心理。护士注意评估患者的心理状态，以了解其对疾病的认知和期望。

【治疗要点】

治疗原则为局部穿刺或切开引流、全身应用抗生素。

1. 对较小的血肿，穿刺抽出积血，局部压迫即可。对较大的血肿或血肿已形成凝血块时，可在鼻腔表面麻醉下行手术清除血液或血块。如为鼻中隔偏曲矫正手术后血肿，可重新分开原切口，清除腔内积血或血块，电凝止血。清除血肿后，需用凡士林油纱条填塞两侧鼻腔，48 小时后取出，同时给予抗感染治疗，防止再次出血或预防感染发生。

2. 对鼻中隔脓肿已形成的患者，及时切开排脓，全身使用足量抗生素控制感染，预防感染扩散，防止鼻中隔软骨破坏，引起塌鼻畸形。

【护理诊断和护理措施】

常见护理诊断 / 护理问题	护理措施	措施的依据
急性疼痛	1. 评估疼痛程度，必要时根据医嘱行预防性镇痛、按时镇痛、多模式镇痛	降低术后患者的疼痛程度，减轻疼痛引起的相关应激，缓解患者紧张和焦虑情绪，助于患者早期活动，最大限度地增进患者的舒适度
	2. 向患者解释疼痛的原因及疾病过程，安慰患者，告知疼痛由局部血肿、脓肿所致，待血肿和脓肿消退后疼痛感会减轻或消失	提供信息支持，提高疼痛阈值，减轻患者焦虑、恐惧
舒适受损：鼻塞、头痛	1. 评估影响患者舒适度的局部和全身因素	及时发现及处理各类不适症状
	2. 按医嘱使用抗生素	预防及控制感染
	3. 行鼻腔填塞者观察鼻腔填塞物是否脱落	压迫止血，防止鼻黏膜下再次形成血肿
	4. 行生理盐水清洗鼻腔者，指导患者冲洗压力勿过大，冲洗喷头勿对准鼻中隔	避免损伤鼻中隔
潜在并发症：鼻中隔穿孔	1. 协助医生及时处理血肿和脓肿，正确进行切口引流	预防血肿、脓肿扩大，控制感染，避免鼻中隔穿孔
	2. 观察体温的变化	炎症可导致机体应激，引发体温升高，中隔局部也可因感染穿孔

续表

常见护理诊断 / 护理问题	护理措施	措施的依据
知识缺乏	1. 向患者解释疾病的发生、发展、转归	减轻患者焦虑、恐惧情绪
	2. 营养均衡，控制出血性疾病	均衡营养可提供及合成人体必需的各种凝血因子，减少出血性疾病导致的鼻腔黏膜下出血
	3. 预防鼻部受外力碰撞	避免引起鼻及鼻腔受损

三、鼻中隔穿孔

鼻中隔穿孔（perforation of the nasal septum）是各种原因引起的鼻中隔任何部位形成的大小不等、形态各异的永久性穿孔，导致两侧鼻腔相通，穿孔形态、部位及大小各异。

【病因】

1. **外伤**　严重的鼻或面部外伤及鼻中隔穿通伤后可遗留鼻中隔穿孔。
2. **医源性损伤**　鼻中隔黏膜下切除时，不慎撕裂鼻中隔两侧相对应的黏 - 软骨膜，而未给予适当处理；鼻部微波及激光的使用不当，也可导致鼻中隔穿孔。
3. **理化因素**　有刺激性或腐蚀性物质长期吸入鼻腔，腐蚀黏膜，出现溃疡导致穿孔。如铬酸、矽尘、砷、升汞、水泥、石灰等。
4. **感染**　普通感染如挖鼻、鼻中隔脓肿处理不当；特殊感染如白喉、天花、伤寒、猩红热、梅毒、麻风、结核、狼疮等可造成鼻部感染或鼻中隔软骨坏死致穿孔。
5. **其他**　恶性肉芽肿、原发于鼻中隔的某些肿瘤累及深层时、鼻腔异物或鼻石长期压迫，也可引起鼻中隔穿孔。

【护理评估】

（一）健康史

评估患者鼻中隔穿孔是否为一独立性疾病或全身疾病在局部的表现；评估是否有外伤或手术病史；评估是否长期吸入刺激性或腐蚀性的有害物质。

（二）身体状况

1. **鼻部症状**　鼻部穿孔小而位于前部者，呼吸时可产生吹哨音；若位于后部，则无明显症状。穿孔过大者，可伴有鼻内异物感、鼻塞、头痛、脓痂形成、干燥感、鼻出血等鼻腔黏膜萎缩表现。
2. **全身症状**　与所患疾病类型相关。

（三）辅助检查

1. **鼻内镜检查**　可探明穿孔部位和大小（图 19-4）。
2. **影像学检查**　有助于明确诊断，了解病变范围。

（四）心理 - 社会状况

患者如在患基础疾病的同时伴发鼻中隔穿孔，鼻塞、头痛、鼻出血等，易产生焦虑心理。护士注意评估患者的心理状态，以了解其对疾病的认知和期望。

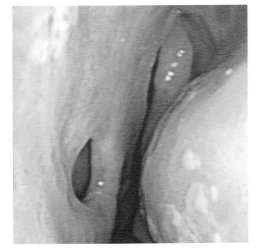

图 19-4　**鼻中隔穿孔**

【治疗要点】

有明确病因的非独立性鼻中隔穿孔者,首先病因治疗。单纯鼻中隔穿孔者,行局部和全身抗感染治疗,再择期行穿孔修补术。

（一）保守治疗

除去引起穿孔的病因,避免接触、吸入有害气体;治疗引起该病的全身疾患,如抗结核治疗、驱梅疗法等;保持鼻腔湿润、清洁,每日温盐水鼻腔冲洗。穿孔边缘有肉芽组织者,用 10% 硝酸银烧灼,然后涂以 2% 的黄降汞或 10% 硼酸软膏,直到穿孔愈合。

（二）手术治疗

行鼻中隔穿孔修补术（repair of nasal septal perforation）。

【护理诊断和护理措施】

常见护理诊断 / 护理问题	护理措施	措施的依据
慢性疼痛	1. 评估疼痛程度,必要时根据医嘱行预防性镇痛、按时镇痛、多模式镇痛	降低术后患者的疼痛程度,减轻疼痛引起的相关应激,缓解患者紧张和焦虑情绪,有助于患者早期活动,最大限度地增进患者的舒适度
	2. 向患者解释疼痛的原因及疾病过程,安慰患者,告知疼痛由局部外伤、感染等引起,待伤口愈合及感染控制后疼痛感会减轻或消失	提供信息支持,提高疼痛阈值,减轻患者焦虑、恐惧
	3. 根据穿孔位置和大小准备好鼻中隔穿孔修补材料	保证鼻中隔穿孔减张缝合,促进快速康复
潜在并发症: 鼻出血	1. 勿挖鼻或用力擤鼻	鼻腔黏膜萎缩变薄、干燥,挖鼻或用力擤鼻易致毛细血管破裂出血
	2. 术后严密观察鼻腔填塞物是否从鼻腔或后鼻孔滑脱;填塞期间采用口含式口腔湿化器进行口腔湿化;按医嘱使用抗感染药物	填塞无效可致鼻中隔局部出血,血肿形成;双侧鼻腔填塞后张口呼吸致口腔黏膜干燥、出血、感染
舒适改变: 鼻塞、鼻内异物感、干燥感	1. 评估影响患者舒适度的局部和全身因素	及时发现穿孔部位和大小,避免感染、外伤等引起鼻中隔软骨坏死后穿孔扩大
	2. 及时处理鼻腔异物和结石等异常病变	避免长期堵塞鼻腔及压迫鼻中隔引起继发感染、坏死而致穿孔
	3. 使用空气加湿器,每日用温盐水冲洗鼻腔	保持吸入空气湿润,清洁鼻腔,改善鼻腔黏膜环境
知识缺乏	1. 避免接触、吸入有害气体及粉尘	避免腐蚀鼻腔黏膜
	2. 预防外伤及跌倒	避免碰撞鼻腔,引起鼻中隔受损
	3. 康复指导　根据修补材料说明其用途和置入时间,硅橡胶片置入 1 周后取出;带蒂黏骨膜瓣或黏膜瓣、游离组织片移植术后复查伤口恢复情况	减轻患者对置入材料及置入后穿孔修复效果的疑虑

（张惠荣）

第四节　鼻 - 鼻窦炎患者的护理

鼻窦炎（sinusitis）是鼻窦黏膜的炎症性疾病,多与鼻炎同时存在,故也称鼻 - 鼻窦炎。炎症可发生于一侧鼻窦,亦可双侧鼻窦;可限于单窦发病,亦可累及多窦。若一侧或两侧鼻窦均发生炎症,称

为全组鼻 - 鼻窦炎。按症状体征的发生和持续时间分为急性鼻窦炎和慢性鼻窦炎。一般症状在 12 周以内的为急性鼻 - 鼻窦炎，超过 12 周为慢性鼻 - 鼻窦炎。

一、急性鼻 - 鼻窦炎

急性鼻 - 鼻窦炎（acute sinusitis）是在上呼吸道感染的基础上伴发的鼻窦黏膜急性炎症性疾病，多为细菌或病毒造成的感染性炎症。症状持续时间在 12 周以内。

【病因】

（一）全身因素

过度疲劳、受寒、受潮、营养不良、维生素缺乏等均可引起全身抵抗力降低。生活与工作环境不洁等是诱发本病的常见原因。此外，特应性体质、全身性疾病如贫血、糖尿病、急性传染病、甲状腺和脑垂体功能低下等均可诱发本病。

（二）局部因素

1. **鼻腔疾病**　如急性或慢性鼻炎、鼻中隔偏曲、中鼻甲肥大、鼻息肉等。
2. **邻近器官的感染病灶**　如扁桃体炎、腺样体炎、拔牙和根尖感染等。
3. **创伤性**　鼻窦外伤骨折和异物进入鼻窦。
4. **医源性**　鼻腔填塞物留置时间过久。
5. **气压改变**　高空飞行迅速下降致窦腔负压，使鼻腔内污物被吸入鼻窦，引起非阻塞性航空性鼻窦炎。

致病菌多见化脓性球菌，如肺炎链球菌、金黄色葡萄球菌、流感嗜血杆菌等，此外，厌氧菌感染也较常见，临床上常表现为混合感染。

【护理评估】

（一）健康史

评估患者有无引起本病的全身或局部病因，有无明显诱发因素，有无发热，头痛的部位、性质等，询问鼻腔有无分泌物及分泌物的性质和量。

（二）身体状况

1. **全身症状**　可出现畏寒、发热、精神萎靡、食欲减退、便秘、全身不适等。儿童和体弱老人可发生呕吐、腹泻、咳嗽等消化和呼吸道症状。

2. **局部症状**　鼻塞、脓涕、嗅觉障碍，头痛或局部疼痛为本病最常见症状。一般而言，前组鼻窦炎引起的头痛多在额部和颌面部，后组鼻窦炎则多位于颅底或枕部（图 19-5）。各组鼻窦急性炎症引起的头痛和局部疼痛特点如下：

（1）急性上颌窦炎：疼痛部位多为眶上额部痛，可伴患侧颌面部或上列磨牙痛。头痛和局部疼痛的一般规律是：晨起疼痛不明显，上午轻，午后重；站立或久坐时加重，侧卧患侧居上时减轻。

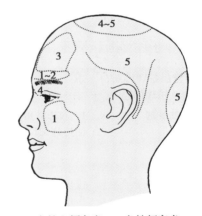

1. 急性上颌窦炎；2. 急性额窦炎；
3. 慢性额窦炎；4. 慢性筛窦炎；
5. 慢性蝶窦炎。

图 19-5　**鼻窦炎所引起的头痛部位**

（2）急性筛窦炎：头痛一般较轻，局限在内眦和鼻根深部，发胀或微痛；前组筛窦炎时，为额部头痛，也常为周期性发作，与急性额窦炎相似，但程度较轻；后组筛窦炎时，为枕部疼痛，与急性蝶窦炎相似，头痛和局部疼痛的一般规律是：晨起明显，午后转轻。

（3）急性额窦炎：开始表现为全头痛或眶上神经痛，后局限到前额部。头痛具有明显的周期性，晨起后头痛明显，逐渐加重，中午最剧烈，午后逐渐减轻，夜晚可完全消散，次日又反复发作。

Note：

（4）急性蝶窦炎：颅底或眼球深处钝痛，可放射至头顶和耳后，亦可引起枕部痛，常伴恶心症状。晨起轻，午后重。

（三）辅助检查

1. 前鼻镜检查　鼻黏膜充血、肿胀，以中鼻甲和中鼻道黏膜为甚。鼻腔内有大量黏脓或脓性鼻涕。

2. 鼻内镜检查　查看鼻道和窦口及其附近黏膜的病理改变，包括窦口形态、黏膜红肿程度、息肉样变及脓性分泌物来源等。

3. 影像学检查　鼻窦 CT 扫描，可清楚显示鼻窦黏膜增厚及病变范围等。X 线对鼻窦炎的诊断意义不大，目前已很少用于临床诊断。

（四）心理 - 社会状况

评估患者的心理状态，了解其对疾病的认知和期望。因鼻塞、头痛、全身不适等，影响正常的工作、学习、生活和社交，患者易产生焦虑心理。

【治疗要点】

主要采取药物治疗。当发生眶、颅并发症时，适时采用手术治疗。

（一）全身治疗

1. 使用足量、有效抗生素，以及时控制感染，防止发生并发症或转为慢性。

2. 特应性体质如变应性鼻炎、哮喘者，给予全身 / 局部抗变态反应药物。

3. 黏液促排剂有稀化黏液、促进纤毛活动的作用。

4. 全身慢性疾病或邻近感染病变如牙源性上颌窦炎等，应有针对性地进行治疗。

（二）局部治疗

1. 鼻内用减充血剂和糖皮质激素。

2. 体位引流利用鼻窦的生理性开口引流出鼻窦内潴留的分泌物。

3. 鼻窦负压置换或上颌窦穿刺冲洗。

4. 物理治疗采用局部热敷、短波透热或红外线照射等。

5. 鼻腔冲洗。

【护理诊断和护理措施】

常见护理诊断 / 护理问题	护理措施	措施的依据
急性疼痛	1. 向患者解释疼痛的原因及治疗方法，及时评估疼痛部位及疼痛程度	提供信息支持，头痛或局部疼痛由脓性分泌物、细菌毒素和黏膜肿胀刺激和压迫末梢神经所致
	2. 给予正确的体位引流，促进鼻窦内的分泌物排出。如：上颌窦炎可采取平卧位；额窦炎可取坐位；筛窦炎可取侧卧位；蝶窦炎可使用伏案位	利用鼻窦的生理性开口排出鼻窦内分泌物，减轻疼痛
	3. 正确使用鼻内糖皮质激素和减充血剂，告知患者滴鼻药的作用，教会正确滴鼻药方法	消除鼻腔水肿，减轻炎症刺激
	4. 局部热敷、红外线照射等，避免烫伤	促进血液循环，利于有毒物质的排出
	5. 必要时根据医嘱使用镇痛剂	缓解疼痛症状
体温过高	1. 注意观察体温变化，高热患者可使用物理降温或口服解热镇痛药	及时发现及处理高热
	2. 卧床休息，进清淡饮食，多饮水，加强营养并保持大便通畅	减少体力消耗，维持体液平衡
	3. 保持口腔清洁，加强口腔护理，予以盐水或漱口液漱口	预防口腔感染

续表

常见护理诊断／护理问题	护理措施	措施的依据
潜在并发症：急性咽炎、急性喉炎、扁桃体炎、气管炎、中耳炎、眶内感染、颅内感染	1．遵医嘱正确使用敏感抗生素，观察用药后的效果	及时、有效控制感染
	2．协助患者进行鼻腔冲洗，选择适当的冲洗液，避免过度冲洗引起鼻腔出血	及时清除鼻腔分泌物，保持鼻腔清洁，避免炎症扩散
	3．密切观察有无持续高热、头痛加剧、眼球运动受限等症状，发现问题及时处理	及时发现及处理并发症
知识缺乏	1．向患者讲解疾病发生的原因、治疗方法、治疗效果，让其知晓急性反复发作或未彻底治愈会迁延为慢性炎症	了解疾病相关知识，减轻焦虑，提高治疗依从性
	2．指导患者正确滴鼻、鼻腔冲洗、体位引流，积极治疗全身及局部病因，及时、彻底治疗本病	保证治疗效果，避免转化为慢性鼻窦炎
	3．注意工作、生活环境的洁净，生活有规律，劳逸结合，加强锻炼，忌烟、酒、辛辣刺激性食物	提高机体抵抗力，消除诱因

二、慢性鼻 - 鼻窦炎

慢性鼻 - 鼻窦炎（chronic sinusitis）多因急性鼻 - 鼻窦炎反复发作未彻底治愈迁延所致，炎症可仅在单侧或单窦出现，但双侧和多窦均发病更常见。

【病因和发病机制】

慢性鼻 - 鼻窦炎的病因比较复杂，是遗传和环境等多种因素共同作用的结果，其发病的初始因素并不明确。

1. 微生物因素
（1）细菌：细菌是否引起慢性鼻 - 鼻窦炎的初始因素尚不明确。
（2）真菌：真菌在慢性鼻 - 鼻窦炎的发病机制中的作用尚不明确。
（3）病毒：病毒可破坏上气道的黏膜上皮屏障，在慢性鼻 - 鼻窦炎的发病中可能发挥一定作用。

2. 局部因素
（1）纤毛功能障碍：研究表明，慢性鼻 - 鼻窦炎患者常由于鼻腔鼻窦上皮受损，出现继发性纤毛运动障碍。
（2）解剖异常：常见的有鼻中隔偏曲、钩突位置或结构异常。
（3）上皮屏障破坏：可能在慢性鼻 - 鼻窦炎发生中起重要作用。
（4）细菌生物膜的形成：促进慢性鼻 - 鼻窦炎的发生发展。

3. 全身因素　过敏反应、免疫缺陷。

4. 其他因素　支气管哮喘、幽门螺杆菌感染、长期留置胃管及胃食管反流。

【护理评估】

（一）健康史

评估患者有无急性鼻窦炎反复发作、急性鼻窦炎、鼻炎治疗不当或牙源性上颌窦炎病史，是否为特应性体质。询问患者鼻腔有无分泌物及分泌物的性质和量。

（二）身体状况

1. 全身症状　常表现为精神不振、乏力、头昏、头痛、注意力不集中等。

Note：

2. 局部症状

（1）流脓涕：为主要症状之一。涕多，呈黏脓性或脓性，牙源性上颌窦炎患者的鼻涕常伴恶臭。

（2）鼻塞：是慢性鼻窦炎的另一主要症状。由于鼻窦和鼻腔黏膜肿胀、鼻内分泌物较多或稠厚所致。

（3）头面部胀痛：头面部胀痛及压迫感。头痛多有时间性或固定部位，经鼻内用减充血剂、蒸汽吸入等治疗后头痛缓解。

（4）嗅觉功能障碍：多数为暂时性，少数为永久性。

（三）辅助检查

1. 前鼻镜检查　鼻黏膜慢性充血、肿胀或肥厚，中鼻甲肥大或息肉样变，中鼻道变窄、黏膜水肿或有息肉。

2. 鼻内镜检查　可准确判断上述各种病变及其部位，并可发现前鼻镜不能窥视到的其他病变。

3. 影像学检查　鼻窦 CT 扫描可显示窦腔大小、形态及窦内黏膜不同程度增厚等，鼻窦 CT 冠状位对于精确判断各窦病变范围，鉴别鼻窦占位性或破坏性病变有重要价值。鼻窦 X 线片和断层片对本病诊断亦有参考价值。

（四）心理 - 社会状况

因病程长且反复发作，鼻塞、流脓涕、头痛、记忆力减退等影响正常的工作、生活且导致患者学习成绩及工作效率下降，患者易产生焦虑、抑郁心理，对治疗失去信心或期望值过高。护士应评估患者情绪状况、年龄、文化层次、对疾病的认知程度。

【治疗要点】

1. 保守疗法

（1）局部糖皮质激素：发挥抗炎作用，消除黏膜炎症，减轻黏膜水肿，利于鼻腔鼻窦通气和引流。

（2）鼻腔冲洗：每天 1～2 次，可用生理盐水冲洗，以清除鼻腔内分泌物。

（3）常规抗生素：用于慢性鼻 - 鼻窦炎急性发作及鼻内镜手术后预防感染。

（4）其他：短期使用减充血剂，黏液促排剂，伴过敏性鼻炎或支气管哮喘者可使用抗过敏药物。

2. 鼻内镜手术　经规范药物治疗无效、具有明显解剖学异常或者发生颅内、眶内并发症患者可考虑鼻内镜手术治疗。12 岁以下儿童原则上不宜手术。

内镜鼻窦手术主要解除鼻腔和鼻窦口的引流和通气障碍，尽可能地保留鼻腔和鼻窦的基本结构，从而实现鼻腔鼻窦通气引流的重建。术后需定期随访，坚持 12 周以上综合药物治疗。术后定期进行鼻内镜检查及术腔清理，一般持续 3～6 个月。

【护理诊断和护理措施】

（一）术前护理

常见护理诊断 / 护理问题	护理措施	措施的依据
舒适受损：流涕、 鼻塞、头痛	1. 评估影响患者舒适度的局部和全身因素	及时发现及处理各类不适症状
	2. 指导患者正确使用药物，如鼻用糖皮质激素、黏液促排剂；生理盐水冲洗鼻腔，每天 1～2 次	减轻鼻腔黏膜水肿、稀化脓鼻涕、清除鼻腔内分泌物，利于鼻腔鼻窦通气和引流，解除鼻塞，减轻头痛
知识缺乏	1. 向患者 / 家属讲解本病的治疗方法、手术目的及效果，手术的基本过程，术后可能出现的不适等	了解疾病基本知识，建立适当的认知，减轻患者紧张情绪
	2. 教会患者正确滴鼻及口腔含漱的方法	保持鼻腔及口腔清洁，预防口腔感染
	3. 讲解术前准备的内容及重要性，为患者剪鼻毛、剃胡须	做好术前准备，预防术后感染

Note:

（二）术后护理

常见护理诊断／护理问题	护理措施	措施的依据
急性疼痛	1. 给予半坐卧位，观察鼻部肿胀情况，对鼻面部肿胀明显的患者给予鼻根及前额部冷敷	减轻鼻面部充血肿胀及局部疼痛
	2. 评估患者疼痛的部位、性质及程度，必要时遵医嘱给予镇静、止痛药物	及时发现及处理患者不能耐受的疼痛
	3. 及时清除口腔分泌物，用漱口液漱口，多饮水，必要时可用湿纱布覆盖口腔，口唇干燥者可涂液体石蜡或润唇膏	减轻因张口呼吸导致的口咽干燥，保持口腔清洁，减轻口腔不适
	4. 讲解引起疼痛的原因、持续时间及应对方法，告知术后注意事项，教会患者自我放松的方法	提供信息支持，提高患者对疼痛的耐受性
潜在并发症：出血、眶蜂窝组织炎、球后视神经炎、脑脊液鼻漏	1. 遵医嘱正确使用抗生素和滴鼻剂	预防术后感染
	2. 观察患者鼻腔及口腔分泌物的性状、颜色、量、体温、脉搏变化，有无头痛、恶心、呕吐、意识改变、眶周淤血或青紫情况、眼球有无外突或眼球运动障碍等	以便及时发现病情变化，正确处理并发症
	3. 观察鼻腔填塞物的松紧度，嘱患者不要用力咳嗽或打喷嚏，保持大便通畅	防止鼻腔填塞物脱落以及腹压增加而引起鼻腔伤口出血
知识缺乏	1. 向患者解释疾病发生原因、治疗方法、治疗效果及注意事项等	了解疾病基本知识，减轻患者焦虑、恐惧
	2. 教会患者正确滴鼻、鼻腔冲洗、体位引流及正确的擤鼻方法，出院后遵医嘱坚持用药	使患者掌握正确的自护方法，保证治疗效果
	3. 加强锻炼，增强机体抵抗力，防止感冒，生活有规律，劳逸结合，忌烟、酒、辛辣刺激性食物。注意工作、生活环境的洁净，加强室内通风	提高机体抵抗力，消除诱因
	4. 按医嘱定期复诊及鼻腔清理	及时发现及处理复发

> ### 知 识 拓 展
>
> **真菌性鼻窦炎**
>
> 真菌性鼻窦炎（fungal rhinosinusitis，FRS）是临床常见的一种特异性感染性疾病。最常见的条件致病真菌为曲霉菌，最常见的临床类型是真菌球。
>
> 真菌性鼻窦炎临床类型以病理学为依据分为：非侵袭型真菌性鼻窦炎和侵袭型真菌性鼻窦炎。非侵袭型真菌性鼻窦炎又分为真菌球和变应性真菌性鼻窦炎；侵袭型者则分为急性侵袭型真菌性鼻窦炎和慢性侵袭型真菌性鼻窦炎。
>
> 各型真菌性鼻窦炎临床表现不一。首选手术治疗，侵袭型真菌性鼻窦炎者需配合抗真菌药物治疗。
>
> （冯　彦）

第五节　鼻出血患者的护理

鼻出血（epistaxis）是耳鼻咽喉科最常见的急症之一，轻者仅表现为涕中带血，重者可导致出血性休克。多为单侧鼻腔出血，如由全身因素引起，亦可为双侧鼻腔出血。鼻腔后部出血可导致口鼻同时流血，咽入大量血液后可导致恶心、呕吐。按病因可分为原发性鼻出血和继发性鼻出血，按出血部位可分为鼻腔前部出血和鼻腔后部出血。

【病因】

鼻出血的病因分为局部因素和全身因素。局部因素包括手术创伤、鼻部肿瘤、鼻腔鼻窦炎症等，全身因素包括凝血功能障碍、心血管疾病等。成人鼻出血常与心血管疾病、血液系统疾病、酗酒有关。儿童鼻出血则多见于鼻腔干燥、鼻腔异物、偏食有关。

【护理评估】

（一）健康史

评估患者出血的原因及既往史，询问患者出血的时间、频率及出血量等，既往有无鼻出血史，此次出血有无自觉病因，有无便秘等其他伴随症状。询问有无鼻部外伤史、近期有无手术史、不良挖鼻习惯等局部因素。既往有无高血压、凝血功能障碍、使用抗凝药等全身性因素。有无出血倾向的家族史。

（二）身体评估

评估出血量，查看患者血红蛋白数值，观察面色、神志、生命体征的变化等。出血量≤50ml 时，表现为鼻腔滴血、流血，生命体征无变化。出血量较多时，可有新鲜血液从口中吐出、呕出，可出现头昏、恶心、口渴、乏力、面色苍白等症状。当出血达 500～1 000ml 时，可出现出汗、血压下降、脉速无力等休克症状。

（三）辅助检查

1. 鼻镜　前鼻镜多能直接发现鼻腔前部出血点。鼻内镜常用于发现鼻腔后部及隐匿的出血点。

2. 实验室检查　血常规、凝血功能、肝肾功能等检查用于了解患者全身疾病状况。

（四）心理 - 社会评估

评估患者和家属的心理状态，患者因鼻腔出血多有恐惧、紧张等情绪，护士应在配合治疗的同时做好解释工作，加强情绪安抚，增加患者对疾病及预后的认知。

【治疗要点】

治疗原则包括维护生命体征、选择恰当的止血方法以及针对出血原因进行治疗。在出血期，根据出血的轻重缓急、出血部位及病因，选择不同的止血方法。经前鼻镜或鼻内镜检查出血点明确者，可采取电凝止血。若无内镜检查条件，可采用指压法或鼻腔填塞止血法。

【护理诊断和护理措施】

（一）术前护理

常见护理诊断 / 护理问题	护理措施	措施的依据
潜在并发症：失血性休克	1. 严密观察患者生命体征变化，并记录心率血压等	及时发现休克征象，并通知医生
	2. 观察鼻腔有无活动性出血，口鼻分泌物的颜色、性质、量等	仔细观察出血量并记录
	3. 保持静脉输液通路通畅	必要时静脉补液并给予止血药或补液治疗
	4. 嘱患者卧床休息，协助患者取半坐位，根据身体状况适当下床活动	促进回心血量，预防休克发生
	5. 观察患者鼻腔填塞物有无松动、脱落，鼻腔填塞期间，每日鼻腔内滴入液体石蜡 4～6 次，以润滑鼻腔黏膜和填塞物	预防鼻腔填塞物脱出及抽出填塞物时损伤鼻黏膜引起再次出血

续表

常见护理诊断/护理问题	护理措施	措施的依据
恐惧	1. 向患者介绍治疗的过程、止血的配合及术后可能出现的情况等	提供信息支持,提高患者依从性
	2. 护士应加强与患者的沟通,耐心安慰患者,实施急救措施时镇定有序。向患者解释情绪变化对出血的影响	安抚情绪,避免情绪紧张加重病情

（二）术后护理

常见护理诊断/护理问题	护理措施	措施的依据
急性疼痛	1. 评估疼痛的部位、程度、时间等	评估疼痛的特点和原因便于制定治疗方案
	2. 指导患者缓解鼻腔填塞疼痛的方法,如冷敷、低流量吸氧、体位改变等	使局部血管收缩、改善缺氧症状
	3. 告知疼痛与鼻腔填塞有关,告知疼痛可能持续的时间和处理方法	使患者在心理上对鼻腔填塞后的不适能提高认知
	4. 必要时遵医嘱使用止痛药	降低中重度疼痛的发生,提高患者舒适度
	5. 鼓励患者多饮水,协助患者漱口或行口腔护理。进食营养丰富易消化软食,可少食多餐	保持口腔湿润,避免咽痛。避免咀嚼时鼻腔填塞物牵拉加重疼痛
有感染的危险	1. 密切监测体温变化。若体温升高或鼻腔分泌物性质发生改变应及时通知医生予以处理	及时发现感染征象
	2. 严密观察鼻腔分泌物性质、气味	及时发现感染征象
	3. 遵医嘱使用抗生素预防感染	药物预防感染
知识缺乏	1. 嘱患者鼻出血时将血液吐出,勿咽下	利于观察出血量及避免咽下的血液对胃部的刺激
	2. 鼻腔填塞后,嘱患者卧床休息,避免用力咳嗽、打喷嚏,保持大便通畅	避免鼻腔压力过大,致鼻腔填塞物松动、脱出而引起再次出血
	3. 滴鼻剂的使用　鼻腔填塞物抽出后,指导患者按医嘱正确使用滴鼻剂。0.5%～1%麻黄碱滴鼻液,每日2～3次,每次1～2滴;清鱼肝油等油类滴鼻液,每日3～4次,每次2～3滴	麻黄碱收缩鼻腔黏膜,保持鼻腔通气,油类可润滑鼻腔黏膜,避免干燥
	4. 抽出鼻腔填塞物后,2小时内宜卧床休息,出院后短期内,避免用力擤鼻、重体力劳动或剧烈运动	擤鼻不当可引起鼻腔血管破裂;活动剧烈引起动静脉压升高,导致再次出血
	5. 教会患者或家属简易止血法。若院外再次出血,应保持镇静,可先自行采取简易止血法处理,再到院就诊	提高患者的自护能力,再次发生出血时能正确急救处理

（蔡永华）

第六节　鼻腔鼻窦肿瘤患者的护理

一、良性肿瘤

鼻及鼻窦的良性肿瘤好发于鼻腔内,其次是鼻窦,外鼻则较少见,通常按组织来源进行分类,包括血管瘤、乳头状瘤、骨瘤、软骨瘤、脑膜瘤、神经纤维瘤等。各类良性肿瘤均有其一定的好发部位,且通常生长缓慢,但其生长过程中对周围器官破坏力强,手术不易彻底切除,容易复发,有恶变可能。

【病因】

病因不明,可能与外伤、慢性炎症、发育缺陷、内分泌功能紊乱及人乳头状瘤病毒(human papilloma virus,HPV)感染有关。

【护理评估】

(一)健康史

评估患者的既往病史及鼻面部外伤史,如:骨瘤多有额部外伤史或慢性鼻窦炎史;内翻性乳头状瘤与 HPV 感染有关。询问患者是否接受过治疗,治疗的方式和效果,药物的种类、剂量和用法,目前的治疗情况。

(二)身体状况

1. 血管瘤　主要症状为进行性鼻塞、反复鼻出血。鼻塞多为单侧,肿瘤逐渐长大,可将鼻中隔压向对侧,出现双侧鼻塞。鼻出血量不等,长期反复出血可引起贫血,严重大出血可致失血性休克。肿瘤侵及邻近器官,会引起面部畸形、眼球移位、复视、头痛等症状。继发感染者鼻腔有臭味。

2. 乳头状瘤　多见于 50～60 岁男性,一般为单侧发病,鼻腔内可见红色或灰红色,表面不平,质地较硬,触之易出血的新生物(图 19-6)。主要症状为进行性加重的鼻塞、带血的黏脓涕或反复鼻出血;偶有头痛或嗅觉异常。

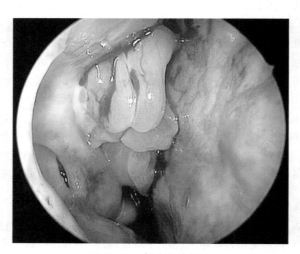

图 19-6　**鼻腔乳头状瘤**

3. 骨瘤　多见于青年,男性较多,常发于额窦,其次为筛窦,上颌窦及蝶窦均少见,骨瘤生长缓慢,小者多无症状,大的额窦骨瘤可导致鼻面部畸形,引起额部疼痛、感觉异常;侵入颅内可出现颅内组织受压症状;向眼眶发展可引起眼球移位、复视等。

4. 软骨瘤　常表现为单侧渐进性鼻塞、多涕、嗅觉减退、头昏、头痛等。肿瘤长大,侵入鼻窦、眼眶及口腔等处后,可发生面部变形、眼球移位、复视、溢泪等。

5. 神经鞘膜瘤　神经鞘膜瘤及纤维瘤生长缓慢,病程可长达十余年,早期多无症状。后期因肿瘤生长部位和大小不同而出现不同症状,长于外鼻可有象皮肿样外观;长于鼻腔或鼻窦可出现鼻塞、少量鼻出血、局部畸形和头痛;肿瘤过大可侵及多个鼻窦,侵入颅内会出现脑组织受压迫症状。

6. 脑膜瘤　多见于青少年,发展缓慢,早期无症状。肿瘤长大后压迫周围组织,出现鼻塞、流涕、鼻出血、嗅觉丧失、头痛等症状。

Note:

（三）辅助检查

1. 前鼻镜检查　可见瘤体的形态、质地和颜色。

2. 影像学检查　鼻窦 CT 扫描或 X 线摄片，有助于协助诊断。

3. 组织病理学检查　可明确诊断。

（四）心理 - 社会状况

因鼻塞、反复鼻腔出血、面部畸形、担心治疗效果或肿瘤恶变，患者及家属易产生恐惧及焦虑心理。护士应多关心患者，了解疾病的治疗经过、患者及家属对疾病的认知、本次治疗拟采取的治疗方式及术后康复知识的掌握程度，加强疾病相关知识宣教，进行有效的心理辅导。

【治疗要点】

以手术切除肿瘤为首选治疗方法。血管瘤、软骨瘤、神经纤维瘤、乳头状瘤易复发和恶变，应尽早手术，肿瘤切除应彻底。常用手术方式包括鼻内镜手术、鼻侧切开或上唇下进路手术，如侵入颅内，可行颅面联合手术。

【护理诊断和护理措施】

（一）术前护理

常见护理诊断 / 护理问题	护理措施	措施的依据
焦虑	1. 评估患者的焦虑原因及程度，引导患者表达自己的不良情绪，针对情绪不稳定程度采用不同的心理干预方法，如松弛疗法、分散注意力法，保持情绪稳定	掌握患者心理动态，及时采取有针对性、有效的心理护理措施，缓解不良情绪
	2. 向患者及家属讲解疾病的治疗方法、效果、心理状态对疾病预后的影响等。介绍术前、术后注意事项及配合要点	提供信息支持，减轻心理压力，增强患者战胜疾病的信心
	3. 保持环境安静、整洁、舒适，情绪不稳定患者留家属陪护	避免不良刺激，给予亲情支持
舒适受损：鼻塞、头痛	1. 评估影响患者舒适度的局部和全身因素	及时发现及处理各类不适症状
	2. 指导患者正确使用滴鼻药，告知不同药物的作用及注意事项	保证局部用药的效果，解除鼻塞，减轻头痛
知识缺乏	1. 告知患者疾病的相关知识，后期康复治疗相关信息以及注意事项	提高患者对疾病治疗的依从性
	2. 保持鼻腔及口腔清洁，避免用力擤鼻及挖鼻腔；戒烟酒，防止粉尘、冷空气等对鼻腔黏膜的不良刺激	提高机体抵抗力，消除诱发感染的因素
	3. 加强病情观察，若出现鼻腔出血、鼻塞、头痛、视力下降等症状，应及时告知医护人员	以利于及早发现及处理病情变化

（二）术后护理

常见护理诊断 / 护理问题	护理措施	措施的依据
急性疼痛	1. 向患者解释疼痛的原因及疾病过程，及时评估疼痛的部位、性质、程度和持续时间；必要时遵医嘱给予镇痛剂	有助于减轻患者焦虑、恐惧；疼痛剧烈时能得到及时处理
	2. 向患者解释疼痛的原因及术后康复过程，安慰患者，树立战胜疾病的信心	提供信息支持，提高疼痛阈值，减轻患者焦虑、恐惧

Note：

续表

常见护理诊断/护理问题	护理措施	措施的依据
舒适受损	1. 评估患者不舒适的症状及影响舒适度的因素	及时发现及处理各种不适症状
	2. 鼻腔填塞的患者，给予半卧位，用冷水袋或湿毛巾敷前额。鼻侧切开患者保持面部敷料包扎完整无松脱，解除包扎后，观察伤口有无红、肿、热、痛等局部感染征象，伤口予以刺激性小的消毒液消毒，一日2～3次	保持呼吸通畅，利于引流，减轻患者鼻面部的充血肿胀，缓解局部不适
	3. 张口呼吸的患者，鼓励多喝水，用淡盐水或漱口液漱口，口唇涂抹液体石蜡或润唇膏，保持口唇湿润	减轻张口呼吸引起的口腔干燥，防止口唇干裂及口腔炎
潜在并发症：术后出血、伤口感染	1. 观察生命体征变化及鼻腔填塞物有无松脱；观察鼻腔及口中分泌物性质、颜色和量，指导患者正确滴鼻或擤鼻	术后给予止血材料鼻腔填塞，防止填塞物松脱引起出血
	2. 观察鼻腔及伤口分泌物的颜色、性质及有无异味，及时抽取鼻腔填塞物。	防止鼻腔填塞时间过长引起伤口感染
知识缺乏	1. 告知患者疾病相关知识，围手术期的注意事项等	了解疾病相关知识，提高自护能力，促进康复
	2. 术后避免剧烈、重体力活动及水上运动，适当进行锻炼，合理饮食，宜食温冷、营养丰富、易咀嚼、易消化食物，忌刺激性食物及烟酒	提高机体抵抗力，消除诱因，保证治疗效果
	3. 指导患者掌握正确的滴鼻和擤鼻方式	保证局部用药的有效性
	4. 生活有规律，注意劳逸结合	增强抵抗力，预防疾病复发

知 识 拓 展

鼻腔鼻窦内翻性乳头状瘤的特点

鼻腔鼻窦内翻性乳头状瘤组织中某些人乳头状病毒、EB 病毒、p53 基因表达显著增强，恶变率较高，有如下特点：1. 术后易复发；2. 多次手术易产生恶性变，部分"癌变"的病例可能由于癌组织分化程度较高而被误诊为内翻性乳头状瘤；3. 多发性侵袭性生长易产生组织破坏。

二、恶性肿瘤

鼻腔鼻窦恶性肿瘤较少见，仅占头颈部恶性肿瘤的 3%～5%，大多由鼻窦、外鼻、眼眶、鼻咽等处恶性肿瘤直接扩散引起，原发性鼻腔恶性肿瘤少见。鼻窦恶性肿瘤以上颌窦恶性肿瘤最为多见，筛窦肿瘤次之，蝶窦、额窦肿瘤少见。因鼻窦解剖位置隐蔽，早期症状少，肿瘤不易早期确诊。早期肿瘤可局限于鼻腔或鼻窦某一解剖部位，晚期肿瘤可累及多个解剖部位，很难区分是鼻腔或鼻窦恶性肿瘤。鼻腔鼻窦恶性肿瘤病理类型繁多，主要包括鳞癌、未分化癌、腺癌、神经内分泌癌、恶性黑色素瘤、腺样囊性癌、淋巴瘤和软组织肉瘤、嗅神经母细胞瘤等。

【病因和发病机制】

病因不明，可能与下列因素有关。

1. 长期慢性炎症刺激　长期的慢性炎症刺激可使鼻黏膜上皮大面积鳞状化生，形成鳞状细胞癌的发生基础。临床上以上颌窦恶性肿瘤最为常见，筛窦次之，再次为额窦，蝶窦恶性肿瘤少见。

Note：

2. 经常接触致癌物质　长期吸入某些刺激性或化学性物质,如镍、砷、铬或其他化合物。

3. 良性肿瘤恶变　鼻息肉或内翻性乳头状瘤反复复发,多次手术,则有恶变的危险。

4. 放射性物质　因鼻及鼻窦良性病变而行放疗者,多年后有诱发恶性肿瘤的可能。

5. 外伤　研究发现肉瘤患者常有外伤史。

【护理评估】

（一）健康史

评估患者既往健康状况、生活及居住环境,有无家族史,有无外伤史,有无慢性鼻炎、慢性鼻窦炎、鼻良性肿瘤病史,是否接受过治疗,治疗的方式和效果,药物的种类、剂量和用法,目前的治疗情况。

（二）身体状况

1. 鼻腔恶性肿瘤　早期常有单侧进行性鼻塞、涕血、恶臭脓涕或肉色水样涕,头痛、嗅觉减退等症状,晚期由于肿瘤侵入鼻窦、眼眶,表现为鼻窦恶性肿瘤的症状。

2. 鼻窦恶性肿瘤　症状因肿瘤原发部位或累及范围不同而异。

（1）上颌窦恶性肿瘤:早期肿瘤较小,局限于窦腔某一部位,常无明显症状。随着肿瘤的发展,先后出现下列症状:单侧脓血鼻涕、面颊部疼痛或麻木感,单侧进行性鼻塞,单侧上颌磨牙疼痛或松动。晚期肿瘤破坏窦壁,向邻近组织扩展,可出现面颊部隆起、流泪、眼球向上移位、硬腭隆起、张口困难、头痛、耳痛、颈淋巴结转移等症状。

（2）筛窦恶性肿瘤:早期肿瘤局限于筛房可无症状。当肿瘤侵入鼻腔时,则出现单侧鼻塞、血性鼻涕、头痛和嗅觉障碍。晚期肿瘤向各方向扩展,侵犯纸样板进入眼眶,使眼球向外、前、下或上方移位,并有复视,若累及硬脑膜或侵入颅内,则有剧烈头痛。

（3）额窦恶性肿瘤:原发于额窦的恶性肿瘤极少见。早期多无症状,肿瘤发展后,可有局部肿痛、麻木感和鼻出血。

（4）蝶窦恶性肿瘤:有原发性和转移性癌两种,均少见。早期无症状,待出现眼球移位、眼球运动障碍或视力减退等症状时已属晚期。

（三）辅助检查

1. 鼻腔及鼻内镜检查　观察肿瘤原发部位、大小、外形、鼻窦开口等情况。

2. 影像学检查　鼻部 CT 扫描或 MRI 可明确肿瘤来源、大小和侵及范围,并有助于选择术式。

3. 肿瘤组织及鼻腔、鼻窦穿刺　细胞涂片病理学检查是最终确诊的依据。

（四）心理 - 社会状况

恶性肿瘤的确诊给患者及家属带来极大的心理压力,治疗方式的选择让患者感到无所适从,手术治疗引起的面部形象改变,更给患者带来了恶性刺激,因此,患者极易产生恐惧、焦虑、退缩等消极情绪,甚至对治疗失去信心。护士应全面了解患者的文化程度、职业、家庭及社会关系、家庭支持状况、对疾病的认知程度等,年纪轻、社会地位高及女性患者,对外貌改变接受更困难,应综合所掌握的资料评估患者的心理状况,制定有效、有针对性的心理疏导措施。

【治疗要点】

鼻腔鼻窦恶性肿瘤的治疗方式主要有手术、放疗和化疗 3 种方法。病理类型、疾病分期、治疗风险及并发症、患者对病情的接受程度、身体状况、社会经济因素等均影响治疗方式的选择。首次治疗是治疗成败的关键。

（一）放射治疗

放射治疗可以单独使用也可以和手术联合进行。单独根治性放射治疗只适用于对放射线敏感的恶性肿瘤,如肉瘤、未分化癌,但疗效并不完全满意。对晚期无法根治的患者,仅能作姑息性放射疗法。术后复发者也可行放射治疗。

Note:

（二）化学治疗

化学治疗用于肉瘤和淋巴瘤效果好，但对其他类型的肿瘤组织缺乏高度选择性，且毒性反应大，因此在临床上很少单独使用。

（三）手术治疗

手术治疗为多数鼻腔鼻窦恶性肿瘤患者首选的治疗手段，尤其是早期、肿瘤范围较局限者。对范围较大、周围结构较复杂、单纯手术难以根治性切除者，术前或术后应配合放疗或化疗，以减少术后复发、提高疗效。鼻腔鼻窦恶性肿瘤的手术类型较多，其中鼻侧切开术、上颌骨全切术、扩大上颌骨全切术为三种基本术式。

1. **上颌窦恶性肿瘤**　根据情况可选择 Denker 手术、鼻侧切开术、上颌骨部分切除术或上颌骨全切除术。

2. **筛窦恶性肿瘤**　可行鼻外进路筛窦切除术或鼻侧切开术等。

3. **额窦恶性肿瘤**　可行鼻外进路额窦手术，术中将肿瘤连同窦腔黏膜全部切除，尽可能复位额骨骨瓣，以保持面容。

4. **蝶窦恶性肿瘤**　以放疗为主，手术为辅。但局限在蝶窦内无周围侵犯的肿瘤可经鼻内镜下切除。

近年来，随着鼻内镜外科手术的迅速发展和应用，临床分期属于较早期的患者经鼻内镜行鼻腔鼻窦恶性肿瘤切除术，不仅微创、避免面部瘢痕、恢复快，而且能获得令人满意的效果。

【护理诊断和护理措施】

（一）术前护理

常见护理诊断 / 护理问题	护理措施	措施的依据
恐惧	1. 做好患者心理评估，判断恐惧程度，动态观察情绪变化，多与患者沟通，引导患者正确地宣泄不良情绪	掌握患者情绪变化，做好心理疏导，利于疾病治疗
	2. 告知该疾病治疗方式及尽早手术的重要性，讲解术后可能发生的面容改变及重要生理功能缺失后的补救措施及方法，疾病愈后等	提供信息支持，稳定患者情绪，提高患者的心理承受能力
	3. 鼓励家属做好情感支持并配合医护人员做好解释工作	提高患者安全感及战胜疾病的信心
舒适受损：头痛、鼻塞、鼻溢	1. 评估影响患者舒适度的局部和全身因素，以及不舒适的程度	及时发现及处理各种不适症状
	2. 癌性疼痛剧烈的患者，做好疼痛评估，在排除颅内转移、颅内高压等的情况下，遵医嘱使用止痛药物	及时发现和处理疼痛，减少疼痛引起的情绪变化
	3. 勿挖鼻或用力擤鼻，保持鼻腔黏膜湿润，必要时使用清鱼肝油等鼻部润滑剂，保持大便通畅	鼻腔黏膜受肿瘤侵犯变薄、干燥，毛细血管脆性增加，挖鼻或用力擤鼻易致毛细血管破裂引起出血

（二）术后护理

常见护理诊断 / 护理问题	护理措施	措施的依据
急性疼痛	1. 评估疼痛的部位、程度，根据医嘱给予镇痛方式	及时发现及处理患者不能耐受的疼痛
	2. 向患者解释疼痛的原因，告知术后疼痛可能持续的时间及大致过程	提供信息支持，提高疼痛阈值及对疼痛的耐受性
	3. 给予半卧位，避免剧烈咳嗽及打喷嚏	减轻鼻面部的充血肿胀，避免鼻腔压力突然增大而牵拉伤口致疼痛加剧

续表

常见护理诊断／护理问题	护理措施	措施的依据
有感染的危险	1. 观察并记录患者生命体征，特别是体温变化，注意观察鼻腔及面部伤口分泌物的颜色、性质及量，有无神志、意识改变及剧烈头痛、恶心、呕吐等，监测白细胞计数、分类	及时发现感染征兆
	2. 遵医嘱使用抗生素，待术腔内填塞物取出后，可每日用生理盐水冲洗鼻腔，保持术腔清洁；鼻侧切口部位可用生理盐水或消毒液擦拭，保持清洁、干燥	保持局部清洁，预防术腔及伤口感染
	3. 每日清洁牙托一次，注意观察牙托是否在位，有无松动。保持口腔清洁，进餐后及时漱口，予口腔护理，每日2次	减少牙托对口腔黏膜的损伤，预防口腔感染
	4. 鼓励患者少量多餐，进食富含维生素、蛋白质的流质或半流质食物	减少食物对口腔的不良刺激，促进切口愈合
潜在并发症：术后出血、脑脊液鼻漏、脑膜炎	1. 密切观察患者的血压、心率变化，鼻腔、口腔分泌物的颜色、性质及量，伤口渗血情况等；遵医嘱使用止血药物	及时发现及处理伤口出血
	2. 观察患者有无高热、剧烈头痛、恶心、喷射性呕吐、意识改变及鼻腔有无异常液体流出，如鼻腔流出无色液体，干燥后不结痂，低头时量增多等情况，则疑有脑脊液鼻漏，嘱患者勿低头用力，避免增加腹压的各种活动	及时发现并发症的早期症状并正确处理，防止病情加重
	3. 取半坐位，保持大便通畅，勿剧烈咳嗽及活动	减少脑部充血水肿，降低颅内压，利于伤口愈合
自我形象紊乱	1. 对术后面容有改变的患者，应鼓励其接受现状，告知患者良好的修复方法并协助积极处理，鼓励患者接受和配合后期治疗	提供信息及心理支持，增强患者应对外貌改变的信心
	2. 指导患者进行正确的口腔功能恢复训练，防止术后瘢痕挛缩引起的张口困难和吐字不清	促进功能恢复，降低面容毁损的程度
	3. 协助患者配戴牙托，观察牙托大小是否合适、在位，有无松动	帮助修复面部缺失，改善自身形象
知识缺乏	1. 告知患者疾病相关知识，围手术期的注意事项等	了解疾病相关知识，提高自护能力，促进康复
	2. 术后避免剧烈活动，或从事重体力劳动及水上运动等，适当身体锻炼，合理饮食，宜进食温冷、营养丰富、易咀嚼、易消化食物，忌刺激性食物及烟酒	提高机体抵抗力，预防疾病复发，保证治疗效果
	3. 指导患者正确清洁牙托和张口训练，以防止翼腭窝瘢痕增生挛缩，致张口困难	掌握改善手术后遗症的方法，促进口腔及面部功能的恢复
	4. 鼓励患者克服放疗、化疗的副作用，坚持治疗、定期随访	促进疗效，监测及预防术后复发

知 识 拓 展

鼻内镜手术的并发症

　　鼻腔鼻窦邻近前颅底和眼眶，与管段视神经和颈内动脉毗邻。虽然鼻内镜手术技术具有诸多优势，但由于手术部位更接近颅底、眼眶以及其毗邻的血管和神经，故也增加了手术的风险。

Note：

鼻内镜手术并发症种类包括：①鼻内并发症：鼻出血、鼻腔粘连、鼻中隔穿孔；②眶内并发症：眶周淤血、眶周气肿、眶内血肿、眶内感染、眶内炎性假瘤、内直肌损伤、鼻泪管损伤、失明；③颅内并发症：脑脊液鼻漏、脑膜炎、脑脓肿、颅内出血、颈内动脉或海绵窦损伤大出血等。

（余　蓉）

第七节　鼻外伤患者的护理

一、鼻腔-鼻窦异物

鼻腔异物（nasal foreign body）有内源性和外源性两大类。内源性异物如死骨、凝血块、鼻石、痂皮等。外源性异物有植物性、动物性和非生物性，以植物性异物多见，动物性异物较为罕见，非生物性异物则多因战伤、工伤或误伤所致，异物多为弹片、弹丸、碎石、木块等，破坏性较大，病情也较复杂。本病多见于儿童。

【病因】

1. 儿童玩耍时将异物塞入鼻孔内，常见的有豆类、果核、玻璃球、橡皮球、纸卷、纽扣、纽扣电池等。

2. 水蛭和昆虫爬入鼻内，多因露宿或野外游泳时发生。

3. 碎石、木块、弹片、弹丸等经鼻面部射入鼻腔、鼻窦等处。

4. 死骨、凝血块、痂皮、干酪样分泌物、结石等潴留鼻内，或纱条、棉片、器械断端等遗留在鼻腔内。

【护理评估】

（一）健康史

评估患者既往是否有鼻出血、结核等产生内源性异物的病史。注意评估有无异物进入史，如飞虫误入鼻腔，儿童玩耍时将橡皮球、纸卷、纽扣等塞入鼻内，成人工作中误吸粉尘；异物的大小、形状及存留的时间，有无慢性鼻出血等。

（二）身体状况

根据异物的性质、大小、形状、所在部位、刺激性强弱和滞留时间的长短而表现出不同的症状。

1. 儿童鼻腔异物表现为单侧鼻阻塞、流黏脓涕、鼻出血或涕中带血以及呼气有臭味等。

2. 因战伤、工伤或误伤引起者，除面部有外伤，其他临床表现则要视异物性质、大小、所在位置和滞留时间而异。若损伤视神经则表现为视力障碍，若伤及血管则有较大量出血。

3. 活的动物性异物（如水蛭）常有虫爬感。医源性异物则有异物滞留侧鼻塞、脓涕（有臭味）和头痛等症状。

（三）辅助检查

鼻腔检查可见异物。对透光性差的异物，可借助 X 线检查，必要时行 CT 检查定位。

（四）心理-社会状况

幼儿常因异物塞入史不明确而耽误治疗，家长易产生自责心理。

【治疗要点】

根据异物大小、形状、部位和性质的不同，采用不同的取出方法。

Note:

1. 儿童鼻腔异物，切勿用镊子夹取，尤其是圆滑的异物，夹取有使异物滑脱和误吸的危险。可用前端是钩状或环状的器械，从前鼻孔进入，绕至异物后方再向前钩出。

2. 对有生命的动物性异物须先用 1% 丁卡因麻醉，使之失去活动能力后，再用鼻钳取出。

3. 若异物较大且位于大血管附近，须先行相关血管阻断，再实施手术取出异物。

4. 无症状的细小金属异物若不在危险部位，可定期观察，不必急于取出。

5. 对过大的金属性或矿物性鼻窦异物，明确定位后，选择相应的手术进路和方法。

6. 在上颌窦或额窦的异物，可行上颌窦或额筛窦凿开术取出。

【护理诊断和护理措施】

常见护理诊断 / 护理问题	护理措施	措施的依据
潜在并发症：鼻炎、鼻窦炎、破伤风	1. 评估异物大小、形状、部位和性质，配合医生及时取出异物。对过大的金属性异物及鼻窦异物，积极做好术前准备，尽早实施手术取异物。术后遵医嘱正确使用抗生素	及时取出异物，降低异物存留对鼻腔组织的损害
	2. 异物取出前，观察异物是否活动或移位，防止异物滑脱坠入呼吸道引起气道阻塞	防止异物经鼻咽部坠入喉内或气管内发生窒息
	3. 观察患者生命体征，注意有无发热、头痛等症状，鼻腔通气情况及鼻腔分泌物的颜色、性状及量。有外伤者，观察伤口有无红、肿、热、痛等感染征象	及时发现及处理并发症
	4. 开放性外伤的患者，按医嘱注射破伤风抗毒素	预防外伤可能引发的破伤风
知识缺乏	1. 告知患者注意自我防护，家长应加强看护幼儿，及时纠正不良习惯，避免小儿将异物塞入鼻内	控制引起异物的病因，预防鼻腔异物的发生
	2. 外伤、手术后或儿童若出现单侧鼻流涕或涕中带血且伴臭味者，应及时就诊，检查是否为鼻腔异物	了解疾病基本知识，利于早期诊断及治疗
	3. 告知患者及家属，发生异物误入鼻腔后应及时就诊取出异物	以免异物存留发生继发性损伤

知 识 拓 展

纽扣电池对鼻腔的损害

纽扣电池是鼻腔异物中常见的一种，它含有铬、汞、镉、铅、锰、镍等重金属，电池外壳破损，渗漏的电解质液会使黏膜逐渐发生液化坏死；电池在导电良好的湿润鼻腔内会发生短路，放电产热，使周围黏膜、软骨严重烫伤。一旦纽扣电池进入鼻腔，很短时间内就会腐蚀鼻腔黏膜，造成黏膜肿胀、糜烂、坏死，甚至软骨坏死，极易形成不可自愈的鼻中隔穿孔和鼻腔粘连。

二、鼻骨骨折

外鼻骨架由一对较薄的鼻骨及部分上颌骨额突构成，突出于面部中央，易遭受外界暴力或机械性的创伤而发生鼻骨骨折（fracture of nasal bone）。鼻骨上部窄厚，下部宽薄，下方为鼻中隔和鼻腔，缺乏支撑，故骨折多累及鼻骨下部，并向下方塌陷。鼻骨骨板薄而小，骨折可单独发生，也可是颌面骨折的一部分。严重的鼻骨骨折常伴有鼻中隔偏斜、黏膜下血肿、黏膜撕裂及鼻中隔穿孔等。

【病因】

常见原因有鼻部遭受拳击、运动外伤、个人意外撞击和交通事故等。

【护理评估】

（一）健康史

评估患者是否有外伤史，受伤场景及时间、救治经过。询问患者的职业、生活环境，了解患者日常生活是否规律，有无烟酒嗜好、特殊的饮食喜好或禁忌等。

（二）身体状况

一般均有局部疼痛、外鼻肿胀及皮下淤血，伤及鼻腔黏膜可有鼻出血。鼻骨骨折有移位者，表现有鼻梁歪斜、鼻背塌陷或畸形。且畸形通常被软组织肿胀、淤血掩盖，一周后肿胀消退才能观察鼻背变形情况。鼻中隔明显偏曲、移位、血肿形成，可造成一侧或双侧鼻塞。擤鼻时气体经撕裂的鼻腔黏膜进入眼或面颊部皮下组织，可出现皮下气肿等。

（三）辅助检查

1. 鼻骨正侧位 X 线片或 CT 检查　有助于判断鼻骨骨折的位置及有无颅底骨折。

2. 鼻漏出液的葡萄糖定量分析　鼻腔有淡红色液体流出，中心呈粉红色而周边色淡、清澈者，有助于诊断有无脑脊液鼻漏。

（四）心理-社会状况

患者因意外受伤，担心愈后不理想而对外形有影响，易产生焦虑、暴躁情绪。护士应注意评估患者受伤的原因及心理状态，以了解其对疾病的认知和治疗期望值。

【治疗要点】

治疗原则为矫正鼻部畸形和恢复鼻腔通气功能。

1. 闭合性鼻骨骨折　无错位性骨折无需复位，错位性骨折可在局部麻醉或全身麻醉下即刻行鼻骨复位术。如伤后就诊时鼻部已明显肿胀，为不影响复位效果，可于外伤后 1 周左右，肿胀消退后行复位手术，不宜超过 2 周，因 2 周后骨痂形成增加整复难度。

2. 开放性鼻骨骨折　应争取一期完成清创缝合与鼻骨骨折的复位。鼻中隔出现偏曲、脱位等情况时，应做开放复位。

3. 鼻骨粉碎性骨折　应根据具体情况做缝合固定、鼻腔填塞等。

4. 鼻额筛眶复合体骨折　多合并严重的颅脑损伤，以开放复位为宜。使用多个金属板分别对鼻骨及其周围断离的骨进行缝合固定。

【护理诊断和护理措施】

常见护理诊断/护理问题	护理措施	措施的依据
急性疼痛	1. 评估疼痛的程度，解释疼痛的原因，告知患者疼痛可能持续的时间。向计划手术的患者解释鼻骨骨折复位术的重要性、手术方式及相关注意事项，配合医生进行鼻骨复位术	提供信息支持，提高患者对疼痛的耐受性
	2. 取半卧位，给予鼻根及前额部冷敷，疼痛剧烈者按医嘱使用镇静、止痛药物	减轻鼻面部充血肿胀，及时有效缓解疼痛
	3. 减少活动，注意保护鼻面部不受外力及物品碰撞	减少外部刺激引起的疼痛，预防二次损伤

续表

常见护理诊断/护理问题	护理措施	措施的依据
有感染的危险	1. 保持鼻面部伤口清洁、干燥，及时清除鼻腔及眼部分泌物，宜用生理盐水纱布轻轻拭净	减少炎性分泌物对伤口及周围组织的刺激，防止感染
	2. 密切观察生命体征，及时取出鼻腔填塞物，凡士林纱条填塞取出时间不超过 72 小时，碘仿纱条填塞取出时间不超过 7 天，避免用不洁物品堵塞前鼻孔	防止鼻腔填塞时间过长或填塞不当引起鼻腔鼻窦局部组织坏死及感染
	3. 遵医嘱正确使用抗生素	有效预防感染
潜在并发症：出血、颅内并发症颅外并发症	1. 观察生命体征、意识、瞳孔的变化，鼻腔及口中分泌物的颜色、性质及量，眶内有无渗血、视力及眼球活动情况，发现异常，及时报告医生，做好急救准备	及时发现并正确处理并发症
	2. 保持环境安静整洁，取半卧位休息，防跌倒，嘱患者将口中分泌物吐出	保持呼吸道通畅，防止误吸，减轻鼻面部充血肿胀
	3. 进食软食，多饮水，保持口腔清洁	减少咀嚼引起的面部伤口牵拉，预防口腔炎引起鼻腔逆行感染
知识缺乏	1. 指导患者注意个人防护，鼻腔填塞纱条抽取后，短期内避免用力擤鼻、打喷嚏，并注意保护鼻面部，勿触碰鼻部	避免局部用力不当及外部碰撞引起复位失败
	2. 进食清淡、温凉的软食，忌食坚硬食物，避免因咀嚼引起疼痛，多饮水、多食水果及粗纤维食物，保持排便通畅	避免饮食不当引起鼻面部过度牵拉及局部毛细血管扩张引起伤口愈合不良或出血
	3. 按时复诊，以便观察骨折复位效果。鼻面部畸形明显的患者，可行下一步的整形美容治疗	给予正确的康复指导，保证治疗效果

知 识 拓 展

视神经管骨折

　　视神经管位居颅底、蝶窦上外侧壁，常在严重颅脑外伤、颅底和筛窦、蝶窦骨折时并发视神经管骨折，造成视力严重减退或失明，多为外伤后即刻出现，少数为外伤后几小时后发生。患者多有眼睑青紫肿胀，眼球突出，患眼瞳孔散大，直接对光反射消失而间接对光反射存在（Marcus-Gunn 瞳孔）。视神经管骨折应按急症及早行视神经管减压术，以挽救患者的视力。但此类患者常合并颅脑及全身器官严重损伤，往往因挽救患者生命而忽略眼部检查，或患者眼睑睁开困难影响相关检查，都给视神经管骨折的及时诊断和治疗带来困难。

三、脑脊液鼻漏

　　脑脊液鼻漏（cerebrospinal rhinorrhea）为脑脊液自破裂或缺损的蛛网膜、硬脑膜和颅底骨折流入鼻腔或鼻窦，再经前、后鼻孔或鼻咽部流出。脑脊液鼻漏分创伤性和非创伤性两大类。创伤性脑脊液鼻漏可发生于外伤的早期或伤后，常可继发严重颅内感染。

【病因】

　　1. 以外伤性脑脊液鼻漏最多见，筛骨筛板和额窦后壁骨板甚薄，并与硬脑膜紧密相连，外伤时若骨板与硬脑膜同时破裂，则发生脑脊液鼻漏。颅中窝底骨折可损伤蝶窦的上壁而致脑脊液鼻漏。

2．医源性脑脊液鼻漏系因手术损伤所致，如中鼻甲切除术或筛窦切除术使筛骨筛板损伤，经蝶窦垂体瘤切除术等。

3．非外伤性脑脊液鼻漏较少见，常因肿瘤或脑积水等因素所引起。

4．自发性脑脊液鼻漏，又名原发性脑脊液鼻漏，最为罕见。

【护理评估】

（一）健康史

评估患者是否有外伤史、近期手术史及肿瘤等病史。详细询问患者此次就诊的主要原因和治疗预期；首次就诊的时间，主要症状及其特点，鼻漏的部位，鼻漏加剧时的体位及状况。

（二）身体状况

经鼻腔间断或持续流出清亮水样液体，低头用力、压迫颈静脉、下蹲等情况下流出液增多，可伴嗅觉丧失、视力障碍等。外伤性脑脊液鼻漏80%的患者在伤后48小时内出现症状，95%在受伤3个月内有症状。自发性脑脊液鼻漏症状有时不典型，可表现为反复发作脑膜炎。

（三）辅助检查

1．鼻流出液葡萄糖定量分析　是确诊脑脊液鼻漏的重要依据。其含量超过 1.7mmol/L（30mg%）为阳性标准。β2 转铁蛋白的检测阳性也有较高的特异性。

2．鼻内镜检查　手术前须有脑脊液瘘孔的准确定位，目前定位方法较多，但以鼻内镜法较为准确。

3．影像学方法　高分辨率薄层 CT 扫描、MRI 脑池造影可用于瘘孔的定位诊断。

（四）心理 - 社会状况

患者因缺乏对疾病的认识及担心愈后，易产生焦虑心理。应评估患者的生活、工作压力，对健康水平的认知，患者及家属的文化水平和接受能力，对疾病治疗方案的了解和接受程度，有关疾病信息的来源等，以了解及判断患者的心理状态。

【治疗要点】

（一）保守治疗

外伤性脑脊液鼻漏多可通过保守治疗治愈。

1．降低颅压和预防感染。

2．鼻内药物腐蚀疗法适用于瘘孔位于筛板且流量较少者，用 20% 硝酸银涂擦瘘孔边缘的黏膜，造成创面以促使愈合。

（二）手术治疗

保守治疗 4～6 周，如不见好转或反复发作颅内感染者应行手术治疗。脑脊液鼻漏的手术治疗指征包括开放性外伤、颅内出血、颅内积气、迟发性鼻漏、自发性鼻漏、手术创伤性及保守治疗无效的脑脊液鼻漏。

【护理诊断和护理措施】

常见护理诊断 / 护理问题	护理措施	措施的依据
焦虑	1．评估患者的焦虑程度及原因，讲解疾病相关知识，及时告知病情及治疗现状。对需要手术的患者，介绍脑脊液鼻漏手术的目的、意义、手术方式及注意事项	提供信息及心理支持，提高患者心理承受力，稳定情绪
	2．卧床休息，提供安静舒适的环境，对情绪激动或波动较大的患者，按医嘱给予镇静药物	避免血压及颅压升高，预防脑脊液漏加剧

续表

常见护理诊断/ 护理问题	护理措施	措施的依据
潜在并发症：细菌性脑膜炎、吸入性肺炎	1. 遵医嘱正确使用抗生素和脱水降颅压药物	有效预防感染及避免颅内压升高
	2. 取头高卧位，抬高床头 20°～30°，避免用力咳嗽、擤鼻和打喷嚏，限制水、钠摄入量，防止便秘，嘱患者勿做低头、下蹲动作，着宽松衣服，避免衣领紧扣	减轻脑组织充血，避免颅内压增高引起脑脊液鼻漏加重
	3. 观察鼻腔渗出液的颜色、性质及量，患者生命体征、神志、瞳孔大小，有无发热、头痛、恶心、呕吐、嗜睡、颈项强直等脑膜刺激征	及时发现及处理并发症
	4. 保持口腔清洁，协助翻身、拍背，及时吸痰，呕吐时头偏向一侧	预防呼吸道阻塞及吸入性肺炎
知识缺乏	1. 向患者解释疾病发生的原因、治疗方法、治疗过程及效果、注意事项等	增加疾病认知，提高治疗依从性
	2. 饮食宜温冷、清淡、低盐、易消化，限制饮水量及食盐摄入。忌过烫、坚硬、辛辣、刺激性食物，避免过度咀嚼	避免饮食不当牵拉伤口、增加血容量导致颅内压升高，影响瘘口愈合
	3. 防寒保暖，预防上呼吸道感染，忌用不洁的物品填塞鼻腔，勿挖鼻，掌握正确的擤鼻方法	提高机体抵抗力，消除诱因，保证治疗效果
	4. 定期复查及随访。教会患者识别再发脑脊液漏的常见症状，出现鼻腔分泌物异常应及时就诊	及时发现和处理复发

知 识 拓 展

脑脊液鼻漏手术治疗方式简介

　　脑脊液鼻漏手术治疗分为颅内法和颅外法。由于颅外法疗效与颅内法基本相同，但手术死亡率和感染风险明显较颅内法低，故颅外法已取代颅内法成为主要的治疗选择。内镜技术的发展，使得筛顶、筛板和蝶窦的脑脊液鼻漏治疗成功率明显提高，鼻内镜下脑脊液鼻漏修补术已取代传统的颅内法。主要手术步骤：在内镜下定位瘘孔，利用带蒂鼻中隔黏膜、或游离鼻甲黏膜、或颞肌筋膜、脂肪、肌肉填补瘘孔后，外覆生物胶，再用碘仿纱条填塞，7～10天抽出填塞物。

（余　蓉）

思 考 题

1. 简述变应性鼻炎治疗要点。
2. 如何预防脑脊液鼻漏并发症的发生？
3. 简述各鼻窦炎引起头痛和局部疼痛的特点。
4. 简述鼻腔填塞后的护理要点。

Note：

URSING
第二十章

咽科患者的护理

20章 数字内容

学习目标

知识目标：

1. 掌握急慢性咽炎、急慢性扁桃体炎、扁桃体周脓肿、急性腺样体炎、腺样体肥大、鼻咽纤维血管瘤、扁桃体恶性肿瘤、鼻咽癌、阻塞性睡眠呼吸暂停低通气综合征患者的典型症状、治疗要点、主要护理诊断及护理措施。

2. 熟悉急慢性咽炎、急慢性扁桃体炎、扁桃体周脓肿、急性腺样体炎、腺样体肥大、鼻咽纤维血管瘤、鼻咽癌、扁桃体恶性肿瘤、阻塞性睡眠呼吸暂停低通气综合征的病因和发病机制。

3. 了解急慢性咽炎、急慢性扁桃体炎、扁桃体周脓肿、急性腺样体炎和腺样体肥大各疾病之间的异同点。

能力目标：

运用所学知识对急慢性咽炎、急慢性扁桃体炎、扁桃体周脓肿、急性腺样体炎、腺样体肥大、鼻咽纤维血管瘤、鼻咽癌、扁桃体恶性肿瘤、阻塞性睡眠呼吸暂停低通气综合征患者提出护理问题，制订全面的护理计划，进行关键环节的护理干预和疾病宣教。

素质目标：

基于案例及知识拓展引导构建专业知识系统框架，培养学生的临床工作能力、评判性思维能力和人文关怀能力，能够以人的健康为中心，为患者提供整体护理。

患者,男性,50 岁,广东人。3 个月前出现回缩涕中带血,无鼻塞、鼻痛等症状,未予重视。1 个月前发现左侧颈部无痛性肿块,逐渐增大,并出现左耳闷塞感、听力下降。间接鼻咽镜检查发现左侧咽隐窝新生物,直径约 1cm,表面粗糙附黏脓性分泌物。

请思考:

1. 该患者可能的临床诊断和护理诊断是什么?

2. 护士应为该患者提供哪些护理措施?

第一节　咽炎患者的护理

一、急性咽炎

急性咽炎(acute pharyngitis)是咽黏膜、黏膜下组织的急性炎症,多累及淋巴组织。可单独发生,也可继发于急性鼻炎或急性扁桃体炎。常见于秋冬及冬春之交。

【病因】

1. 病毒感染　多由柯萨奇病毒、腺病毒、副流感病毒引起,其次为鼻病毒及流感病毒。一般通过飞沫和密切接触传播。

2. 细菌感染　以链球菌、葡萄球菌及肺炎球菌多见。其中 A 组乙型链球菌感染者症状较重,可导致远处器官化脓性病变,称为急性脓毒性咽炎(acute septic pharyngitis)。

3. 环境因素　如高温、粉尘、烟雾、刺激性气体或过敏原的刺激均可引起本病。

幼儿急性传染病如麻疹、猩红热、流感等,早期常有急性咽炎的症状。儿童或成人则多继发于急性鼻炎。

常见诱因为全身抵抗力下降如疲劳、体质虚弱、受凉时,以及有全身慢性疾病史或有鼻和咽部慢性炎性疾病史。

【护理评估】

(一)健康史

了解患者发病前是否有受凉、烟酒及辛辣刺激饮食、过度疲劳、上呼吸道感染史或与上呼吸道感染者接触史等情况,有无理化因素的长期刺激、咽部邻近组织器官的病灶及其他慢性病史。

(二)身体状况

1. 全身症状　与年龄、免疫力以及病毒、细菌毒力有关。一般情况下全身症状较轻,严重者可有发热、头痛、食欲不振和四肢酸痛等。脓毒性咽炎则全身症状通常较重。自然病程在 1 周左右时间。

2. 局部症状　起病较急,初起时咽部干燥、灼热、粗糙感,继而出现咽痛,吞咽时加重,空咽比进食时更明显,可放射至耳部,疼痛剧烈者可影响吞咽功能。炎症侵及喉部,可有咳嗽和声嘶。

3. 体征　咽部黏膜呈急性弥漫性充血、肿胀,分泌物增多,咽后壁淋巴滤泡及咽侧索红肿。细菌感染者,咽后壁淋巴滤泡表面可见黄白色点状渗出物,悬雍垂及软腭水肿,严重时可见会厌水肿。颌下淋巴结肿大并有压痛。

(三)辅助检查

1. 血常规检查　病毒感染者白细胞总数可正常,但淋巴细胞比例增高;细菌感染者白细胞总数可增高,伴中性粒细胞比例增高。

2. 咽拭子培养和抗体测定　可明确病因。

（四）心理 - 社会状况

患者可能对该病危害性认识不足，未及时就医或治疗不彻底。护士要注意评估患者的认知程度、生活习惯、工作及学习环境等。

【治疗要点】

1. 局部治疗　全身症状轻或无全身症状者可采用局部治疗，如复方硼砂溶液含漱或酌情选用各种含片及中成药，亦可采用抗病毒、抗菌作用的药物进行局部喷涂。

2. 全身治疗　感染较重，全身症状明显者应卧床休息，多饮水、禁烟酒、给予清淡流质饮食，选用抗病毒药和抗生素或磺胺类药物治疗，对于脓毒性咽炎，要给予足量的敏感抗生素。

3. 中医中药　中医认为本病多为外感风热，宜疏风解表，清热解毒，可应用有抗病毒和抗菌作用的中药制剂。

【护理诊断和护理措施】

常见护理诊断 / 护理问题	护理措施	措施的依据
急性疼痛	1. 教会患者疼痛评估的方法并鼓励及时报告疼痛的性质和程度	了解患者疼痛时的护理问题，及时处理中重度疼痛
	2. 保持口腔清洁，给予含漱剂漱口，超声雾化吸入或含片含服	减少咽部黏膜的炎症刺激
	3. 向患者解释疼痛的原因、过程，指导患者听音乐、看书等转移注意力，必要时遵医嘱使用镇痛药	认知和行为干预能提高痛阈，降低由疼痛刺激引起的神经、肌肉、血管的紧张度，减轻患者的疼痛感受
潜在并发症：中耳炎、鼻窦炎、急性肾炎、风湿热、败血症等	1. 观察患者有无耳痛、耳内闷塞感、听力下降等耳部症状以及鼻塞、流涕、头痛、嗅觉减退等鼻部症状	炎症可向周围组织蔓延
	2. 观察患者有无蛋白尿、关节疼痛、水肿等全身症状	病理机制尚未明确，可能与各个靶器官对链球菌所产生的Ⅲ型变态反应有关
知识缺乏	1. 指导患者正确的含漱方法，即含漱时头后仰、张口发"啊"音，使含漱液能清洁咽后壁，但注意不要将漱口液吞入	使含漱液充分与整个咽腔接触，更好发挥治疗效果
	2. 告知患者及时就诊，提高治疗依从性	早期合理治疗，防止发生并发症
	3. 鼓励患者积极锻炼身体。注意生活规律，少喝酒，不抽烟，进食清淡易消化流质或半流质饮食，保持大便通畅	增强机体抵抗力，减少发病诱因
	4. 保持空气流通，避免咽喉部受刺激，远离有害环境	减少理化因素的刺激，预防呼吸道感染
	5. 嘱患者发病期间，注意适当防护，戴口罩，勤洗手，防止传染他人	该病可通过飞沫传播和密切接触传播

二、慢性咽炎

慢性咽炎（chronic pharyngitis）为咽部黏膜、黏膜下及淋巴组织的慢性炎症，是上呼吸道慢性炎症的一种，多见于成年人，是临床常见病、多发病。

【病因与发病机制】

（一）局部因素

1. 急性咽炎反复发作转为慢性。

2. 上呼吸道慢性炎症刺激，如慢性鼻窦炎、鼻咽部炎症等，其炎性分泌物可经后鼻孔流至咽后壁刺激黏膜，或受慢性扁桃体炎、牙周炎等的影响。也可因患者长期张口呼吸引起黏膜过度干燥，以及用嗓过度等所致。

3. 烟酒、粉尘、有害气体、辛辣食物及变应原等的长期刺激。

（二）全身因素

多种慢性病，如下呼吸道慢性炎症、心血管疾病、肝肾疾病、消化不良、贫血等均可引发本病。内分泌紊乱、自主神经功能失调、维生素缺乏及免疫功能紊乱，胃食管反流等也与本病有关。另外，心理因素和精神状态亦是本病的重要诱因。

【护理评估】

（一）健康史

询问患者是否有急性咽炎反复发作、邻近器官炎症及全身慢性疾病病史等。了解患者职业状况、生活工作环境及有无诱发及加重的因素。

（二）身体状况

1. **症状**　主要表现为咽部不适感，如异物感、痒感、灼热感、干燥感、微痛感及刺激感等。因常有黏稠分泌物附着于咽后壁，患者晨起时可出现频繁刺激性咳嗽，伴恶心，无痰或仅有颗粒状藕粉样物咳出。用嗓过度、受凉或疲劳时加重。一般无明显全身症状。

2. **体征**

（1）慢性单纯性咽炎：咽黏膜弥漫性充血，血管扩张，呈暗红色，咽后壁有散在的淋巴滤泡，或伴有少量黏稠分泌物附着于黏膜表面。

（2）慢性肥厚性咽炎：黏膜充血增厚，咽后壁淋巴滤泡显著增生，散在突起或融合成片，双侧咽侧索充血肥厚，呈条索状。

（三）心理 - 社会状况

本病病程长，症状顽固。患者常因咽部不适久治不愈而焦虑烦躁，常表现为失眠、多疑、四处求医。护士应评估患者年龄、性别、心理状况、工作生活环境、文化层次、对疾病的认知程度及有无烟酒嗜好等。

【治疗要点】

1. **病因治疗**　戒烟戒酒，改善工作和生活环境，积极治疗急性咽炎、扁桃体炎、牙周炎，呼吸道慢性炎症及其他全身性疾病。

2. **局部治疗**

（1）慢性单纯性咽炎：常用复方硼砂溶液、呋喃西林溶液等漱口液含漱，或含服薄荷喉片、银黄含片及服用六神丸和金嗓清音丸等。

（2）慢性肥厚性咽炎：除上述治疗外，还可用10%的硝酸银涂擦咽黏膜以收敛消炎，也可用激光、冷冻或电凝固法治疗，但治疗范围不宜过广过深，以免形成过多瘢痕。

3. **中医中药**　中医认为慢性咽炎是阴虚火旺，虚火上扰。治宜滋阴降火，可用增液汤加减，亦可使用中成药含片及中药饮片等。

【常见护理诊断/护理问题】

常见护理诊断/护理问题	护理措施	措施的依据
焦虑	耐心向患者介绍本病的发生、发展以及转归过程	提供信息支持,助于减轻患者焦虑,促进康复
舒适受损:咽痛、咽干燥、咽部灼热等	1. 避免长时间用嗓,保持室内空气清洁,避免粉尘刺激	减少理化因素的刺激
	2. 多饮水,晚饭不可吃得过迟过饱,睡眠时头高位	避免胃食管反流导致咽部受刺激
	3. 坚持局部用药,漱口液的使用方法参见第二十章咽科患者的护理第一节"急性咽炎"	防止口腔黏膜损伤
知识缺乏	1. 防止急性咽炎反复发作,积极治疗鼻窦炎、中耳炎、慢性支气管炎、胃食管反流症等	减少刺激因素,治疗可能诱发本病的局部和全身疾病
	2. 改善工作和生活环境,锻炼身体,生活规律,注意保暖,戒除烟酒,避免辛辣刺激性食物,保持口腔卫生,保持大便通畅	

第二节　扁桃体炎患者的护理

一、急性扁桃体炎

导入案例与思考

　　患者,男性,22岁,"因咽痛3天,加重伴发热1天"就诊。患者3天前一次淋雨后出现吞咽痛,自行服用感冒药后无明显好转,2天前开始出现畏寒、发热、头痛、食欲下降、乏力、全身关节酸痛等症状,最高体温38.5℃,否认声嘶,诉双耳部疼痛,伴夜间打鼾。

　　请思考:

　　1. 该患者可能的诊断及依据是什么?

　　2. 该患者可能存在的主要护理诊断/问题有哪些?

　　急性扁桃体炎(acute tonsillitis)多发于儿童及青少年,为腭扁桃体的急性非特异性炎症,常伴有不同程度的咽黏膜和淋巴组织炎症,多继发于上呼吸道感染,气候变化时易发病(图20-1)。

【病因和发病机制】

　　1. **细菌感染**　A组乙型溶血性链球菌为本病主要致病菌。非溶血性链球菌、葡萄球菌、肺炎链球菌、流感嗜血杆菌也可引起本病,近年来厌氧菌、革兰氏阴性杆菌感染有上升趋势。

　　2. **病毒感染**　以腺病毒、鼻病毒、单纯性疱疹病毒为多见,或由细菌、病毒混合感染。

　　3. **诱发因素**　病原体可来自外界,也可存在于正常人咽部或腭扁桃体隐窝内,当受凉、潮湿、过度劳累、烟酒及辛辣饮食过度、有害气体刺激时,机体抵抗力降低,易诱发本病。

　　4. **传播途径**　传染性病原体可通过飞沫、食物或直接接触传播,通常呈散发性。

Note:

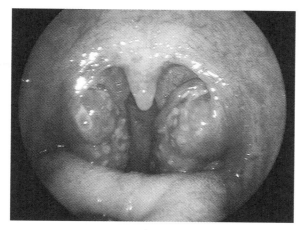

图 20-1　急性扁桃体炎
双侧腭弓、扁桃体急性充血，双侧扁桃体Ⅱ度肿大，隐窝口可见散在脓点。

【护理评估】

（一）健康史

了解患者工作、生活环境及既往病史。是否合并上呼吸道感染、鼻窦炎等邻近器官感染，及受凉、潮湿、劳累等诱发因素存在。评估患者咽痛的程度、时间及是否有高热、乏力等全身症状。

（二）身体状况

1. 局部症状　剧烈咽痛为主要症状，常放射到耳部，伴吞咽困难，下颌角淋巴结肿大触痛。小儿常表现为哭闹不安，及因疼痛而拒食。

2. 全身症状　起病急，多有畏寒、高热、头痛乏力、食欲下降、关节酸痛、全身不适、便秘等。小儿可表现为高热导致的抽搐、呕吐及昏睡。

3. 体征　患者呈急性病容，咽部黏膜弥漫性充血，以扁桃体及两腭弓最为严重。腭扁桃体肿大，表面可见黄白色脓点，或在隐窝处有黄白色或灰白色点状豆渣样渗出物，有时连成一片似假膜，容易拭去。双侧下颌角淋巴结常肿大、伴压痛。

（三）辅助检查

实验室检查显示白细胞增多、红细胞沉降率（ESR）和 C- 反应蛋白（CRP）增高。

（四）心理 - 社会状况

急性扁桃体炎起病急骤，症状明显，通常能得到及时诊治。护士应注意评估患者的年龄、职业、文化层次，对疾病的认知程度，以及工作和居住环境等。

【治疗要点】

1. 抗生素治疗　为主要治疗方法，首选青霉素类药物。若治疗 2～3 天后病情无好转，应及时更换或根据药敏试验结果选择适宜抗生素，疗程一般不少于 5 天。

2. 对症治疗　咽痛剧烈或高热时可口服解热镇痛药，或在有效抗感染的前提下酌情使用糖皮质激素。

3. 局部治疗　采用复方硼砂溶液或其他有抗菌作用的含漱液漱口。

4. 中医中药　采用清热解毒利咽的中草药口服或含漱。

5. 手术治疗　如多次反复发作急性扁桃体炎，特别是已有并发症者，可在急性炎症消退 2～3 周后行扁桃体切除术。

6. 其他　卧床休息，进流质饮食，多饮水，加强营养，保持大便通畅。因本病具有传染性，故患者需要适当隔离。

Note：

【常见护理诊断/护理问题】

常见护理诊断/护理问题	护理措施	措施的依据
急性疼痛	参见第二十章咽科患者的护理第一节"急性咽炎"	
体温过高	1. 观察患者体温变化,体温过高者及时给予物理或药物降温,防止发生惊厥	局部散热或调节体温中枢
	2. 注意休息,多饮水,保持室内空气流通,温湿度适宜	促进舒适,减少体力消耗,维持体液平衡
	3. 进清淡及营养丰富的流质、半流质饮食	高热导致消化吸收能力降低,机体分解代谢增加
	4. 进食后采用漱口水含漱,保持口腔清洁	高热导致唾液腺分泌减少,口腔黏膜干燥
潜在并发症:扁桃体周脓肿、中耳炎、急性鼻炎、风湿性关节炎、风湿热、风湿性心脏病、肾炎等	1. 观察患者有无一侧咽痛加剧、软腭及腭舌弓红肿膨隆、悬雍垂偏向对侧以及语言含糊、张口受限等扁桃体周脓肿表现,是否合并耳痛、耳内闷塞感、听力下降等耳部症状以及鼻塞、流涕、头痛、嗅觉减退等鼻部症状	炎症可向周围组织蔓延及播散
	2. 观察患者有无蛋白尿、关节疼痛、水肿等全身症状	病理机制尚未明确,可能与各个靶器官对链球菌所产生的Ⅲ型变态反应有关
知识缺乏	1. 详细讲解本病的诱因及发病情况,对频繁发作,即每年有 5 次或以上的急性发作或连续 3 年平均每年有 3 次或以上发作的急性扁桃体炎或有并发症者,建议在急性炎症消退 2~3 周后行扁桃体摘除手术	提供信息支持,避免诱发疾病相关因素的产生和延缓疾病的发展
	2. 指导患者正确的含漱液使用方法	含漱液充分与咽腔接触,更好发挥治疗效果
	3. 告知患者出现症状应及时就诊,提高治疗依从性	防止发生并发症
	4. 指导患者积极锻炼身体,养成良好生活习惯,进食清淡易消化流质或半流质饮食,保持大便通畅	增强机体抵抗力,减少发病诱因
	5. 保持空气流通,远离有害环境	减少咽部刺激,预防呼吸道感染
	6. 告知患者发病期间应注意适当防护,戴口罩,勤洗手,防止传染他人	该病可通过飞沫和密切接触传播

二、慢性扁桃体炎

慢性扁桃体炎(chronic tonsillitis)多由急性扁桃体炎反复发作或因腭扁桃体隐窝引流不畅,细菌、病毒滋生而演变为慢性炎症,是临床上常见疾病之一,多发生于大龄儿童及青年。

【病因与发病机制】

病原体与急性扁桃体炎类似。由于急性炎症治疗不彻底,或反复发作,扁桃体隐窝引流不畅,细菌和病毒滋生引起。亦可继发于猩红热、白喉、流感等急性传染病之后,或由鼻腔及鼻窦等邻近器官组织的感染蔓延所致。

【护理评估】

（一）健康史

评估患者发病前有无反复咽痛、感冒、急性扁桃体炎及相关并发症（如肾炎、风湿热、心脏病等）发作史、急性传染病史及周围器官感染等；了解有无受凉、劳累、工作环境不良、内分泌及自主神经功能异常等诱因。

（二）身体状况

1. 症状　急性扁桃体炎反复发作史是该病主要特点，平时有咽干、发痒、异物感、刺激性咳嗽、口臭等轻微症状。小儿扁桃体过度肥大时可出现睡眠打鼾、呼吸不畅、吞咽或言语共鸣障碍等。当隐窝脓栓被咽下，或隐窝内细菌、毒素等被吸收，可导致消化不良、头痛、乏力、低热等全身反应。

2. 体征　扁桃体和腭舌弓呈暗红色慢性充血，儿童、青年扁桃体可增生肥大，成人多已缩小。扁桃体表面瘢痕形成，凹凸不平，常与周围组织粘连。隐窝口常有碎屑或脓性物质，挤压腭舌弓时，隐窝口可见黄白色干酪样点状物溢出。下颌角淋巴结常肿大。

（三）辅助检查

血沉、抗链球菌溶血素"O"、血清黏蛋白等检查结果常有异常。

（四）心理-社会状况

慢性扁桃体炎平时症状不典型，不易引起重视。但若有并发症发生或须行手术治疗时，患者往往表现出紧张或恐惧等。因此，护士应评估患者及家属对疾病的认知程度及心理状况，了解患者的饮食习惯，生活和工作环境等。

【治疗要点】

1. 非手术治疗　本病可采用抗生素治疗，并结合免疫疗法或抗变应性治疗，包括使用有脱敏作用的细菌制品以及各种增强免疫力的药物，如注射胎盘球蛋白、转移因子等。此外，局部药物治疗、隐窝灌洗、冷冻及激光疗法等均可应用，但远期疗效不够理想。

2. 手术治疗　扁桃体切除术是主要治疗手段，剥离术是常用术式。目前临床采用的等离子刀、低温双极射频等扁桃体切除新技术，可缩短手术时间，并减少术中出血。

【常见护理诊断/护理问题】

一般护理措施同急性扁桃体炎，术前护理见耳鼻咽喉科手术前常规护理，本节重点陈述术后护理。

常见护理诊断/护理问题	护理措施	措施的依据
有窒息的危险	了解麻醉和手术方式、术中切口情况。全身麻醉未清醒者予平卧位，头偏向一侧或侧俯卧位。注意观察呼吸情况，及时排出分泌物，必要时经鼻或口吸出，保持呼吸道通畅	防止血液及分泌物误吸堵塞气道
有出血的危险	1. 嘱患者手术当天尽量少说话，避免咳嗽	减少咽部活动
	2. 观察全身麻醉未苏醒或熟睡者有无频繁吞咽动作，嘱患者将口中分泌物轻轻吐出，不可咽，观察分泌物颜色、性质及量	防止血液被咽下而未能及时发现大出血
	3. 勿食辛辣、生硬、过热食物，漱口冲洗力度不可过大	防止创面受摩擦或刺激而导致出血
有感染的危险	1. 观察咽弓充血、创面白膜生长情况，评估咽痛的程度	咽弓红肿、疼痛较重且持续时间长、白膜不完整或颜色不正常提示创面感染

续表

常见护理诊断/护理问题	护理措施	措施的依据
有感染的危险	2. 术后 24 小时开始漱口	保持口腔清洁
	3. 遵医嘱应用抗生素及促进分泌物排出	预防感染
急性疼痛	1. 评估术后伤口疼痛的程度	及时发现疼痛
	2. 进食冷流质及采用颈部冷敷、针刺、穴位按摩等方式，必要时使用镇痛药、镇痛泵等	及时缓解疼痛，避免影响患者休息和进食
知识缺乏	1. 术后第 1 日始，指导患者适当漱口、讲话，多饮水	增加咽部活动，促进局部血液循环，防止伤口粘连
	2. 全身麻醉清醒后进食冷流质，逐步过渡到半流质、软食，手术 2 周后可进普食，1 个月内避免辛辣及粗糙等刺激性食物，10 天内避免参加剧烈活动	避免伤口出血
	3. 介绍创面白膜的成因、作用、脱落时间及脱落时可能出现的情况等	提供信息支持有助于减轻患者焦虑和恐惧
	4. 若出现发热、咽痛加剧、口吐鲜血等症状要及时就诊	创面在白膜脱落期及脱落后仍有可能感染和出血

知 识 拓 展

病灶扁桃体

　　慢性扁桃体炎在受凉、潮湿、内分泌紊乱及机体抵抗力低下时，容易出现各种伴发症状，如风湿性关节炎、风湿热、心肌炎、肾炎、长期低热等，因此常被视为全身其他部位感染的"病灶"之一，称为"病灶扁桃体"。这些并发症的发生与靶器官对链球菌所产生的Ⅲ型变态反应相关。也就是说，迟发型抗原 - 抗体反应可以引起后链球菌疾病。同时，扁桃体的实质细胞因感染而损伤，脱落离体，又可作为自体抗原，使体内产生自身抗体。此后，若与同样抗原接触、结合将发生变态反应，从而引起各种并发症。

三、扁桃体周脓肿

　　扁桃体周脓肿（peritonsillar abscess）是指发生在扁桃体周围间隙内的化脓性炎症（图 20-2）。初起为蜂窝组织炎（称为扁桃体周围炎），继而形成脓肿。炎症可扩散至咽旁间隙，导致咽旁脓肿，亦可向下蔓延，导致喉炎及喉水肿。多为单侧发病，根据脓肿发生部位可分为前上型和后上型，前者位于扁桃体上极与腭舌弓之间，此型较多见；后者位于扁桃体与腭咽弓之间。好发于青壮年。

【病因与发病机制】

　　多数继发于急性扁桃体炎，尤其是慢性扁桃体炎反复急性发作者。由于扁桃体隐窝引流不畅，其中的

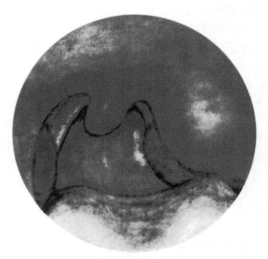

图 20-2　扁桃体周脓肿

Note:

细菌或炎性产物破坏上皮组织向隐窝深部侵犯，最终穿透扁桃体被膜进入周围间隙。常见致病菌为金黄色葡萄球菌、乙型溶血性链球菌、甲型草绿色链球菌和厌氧菌等。

【护理评估】

（一）健康史

评估患者发病前是否有急性扁桃体炎或慢性扁桃体炎急性发作病史等。了解是否有咽部异物及外伤史，有无糖尿病等影响机体免疫力的疾病。

（二）身体状况

1. 症状　急性扁桃体炎发病 3～4 日后，发热仍持续或加重，一侧咽痛加剧，吞咽时更明显，并向同侧耳部或牙齿放射，同时伴全身乏力、食欲缺乏、肌酸痛、便秘等。

2. 体征　患者呈急性病容，表情痛苦；头偏向患侧，颈项呈假性僵直；口微张，吞咽困难；言语似口含物，唾液沿口角外溢，饮水自鼻腔反流；炎症波及翼内肌时可出现张口困难。同侧下颌角淋巴结肿大。早期检查可见一侧腭舌弓显著充血，脓肿形成时局部隆起明显。

（三）辅助检查

1. 实验室检查　血白细胞和中性粒细胞增多。

2. B 超检查　有助于鉴别扁桃体周炎和扁桃体周脓肿。

3. 穿刺检查　扁桃体周围隆起处穿刺抽出脓液可明确诊断。

（四）心理 - 社会状况

患者常因剧烈疼痛及面临手术而感到紧张、恐惧。护士应评估患者的心理和情绪状况、对疾病的认知程度，以及生活习惯、工作环境、年龄、职业及文化程度等。

【治疗要点】

1. 脓肿形成前　按急性扁桃体炎处理。

2. 脓肿形成后

（1）穿刺抽脓：1%～2% 丁卡因表面麻醉后，用 16～28 号粗针头于脓肿最隆起处刺入，即可抽出脓液。

（2）切开排脓：对前上型者，可在穿刺获脓处，或选择最隆起和最软化处切开；也可按常规定位从悬雍垂根部作一假想水平线，从腭舌弓游离缘下端（与舌根交接处）作一假想垂直线，二线交点稍外即为切口处。切开黏膜及浅层组织后，可用长弯钳插入切口，进入脓腔，充分排脓。对后上型者，则在腭咽弓处切开排脓（图 20-3）。

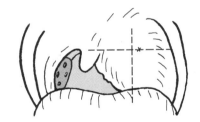

图 20-3　扁桃体周脓肿切开切口部位

（3）扁桃体切除：可在抗生素的有效控制下行脓肿扁桃体切除术，具有排脓彻底、恢复快、不易复发的优点。对多次脓肿发作者，亦可在炎症消退 2～3 周后行扁桃体切除术。

【常见护理诊断 / 护理问题】

常见护理诊断 / 护理问题	护理措施	措施的依据
有窒息的危险	1. 密切观察患者有无呼吸困难、缺氧征象，尤其是后上型脓肿	脓肿可阻塞呼吸道
	2. 用压舌板检查时动作应轻柔，加强夜间巡视，必要时采取头低脚高位	熟睡中脓肿有可能自发溃破，应防止脓液流入呼吸道
	3. 床旁备直接喉镜、吸引装置、气管切开包等急救物品	脓肿破裂时能及时吸出脓液

Note：

续表

常见护理诊断 / 护理问题	护理措施	措施的依据
急性疼痛	1. 向患者解释疼痛的原因及疾病过程,及时评估疼痛程度	及时处理疼痛有助于减轻患者焦虑、恐惧
	2. 遵医嘱给予抗生素及糖皮质激素控制炎症,观察药物疗效及可能出现的副作用	抗感染,消炎止痛
体温过高	1. 注意休息,多饮水,进清淡流质或半流质饮食,并注意补充维生素	减少体力消耗,维持体液平衡
	2. 给予物理或药物降温	局部散热或调节体温中枢
知识缺乏	1. 积极治疗扁桃体炎症,防止上呼吸道感染,预防各类传染病及流行病等,糖尿病患者注意血糖控制	减少发病诱因
	2. 提倡健康生活方式,注意口腔卫生	

第三节　腺样体疾病患者的护理

腺样体亦称咽扁桃体,位于鼻咽顶后壁中线处。儿童腺样体常有生理性增生,6～7 岁最为显著,10 岁以后逐渐退化。腺样体疾病主要是指急性腺样体炎和腺样体肥大,常见于儿童。

一、急性腺样体炎

急性腺样体炎(acute adenoiditis)是儿童期疾病,以 3～10 岁为多见,男女发病无差别。常和急性咽炎、扁桃体炎、上呼吸道感染同时发生。

【病因与发病机制】

与急性咽炎、扁桃体炎相同,多因细菌或病毒感染所致。鼻咽部及其毗邻部位的炎症亦可累及腺样体。

【护理评估】

（一）健康史

了解患儿的生活环境及既往病史。有无受凉、劳累及上呼吸道慢性感染史。评估患儿咽痛、鼻塞的程度和时间,是否伴有睡眠时打鼾及耳痛等,以及高热、头痛等全身症状。

（二）身体状况

1. 症状　患儿常突发高热,体温高达 40℃。腺样体肥大堵塞后鼻孔及咽鼓管咽口,可发生耳、鼻、咽等部位症状,表现为耳闷、耳痛、听力减退、鼻塞、鼻分泌物增多、睡眠时打鼾,咽炎并发时则有咽痛拒食,并可出现夜惊、多梦、反应迟钝等。

2. 体征　腺样体充血、肿大,表面覆盖渗出物,触诊质地柔软。鼻腔、口咽有急性炎症表现,咽后壁有分泌物黏附。

（三）心理 - 社会状况

本病起病急骤,症状明显,大多能得到及时治疗。护士应注意评估患儿的年龄、情绪、家长的职业、文化层次,及对疾病的认知程度和家庭经济状况等。

【治疗要点】

患儿应卧床休息,多饮水。咽痛剧烈或高热时,可口服解热镇痛药,并辅以物理降温。症状较重

Note:

者应选用足量抗生素控制炎症。局部可采用 0.5%～1% 麻黄碱滴鼻以及含漱剂漱口。

【常见护理诊断/护理问题】

常见护理诊断/护理问题	护理措施	措施的依据
体温过高	1. 观察患儿体温变化、局部红肿及疼痛程度。体温过高者遵医嘱给予物理或药物降温	及时发现高热，采用局部散热或调节体温中枢等方式降温
	2. 注意休息，避免劳累过度，保持室内空气流通，温湿度适宜。进温度适宜的软食或流质饮食，多饮水，加强营养并保持大便通畅	减少体力消耗，维持体液平衡
潜在并发症：中耳炎	观察患儿有无耳痛、耳流脓、听力减退等症状	鼻咽的炎症可波及咽鼓管并引发中耳炎
知识缺乏	1. 讲解本病的诱因、发病情况及治疗进展	提供信息支持，减轻患儿及家属焦虑
	2. 经常用漱口水含漱，指导正确滴鼻及擤鼻的方法	清除口鼻腔分泌物，减轻局部症状
	3. 积极预防咽炎、急性扁桃体炎等上呼吸道感染	防止诱发本病

二、腺样体肥大

腺样体因反复炎症刺激而发生病理性增生肥大，并引起相应症状者称为腺样体肥大（adenoid vegetation）。本病常见于 2～6 岁儿童，成年人罕见。

【病因与发病机制】

鼻腔、鼻窦、扁桃体的炎症反复发作，刺激腺样体组织迅速增生、肥大，可阻塞气道并影响鼻腔引流，产生的分泌物可刺激腺样体使之继续增生，形成互为因果的恶性循环。儿童期的某些急性或慢性传染病，变态反应性疾病也可引起腺样体肥大。此外，气候变化、环境卫生恶劣及居室通风不良也可能是本病的诱因。

【护理评估】

（一）健康史

了解患儿发病前有无上呼吸道感染反复发作、传染病及变态反应疾病史，评估患儿的营养、生长发育及智力发育状况。

（二）身体状况

1. 局部症状　肥大的腺样体堵塞后鼻孔及咽鼓管咽口，分泌物下流对咽、喉及下呼吸道的刺激，引起相应症状。

（1）耳部症状：咽鼓管咽口堵塞引起分泌性中耳炎，甚至化脓性中耳炎，产生耳闷、耳痛、听力下降等症状。

（2）鼻部症状：腺样体肥大及局部积聚的分泌物可阻塞后鼻孔，影响鼻通气及鼻分泌物排出。患儿可出现鼻塞、流涕、张口呼吸、闭塞性鼻音及睡眠时打鼾等症状，严重者可引起阻塞性睡眠呼吸暂停低通气综合征（OSAHS）。

（3）咽、喉及下呼吸道症状：分泌物下流刺激呼吸道黏膜，常引起咽部不适、阵发性咳嗽和支气管炎的症状。

2. 全身症状　患儿全身发育和营养状况较差，并有夜惊、磨牙、遗尿、反应迟钝、注意力不集中等反射性神经症状。此外，长期呼吸道阻塞、肺换气不足可引起肺动脉压升高，甚至导致右心衰竭。

Note：

3. 体征

（1）腺样体面容：由于长期张口呼吸，致使颌面部骨骼发育不良，患儿表现为缺乏表情，并有颌骨变长、硬腭高拱、牙列不齐、上唇上翘、下巴后缩等面部特点。

（2）口咽检查：口咽后壁有分泌物附着，常伴有腭扁桃体肥大。

（3）前鼻镜检查：鼻腔内大量分泌物，鼻黏膜肿胀。

（三）辅助检查

1. 间接鼻咽镜或纤维 / 电子鼻咽镜检查　在鼻咽顶后壁可见的红色块状隆起，呈橘瓣状，表面有纵行裂隙。

2. 鼻咽 X 线侧位片及 CT　能显示鼻咽顶软组织增厚及鼻咽气道阻塞程度。

（四）心理 - 社会状况

腺样体肥大常引起耳、鼻、咽喉及下呼吸道感染等症状以及面部发育异常，患儿及家属往往表现出紧张、焦虑等心理。因此，护士应了解患儿的生活环境，评估患儿的年龄、情绪和性格特点，患儿及家长对疾病的认知程度，以及疾病对患儿生活及学习的影响等。

【治疗要点】

1. 一般治疗　注意营养，预防感冒，提高机体免疫力，积极治疗原发病。随着年龄的增长，腺样体将逐渐萎缩，病情可能缓解甚至消失。

2. 非手术治疗　对于发病时间短、症状较轻者可采用鼻喷类固醇激素、口服黏液促排剂、鼻腔冲洗等方法治疗。

3. 手术治疗　腺样体肥大且已引起中耳炎、鼾症等症状，应尽量行腺样体切除术，以控制症状，促进发育及营养改善。如伴有扁桃体增生肥大，可一并切除扁桃体。

【常见护理诊断 / 护理问题】

（一）术前护理

常见护理诊断 / 护理问题	护理措施	措施的依据
焦虑	讲解本病发生的原因、临床表现、治疗及预后。为其营造安静、无刺激、温馨的就医环境，安排家属陪护	减轻患者焦虑，增加安全感
低效性呼吸型态	侧卧位或抬高床头 15°～30°。观察患者入睡后有无张口呼吸、憋气、呼吸暂停症状，及时吸出口鼻分泌物，遵医嘱使用减充血剂滴鼻，必要时给予经口腔或面罩吸氧，监测 SaO_2	改善通气，减轻鼻黏膜肿胀，及时发现和处理呼吸困难

（二）术后护理

常见护理诊断 / 护理问题	护理措施	措施的依据
有出血的危险	观察口中分泌物颜色、性质及量，全身麻醉未苏醒者或熟睡者有无频繁吞咽动作	及时发现出血征象
	给予前额或鼻部冷敷，或使用减充血剂滴鼻	收缩血管，预防出血
	避免打喷嚏、剧烈咳嗽咳痰，勿用力擤鼻	用力可导致鼻咽部伤口出血
急性疼痛	向患者解释疼痛的原因、过程及减轻疼痛的方法，及时评估疼痛程度，必要时遵医嘱给予镇痛剂。提供安静舒适环境，避免不良刺激	及时发现并减轻疼痛带来的不良影响

续表

常见护理诊断/ 护理问题	护理措施	措施的依据
知识缺乏	1. 全身麻醉清醒后可进食冷流质，逐渐过渡到软食，术后1周内进清淡软食，温度以温凉为宜，2周后进普食，忌辛辣刺激性、坚硬、带骨或带刺食物，忌烟酒，进食时采用半卧位或坐位，避免食物呛入鼻腔，污染伤口	冷流质可止血及减轻伤口疼痛，刺激性食物可引起疼痛并影响伤口愈合
	2. 告知患者规范用药，注意休息，1个月内禁止剧烈运动，根据气候变化及时增减衣物，尽量不去人群聚集的地方，预防感冒。劳逸结合，生活规律，增强体质和机体抵抗力	做好休息与活动指导，增强机体抵抗力，减少发病诱因
	3. 腺样体肥大合并中耳炎同期行中耳置管者，告知置管后耳朵不能进水，半年后来院复查，根据情况取管。取管后大部分鼓膜1个月内会愈合	正确处理中耳置管，加强随访，减轻患者焦虑

第四节　咽部肿瘤患者的护理

一、鼻咽纤维血管瘤

鼻咽纤维血管瘤（angiofibroma of nasopharynx）是鼻咽部最常见的良性肿瘤，由致密结缔组织、大量弹性纤维和血管组成，多见于10～25岁青年男性，故又名"男性青春期出血性鼻咽血管纤维瘤"，发病原因尚不明确。

【护理评估】

（一）健康史

了解患者既往鼻出血的时间、频率及出血量，评估贫血程度，鼻塞的部位及程度，有无肿瘤的局部压迫症状，患者及家属的心理状态及对疾病的认知程度等。

（二）身体状况

1. 症状

（1）出血：首诊主诉多为阵发性鼻腔和（或）口腔出血。由于反复大出血，患者多有不同程度的贫血。

（2）鼻塞：肿瘤堵塞后鼻孔并侵入鼻腔，引起一侧或双侧鼻塞，多伴有流涕、闭塞性鼻音、嗅觉减退等。

（3）其他症状：瘤体血供丰富，生长快，可导致邻近骨质压迫吸收及相应器官的畸形和功能障碍。如侵入眼眶，则出现眼球突出、视神经受压和视力下降；侵入翼腭窝、颞下窝引起面颊部隆起；侵入鼻腔引起外鼻畸形；侵入颅内压迫神经，引起头痛及脑神经瘫痪；压迫咽鼓管，可导致耳鸣、耳闷及听力下降。

2. 体征　鼻咽镜检查可见鼻咽部圆形或分叶状红色肿瘤，表面光滑且富有血管，瘤体侵入后鼻孔-鼻腔可引起外鼻畸形或软腭塌陷。若侵入鼻腔，前鼻镜下可见瘤体（图20-4）。鼻咽触诊瘤体中等硬度，容易出血。

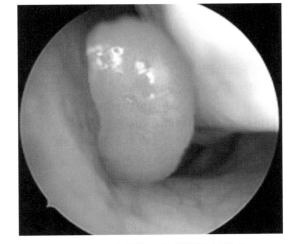

图20-4　鼻内镜下鼻咽纤维血管瘤

Note:

（三）辅助检查

1. CT 和 MRI 检查 可清晰显示瘤体位置、大小、形态，了解肿瘤累及范围，其与周围解剖结构的关系以及导致骨质破坏的程度等。

2. 数字减影血管造影（DSA） 可了解肿瘤的血供并可进行术前血管栓塞，以减少术中出血。

（四）心理 - 社会状况

由于肿瘤位于颅底，常有肿瘤周围器官功能异常和面容改变等，加之反复鼻出血，患者往往表现为焦虑、恐惧和自卑等心理。因此，应评估患者的心理状态、对疾病的知晓程度及家庭关注程度等。

【治疗要点】

手术治疗为主。根据肿瘤的范围和部位采取不同的手术路径。肿瘤位于鼻咽部或侵入鼻腔、鼻窦者，可采用硬腭进路；肿瘤侵入翼腭窝者，则采用硬腭进路加颊侧切口；肿瘤侵入颅内者，则需要采用颅颌联合进路。为防止术中大出血，可采用术前行数字减影血管造影及血管栓塞术和术中进行控制性低血压等方法。近年来出现的鼻内镜下鼻咽纤维血管瘤切除术不仅缩短了手术路径，而且具有视角多、视野清晰、可直视下手术等优点，目前已逐步得到推广。

【常见护理诊断 / 护理问题】

（一）术前护理

常见护理诊断 / 护理问题	护理措施	措施的依据
焦虑	解释疾病的发生发展及预后。讲解手术过程、术中配合要求、术后可能出现的症状及注意事项	降低疾病不确定感，缓解焦虑和恐惧
体液不足	1. 密切观察患者鼻腔出血、口唇及面色、精神状况以及生命体征	及时发现低血容量性休克
	2. 尽快建立静脉通道，及时补充电解质及充足的液体。根据出血量、血压、尿量、中心静脉压等合理调节输液、输血速度；加强对皮肤色泽、湿度及血管充盈时间的观察	维持体液平衡，防治休克
	3. 增加含铁丰富食物的摄入	纠正贫血
	4. 充分备血，做好术中输血准备	肿瘤及周围组织血管丰富，术中易出血
知识缺乏	1. 协助患者做好个人卫生，指导正确含漱及打喷嚏的方法，张口呼吸者嘱保持口腔湿润，预防口腔溃疡等	减少感染概率
	2. 提供饮食指导，鼓励患者少量多餐，饮食清淡，忌油炸、辛辣刺激食物，忌烟酒。必要时给予静脉高营养	改善营养状况，保障围手术期安全

（二）术后护理

常见护理诊断 / 护理问题	护理措施	措施的依据
潜在并发症：伤口出血、感染、低氧血症及窒息、颅内感染、脑脊液漏、脑损伤	1. 了解麻醉和手术方式、术中情况、病变范围。全身麻醉未清醒予平卧位，头偏向一侧或侧卧位。给氧并严密监测 T、P、R、BP、SaO_2，适当加护栏，防坠床	全身麻醉术后护理常规，及时发现和处理窒息
	2. 观察鼻面部敷料渗血情况，保持敷料清洁、干燥、无松脱，观察鼻腔渗血情况及口腔分泌物的颜色、性质及量，有活动性出血者给予鼻额部冷敷，鼻面部伤口加压包扎、鼻腔填塞或止血剂，无效者及时行手术止血。避免打喷嚏、剧烈咳嗽咳痰，勿用力擤鼻涕及触摸伤口	预防伤口出血

续表

常见护理诊断／护理问题	护理措施	措施的依据
潜在并发症：伤口出血、感染、低氧血症及室息、颅内感染、脑脊液漏、脑损伤	3．填塞纱条应分次取出，填塞物去除后应注意保持鼻腔通畅湿润，同时备好止血包等抢救物品	预防鼻腔再出血
	4．严密观察呼吸及血氧饱和度，注意维持后鼻孔纱球的有效牵引，防止坠落引起室息	防止发生低氧血症及室息
	5．遵医嘱适当应用抗生素，注意观察药物的副作用	预防感染
	6．密切监测生命体征变化，观察意识、瞳孔、四肢活动情况，有无神志淡漠、嗜睡、颈项强直、恶心、呕吐或剧烈头痛、持续中度发热或高热等，及时处理颅内高压	防止发生颅内并发症
	7．鼻腔填塞物取出后观察患者有无清水样液体从鼻腔流出	判断有无脑脊液漏的发生
急性疼痛	教会患者疼痛评估的方法，指导患者取半卧位，采用看电视、听音乐、冷敷前额等方式减轻疼痛，必要时遵医嘱给予止痛药	半卧位利于鼻腔引流，可减轻头痛
知识缺乏	1．术后进食时采用半卧位或坐位。进食温、冷流质饮食，少量多餐，避免咀嚼，逐渐过渡到半流质、软食，饮食应清淡、易消化且营养丰富。1个月内忌辛辣、粗糙，过热、刺激性食物，忌烟酒	半卧位或坐位可避免食物呛入鼻腔，污染伤口。反复咀嚼会引起鼻腔填塞物松动。进食营养丰富的冷流质，减少口腔运动、补充营养的同时达到止血效果
	2．指导患者出院后遵医嘱口服用药及鼻腔滴药，每日按时冲洗鼻腔，注意休息，1个月内禁止剧烈运动	减轻鼻黏膜肿胀，利于鼻腔引流，做好休息与活动指导，增强机体抵抗力，减少发病诱因
	3．早晚刷牙，饭后漱口，避免用力擤鼻、挖鼻等不良习惯，保持口腔清洁和大便通畅，预防感冒，避免粉尘刺激，积极治疗邻近器官疾病	做好口鼻腔卫生指导，促进伤口愈合
	4．术后第1、3、6个月各复查一次，以后每半年复查1次，至少持续5年。若出现持续发热、鼻腔有不凝固的液体流出或有活动性出血，应及时就诊	指导患者定期复查

二、鼻咽癌

鼻咽癌（carcinoma of nasopharynx）是指原发于鼻咽上皮的肿瘤，是我国南方地区的常见恶性肿瘤，其中广东、广西、湖南、福建等省发病率最高，男性发病率为女性的2～3倍，40～50岁为高发年龄段（图20-5）。

【病因和发病机制】

本病病因尚未明确，目前认为与遗传、病毒及环境等因素有关。

1. 遗传因素 有种族易患性和家庭聚集现象。有研究发现鼻咽癌的发生发展与人类白细胞抗原（HLA）的某些遗传因素密切相关。

2. EB 病毒 鼻咽癌患者体内存在高滴度抗 EB 病毒抗体，且抗体滴度随病情发展而升高。在鼻咽癌活检

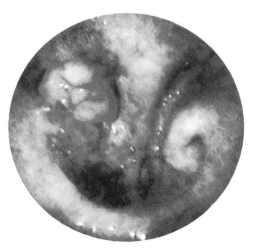

图 20-5 **鼻咽癌**

Note：

组织中亦证实有 EB 病毒 DNA、特异性病毒 mRNA 或基因产物的表达。

3. 环境因素 鼻咽癌高发区的大米和水中微量元素镍含量高于低发区,研究发现亚硝胺类化合物可在大鼠实验中诱发鼻咽癌,而镍对这一过程有促进作用。另外,维生素缺乏和性激素失调也可改变鼻咽黏膜对致癌物的敏感性。

【护理评估】

(一)健康史

了解患者出生及常住地,有无 EB 病毒感染史和家族患病史,是否经常食用腌制、腊味等亚硝酸盐含量高的食品等。

(二)身体状况

由于鼻咽癌好发部位较隐蔽,故早期症状不典型,容易误诊。

1. 鼻部症状 早期可出现回缩涕或擤出涕中带血,时有时无,多不引起患者重视。肿瘤不断增大可阻塞后鼻孔,出现鼻塞,始为单侧,继而发展为双侧。

2. 耳部症状 肿瘤发生于咽隐窝者,早期可阻塞或压迫咽鼓管咽口,出现分泌性中耳炎的表现,如耳鸣、耳闷塞感、听力减退、鼓室积液等。

3. 颈部淋巴结肿大 早期出现颈淋巴结转移是本病重要的临床特征之一,60% 患者首发症状为颈部转移性肿块。转移常发生在颈深上淋巴结群,呈进行性增大,质硬不活动,无压痛。始为单侧,继而发展为双侧。

4. 脑神经症状 肿瘤易破坏颅底骨质或经由破裂孔和颅内动脉管侵入颅内,侵犯第 II ~ VI 对脑神经,可产生头痛、面部麻木、复视、眼球外展、上睑下垂等脑神经受累症状;瘤体直接侵犯或由转移淋巴结压迫,可导致 IX ~ XII 对脑神经受损,引起软腭麻痹、呛咳、声嘶、伸舌偏斜等症状。

5. 远处转移症状 晚期鼻咽癌可出现远处转移,常见转移部位有骨、肺、肝。

(三)辅助检查

1. 间接鼻咽镜或纤维 / 电子鼻咽镜检查 肿瘤常位于咽隐窝或鼻咽顶前壁,呈菜花状、结节状或溃疡状,易出血。早期可见局部黏膜粗糙或局限性、突起浅溃疡病变,或仅表现为一侧咽隐窝较饱满。

2. 影像学检查 颅底 X 线片、CT 和 MRI 检查有利于了解肿瘤侵犯的范围及颅底骨质破坏的程度。

3. EB 病毒血清学检查 病毒壳抗原免疫球蛋白 A(VCA/IgA),EB 病毒早期抗原免疫球蛋白 A(EA/IgA)常用于鼻咽癌诊断、普查和随访。近年来的研究证实 EB 病毒 DNA 分子是一种良好的鼻咽癌标志物,可用于早期诊断和疗效监测。

4. 病理学检查 是确诊的依据。应尽可能做鼻咽部原发灶的活检,一次活检阴性不能排除鼻咽癌的可能,部分病例需多次活检才能确诊。

(四)心理 - 社会状况

鼻咽癌早期症状不典型,漏诊、误诊率高,可能需反复多次活检,给患者造成极大的心理压力。确诊之后患者往往要经历从否认到默认再到接受治疗的复杂心理过程,而治疗效果的不确定及治疗本身带来的并发症也常使患者感到悲观绝望甚至放弃治疗。因此,应注意评估患者的年龄、性别、生活习惯、居住环境、文化层次、对疾病的认知程度、情绪状况、压力应对方式和家庭支持情况等。

【治疗要点】

本病 98% 属低分化鳞状细胞癌,首选放射治疗。强度调节放疗(IMRT)是目前标准的鼻咽癌放射治疗技术,可在不增加正常组织照射量的前提下增加肿瘤组织照射量。而包括质子和碳离子在内的粒子治疗则在治疗晚期鼻咽癌方面有着良好的应用前景。放疗后残留或局部复发灶可采取手术

Note:

治疗。另外,在放射治疗期间可配合化学治疗、分子靶向治疗及中医中药等,可防止癌细胞向远处转移,提高放射治疗敏感性和减轻放射治疗并发症。

【常见护理诊断/护理问题】

常见护理诊断/护理问题	护理措施	措施的依据
焦虑、恐惧	1. 鼓励患者说出焦虑和恐惧的原因及心理感受	释放负性情绪
	2. 介绍成功病例,行各种检查和治疗前,详细说明目的和注意事项,耐心解释放疗造成的不良反应并给予安慰	提供信息支持,引导积极应对
	3. 鼓励患者将注意力转移到听音乐、打扑克等感兴趣的事情上	阻断疾病和不良情绪之间的联系
急性、慢性疼痛	1. 评估疼痛程度,给予多途径镇痛	减轻疼痛导致的不良后果
	2. 告知患者经治疗后疼痛大多能够明显减轻或消失	提供信息支持,减轻患者的焦虑、恐惧
	3. 积极治疗口腔黏膜炎	预防疼痛发生
潜在并发症:鼻出血、张口困难、放射性皮炎等	1. 对大量鼻出血应注意保持呼吸道通畅,避免血液下咽;导致低血容量者,迅速建立静脉通道,给予止血药、补液,协助医师做好鼻腔或前后鼻孔填塞止血术;做好输血准备工作	防止血液反流至呼吸道,及时止血和维持体液平衡
	2. 放疗患者指导其坚持张口训练,每日进行口腔护理,避免辛辣刺激性食物,饭前饭后及睡前漱口。口腔黏膜破溃者,指导采用杀菌、抑菌、促进组织修复的漱口液含漱。放疗区域皮肤温水清洗即可,避免化学物品刺激,不可搔抓	放射线可导致颞颌关节及其周围肌肉组织纤维化而出现张口困难;亦可损伤放射野的皮肤和黏膜
知识缺乏	1. 讲解本病的诱因、发病情况及治疗进展	提供信息支持,引导积极应对
	2. 进食营养丰富易消化食物,多饮水,忌食刺激性或粗糙食物,少食腌腊类食物	加强营养,避免刺激口腔黏膜
	3. 讲解放疗可能导致的骨髓抑制、消化道反应、皮肤反应、唾液腺萎缩、放疗性肺炎等并发症	及时发现放疗并发症,调整治疗方案
	4. 有鼻咽癌家族遗传史者定期筛查,疗程结束后定期复查,如出现颈部肿块、剧烈头痛、回缩涕血、耳鸣耳聋等症状时应及早就医	及时发现早期鼻咽癌及治疗后有无复发和转移

知 识 拓 展

鼻咽癌的外科治疗

　　由于位置特殊、手术难度大、放疗疗效相对满意等因素,目前以放疗为主的综合治疗仍然被认为是鼻咽癌最主要的治疗方法。但随着对解剖学理解的深入、手术技巧的不断提高,以及手术设备的逐渐改进,鼻咽癌的外科治疗也获得了越来越多的重视。特别是自2000年以来,鼻内镜手术技术发展迅猛,成为鼻咽部某些恶性肿瘤的有效治疗手段。目前鼻内镜手术在鼻咽癌局部早期复发患者中的应用已经获得了良好的治疗效果。近年来有学者提出在某些早期病例中进行内镜手术可能是拒绝放疗患者的有效替代策略。专家预测未来内镜外科在鼻咽癌治疗体系中将会占据越来越重要的地位。

三、扁桃体恶性肿瘤

扁桃体恶性肿瘤(malignant tumor of tonsil)为口咽部常见恶性肿瘤,以鳞状细胞癌和淋巴瘤常见,多见于 40 岁以上的中年,男女之比约为 2.5∶1(图 20-6)。

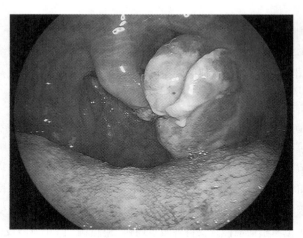

图 20-6　左侧扁桃体癌

【病因与发病机制】

1. 烟酒过度　可使咽部黏膜上皮水肿、充血、增生和鳞状上皮化生,致扁桃体癌发生的危险性增高。

2. 癌前期病变　过度角化症、白斑病、长期炎症刺激等能使黏膜上皮变性,成为扁桃体癌的前期病变。

【护理评估】

（一）健康史

了解患者有无长期大量吸烟及嗜酒史,是否有长期炎症刺激、白斑病等癌前病变,评估患者既往身体状况;是否有咽部不适、吞咽困难、呼吸困难等症状。

（二）身体状况

1. 症状　早期有咽部不适、异物感,一侧咽痛,吞咽时较明显。晚期咽痛加剧,可引起同侧反射性耳痛、吞咽及呼吸困难、讲话含混不清等。

2. 体征　一侧扁桃体明显肿大,表面溃烂,不光滑或呈结节状隆起,质地较硬易出血,扁桃体与周围组织粘连。发生颈淋巴结转移者,可在颈部或下颌下方触及肿大淋巴结,质硬,固定,无压痛。

（三）辅助检查

1. 影像学检查　CT 和 MRI 检查有利于了解瘤体的实际大小、周围浸润情况及头颈部淋巴结转移情况。

2. 病理组织活检　是确诊扁桃体恶性肿瘤的依据。

（四）心理 - 社会状况

扁桃体恶性肿瘤早期症状不典型,易被忽视,确诊时多为晚期。由于肿瘤本身及治疗带来的各种不适症状、高额医疗费用等因素,患者易产生较大心理压力。护士应评估患者性格特点、情绪状况、家庭支持情况、家庭经济状况、医疗费用的来源和支付方式等。

【治疗要点】

根据病变范围及病理类型采取不同的治疗措施。早期扁桃体癌可行扁桃体切除术或放疗。伴有颈部淋巴结转移者，应行颈清扫术，并可取游离皮瓣修复组织缺损，术后辅以放疗及化疗等。病变范围广，手术难以切除的鳞癌或对放射线敏感的淋巴瘤等宜用放疗，同时配合化疗及免疫治疗。

【常见护理诊断/护理问题】

（一）术前护理

常见护理诊断/护理问题	护理措施	措施的依据
慢性疼痛	1. 遵医嘱应用镇痛剂，注意观察用药反应和效果	缓解局部疼痛
	2. 提供安静、整洁、舒适、安全的休息环境，并帮助患者学习放松疗法，分散疼痛的注意力	改善患者感受，减轻对疼痛的关注
焦虑、恐惧	1. 鼓励患者说出恐惧的原因及心理感受，评估其程度，介绍成功病例；积极寻求社会支持；指导患者转移情感，分散恐惧	评估心理状态，以便提供针对性干预措施
	2. 行各种检查和治疗前，详细说明目的和注意事项，耐心解释治疗的不良反应并给予安慰	提供信息支持，助于减轻患者恐惧

（二）术后护理

常见护理诊断/护理问题	护理措施	措施的依据
急性疼痛	1. 评估疼痛程度，可行颈部冰敷、针刺或穴位按摩，严重者遵医嘱及时给予镇静剂或止痛剂，必要时协助医生作下颌角封闭以止痛	缓解局部疼痛
	2. 术后鼻饲 7～10 天，恢复经口进食者给予冷流质饮食，并逐渐过渡到软食	减少创面刺激
潜在并发症：皮瓣坏死、伤口感染、下颌骨放射性坏死、颈部瘘管、颈动脉破裂等	1. 行游离皮瓣修复手术者，术区置负压引流 48 小时。伤口敷料保持清洁干燥且每日更换，加强口腔清洁。严格卧床，头部制动。每日检查移植皮瓣的颜色、温度及存活情况： （1）频率：手术当日每 30 分钟观察记录，术后第 1～3 天内每 1 小时观察记录，术后第 4～5 天每 2 小时观察记录，常规术后第 6 天停止观察。特殊情况遵医嘱执行 （2）颜色：如皮瓣颜色变白、皮纹增加、肿胀不明显，则提示有动脉供血不足的可能；如皮瓣颜色变暗、发花有瘀斑、皮纹消失、水肿明显，则提示有静脉回流障碍的可能 （3）温度：皮瓣的温度会略低于邻近组织皮温，可遵医嘱覆盖棉垫或多层纱布，以防受外界温度影响。若皮温低于邻近正常组织时，提示有可能发生血液循环障碍，需加强观察 （4）毛细血管充盈试验：用棉签轻压皮瓣皮肤变白后移去棉签，皮肤颜色 3 秒钟左右恢复正常。若毛细血管充盈时间缩短或增加，提示可能存在血管危象 （5）针刺出血试验：对颜色发生改变的皮瓣，无法马上判断是否有血管危象时，可用无菌针头刺入皮瓣约 0.5cm，针头拔出后如见鲜红血液渗出，说明血供正常；若针刺后不见血液渗出或渗出血液颜色加深，提示可能存在血管危象	防止伤口感染；血管牵拉可影响皮瓣血供；术后 72 小时是游离皮瓣术后血管危象的高发期，早期发现并采取积极措施是抢救血管危象的唯一方法
	2. 观察有无疼痛、咽干、张口困难、食物反流至鼻腔、下颌骨放射性坏死、伤口感染、颈部瘘管、颈动脉破裂等症状	及时发现和处理并发症
	3. 指导患者每日进行口腔护理，避免辛辣刺激性食物，饭前饭后及睡前漱口。口腔黏膜破溃者，指导采用杀菌、抑菌、促进组织修复的漱口液含漱。放疗区域皮肤避免使用化学物品刺激，不可搔抓	及时发现和处理放疗引起的口腔黏膜炎及放射性皮炎

续表

常见护理诊断／护理问题	护理措施	措施的依据
知识缺乏	1. 讲解本病的诱因及发病情况,长期咽部不适,异物感,持续性轻微咽痛,经抗炎治疗无效而症状加重者必须作详细检查,以期早期发现和治疗	提高对疾病的重视程度,引导积极治疗
	2. 讲解鼻饲营养的种类、方法及注意事项,恢复经口进食后指导合理安排饮食,严禁进食硬质、尖锐、过热及辛辣刺激性食物,保持口腔清洁	减少食物对口腔的不良刺激,促进切口愈合
	3. 指导患者放疗期间注意骨髓抑制、皮肤反应、唾液腺萎缩、肝肾功能损害等相关并发症,定期检查血常规	及时发现放疗并发症,调整治疗方案
	4. 化疗过程中,注意有无静脉炎、消化道反应、口腔溃疡、骨髓抑制、肝肾功能损害、神经系统毒性、免疫力降低、过敏反应、脱发、皮肤反应等并发症。定期检查血常规	及时发现化疗并发症,调整治疗方案
	5. 定期复查及随访,发现不适随时就诊	及时发现和处理肿瘤的复发及转移
	6. 注意休息和适当锻炼,劳逸结合,生活规律,戒烟酒,增强体质和抗病能力	增强机体抵抗力,减少发病诱因

（高　骥）

第五节　阻塞性睡眠呼吸暂停低通气综合征患者的护理

阻塞性睡眠呼吸暂停低通气综合征（obstructive sleep apnea hypopnea syndrome,OSAHS）是指在睡眠过程中上气道塌陷阻塞导致的呼吸暂停和（或）低通气,患者常伴有睡眠结构紊乱、打鼾、频繁发生血氧饱和度下降、白天嗜睡、注意力不集中等病症,并可导致多器官多系统损害,如:高血压、冠心病、糖尿病等。西方国家患病率为 2%～5%,我国患病率尚无大样本的流行病学调查资料。OSAHS在任何年龄阶段均可发病,发病率最高的为中年肥胖男性。OSAHS 具有潜在危险性,儿童患者严重者甚至可影响其生长发育。

【病因与发病机制】

OSAHS 的发病原因和发病机制尚不完全清楚,目前研究表明主要与以下几方面因素相关:

1. 上气道解剖结构异常或发生病变

（1）鼻腔与鼻咽部狭窄:如慢性鼻 - 鼻窦炎、鼻中隔偏曲、鼻息肉、腺样体肥大、鼻甲肥大、鼻咽狭窄或闭锁等多种导致鼻腔与鼻咽部狭窄或阻塞的因素。儿童腺样体肥大可导致患儿鼻塞、张口呼吸,如果不能及时纠正,可因患儿颅面结构发育异常进一步加重病情。

（2）口咽腔狭窄:如软腭肥厚、咽侧壁肥厚、腭扁桃体肥大、悬雍垂过长、舌体肥大、舌根肥厚等,均可引起口咽腔狭窄。因为口咽腔由软组织构成,没有软骨或骨性支架,所以在 OSAHS 发病中口咽腔狭窄地位重要。

（3）喉咽和喉腔狭窄:如婴儿型会厌、喉肿瘤、会厌组织塌陷等。

（4）上、下颌骨发育不良或畸形:也是 OSAHS 发病常见的重要因素。

2. 上气道扩张肌张力异常　主要表现为颏舌肌、软腭肌肉及咽侧壁肌肉的张力异常,OSAHS 患者气道反复塌陷阻塞的重要原因之一就是上气道扩张肌张力降低,但引起 OSAHS 患者上气道扩张肌张力异常的因素有待进一步确定。

3. 呼吸中枢调节异常　主要表现为在睡眠过程中呼吸驱动力异常降低或对高 H^+、高 CO_2 及低 O_2 的反应异常，此功能异常可为原发，也可继发于因长期睡眠呼吸暂停和（或）低通气导致的睡眠低氧血症。

4. 某些全身因素或疾病　可通过影响上述三种因素而诱发或加重本病，如肥胖、妊娠期、甲状腺功能低下、糖尿病、绝经和围绝经期等。另外，遗传因素可增加 OSAHS 的发生概率 $2\sim4$ 倍，饮酒、安眠药等因素可加重患者病情。

【护理评估】

（一）健康史

了解患者是否有口咽部狭窄、睡眠时呼吸不畅、肥胖、妊娠期、甲状腺功能低下、糖尿病等因素或全身性疾病。询问患者夜间睡眠打鼾的程度、憋醒的次数和时间，家族中是否有肥胖和鼾症患者，及时与患者和家属沟通，评估其疾病认知程度、社会支持情况。

（二）身体状况

1. 症状

（1）睡眠中打鼾、呼吸暂停：伴随年龄和体重的增加，鼾声可逐渐加重；鼾声呈间歇性，出现反复呼吸节律紊乱和呼吸暂停的现象，严重者有夜间憋醒的现象。多数患者在仰卧位时该症状加重。

（2）白天嗜睡：轻者表现为常感困倦、乏力，对日常工作、生活无明显影响；重者可有过度嗜睡，甚至在谈话、吃饭、看书、驾驶时出现入睡现象。患者入睡很快，但是睡后精神体力无明显改善。

（3）情绪紊乱、记忆力减退、注意力不集中、性格怪僻、行为怪异。

（4）晨起口干、头疼，血压升高。

（5）少数患者可出现夜尿增加、遗尿、阳痿。

（6）心血管系统和呼吸系统的继发症状，如心律失常、心绞痛、慢性阻塞性肺疾病等。

（7）儿童患者可出现颌面和（或）胸廓发育畸形、生长发育迟缓、学习成绩下降等。

2. 体征

（1）一般征象：成年患者多较肥胖或明显肥胖，颈部短粗，部分患者可有明显的上、下颌骨发育不良。部分患者外鼻窄小伴上唇翘起。儿童患者可有颜面及胸廓发育异常，发育较同龄人差。

（2）上气道征象：口咽腔狭窄，可见舌根和（或）舌体肥厚、扁桃体肥大、软腭松弛肥厚、悬雍垂过长肥厚、咽侧索肥厚、舌根淋巴组织增生等；部分患者还可见鼻息肉、鼻甲肥大、鼻中隔偏曲、腺样体肥大等病变。

（三）辅助检查

1. 多导睡眠监测　多导睡眠监测目前是评估睡眠相关疾病的重要技术手段，多导睡眠描记仪是睡眠实验室不能缺少的监测设备，用于对患者进行整夜连续的睡眠监测。可监测脑电、眼动、心电和肌电、口鼻气流、胸腹呼吸运动、血氧饱和度等指标，是诊断 OSAHS 的金标准。OSAHS 具体是指成年人于睡眠时间内，口鼻呼吸气流均消失，持续时间至少 10 秒及以上；或睡眠过程中口鼻气流强度较基础水平降低 $\geqslant30\%$，伴动脉血氧饱和度下降 $\geqslant4\%$，持续时间至少 10 秒及以上；睡眠呼吸暂停低通气指数（apnea hypopnea index，AHI）即平均每小时睡眠过程中呼吸暂停和低通气的总次数 $\geqslant5$。

2. 内镜检查　纤维（电子）鼻咽喉镜可判断阻塞的部位及程度。

3. 影像学检查　头部 X 线、CT 扫描、MRI 等检查主要用于评价气道形态特点。

4. 声学检测　用声级计和频谱仪进行鼾声测量，可用于比较治疗效果。

诊断 OSAHS 主要根据患者的病史、体征和多导睡眠监测结果来综合判定。成人 OSAHS 病情程度及低氧血症程度判断依据见表 20-1。

Note：

表 20-1　成人 OSAHS 病情程度及低氧血症程度判断依据

程度	AHI/(次·h⁻)	最低 SaO$_2$/%
轻度	5～15	85～90
中度	>15～30	80～<85
重度	>30	<80

（四）心理 - 社会状况

OSAHS 患者发病早期往往症状不被重视，直到发生比较严重的并发症时才引起注意。因频繁呼吸暂停、缺乏疾病相关知识及担心疾病带来严重后果，患者及家属会感到焦虑、紧张。部分患者会因性格怪僻、情绪紊乱等原因导致人际关系紧张。护理过程中应重点关注患者的性格特征、饮食及睡眠习惯、运动情况、情绪状态及对疾病的认知程度、社会支持等。

【治疗要点】

根据患者的病因、病情、阻塞程度及全身情况的不同，采用多学科个体化综合治疗。

1. 一般治疗　养成良好的生活习惯、锻炼、减肥、戒烟酒、白天避免过度劳累、侧卧位睡眠等。

2. 非手术治疗

（1）无创气道正压通气治疗：是目前的首选治疗方式。治疗原理是通过一定压力的机械通气，保持患者的上气道处于开放状态，保证睡眠期间呼吸通畅。气道正压通气工作模式的选择应根据患者具体情况采取个体化策略。常规治疗首选持续气道正压通气（continuous positive airway pressure，CPAP）或者自动持续气道正压通气（auto-titrating continuous positive airway pressure，APAP），双水平气道正压通气（bi-level positive airway pressure，BiPAP）因治疗压力不足的风险及呼吸机价格较高不作为首选。

（2）口腔矫治器治疗：适用于单纯鼾症、轻中度 OSAHS 患者，特别适用于下颌后缩者。即于睡眠时将特定装置留置于口腔内，向前牵拉下颌，扩大舌根后气道，减轻阻塞的症状。如长期佩戴有引起颞颌关节损害的风险，严重牙周病、严重牙列缺失、重度颞颌关节炎、重度颞颌关节功能障碍者不宜使用。

（3）药物治疗：目前尚无疗效明确的药物。

3. 手术治疗　依据上呼吸道阻塞病因及阻塞部位不同，可选择不同的术式：若鼻腔阻塞，可行鼻中隔偏曲矫正术、下鼻甲减容术、腺样体切除术等；若口咽部阻塞，可行悬雍垂腭咽成形术及改良术式、软腭植入术、软腭前移术等；若颌面畸形，可行颌骨前移术等；严重的 OSAHS 患者也可应用气管切开术治疗。以上术式可单独或联合采用，也可同期或分期进行。

【护理诊断和护理措施】

1. 非手术治疗

常见护理诊断 /护理问题	护理措施	措施的依据
有窒息的危险	1. 进行多导睡眠监测，观察患者入睡后憋气、呼吸暂停的频率、程度、血氧饱和度及体位变化	及时发现和处理窒息、低氧血症
	2. 指导患者睡眠采取侧卧位，睡前不要饮酒，避免擅自服用镇静安眠等中枢神经系统抑制药物，护士巡视时加强观察，如发现患者憋气时间过长，应唤醒患者	防止发生因软腭及舌根塌陷导致的气道阻塞和药物引起的睡眠窒息
	3. 床旁准备好抢救物品，如吸引器、气管切开包、气管插管用物、简易呼吸器等	患者发生气道梗阻时，及时建立人工气道，防止发生严重后果

续表

常见护理诊断/护理问题	护理措施	措施的依据
潜在并发症：脑卒中、心肌梗死、心律失常、猝死等	密切观察患者夜间血压、呼吸、心律、血氧饱和度的变化	及时发现并发症的征兆，及时处理
舒适受损	1. 对于应用正压通气治疗的患者，注意四头带或软帽固定带的适宜松紧度，调整至无明显漏气的最小张力，以防鼻部皮肤受损。治疗过程中严密观察患者状态	减轻患者使用呼吸机时的不适程度，增加耐受性和依从性
	2. 对于使用口腔矫治器治疗者，睡前在口中放置舌保护器，使舌保持轻度前位	增加喉腔前后的距离，减轻气道阻塞症状
睡眠型态紊乱	指导患者养成良好的睡眠习惯，按时睡觉，充分放松，以侧卧位睡眠为宜，枕头不宜过高，注意观察患者治疗后于夜间睡眠中出现的问题有无缓解，如：频繁翻身、反复觉醒、蹬被、遗尿等	提高睡眠质量，改善睡眠问题
知识缺乏	1. 向患者讲解本病的发病原因、并发症、治疗要点和预防措施。对于用无创气道正压通气治疗和口腔矫治器治疗的患者，向其解释应用呼吸机和口腔矫治器的流程、方法及重要性，强调治疗切不可盲目停用	改变认识误区，补充关键知识点，更加重视疾病
	2. 指导患者养成良好的饮食习惯，控制饮食，避免进食油腻食物、动物内脏等，勿暴饮暴食，戒烟酒。制订锻炼、减肥计划并落实	有效控制体重是预防本病的根本举措
	3. 及时治疗口腔疾病，坚持早晚刷牙、餐后漱口，保持口腔良好卫生状况	防止发生口腔感染
	4. 按医嘱及时用药，向患者讲解药物作用及副作用，忌用或慎用镇静安眠药物	镇静安眠药物可导致患者呼吸抑制
焦虑	1. 介绍同种疾病患者与其交流康复情况，帮助患者积极调整心态并正确对待疾病	给予正能量的引导，增强战胜疾病的信心
	2. 详细解释本病基础知识、治疗的目的及方法、疗效及预后的信息等，消除其紧张、担心等心理	增强疾病认知，减轻心理负担
	3. 耐心与患者沟通，鼓励患者表达自身感受，指导患者自我放松，及时安慰与疏导	根据患者心理变化提供有针对性的护理干预

2. 手术治疗
（1）术前护理：参照非手术治疗。
（2）术后护理

常见护理诊断/护理问题	护理措施	措施的依据
有窒息的危险	密切观察患者生命体征、面色、血氧饱和度的变化，给予心电监护及持续低流量吸氧，注意观察患者有无频繁吞咽动作，注意术区有无活动性出血，告知患者轻轻吐出口中分泌物，勿咽下，切勿剧烈咳嗽，或护士协助吸出口中分泌物。床旁备好急救物品，做好气管插管术及气管切开术的准备	及时发现及处理术后出血及窒息
急性疼痛	参见第二十章咽科患者的护理第二节"慢性扁桃体炎术后护理"	

续表

常见护理诊断/护理问题	护理措施	措施的依据
舒适受损	1. 为患者进行颈部及颌下冷敷，术后 4 小时之后可通过含冰块、适量饮冰水或食用冰激凌减轻疼痛，提供安静舒适的休息环境	冷敷可促进血管收缩，安静舒适的环境可减少不良刺激
	2. 告知患者由于术中切除部分软腭及腭垂，可能导致术后出现饮食误呛、鼻腔反流等现象，一般在 2 周内会消失。做好饮食指导，术后第 1~3 天进食流质、半流质饮食，逐步过渡到进食软食，创面愈合或白膜完全脱落后可进食普食	帮助患者做好可能出现进食不适的心理准备，减少对手术创面的刺激，防止发生出血
潜在并发症：出血、鼻咽反呛、感染、体液不足	1. 患者于手术后 24 小时至 1 周内吐出新鲜血性液体，术区切口查体见明显渗血，护士应及时联系医生给予处理，根据情况可给予平卧位或半卧位，告知患者轻轻吐出口中分泌物，勿咽下，切勿剧烈咳嗽，或护士协助吸出口中分泌物。观察并记录分泌物的性状、颜色、量。进行颈部及颌下冷敷，遵医嘱局部使用收缩血管性药物，局部压迫止血，静脉使用止血药，无效者应及时行手术止血。术后 2~4 周内忌坚硬、酸辣、粗糙食物	及时发现及处理术区继发性出血，防止发生窒息及失血性休克
	2. 进食过程中从鼻腔中流出食物或水，护士应向患者解释出现鼻咽反呛的原因、持续时间，减少患者的顾虑，指导患者小口进食、慢咽，鼓励患者多饮水，并指导患者于术后 24 小时后及时进行咽部功能训练	帮助患者尽早恢复口咽部肌群功能，防止发生瘢痕挛缩
	3. 保持口腔清洁，做好口腔护理，2~3 次/日，指导患者应用消炎杀菌作用的漱口液进行漱口。观察患者体温变化，体温过高时及时给予降温处理。遵医嘱给予敏感抗生素治疗，观察用药效果	防止发生术后感染
	4. 详细记录并观察患者的入液量，及时通知医生，入液量少的患者，遵医嘱给予静脉补液	补充患者因鼻咽反呛及创口疼痛导致的进食困难，维持水电解质平衡

知 识 拓 展

多导睡眠监测与压力释放技术

1. 多导睡眠监测的主要指标

（1）脑电图：用于判断睡眠的开始和觉醒。

（2）眼动图：可记录眼动波形。

（3）下颌肌电图：用于睡眠分期的标准。

（4）胫前肌电图：主要用于鉴别患者是否有不宁腿综合征。

（5）心电图：可观察患者心率的快慢、心律的情况或是否有其他异常。

（6）口鼻气流监测：监测睡眠中呼吸状态的指标，反映呼吸情况，以判断有无呼吸暂停或低通气。

（7）胸腹呼吸运动：监测呼吸暂停时有无呼吸运动，用于区分阻塞性、中枢性和混合性呼吸暂停，可与口鼻气流监测情况一起判断呼吸暂停或低通气的性质。

（8）血氧饱和度：监测患者睡眠过程中血氧水平及变化。

（9）体位：监测患者睡眠中的体位情况，以判断体位与呼吸暂停或低通气的关系。

2. 压力释放技术　也称为压力修饰技术，是在呼气相适当降低治疗压力水平的一种新的通气技术，旨在改善气道正压通气治疗舒适性和依从性。压力释放技术对于依从性较差的患者或者因较高治疗压力需求水平而不耐受的患者可能会有获益，有待进一步证实。

（肖适崎）

思 考 题

1. 简述急性咽炎与急性扁桃体炎的区别与联系。
2. 扁桃体切除术患者术后应如何护理？
3. 鼻咽癌放疗患者应如何护理？
4. 如何防止 OSAHS 患者发生窒息，如出现窒息应如何处理？

第二十一章

喉科患者的护理

21章 数字内容

学习目标

- **知识目标：**
  掌握喉部炎症、喉阻塞和喉部肿瘤疾病的典型症状、治疗要点、主要护理诊断和护理措施；熟悉喉部炎症、喉阻塞和喉部肿瘤疾病的病因，了解其发病机制。

- **能力目标：**
  能运用喉部炎症、喉阻塞和喉部肿瘤疾病的理论知识，根据患者情况，提供个性化护理和健康指导。

- **素质目标：**
  引导学生进行知识拓展，结合临床案例，培养学生具有高度的责任感，以及关爱患者、争分夺秒抢救患者的职业精神。

李先生，68岁，吸烟50年，声音嘶哑1年，声音嘶哑逐渐加重，近1个月出现呼吸费力，活动时加重，夜间入睡困难，时常憋醒。来医院就诊时喘息严重，可闻及喘鸣声。

请思考：

1. 李先生的临床诊断可能是什么？有哪些护理问题？

2. 护士应为李先生提供哪些护理措施？

第一节 喉部炎症患者的护理

一、急性会厌炎

急性会厌炎（acute epiglottitis）又称急性声门上喉炎，是一种以会厌为中心的急性喉部炎症，严重感染危及生命，可引起喉阻塞甚至窒息死亡。成人及儿童均可发病，全年均可发生，但冬季、春季较多见。

【病因与发病机制】

1. **感染** 感染为最主要的病因。常见的致病菌有乙型流感杆菌、金黄色葡萄球菌、肺炎双球菌、链球菌等，可混合病毒感染。也可由外伤或异物继发感染引起。

2. **变态反应** 接触某种变应原而发生反应，引起会厌变态反应性炎症，也可为单独变态反应性炎症引起会厌肿胀，可继发病毒、细菌感染。起病急，常在进食2～3小时内或用药30分钟内发病。

3. **其他** 异物、外伤、误咽化学物质、吸入有害气体及放射线损伤均可引起会厌急性炎性病变。

【护理评估】

（一）健康史

评估患者起病的缓急，评估患者有无上呼吸道感染史，有无咽炎、扁桃体炎等邻近器官感染，有无呼吸困难、声音嘶哑等，有无过度疲劳、误吸异物、外伤、误咽化学物质、吸入有害气体、接触变应原等。

（二）身体状况

1. **全身症状** 起病急，伴有畏寒、乏力、发热，体温多为38～39℃，如患者是老人或儿童，症状更加严重，可表现为面色苍白、精神萎靡、血压下降，严重者甚至发生昏厥或休克。

2. **局部症状** 多数患者咽喉痛剧烈，在吞咽时加重，甚至连唾液也难以咽下。讲话时发声含混不清。会厌高度肿胀可致吸气性呼吸困难，甚至发生窒息。患者声带多半未受累，故一般无声音嘶哑。

3. **体征** 患者呈急性病容，严重者伴呼吸困难。

（三）辅助检查

间接喉镜检查，可发现会厌明显充血、肿胀，严重时甚至呈球形。如形成会厌脓肿，可于红肿黏膜表面见黄白色脓点。室带、声带等喉部结构常因肿胀会厌的遮盖而看不清。纤维（电子）鼻咽喉镜检查可明确诊断有无急性会厌炎。对于没有条件进行纤维（电子）鼻咽喉镜检查的儿童，在喉部X线侧位片上，如显示会厌肿大，对诊断急性会厌炎也有一定的价值。

（四）心理-社会状况

因患者起病急，咽喉痛剧烈，严重者唾液也难以下咽，甚至发生呼吸困难，患者和家属就诊可能会出现焦急、恐惧等心理和情绪状况，护士应注意评估。护士还要注意评估并促进患者对疾病正确的理解和认识，如无呼吸困难的患者，避免因误认为只是普通的咽喉炎而掉以轻心，防止意外发生。

【治疗要点】

1. 控制感染及消肿　应用足量青霉素类、头孢菌素类抗生素和地塞米松等糖皮质激素。对于会厌变态反应性炎症患者,应积极抗过敏治疗并密切观察症状缓解情况,如治疗后 1 小时无明显改善,应预防性行气管切开术。

2. 气管切开术　如患者静脉应用抗生素和糖皮质激素后呼吸困难无改善仍明显,应及时予以气管切开术。急性会厌变态反应性炎症发生窒息时,因水肿的黏膜堵塞声门周围,气管插管难以成功。如气管切开未及时施行,可紧急行环甲膜切开,待患者呼吸恢复后行常规气管切开术。

3. 其他　如局部有会厌脓肿形成,可在喉镜下行切开排脓。如患者有进食困难,予以支持疗法,如静脉补液等。

【护理诊断和护理措施】

常见护理诊断 / 护理问题	护理措施	措施的依据
有窒息的危险	1. 遵医嘱及时给予足量的抗生素和糖皮质激素类药物,观察药物疗效	控制感染,减轻水肿
	2. 注意观察呼吸型态,有无吸气性呼吸困难、软组织凹陷、喉喘鸣等喉阻塞的症状,及时发现并立即向医生汇报。必要时给予吸氧及血氧饱和度监测	及时发现急性呼吸道梗阻,争取抢救时间
	3. 床旁备急救物品,如气管切开包、吸引器等,随时做好患者气管切开术前准备。气管切开者做好气管切开术后护理	及时发现病情变化,发生窒息时,紧急行气管切开术,建立人工气道,保证呼吸道通畅
	4. 讲解本病的病因及危害,使患者理解并积极配合治疗护理,并告知不可擅自离开病房	避免患者对疾病不重视,误认为只是普通感冒或咽炎,擅自离开病房而发生危险
急性疼痛	1. 评估疼痛程度,向患者解释疼痛的原因及疾病发展过程	减轻患者焦虑、恐惧心理,及时发现和处理剧烈疼痛
	2. 减少发音或噤声、轻声咳嗽,注意休息,进食清淡流质或半流质饮食,忌刺激食物	减少会厌部的刺激,利于声带休息
	3. 加强口腔护理,进食后及时用漱口液漱口	预防口腔溃疡及口腔黏膜炎
体温过高	1. 监测体温变化,保证室内温度和湿度适宜,保持空气流通,必要时给予物理降温或遵医嘱给予药物降温	及时发现并对症处理高热
	2. 指导患者多饮水,保证液体摄入量	维持体液平衡,防止脱水
知识缺乏	1. 向患者讲解本病的病因及预防措施	增强对疾病的重视,改变认识误区
	2. 由变态反应性炎症所致者应避免与变应原接触	再次接触相同抗原,诱发 I 型变态反应。青霉素为常见药物因素,虾、蟹为常见食物因素
	3. 戒烟忌酒,积极治疗感染	增强机体抵抗力
	4. 密切观察有无咽喉剧痛、喘鸣、流涎、吞咽困难、呼吸困难等症状,如出现立即就近求医就诊	这些症状可能是喉阻塞的前兆,及时发现及处理危及生命的病情变化
恐惧	1. 鼓励患者表达内心感受,评估其恐惧程度,讲解呼吸困难的原因,告知治疗方法及效果,保持其情绪稳定	及时发现心理变化,提供有针对性的护理干预
	2. 介绍同种疾病患者康复情况,鼓励家属给予亲情抚慰,提供安静舒适的病室环境	减轻心理负担,增强战胜疾病的信心

二、小儿急性喉炎

急性喉炎(acute laryngitis)是以声门区为主的喉黏膜急性卡他性炎症,好发于冬、春两季,是成人常见的一种急性呼吸道感染性疾病。小儿急性喉炎临床表现与成人相比,有其特殊性,因小儿喉部黏膜下组织附着较疏松,且小儿的喉腔、声门又较小,在小儿急性喉炎时容易发生肿胀而致喉阻塞,引起呼吸困难。小儿咳嗽力量较差,不易咳出下呼吸道和喉部的分泌物,因此病情常比成人严重。好发于6个月~3岁的儿童,多在冬、春两季发病,如不及时诊断治疗,会危及生命。本节主要介绍小儿急性喉炎。

【病因和发病机制】

常发生于普通感冒之后,也可继发于流行性感冒、麻疹、水痘、百日咳等急性传染病,小儿营养不良、变应性体质、抵抗力低下以及伴有慢性扁桃体炎、慢性鼻炎、鼻窦炎、腺样体肥大等慢性疾病也是喉炎的诱因。

【护理评估】

(一)健康史

评估患儿发热、乏力、咳嗽、呼吸困难等全身和局部症状的发生及持续时间,评估患儿营养及体质情况,发育是否正常,有无受凉、急性上呼吸道感染史、急性传染病史、上呼吸道慢性病史等明显诱因。

(二)身体状况

起病较急,主要表现为声嘶、犬吠样咳嗽、吸气性呼吸困难及喉喘鸣,也可伴有发热、全身不适等全身症状。声嘶早期不重,随病情加重逐渐加重。严重时患儿会出现吸气性呼吸困难,鼻翼翕动,吸气性软组织凹陷,如未及时治疗,患儿可出现面色苍白或发绀、昏迷,甚至因呼吸循环衰竭导致死亡。

(三)辅助检查

间接喉镜下可见喉部黏膜充血肿胀,偶可见黏膜表面附着黏脓性分泌物。因患儿配合性差,因此在临床工作中对患儿直接采用纤维(电子)鼻咽喉镜检查来明确诊断。

(四)心理 - 社会状况

患儿起病急骤,病情严重凶险,家属会出现焦虑、紧张和恐惧不安。患儿就诊时也会因陌生环境而出现明显的恐惧。偶有部分家长未认识到疾病的严重性,误认为只是普通感冒,不予重视。护士要注意评估患儿及家属的心理状况,同时应评估患儿家属对疾病的理解及认识、经济状况、文化层次、社会支持系统等,及时提供有针对性的护理措施。

【治疗要点】

1. **药物治疗** 尽早应用糖皮质激素及足量的抗生素,控制感染、促使喉黏膜消肿。临床一般根据病情可用口服泼尼松、肌内注射或静脉滴注地塞米松等药物,抗生素可选用头孢菌素类或青霉素类。

2. **对症治疗** 给予雾化吸入、解痉、吸氧及化痰治疗。如患儿痰液黏稠应将雾化吸入次数增加,利于稀释痰液,促进痰液排出。

3. **气管切开** 如呼吸困难较重,使用以上治疗仍无好转后,应立即行气管切开术。

4. **支持疗法** 补充液体,注意患儿的营养,维持水电解质平衡,尽可能提供安静环境,避免患儿哭闹,减轻体力消耗及呼吸困难。

【护理诊断和护理措施】

常见护理诊断 / 护理问题	护理措施	措施的依据
有窒息的危险	1. 遵医嘱及时给予足量的抗生素和糖皮质激素类药物，观察药物疗效	控制感染，促使黏膜消肿，解除呼吸困难
	2. 吸氧、监测血压、脉搏、血氧饱和度、呼吸频率，观察患儿面色、口唇及甲床颜色、意识状态、呼吸节律，如出现血氧饱和度下降、鼻翼翕动、指趾端发绀、口唇苍白或发绀、出冷汗、心律失常、烦躁不安甚至昏迷时，应立即向医生汇报	及时发现急性呼吸道梗阻，争分夺秒抢救
	3. 床旁备急救物品，如气管切开包、气管插管及吸引器等，以备抢救应用	发生窒息时立即实施气管切开术或气管插管术，建立人工气道，保证呼吸道通畅
	4. 向患儿家属讲解本病的病因及危险性、严重性，使其理解并积极配合治疗护理	避免患儿家属对疾病不重视或对抢救不配合，误认为只是普通感冒
	5. 安抚患儿，避免患儿哭闹	减少氧耗，防止缺氧加重
体温过高	1. 监测体温变化，保证室内温度和湿度适宜，保持空气流通，必要时给予物理降温或遵医嘱给予药物降温	及时发现并对症处理高热
	2. 多喂水，保证液体摄入量	维持体液平衡，避免脱水
知识缺乏	1. 向患儿家属讲解本病的病因及严重性	增强对疾病的重视，改变认识误区
	2. 指导患儿家属在患儿感冒后不能随意喂服镇咳及镇静药物	防止因抑制咳嗽反射导致排痰困难，避免呼吸道阻塞加重
	3. 患儿如出现犬吠样咳嗽、喉喘鸣、呼吸困难，应及时就医	尽早识别小儿急性喉炎的症状，避免延误病情
	4. 指导患儿家属合理喂养，按期进行疫苗接种	增强免疫力，预防传染病

三、声带小结和声带息肉

声带小结（vocal nodules）也称歌者小结，典型的声带小结为发生于双侧声带前、中 1/3 交界处的对称性结节状隆起。声带息肉（polyp of vocal cord）好发生于一侧或双侧声带游离缘的中 1/3 处，为半透明、白色或粉红色表面光滑的肿物，是引起声音嘶哑的常见疾病之一。

【病因和发病机制】

多因职业用声、发声不当或用声过度导致，也可因一次强烈发声引起，多见于教师、歌唱家、销售人员、喜欢喊叫的职业及儿童等。病因也可为长期慢性刺激，如长期吸烟可诱发本病，或者继发于上呼吸道感染。

因声带的前 2/3 为膜部，后 1/3 为软骨部（即杓状软骨），膜部的中点即为声带前、中 1/3 交界处。在发声时该处振幅最大，用声过度或发声不当可导致该处形成小结或息肉。

【病理】

声带小结早期基质水肿，可见血管增生及扩张，表面为正常的鳞状上皮，中期基质出现纤维化及透明变性，其表面仍覆盖正常的鳞状上皮，晚期基质与中期相似，表面上皮有增厚和角化。声带息肉在声带的任克（Reinke）间隙发生血管扩张、水肿或出血，表面为正常的鳞状上皮，可见白色或粉红色肿物，病程较长的息肉内有玻璃样变性或纤维组织增生。

【护理评估】

（一）健康史

评估患者声音嘶哑的发生时间、程度和持续时间，有无用声过度、发声不当等明显诱因，有无吸烟及上呼吸道感染史。

（二）身体状况

主要症状为声音嘶哑。声带小结患者早期症状较轻，声音基本正常或稍"粗"，发声易倦，间歇性声嘶，后逐渐加重，发展为持续性声嘶。声带息肉患者的声嘶程度与息肉大小、部位有关，息肉大者声嘶较重，息肉长在声带游离缘处导致明显声嘶，息肉长在声带上表面对发声影响较小，巨大息肉可引起患者失声并可堵塞声门引起吸气性喉喘鸣及呼吸困难。

（三）辅助检查

声带小结喉镜检查可见双侧声带前、中 1/3 交界处有对称性结节状隆起。声带息肉喉镜检查可见一侧或双侧声带游离缘的中 1/3 处有半透明、白色或粉红色表面光滑的肿物。可为带蒂息肉，也可为广基息肉，带蒂的息肉可随呼吸气流上下活动。少数患者可见遍及整个声带的弥漫性息肉样变。

（四）心理 - 社会状况

患者因持续声音嘶哑影响工作、生活或形象而就诊，但缺乏对疾病病因、如何保护声带及促进声带康复等的理解及认识。护士应注意评估患者的职业、经济状况、文化层次、生活习惯等，及时提供有针对性的护理措施。

【治疗要点】

1. 早期声带小结可噤声，通过让声带充分休息，小结常可自行消失。药物治疗，如金嗓散结丸等中成药。经保守治疗无效的声带小结可行表面麻醉纤维（电子）鼻咽喉镜下切除术、全身麻醉显微支撑喉镜下切除术。

2. 声带息肉应采用手术切除的治疗方法。目前较多采用表面麻醉纤维（电子）鼻咽喉镜下切除术及全身麻醉显微支撑喉镜下切除术。

3. 术后声带充分休息，并进行雾化吸入治疗。

【护理诊断和护理措施】

1. **术前护理** 术前按耳鼻咽喉科常规护理。

2. **术后护理**

常见护理诊断 / 护理问题	护理措施	措施的依据
有出血的危险	1. 术后告知患者轻轻吐出口中分泌物，勿咽下，切勿剧烈咳嗽，或护士协助吸出口中分泌物。观察并记录分泌物颜色、性质及量	预防和及时发现术后创口出血
	2. 术后进食 3 天温、凉、无刺激的流质食物或软食	减少刺激手术创口，防止出血
知识缺乏	1. 术后声带充分休息	促进手术创口愈合
	2. 进行发声训练，指导患者正确用嗓，改变用声错误习惯	注重嗓音保健，防止疾病复发
	3. 戒烟戒酒，忌食辛辣刺激性食物	减少刺激声带

（肖适崎）

第二节　喉阻塞患者的护理

喉阻塞（laryngeal obstruction），又称喉梗阻，因喉部或其邻近组织发生病变，喉部通道阻塞，引起呼吸困难，为一种耳鼻咽喉科常见急症，需紧急处理。若不紧急处理，可导致窒息死亡。

【病因】

1. **炎症**　小儿急性喉炎、急性喉气管支气管炎、急性会厌炎、咽后脓肿、喉脓肿、口底蜂窝织炎等。
2. **外伤**　喉部切割伤、挫伤、烧灼伤或毒气等。
3. **水肿**　药物过敏反应、喉血管神经性水肿或心、肾疾病引起的水肿等。
4. **异物**　可引起机械性阻塞及喉痉挛。
5. **肿瘤**　喉乳头状瘤、喉癌、喉咽肿瘤及甲状腺肿瘤等。
6. **发育畸形**　先天性喉蹼、先天性喉喘鸣、喉软骨畸形等。
7. **声带瘫痪**　多种原因引起的双侧声带瘫痪。

【护理评估】

（一）健康史

评估患者近期的健康情况，有无过度疲劳、喉部炎症史，有无喉部外伤、异物吸入、喉部肿瘤史，有无发育畸形、过敏原接触史，有无甲状腺手术及气管插管史等，同时需评估患者发生呼吸困难的时间、程度及诱因等。

（二）身体状况

1. **吸气性呼吸困难**　是喉阻塞主要症状。表现为吸气运动加强，吸气深而慢，吸气时间延长，但通气量并不增加。其发生机制为：声门裂是喉部最狭窄处，由两侧略向上倾斜的声带边缘形成。正常情况下，吸气期气流将声带斜面向下及向内推压，但因为同时伴声带外展运动，使声门裂开大，所以呼吸能够保持通畅。当声门狭窄时，吸气期气流将声带斜面向下及向内推压，使狭窄的声门更加狭窄，引起吸气性呼吸困难（图 21-1）。因呼气时气流向上及向外推开声带，声门裂较吸气时变大，能够呼出气体，因此，呼气困难并不明显。

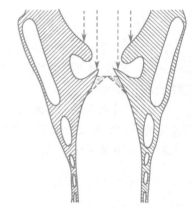

图 21-1　吸气性呼吸困难示意图

2. **吸气性喉喘鸣**　吸气的气流通过狭窄的声门裂时不顺利并形成气流旋涡冲击声带，使声带颤动发出喉喘鸣声。喉喘鸣声大小和阻塞程度相关，阻塞越重者喘鸣声越响，隔室可闻。

3. **吸气性软组织凹陷**　因患者吸气困难，吸气时气体不易顺利通过声门进入肺部，因此胸腹辅助呼吸肌均代偿性增强运动，导致扩张胸部，以辅助呼吸进行，但因肺叶不能相应膨胀，所以胸腔内负压增高，引起胸壁及其周围软组织，如胸骨上窝、锁骨上窝、锁骨下窝、胸骨剑突下或上腹部、肋间隙在吸气时向内凹陷，临床上称"四凹征"（图 21-2）。凹陷程度和呼吸困难程度相关，儿童肌张力较弱，故"四凹征"尤为明显。

4. **声音嘶哑**　病变位于声带处，则有声音嘶哑，甚至出现失声。

5. **发绀**　患者面色青紫，可见吸气时头后仰，烦躁不安，进

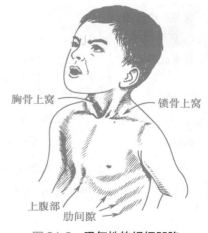

图 21-2　吸气性软组织凹陷

（胸骨上窝　锁骨上窝　上腹部　肋间隙）

一步发展可出现脉搏细速、心律不齐、大汗淋漓、心力衰竭，严重者发生昏迷甚至死亡。

（三）喉阻塞分度

根据病情严重程度，将喉阻塞分为4度：

Ⅰ度：安静时无呼吸困难、吸气性喉喘鸣及吸气性胸廓周围软组织凹陷。在活动或哭闹时有轻度吸气性呼吸困难、稍有吸气性喉喘鸣和吸气性胸廓周围软组织凹陷。

Ⅱ度：安静时有轻度吸气性呼吸困难、吸气性喉喘鸣及吸气性胸廓周围软组织凹陷，活动时加重，尚无烦躁不安等缺氧症状，未影响睡眠和进食，脉搏正常。

Ⅲ度：吸气性呼吸困难明显，吸气性喉喘鸣声较响，吸气性胸廓周围软组织凹陷显著，并出现烦躁不安、不易入睡、不愿进食、脉搏加快等缺氧症状。

Ⅳ度：呼吸极度困难，吸气性喉喘鸣及吸气性胸廓周围软组织凹陷更为严重。患者出现坐卧不安、手足乱动、面色苍白或发绀、出冷汗、定向力丧失、心律不齐及脉搏细速等缺氧症状，甚至昏迷、大小便失禁等。若抢救不及时，可因窒息引起呼吸心跳停止而死亡。

（四）心理-社会状况

喉阻塞患者起病急，常急诊就医，患者和家属都会因其呼吸困难威胁生命而出现恐惧心理，希望立即缓解呼吸困难，但缺乏对气管切开术的认知。特别是小儿、青少年和青年女性，考虑生长发育或美观等原因而拒绝气管切开，易造成延误治疗，造成窒息的危险性增加，病情加重。因此护士要注意评估患者的年龄、性别、对疾病的理解及认识程度、情绪状态等，同时要注意评估家属的心理状况，及时提供全面有针对性的护理措施。

【治疗要点】

喉阻塞患者应争分夺秒，迅速解除其呼吸困难，防止窒息或造成心力衰竭。根据引起喉阻塞的病因、呼吸困难程度和患者全身情况等全面考虑，采用药物或手术治疗方法。

Ⅰ度：明确病因，积极进行针对病因的治疗。如因炎症引起，使用足量、有效抗生素和糖皮质激素。

Ⅱ度：如因炎症引起，使用足量、有效抗生素和糖皮质激素，大多可避免行气管切开术。若为异物引起，应迅速取出。如为喉肿瘤、双侧声带瘫痪等病因不能及时解除呼吸困难者，应考虑行气管切开术。

Ⅲ度：如由炎症引起，喉阻塞时间较短，在严密监测下可积极采用药物治疗，并做好气管切开术的术前准备。若经保守治疗未见好转，全身情况较差，应及早行气管切开术。如为喉肿瘤引起，应立即行气管切开术。

Ⅳ度：争分夺秒，立即行气管切开术。如病情十分紧急，可先行环甲膜切开术。

【护理诊断和护理措施】

常见护理诊断/护理问题	护理措施	措施的依据
有窒息的危险	1. 遵医嘱及时用药，观察患者的用药效果，必要时给予吸氧、雾化吸入	迅速控制炎症，减轻喉部水肿，改善缺氧程度
	2. 如为喉部异物、肿瘤、外伤或双侧声带瘫痪等原因引起，及时做好气管切开术前准备，随时手术	这类病因的喉阻塞患者保守治疗不能缓解
	3. 密切观察呼吸、脉搏、血压、血氧饱和度、神志状况、面色及口唇颜色等变化。床旁备齐急救用物，如气管切开包、气管插管、吸引器等，以备抢救应用	发现窒息征象时立即实施气管切开术
	4. 取半卧位，注意卧床休息，尽量减少活动量及范围。如为小儿患者，尽量使患儿安静，避免哭闹	减轻体力消耗及氧耗，避免呼吸困难加重或发生危险

续表

常见护理诊断/护理问题	护理措施	措施的依据
有窒息的危险	5. 行气管切开术患者注意保持气管内套管通畅,一般每4~6小时清洗、消毒气管内套管1次,并立即放回,如分泌物较多,适当增加清洗次数	防止分泌物干痂附于管壁内阻塞呼吸
	6. 应在气管切开术后1周第一次更换气管套管	避免因切开处窦道未形成而导致套管插入困难
	7. 气管套管的管芯应放在随手可取之处,如床旁柜抽屉内,以备抢救应用	发生窒息时立即取用管芯,争取抢救时间
恐惧	1. 鼓励患者表达自身感受,评估其恐惧程度,详细讲解呼吸困难产生的原因,告知治疗方法及疗效	提供有针对性的护理干预,安抚情绪
	2. 介绍同种疾病患者的康复情况,鼓励家属陪伴,提供安静舒适的病室环境。医护人员在治疗抢救时分工明确,紧密配合	减轻心理压力,增强战胜疾病的信心,积极配合治疗
知识缺乏	1. 通过多种途径向公众宣传喉阻塞的病因、预后以及如何预防等相关知识,提醒公众发生喉阻塞及时就医	提高公众对喉阻塞的认知,增强对疾病的重视
	2. 注意养成良好的进食习惯,不要给老年人及小儿吃豆类、瓜子、花生、核果类等食物,吃饭时避免谈笑	防止异物吸入导致喉阻塞
	3. 有药物过敏反应史者应避免与过敏原接触	防止诱发变态反应导致喉水肿
	4. 喉外伤等患者应尽早到医院就诊	及时发现并处理闭合性喉外伤
潜在并发症:术后纵隔气肿、气胸、皮下气肿等	1. 术后密切观察患者的呼吸、脉搏、心率、血压情况以及缺氧症状有无明显缓解,如无缓解反而恶化,应警惕是否发生纵隔气肿或气胸,立即报告医生给予及时处理	及时发现并处理并发症
	2. 患者于气管切开术后1~2天可能发生皮下气肿,一般可于1周左右自然吸收。注意观察皮下气肿是否消退,根据气肿消退情况及时调整系带松紧	皮下气肿情况影响系带松紧,气肿消退以后系带会变松
有感染的危险	1. 每日进行切口的清洁消毒,更换气管垫,严格无菌操作	避免切口及肺部感染
	2. 密切观察患者体温变化、切口有无渗血及渗液、气管内分泌物的情况,如出现发热、分泌物量增多、性质有异常应及时报告医生	及时发现感染征象
	3. 遵医嘱应用抗生素,观察患者的用药效果	控制感染
	4. 鼓励患者经常床上翻身和下床活动,必要时帮助患者进行翻身拍背	促进痰液排出,预防肺部感染
	5. 进食半流质饮食或软食,注意营养丰富,增加维生素、蛋白质的摄入	增强机体抵抗力

(肖适崎)

第三节 喉部肿瘤患者的护理

一、喉乳头状瘤

喉乳头状瘤(papilloma of larynx)是一种临床上最常见的喉部良性肿瘤。虽然喉乳头状瘤在组织学上是良性肿瘤,但其具有生长快、易复发、恶变倾向等特征,易造成呼吸道梗阻,多次手术可引起喉狭窄和发声障碍,给患者和其家庭造成一定的精神和心理负担。

【病因】

多认为由乳头状瘤病毒（HPV）所致，儿童以 HPV-6、11 为主，成人以 HPV-16、18 常见。也有研究认为，此病与喉的慢性炎性刺激及母亲的生殖器疣病史有关。此外，因此病随着年龄增长有自愈倾向，据此推论疾病的发生可能与激素分泌水平有关。

【护理评估】

（一）健康史

评估患者发病前有无明显诱因的感染史，如上呼吸道感染、HPV 感染、免疫系统疾病等。评估患者有无声嘶、咳嗽及呼吸困难等症状。儿童患者需评估营养发育状况、是否复发及既往手术史。

（二）身体状况

成人患者通常病程进展缓慢，常见症状包括进行性声嘶、刺激性干咳以及咽部异物感，肿瘤大者会表现出失声、喉鸣及呼吸困难。儿童患者常为多发性肿瘤，肿瘤生长快，症状表现突出，声嘶进行性加重，更容易出现喉阻塞。

（三）辅助检查

1. **间接喉镜和纤维喉镜检查** 可见肿瘤呈苍白、淡红或暗红色，肿瘤表面不光滑，呈乳头状增生。

2. **影像检查** X 线或 CT 检查可明确肿瘤大小及侵犯范围等，从而指导手术方案制定。

3. **组织学检查** 在喉镜下取活检送病理检查可明确诊断。因成人患病有恶变可能，所以最好从多个部位取组织标本送检。

（四）心理 - 社会状况

儿童患者因肿瘤反复发作，需多次手术，给其家庭带来精神及经济压力。成人患者则较多担心肿瘤是否会癌变，因而出现焦虑及恐惧情绪。护士应评估患者的年龄、心理状况、患者及家属对疾病的认知程度、家庭经济状况等，以提供针对性的心理护理措施。

【治疗要点】

治疗方法较多，但仍以支撑喉镜下 CO_2 激光切除为主要治疗手段。儿童极易复发，需多次手术。并发喉梗阻者，需同时行气管切开术。随着免疫治疗的不断发展，应用 α 干扰素配合外科手术，对乳头状瘤有一定抑制作用。

【护理诊断和护理措施】

（一）术前护理

常见护理诊断 / 护理问题	护理措施	措施的依据
有窒息的危险	1. 严密观察病情变化，有无喘鸣音、呼吸困难、血氧饱和度下降等症状和体征	及时发现缺氧征兆，为诊疗提供依据
	2. 对于已经出现呼吸困难者，予持续氧气吸入，并在床旁备气管切开包及抢救用物	做好应急准备，必要时高效地配合医生进行气管切开术
	3. 向患者及家属解释气管切开的必要性，取得配合	为患者提供气管切开的知识，使其达到良好的心理预知，更好地配合
	4. 嘱患者床旁活动，不要大声喊叫，避免剧烈咳嗽。对于儿童患者，要耐心安抚，减少哭闹	避免声带过度摩擦引起水肿加重呼吸困难
知识缺乏	1. 向患者及家属讲解疾病发生的原因、复发的可能性和主要的治疗方法	普及疾病知识，正确认识此病易复发的特点，避免焦虑

续表

常见护理诊断 / 护理问题	护理措施	措施的依据
知识缺乏	2. 向患者及家属讲解手术方法及术后的注意事项	了解手术相关知识，减少对麻醉及手术的恐惧
	3. 对于儿童患者家属，耐心解释喉乳头状瘤为良性肿物，虽然易复发，但随年龄增长有自限可能。对于成人，鼓励其按时复诊，及时发现早期癌变	增强患者及家属战胜疾病的信心

（二）术后护理

常见护理诊断 / 护理问题	护理措施	措施的依据
潜在并发症：出血	1. 严密观察患者生命体征变化	生命体征是观察患者病情变化的动态依据。若出血量 > 500mL，会出现心率增快，血压下降等症状
	2. 嘱患者将口内分泌物吐出，勿咽下。并记录口内分泌物的颜色、性质、量	及时发现出血征兆，提供出血依据
	3. 床旁备气管切开包及抢救用物	做好应急准备，必要时高效地配合医生进行气管切开术
	4. 保持静脉输液通路通畅	为输液、输血、给药提供输液通道，保障及时救治
	5. 术后避免剧烈咳嗽，进食温凉软食 3 天	避免局部物理刺激，引起出血
焦虑	1. 向患者介绍疾病的发病机制及反复发作的原因	加深对疾病知识的理解
	2. 告知患者定期复查，改变不良生活习惯，提高机体免疫力对疾病复发的影响	告知患者减少复发的注意事项减轻患者焦虑
	3. 向患者介绍疾病治疗最新方法，使其理解本病为可治疗控制的疾病	增强患者战胜疾病的信心

知 识 拓 展

窄带成像技术用于治疗喉乳头状瘤

窄带成像（narrow band imaging，NBI）是一种新型的用于诊断浅表组织病变的光学增强技术。通过窄带滤过波光，可提高黏膜的微观结构和血管的成像，并在头颈肿瘤的早期阶段提供了高对比度的可视化黏膜血管图像。NBI 的辅助诊治使肿瘤切除更合理，损伤范围小，可清晰地识别病变边界，使激光和显微切除术的治疗更高效，同时准确地检测乳头状瘤病变，从侧面反映了所有的病变组织可有针对性地保留正常结构。近几年，NBI 已用于检测头颈部早期鳞状细胞癌病变，并形成了 NBI 辅助微创切除术系统以便于诊治。

（蔡永华）

二、喉癌

喉癌（laryngeal carcinoma）是头颈部常见的恶性肿瘤，96%～98% 为鳞状细胞癌，其他病理类型少见。近年来喉癌的发病率有明显增加的趋势，发病年龄以 40～60 岁最多。喉癌的发病情况有种族和地区的差异。我国虽然缺乏大规模流行病学调查资料，但学者公认，华北和东北地区的发病率远

Note:

高于华南各省。根据肿瘤发生部位和所在区域，喉癌临床上分为声门上型、声门型和声门下型等三种类型，具有局部浸润和扩散转移等特点。

【病因】

喉癌的病因至今仍不十分明确，流行病学资料证实与吸烟、饮酒、病毒感染、环境、职业因素、放射线、微量元素缺乏、性激素代谢紊乱等因素有关，常为多种致癌因素协同作用的结果。

【护理评估】

（一）健康史

评估患者发病前有无其他喉部患病史，如慢性喉炎、喉乳头状瘤、喉白斑等，评估患者既往的生活环境及危险因素，如有无长期吸烟史、饮酒史、是否接触工业废气、是否存在肿瘤家族史等。

（二）身体状况

评估患者有无声嘶、呼吸困难、咳嗽、吞咽困难及淋巴结转移表现。根据肿瘤发生的部位，评估重点应有区别。

1. **声门上型**　评估患者有无咽痒、咽异物感、呼吸困难、吞咽不适感、咳嗽、痰中带血或咯血等。

2. **声门型**　评估患者有无声嘶甚至失声、放射性耳痛、呼吸困难、咳痰困难及口臭等。

3. **声门下型**　评估患者有无刺激性咳嗽、声嘶、咯血和呼吸困难等。

（三）辅助检查

1. **间接喉镜或纤维喉镜**　直接观察肿瘤的部位、大小、形态及声带活动情况等。可见喉部有菜花样、结节样或溃疡性新生物。

2. **触诊**　颈部有无淋巴结肿大，喉体是否增大，颈前软组织和甲状腺有无肿块。

3. **组织学检查**　取活检送病理诊断为喉癌确诊的主要依据。

（四）心理 - 社会状况

评估患者的年龄、职业、对疾病的认知、医疗费用的支付方式、家庭及社会支持程度等。年轻、社会地位高的患者对术后可能的失声和形象改变大多难以接受，因此，应评估患者对手术的接受程度及心理状况，以便协助患者选择正确的治疗方案，同时在术后及时给予心理干预。

【喉癌的 **TNM** 分期】（**2017AJCC** 第八版）

适用于：声门上、声门、声门下喉癌。

（1）T- 原发喉癌

T_X：原发肿瘤不能估计。

T_{is}：原位癌。

声门上型

T_1：肿瘤位于声门上一个亚区，声带活动正常。

T_2：肿瘤侵犯声门上一个亚区以上，侵犯声门或侵犯声门上区以外（如舌根、会厌谷及梨状窝内壁的黏膜），无喉固定。

T_3：肿瘤局限于喉内，声带固定，和（或）下列部位受侵：环后区、会厌前间隙、声门旁间隙和（或）伴有甲状软骨内板侵犯。

T_{4a}：肿瘤侵透甲状软骨板和（或）侵及喉外组织。如：气管、深浅部舌肌（颏舌肌、舌骨舌肌、舌腭肌、茎突舌肌）、带状肌、甲状腺及食管等颈部软组织。

T_{4b}：肿瘤侵及椎前间隙、纵隔结构，或包裹颈总动脉。

声门型

T_1：肿瘤局限于声带（可以侵犯前联合或后联合），声带活动正常。

T_{1a}：肿瘤局限于一侧声带。

T_{1b}：肿瘤侵犯双侧声带。

T_2：肿瘤侵犯声门上和（或）声门下，和（或）声带活动受限。

T_3：肿瘤局限于喉内，声带固定和（或）侵犯声带旁间隙，和（或）伴有甲状软骨局灶破坏（如：内板）。

T_{4a}：肿瘤侵透甲状软骨板和（或）侵及喉外组织。如：气管、深浅部舌肌（颏舌肌、舌骨舌肌、舌腭肌、茎突舌肌）、带状肌、甲状腺及食管等颈部软组织。

T_{4b}：肿瘤侵及椎前间隙、侵及纵隔结构，或包裹颈总动脉。

声门下型

T_1：肿瘤局限于声门下。

T_2：肿瘤侵及声带，声带活动正常或受限。

T_3：肿瘤局限于喉内，声带固定，和（或）侵犯声门间隙，和（或）侵犯甲状软骨内板。

T_{4a}：肿瘤侵透环状软骨或甲状软骨板和（或）侵及喉外组织。如：气管，包括深浅部舌肌（颏舌肌、舌骨舌肌、舌腭肌、茎突舌肌）、带状肌、甲状腺及食管等颈部软组织。

T_{4b}：肿瘤侵及椎前间隙、侵及纵隔结构，或包裹颈总动脉。

（2）N- 区域淋巴结

N_X：不能评估有无区域性淋巴结转移。

N_0：无区域性淋巴结转移。

N_1：同侧单个淋巴结转移，最大径≤3cm，ENE（-）。

N_{2a}：同侧或对侧单个淋巴结转移，最大径≤3cm，ENE（-）；同侧单个淋巴结转移，3cm＜最大径≤6m，ENE（-）。

N_{2b}：同侧多个淋巴结转移，最大径≤6m，ENE（-）。

N_{2c}：双侧或对侧淋巴结转移，最大径≤6m，ENE（-）。

N_{3a}：转移淋巴结中最大径＞6cm，ENE（+）。

N_{3b}：同侧单个淋巴结转移，最大径＞3m，ENE（+）。

同侧多个淋巴结，对侧或者双侧淋巴结转移，ENE（+）

（3）M- 远处转移

M_0：无远处转移。

M_1：有远处转移。

【治疗要点】

临床治疗目前主要采取以手术为主、放化疗辅助的多学科综合治疗，在彻底根除肿瘤病变的同时尽量保留和重建喉的功能，在治愈肿瘤的同时提高患者的生存质量，是近年来公认的诊疗原则和理想目标。

医生应在手术前对患者及肿瘤状况进行全面细致的评估，选择不同的手术方式及有针对性的治疗方案。喉癌手术切除术式大致可分为经口显微外科激光手术和开放式喉癌切除手术两大类。激光手术具有创伤小、功能保留好的优点，但术区暴露存在局限性，应合理使用，临床主要应用于早期声门型及声门上型喉癌。开放式喉癌切除的术式包括水平部分喉切除、垂直部分喉切除、环状软骨上喉部分切除环舌骨固定（SCPL-CHP）、环状软骨上喉部分切除环舌骨会厌固定术（SCPL-CHEP）、全喉切除术等，对于喉部分切除后的缺损，可根据实际需要采取皮瓣修复，以重建喉功能。

随着人们对喉癌生物学特性及生物分子技术的研究不断深入，临床上针对喉癌的生物靶向治疗也取得了一定的进展。喉癌多发生于喉黏膜上皮组织，其发生与原癌基因产物表皮生长因子的过度表达有关，临床上针对喉癌这一生物学特性，主张采用西妥昔单抗、厄洛替尼等靶向表皮生长因子单克隆抗体进行治疗，可在一定程度上延缓肿瘤进展，但喉癌的生物靶向治疗研究尚处于临床试验阶段，还有待继续深入。

【护理诊断和护理措施】

（一）术前护理

常见护理诊断/护理问题	护理措施	措施的依据
有窒息的危险	1. 严密观察病情变化，有无喘鸣音、呼吸困难、血氧饱和度下降等症状	及时发现缺氧征兆，为诊疗提供依据
	2. 对于已经出现呼吸困难者，予持续氧气吸入，并在床旁备气管切开包及其他抢救用物	做好应急准备，必要时高效地配合医生进行气管切开术
	3. 向患者及家属解释气管切开的必要性，取得配合	为患者提供气管切开的知识，使其达到良好的心理预知，更好地配合
	4. 嘱患者床旁活动，避免剧烈活动和情绪激动，不要大声喊叫，避免加重呼吸困难	降低机体耗氧量和心脏负担
焦虑	1. 评估患者焦虑的程度，耐心倾听其主诉，允许适当宣泄，对患者的情绪表示理解和认同，鼓励患者积极配合治疗，树立战胜疾病的信心	同理患者处境，掌握其心理状态，以便制定针对性心理护理措施
	2. 向患者介绍治疗过程及术后可能出现的情况等	提供信息支持，为患者提供疾病知识，使其达到良好的心理预知，更好地配合
	3. 向患者介绍喉癌术后发声问题、形象改变及吞咽问题的解决方法	使患者主动接受自我改变
	4. 鼓励患者参与出院前鼻饲护理及气管切开造瘘口护理，讲解要点	使患者参与疾病护理过程，接受自我
	5. 介绍其他术后患者恢复情况，鼓励患者战胜疾病	现身说法，增加患者战胜疾病的信心

（二）术后护理

常见护理诊断/护理问题	护理措施	措施的依据
潜在并发症：出血	1. 严密观察患者生命体征变化，并做好记录	生命体征是观察患者病情变化的动态依据。若出血量>500mL，会出现心率增快，血压下降等症状
	2. 观察颈部伤口渗血情况，引流管内引流物及口鼻分泌物的颜色、性质、量等	及时发现出血征兆，为医生诊疗提供依据
	3. 保持静脉输液通路通畅	为输液、输血、给药提供输液通道，保障及时救治
	4. 吸痰时动作轻柔，术后一周勿做吞咽动作，勿咽口水	保证创口正常愈合，避免外力刺激
潜在并发症：咽瘘	1. 观察颈部伤口渗出情况，引流管内引流物的颜色、性质、量等	及时发现咽瘘征兆，为医生诊疗提供依据
	2. 加强口腔护理，出院前教会患者刷牙及漱口	预防口腔感染，降低咽瘘发生率
	3. 遵医嘱使用抑酸药，预防食管反流。嘱患者勿吞咽口水，鼻饲后1小时不宜平卧	预防反流引起的伤口感染，降低咽瘘发生率
	4. 强化营养支持，与医生共同制定膳食方案，保证能量需求	给予充足的营养支持，降低咽瘘发生率
潜在并发症：深静脉血栓	1. 进行血栓风险评估（推荐使用 Caprini 量表）	及时发现血栓风险，采取预防措施
	2. 遵医嘱定期复查 D- 二聚体，必要时行床旁超声检查	及时发现血栓形成征兆，采取检查措施，早期诊断

续表

常见护理诊断 / 护理问题	护理措施	措施的依据
潜在并发症:深静脉血栓	3．鼓励患者主动活动,卧床期间指导患者床上活动双下肢。戒烟戒酒。鼻饲足量的水	早期下床活动可增加下肢的静脉血的回流,预防血栓的发生
	4．根据风险评估分数,采取相应的物理及药物预防措施,包括弹力袜的使用、间歇式压力充气泵的使用及遵医嘱应用抗凝药物	采取预防血栓的物理及药物措施
潜在并发症:乳糜漏	1．观察颈部伤口渗出情况,引流管内引流物的颜色、性质、量等	及时发现乳糜漏征兆,为医生诊疗提供依据
	2．经医生诊断为乳糜漏后,遵医嘱予饮食宣教,嘱其高热量、高蛋白、低脂、低钠饮食。根据引流液情况,遵医嘱予禁食及全胃肠外营养支持	通过饮食减少淋巴液产生,同时满足机体所需营养
	3．医生予颈部伤口加压包扎,观察患者呼吸及颈肩部肿胀、疼痛等情况	及时发现包扎过紧压迫气管征兆及循环受阻征兆
急性疼痛	1．评估疼痛的部位、程度、时间等	收集疼痛的相关资料,为制定护理措施提供依据
	2．指导患者半卧位休息,颈部制动,教会患者保护颈部的方法,避免剧烈咳嗽加剧切口疼痛	使颈部舒展,避免黏膜刺激、气管套管压迫及剧烈震动引起的疼痛
	3．告知疼痛的原因和可能持续的时间	便于患者配合镇痛治疗
	4．必要时遵医嘱使用止痛药或镇痛泵	药物治疗疼痛
有感染的危险	1．定时拍背,按需吸痰,鼓励下床活动,保持呼吸道通畅,促进分泌物排出	保持呼吸道通畅,预防肺部感染
	2．观察痰液及引流液的颜色、性质、量的变化,观察局部伤口有无红、肿、热、痛,有无体温升高等感染征兆	及时发现感染征兆,为诊疗提供依据
	3．及时更换气管切开敷料,严格执行无菌操作,敷料有明显的污渍时随时予以更换。定时清洗、消毒气管套管。保持引流管通畅,避免形成无效腔	保持伤口清洁干燥,避免引流液倒流,预防伤口感染
	4．给予口腔护理,出院前教会患者刷牙及漱口	预防术后禁食及口腔酸碱平衡紊乱引起的口腔感染
	5．遵医嘱使用抗生素预防感染	药物预防感染
语言沟通障碍	1．与患者及家属寻找有效的交流形式,如写字板、手势等	利用非语言沟通方式进行交流,可有效地获得信息
	2．将呼叫器放置于患者触手可及的地方	方便患者及时表达需求
	3．与患者交流时,给予足够的耐心,并鼓励患者待病情好转后,使用辅助装置或食管发音法练习说话	树立患者与人交流的信心
有营养失调的危险:低于机体需要量	1．定期行营养风险筛查及评估(推荐使用 NRS2002 量表)	监测患者营养状态,为营养治疗提供依据
	2．鼓励并指导患者积极早期应用肠内营养,少食多餐式鼻饲喂养。与营养科共同制定营养计划,确保各种营养素的均衡供给。积极处理腹胀、腹泻等胃肠道不适	早期肠内营养促进胃肠功能恢复
	3．遵医嘱予肠外营养补充,鼓励通过中心静脉置管输注肠外营养制剂	通过肠外营养补充患者营养的不足
	4．根据伤口恢复情况,指导患者经口进食,予吞咽功能训练	促进吞咽功能恢复

续表

常见护理诊断/ 护理问题	护理措施	措施的依据
自我形象紊乱	鼓励患者倾诉对喉部结构和功能丧失的感受。鼓励患者照镜子观察自己的瘘口。向患者耐心讲解相关知识，指导患者掩盖外观缺陷的方法，例如丝巾、领结等	帮助患者正确面对自身形象的改变，接纳自我，回归社会
知识缺乏	1. 向患者讲解疾病的发生原因，手术过程，术后可能出现的护理问题	普及疾病知识，使患者对疾病有充分了解
	2. 指导患者清洁造瘘口，观察造瘘口分泌物附着情况，必要时自我清洁造瘘口痰痂。适当进行雾化吸入，以稀释痰液，防止痰液干燥结痂。保证足够的水分摄入	保持呼吸道通畅，鼓励患者参与自我居家护理
	3. 指导患者清洗、消毒和更换气管内套管的方法。指导患者在外出或沐浴时保护造瘘口的方法，例如用系带的清洁纱布垫系在颈部。盆浴时水不可超过气管套管，淋浴时注意勿使水流入气管套管	培养出院后气管切开自我管理能力
	4. 指导患者头颈、肩颈功能的锻炼	促进肩颈功能恢复
	5. 提供有关后续放化疗的相关指导，避免恐惧情绪	了解后续治疗相关知识，避免焦虑无助
	6. 向患者提供有关发音康复训练、参与喉癌患者俱乐部等社会组织活动的建议与信息	为患者提供社会保障，使患者参与社会活动

知 识 拓 展

无喉患者的发音重建技术发展

随着科学不断发展，可以对无喉患者的发音功能进行重建。最为人所熟知的是食管发音法，即利用食管储气，用嗳气的方法，将气体压出食管入口，发出轻微的声音。此方法不需要体外装置，但声音粗糙，只能发出短句。自1980年开始，利用手术构造气管食管通道的方法应用于临床，术式在不断变革中仍少有突破，成为近年来发音研究的难点和热点。近年来，各种构造气管食管瘘的声音假体不断面世，种类繁多，具有操作便捷，发音质量满意等优势，但各种并发症的发生也是不容忽视的问题。另外，人工喉是利用电子振荡、电磁振动的发音装置代替声带振动而发音，再经鼻、口腔等配合形成语言的一种人造代声工具。具有发声强度高，价格便宜等优点。由于患者易于购买，已在临床得到广泛应用。

（蔡永华）

思 考 题

1. 对声带小结及声带息肉的患者，应如何指导保护声带及促进声带康复？
2. 日常生活中，如何预防喉阻塞？Ⅲ度喉阻塞若经保守治疗未见好转，应考虑何种治疗方法？
3. 喉乳头状瘤的复发与哪些因素有关？
4. 喉癌术后主要并发症有哪些？

Note：

气管、支气管和食管异物患者的护理

22章　数字内容

学习目标

知识目标：

1. 掌握气管、支气管和食管异物患者的主要护理诊断及护理措施。

2. 熟悉气管、支气管和食管异物患者的病因、典型症状、治疗要点。

3. 了解气管、支气管异物和食管异物它们在治疗、护理中的异同点。

能力目标：

能运用所学知识为气管、支气管和食管异物患者制定全面的护理计划，并结合患者的具体情况实施健康教育。

素质目标：

根据案例及知识拓展引导学生在日常生活中保持职业素养，关注小孩、老人及特殊人群的进食方式和种类，从而促进老人、小孩、特殊人群的进食或气道安全。

患儿男，2 岁 4 个月，由于进食过程中哭闹，误将食物吸入气道，随即出现剧烈呛咳，短暂憋气和面色青紫，后稍缓解，但仍有憋气表现。家属将患儿送至医院就诊。

体格检查：T 37.1℃，P 110 次 /min，R 20 次 /min，BP 80/50mmHg，患儿哭闹，阵发性咳喘，无声音嘶哑，呼吸稍有急促，口唇无发绀。

辅助检查：胸部听诊可闻及右侧肺呼吸音降低，胸部 X 线片显示右侧支气管内低密度影。

请思考：

1. 该患儿的可能临床诊断是什么？存在哪些护理问题？

2. 护士应优先为患儿提供的护理措施有哪些？

第一节　气管、支气管异物患者的护理

气管、支气管异物（tracheobronchial foreign body）是耳鼻喉科最常见的临床急诊之一，若不及时治疗可发生急性上呼吸道梗阻，严重时可出现危及患者生命的严重并发症，如心肺、呼吸衰竭等。常发生于儿童，尤其以 1～3 岁多见，约占气管、支气管异物的 80%。老年人及昏迷患者由于咽反射迟钝，也易发生误吸；偶见于健康成年人。根据异物来源可分为内源性异物及外源性异物，前者为呼吸道内的干痂、干酪样坏死物、假膜、血块等，后者为外界物质误入气管及支气管如坚果、铁钉、笔帽、小玩具等。

【病因】

1. 小儿磨牙尚未发育，咀嚼功能不完善，不能将坚硬食物嚼碎，喉咽反射功能亦不健全；进食时，口中含物，在哭闹、嬉笑、绊倒后均易造成误吸。

2. 处于全身麻醉、昏迷、酒醉等状态的患者或老年人，由于吞咽功能不全，咽反射减弱，易将口咽部异物，如呕吐物、义齿等误吸入呼吸道，如呕吐物不及时清除也可吸入气道内。

3. 在玩耍或工作时，将玩具、针、钉或纽扣等含于口中，遇外来刺激或突然说话时可不慎发生误吸。

4. 部分医疗或护理操作不慎，如鼻腔及口咽异物在诊治过程中发生异物位置变动，而误吸入下呼吸道，或护理操作过程中给予咽、喉滴药时注射针头脱落，均可导致异物落入气道。

5. 特殊人群的主观行为，如精神病患者、企图自杀者。

6. 食管内长期存留尖锐异物也可形成气管食管瘘及气管异物。

【护理评估】

（一）健康史

了解婴幼儿患者有无进食果冻或坚果类食物，有无将豆类、玩具等放入口中或鼻腔，有无进食时哭闹或者大笑等；成人有无异物吸入，引起剧烈呛咳等病史；评估患者有无呼吸困难、面色发绀等症状。仔细询问发病的过程、时间、异物的种类、大小、形状、有无院外处理等。

（二）身体状况

1. 临床分期　气管、支气管异物的症状与体征一般分为四期。

（1）异物吸入期：异物经过声门进入气管时，会立即引起剧烈咳呛及反射性喉痉挛而引起憋气、面色青紫等。若异物较小，除有轻微咳嗽或憋气外，症状可暂时缓解，有时异物可被侥幸咳出。如果异物嵌顿在声门，可立刻发生重度呼吸困难，甚至窒息造成死亡。

（2）安静期：进入气管或支气管内的异物，如西瓜子等，由于质地较轻而光滑，可随呼吸气流而上下活动，而引起阵发性咳嗽。异物停留小支气管内，一段时间内可无症状或仅有轻微咳嗽及喘鸣，常被忽视。

（3）炎症期：异物刺激局部黏膜产生炎症反应，加重气管、支气管的阻塞出现肺不张、肺气肿；若合并细菌感染可引起咳嗽、痰多等症状。存留时间较长的异物，可导致支气管炎、肺炎。

（4）并发症期：可并发心力衰竭、肺脓肿或脓胸。此期的轻重程度及持续时间与异物的大小、性质、患者体质及治疗情况相关。

2. 临床表现　异物所在部位及存留时间的不同可有不同的临床表现。

（1）喉异物：异物进入喉内时，立刻出现反射性喉痉挛进而引起吸气性呼吸困难和剧烈的刺激性咳嗽；异物停留在喉入口处，患者出现吞咽疼痛或咽下困难；异物嵌顿于声门区，异物较大者可出现窒息，异物较小者出现呛咳、声嘶、喉鸣音及不同程度的呼吸困难等。尖锐异物刺伤喉部可发生咯血及皮下气肿。

（2）气管异物：异物进入气管立即出现剧烈呛咳，并有呼吸不畅甚至憋气的症状，随着异物贴附于气管壁，症状可暂时缓解；如果异物轻且表面光滑，可随呼吸气流在声门裂及气管之间上下活动可出现刺激性咳嗽，闻及拍击音。若异物较大，阻塞气管，随时可能上升到声门引起窒息。

（3）支气管异物：早期与气管异物相似，但呛咳症状较轻。随着时间延长患者出现咳嗽、喘、发热等症状，长期停留可导致支气管扩张、肺脓肿。尖锐性异物造成支气管损伤可引起气胸和纵隔气肿。主支气管完全阻塞时，听诊阻塞侧呼吸音消失；不完全阻塞时出现一侧呼吸音降低。

（三）辅助检查

1. X线检查　对于金属等不透光的异物，X线可确定异物的位置、形状及大小。而可透光的异物在X线中不能显示，但可看出间接征象：如纵隔摆动、肺部感染、肺气肿等，对于推断可透光异物的有无及位置有重要参考意义。

2. CT检查　有助于确定有无异物及其部位。

3. 支气管镜检查　是气管、支气管异物确诊的最可靠方法，同时可进行异物取出的治疗。

（四）心理-社会状况

患者由于剧烈咳嗽、憋气甚至窒息导致极度恐惧和紧张，患者家属也因不知如何处置而恐惧焦虑，应注意评估患者和家属的情绪状态和对疾病的认知程度、文化层次、教养方式以及社会支持情况。

【治疗要点】

气管、支气管异物可危及生命，取出异物是唯一有效的治疗方法，原则是尽早取出异物，防止窒息及其他并发症的发生。

1. 支气管镜异物取出法　是有效常用的治疗手段之一。支气管镜检查可明确诊断有无气道异物，同时可进行异物取出术。大多数支气管异物，特别是喉镜下不能取出的异物、非活动性异物或尖锐有刺、已发胀破碎的异物等均可通过支气管镜下予以取出。

2. 纤维支气管镜　纤维支气管镜能够到达末端较细的支气管，位于支气管深部较小的异物，可在纤维支气管镜下钳取。也可应用于患者不能仰头、口腔颌面病变张口困难及硬支气管镜无法置入的患者。

3. 经直接喉镜异物取出术　适用于嵌顿于喉前庭、声门区或声门下区、总气管内活动的异物。

4. 经气管切开口取出异物　适用于严重呼吸困难病情危急的患者。

5. 开胸异物取出　对上述方法难以取出的异物，必要时需行开胸术取出。

【常见的护理诊断/问题】

1. 术前护理

常见护理诊断/ 护理问题	护理措施	措施的依据
有窒息的危险	1. 了解异物的种类、特征及存留时间等信息, 询问有无呼吸困难、呛咳、咯血等症状。严密观察患者呼吸、心率变化情况以及口唇色泽、神志等, 持续监控血氧饱和度。如突然出现呼吸困难或呼吸困难加重, 应立即报告医生, 给予吸氧及生命体征监测, 病情危重或重度呼吸困难者, 应先紧急行气管切开术或急诊手术抢救	呼吸变化是直接反映异物是否堵塞呼吸道的直接表现。应尽早清除气管内异物
	2. 保持患者安静, 避免哭闹, 禁食禁水, 减少活动, 绝对禁止患者自行离开病房。婴幼儿患者不宜拍背、摇晃等, 避免抽血、测体温等刺激。如需抽血化验, 必须在医生陪同下操作, 并备好急救物品	避免增加耗氧量, 防止异物活动引起呼吸困难或窒息
	3. 备好急救物品, 如气管插管、气管切开包、负压吸引器、简易呼吸器、呼吸兴奋剂、氧气监护仪等	便于患者发生窒息时及时抢救
恐惧	评估患者和家属恐惧程度, 给予适当安慰, 讲解疾病的治疗方法和预后情况	保证患者情绪稳定, 积极配合治疗
潜在并发症: 肺炎、肺气肿、肺不张、心力衰竭等	1. 观察患者有无体温升高、痰多、咳嗽等肺炎症状, 遵医嘱应用激素和抗生素治疗	及时发现并控制继发感染
	2. 观察患者有无呼吸困难加重、心率加快、烦躁不安、面色苍白或发绀。给予氧气吸入, 保持患者安静、嘱患者卧床、避免活动, 必要时在心电监护下取出异物	及时取出异物避免加重心力衰竭
	3. 观察患者有无患侧呼吸音减低或消失, 给予患者吸氧, 密切观察呼吸情况, 尽早行异物取出术	避免没有及时取出异物而导致并发症

2. 术后护理

常见护理诊断/ 护理问题	护理措施	措施的依据
有窒息的危险	1. 全身麻醉术后, 需了解术中异物的取出情况, 麻醉未清醒前, 设专人守护, 患者取平卧位头偏向一侧, 及时清理口腔内分泌物, 待患者清醒后即可垫枕。给予吸氧, 严密观察呼吸情况, 监测血氧饱和度, 遵医嘱使用抗生素及激素治疗。如患者术后发生明显呼吸困难则提示可能发生喉头水肿, 此时应立即报告医生, 给予及时处理, 必要时行气管插管或气管切开	预防误吸、及时发现喉头水肿, 避免呼吸道阻塞
	2. 备好急救物品, 如气管插管、气管切开包、负压吸引器、简易呼吸器、呼吸兴奋剂、氧气监护仪等	便于患者发生窒息时及时抢救
有感染的危险	1. 观察患者有无体温升高、咳嗽、痰量增多等。遵医嘱应用抗生素和激素治疗	及时发现并控制继发感染
	2. 保持口腔清洁, 口腔护理 2～3 次/d, 餐后给予有杀菌作用的含漱液漱口	预防口腔感染
	3. 患者清醒后, 护士可协助患者少量饮水, 无呛咳、呕吐等不良反应后, 可指导患者进温凉的半流质饮食。术后一日, 鼓励患者多饮水, 给予饮食指导, 嘱患者进食高蛋白食物, 注意观察尿量	增加机体抵抗力
知识缺乏	1. 婴幼儿不宜食花生、瓜子、豆类等坚果类或吸食果冻等滑润食物, 如口内有异物应诱导其自行吐出, 不要强行挖出。小儿进食时应保持安静, 避免哭闹、嬉笑、追逐等情况。纠正小儿口中含物的不良习惯。成人应避免口含异物作业	指导儿童正确的生活及进食习惯, 避免异物误吸入呼吸道

Note:

续表

常见护理诊断／护理问题	护理措施	措施的依据
知识缺乏	2. 加强对昏迷、全身麻醉及重症患者的监护，应使其头偏向一侧，取出义齿及拔出松动的牙齿，随时吸出口腔内分泌物	防止呕吐物、异物吸入呼吸道
	3. 帮助患者及家属正确认识气道异物的危险性，指导家属观察病情的方法，对于术后患者应注意观察患者的面色及呼吸情况，一旦发现异常应及时就诊	加强防范意识，避免延误治疗

知 识 拓 展

异物种类与临床表现的关系

植物性异物如各种豆类、花生米等坚果含有游离脂酸，对气道黏膜刺激性大，容易发生弥漫性炎症反应，称为"植物性支气管炎"。矿物质异物对于局部组织刺激性相对较小，炎症反应轻。金属性异物，刺激性更小，但铁、铜易氧化生锈，可引起局部的肉芽增生。动物性异物及化学制品，对组织刺激小于植物性异物但大于矿物性异物。

第二节　食管异物患者的护理

食管异物（esophageal foreign body）是指各种原因引起的异物未能顺利进入胃内而滞留在食管内，是耳鼻喉科常见急症之一，多见于老人及儿童。患者因注意力不集中或进食匆忙导致异物嵌顿于食管内，部位以食管入口处为最多见，其次为食管中段，发生于下段者少见。

【病因与发病机制】

食管异物的发生与性别、年龄、精神状态、饮食习惯及食管疾病等诸多因素有关。常见原因包括：

1. 老人因牙齿脱落或使用义齿，咀嚼功能差，口内感觉欠灵敏，食管入口较松弛，易发生误吞异物，常见义齿、骨头、肉块等。

2. 儿童多因口含玩具导致误吸，也可因进食不当引起，常见硬币、纽扣等。

3. 成人因嬉闹、进食不当、神志不清或轻生、而误咽较大或带刺物品引起。

4. 食管本身的疾病，如食管狭窄或食管肿瘤等。

异物种类众多，以动物性异物最常见，如鱼刺、鸡鸭骨、肉块等；其次为金属类，如硬币、铁钉等；此外，还有义齿、塑料瓶盖、纽扣、枣核等化学合成类物品及植物类异物。

【护理评估】

（一）健康史

向患者及家属询问有无直接或间接误咽及自服异物史，以及异物种类、大小及形状、停留的部位及存留时间的长短，了解发病经过、有无呛咳、咯血及便血等症状，有无院外处理等。

（二）身体状况

与异物的种类、特征、存留部位及时间、有无继发感染等因素有关。

1. 吞咽困难　异物停留于食管，导致机械性阻塞而影响吞咽。症状轻者可进食半流质或流质饮食，症状较重者可能发生饮水困难。小儿患者常伴有流涎等症状。

2. 吞咽疼痛　异物较小或较圆钝时，吞咽疼痛不明显或仅有梗阻感。尖锐、棱角异物或有继发感染时，吞咽疼痛明显。异物嵌顿于食管上段时，常引起颈根部或胸骨上窝处疼痛；异物位于食管中段时，常引起胸骨后或放射至肩背部疼痛。

3. 呼吸困难　异物较大压迫气管后壁时，或异物位置较高未进入食管内，外露部分压迫喉部时，均可导致呼吸困难甚至窒息。

4. 呕血或黑便　腐蚀性和尖锐异物可损伤食管壁，引起呕血或黑便的症状，若损伤部位为食管第2狭窄处，则可能存在损伤主动脉弓的危险造成致命性大出血。

（三）辅助检查

1. 影像学检查　X线可显影出不透光性异物，也可通过拍摄颈、胸部正侧位X线片予以定位；不显影的异物，应行食管钡剂检查，骨刺类细小的异物需吞服少许钡棉，来确定异物是否存在及所在部位。怀疑有并发症或为明确异物与颈部大血管等重要结构的关系时，可行CT扫描检查。

2. 间接喉镜检查　异物位于食管上段，尤其是有吞咽困难的患者，有时可见梨状窝有唾液积存。

3. 食管镜或胃镜检查　X线及CT扫描检查不能确诊，但有明确异物史并有吞咽困难或吞咽疼痛等症状，可以应用食管镜或胃镜检查，以明确诊断，并及时取出异物。

（四）心理 - 社会状况

患者因为吞咽梗阻感、疼痛及呼吸困难而紧张和焦虑，应认真评估患者的年龄、健康状况、饮食习惯、进食方式、患者及家属的情绪和心理状态，以及对疾病的认知程度等。

【治疗要点】

应尽早行食管镜检查，发现异物及时取出，避免并发症。

1. 食管镜检查术及食管异物取出术

（1）硬食管镜检查：是最常用的方法，根据异物的形状、部位及大小，患者的年龄选择大小适当的食管镜和异物钳。

（2）纤维食管镜或电子食管镜检查：有利于较小且细长的异物取出。

（3）Foley法：适用于外形规则、表面平滑的异物。

（4）颈侧切开或开胸食管异物取出术：巨大且嵌顿紧密或带有金属钩的异物，并且应用上述方法无法取出时，则考虑颈侧切开或开胸取出。

2. 一般治疗　异物存留时间如超过24小时且患者进食困难，术前应进行补液治疗。疑似穿孔者，应置入鼻饲管行鼻饲饮食。局部感染者进行抗感染治疗。

3. 出现严重并发症　如食管周围脓肿或咽后壁脓肿，应行颈侧切开引流。出现食管穿孔、纵隔脓肿者，请胸外科协助处理。

【常见的护理诊断 / 护理问题】

1. 术前护理

常见护理诊断 / 护理问题	护理措施	措施的依据
有窒息的危险	1. 了解异物的种类、特征及存留时间等信息，询问有无呼吸困难、呛咳、咯血等症状。严密观察患者呼吸、心率变化情况以及口唇色泽、神志等，持续监控血氧饱和度。如突然出现呼吸困难或呼吸困难加重，应立即报告医生，给予吸氧及生命体征监测，病情危重或重度呼吸困难者，应先紧急行气管切开术或急诊手术抢救	异物压迫气管后壁或异物存留位置压迫喉部

续表

常见护理诊断/护理问题	护理措施	措施的依据
有窒息的危险	2．保持患者安静，避免哭闹，禁食禁水，减少活动，绝对禁止患者自行离开病房。婴幼儿患者不宜拍背、摇晃等，避免抽血、测体温等刺激。如需抽血化验，必须在医生陪同下操作，并备好急救物品	防止异物活动引起呼吸困难或窒息
	3．备好急救物品，如气管插管、气管切开包、负压吸引器、简易呼吸器、呼吸兴奋剂、氧气监护仪等	便于患者发生窒息时及时抢救
潜在并发症：出血、感染等	1．严格卧床，颈部制动，建立静脉通道；密切观察患者有无胸痛及呕血或便血症状，如发现患者胸痛加重或吐出的分泌物中带有鲜红色血丝或少量鲜红色血液时，应高度重视，提示可能发生大出血	尖锐带钩的异物可直接刺破主动脉引起大出血，感染也可累及血管导致出血
	2．若并发食管穿孔，应留置胃管，给予鼻饲饮食，维持水、电解质平衡	预防感染，保证机体营养供给
	3．全身支持治疗，遵医嘱应用抗生素，并注意监测生命体征，观察药物疗效	观察及预防继发感染
	4．备好急救物品。脓肿者须行脓肿切开引流，呼吸困难者应给予吸氧，必要时行气管切开术	对症治疗，及时抢救
吞咽障碍营养失调：低于机体需要量	异物未取出前，禁食禁水，根据患者情况留置胃管或建立静脉通道补充营养，维持水电解质的平衡	吞咽时异物易损伤食管或食物存留在异物上方的食管处
急性疼痛	协助患者取坐位或半卧位，尽可能满足患者对舒适的需要，评估患者疼痛的部位及程度，给予心理安慰，遵医嘱应用止痛药物	多模式缓解患者疼痛，提高舒适度
恐惧	评估患者和家属恐惧程度，给予适当安慰，讲解疾病的治疗方法和预后情况	保证患者情绪稳定，积极配合治疗

2. 术后护理

常见护理诊断/护理问题	护理措施	措施的依据
有窒息的危险	1．全身麻醉术后，需了解术中异物的取出情况，麻醉未清醒前，设专人守护，患者取平卧位头偏向一侧，及时清理口腔内分泌物，待患者清醒后即可垫枕。给予吸氧，严密观察呼吸情况，监测血氧饱和度，遵医嘱使用抗生素及激素治疗。如患者术后发生明显呼吸困难则提示可能发生喉头水肿，此时应立即报告医生，给予及时处理，必要时行气管插管或气管切开	预防误吸、及时发现喉头水肿，避免呼吸道阻塞
	2．备好急救物品，如气管插管、气管切开包、负压吸引器、简易呼吸器、呼吸兴奋剂、氧气监护仪等	便于患者发生窒息时及时抢救
营养失调	1．异物完整取出且无明显黏膜损伤，患者清醒后可进流质或半流质饮食，2～3天后改为普通饮食	保证机体营养供给
	2．对异物停留时间较长，疑有食管黏膜的损伤者，应至少禁饮食1～2天，期间给予静脉补液及全身支持治疗	防止发生食管黏膜处感染
	3．疑有食管穿孔的患者，遵医嘱预防性使用抗生素，留置胃管，给予鼻饲饮食，8～10天后症状消失，穿孔愈合后方可经口进食流质饮食	预防感染，保证机体营养供给

续表

常见护理诊断 / 护理问题	护理措施	措施的依据
潜在并发症：食管炎 / 食管周围炎或食管周围脓肿、食管穿孔、纵隔炎或脓肿、颈部皮下气肿 / 纵隔气肿	1. 了解术中异物的取出情况，严密观察生命体征，若出现高热、呼吸困难、皮下气肿、局部疼痛加重、吞咽时呛咳及大量呕血或便血等情况应立即通知医生	观察及发现感染和相关并发症状的前驱征象，及时处理
	2. 若并发食管穿孔，应留置胃管，给予鼻饲饮食，维持水、电解质平衡	预防感染，保证机体营养供给及水电解质平衡
	3. 全身支持治疗，遵医嘱应用抗生素，并注意监测生命体征，观察药物疗效	防止由感染导致患者出现生命危险
	4. 备好急救物品。脓肿者须行脓肿切开引流，呼吸困难者应给予吸氧，必要时行气管切开术	对症治疗，及时抢救
知识缺乏	1. 进食应细嚼慢咽，吃带有骨刺类食物时，不宜饭菜混吃，应仔细咀嚼将骨刺吐出，以防误咽 2. 加强儿童教育，纠正其口含物体的不良习惯 3. 老年人有义齿时，进食时要当心，避免食用黏性强的食物，义齿松动或有损坏时应及时修整，睡眠前取下。全身麻醉或昏迷的患者，如有义齿，应及时取下 4. 误吞异物后，应立即就诊及时取出。切忌采用吞咽饭团、馒头等企图将异物强行咽下的错误方法，从而加重损伤，出现并发症，增加手术难度	预防由于不良的生活及饮食习惯导致的食管异物

知 识 拓 展

食管异物辅助检查推荐意见

1. CT 扫描可作为食管异物的首选影像学检查手段。该检查不仅能发现异物，还能通过图像推断异物在食管内的位置以及异物本身的形状、大小等，有助于更好地选择治疗手段。

2. 口服对比造影剂不建议作为首选诊断方式，因其可能掩盖异物的形状、尖锐度，并且可影响后续内镜下的视野，更存在较高的误吸风险。

3. 胃镜检查具有诊断及治疗的双重作用，当 CT 检查未发现异物，而患者症状持续存在时，可行胃镜进一步明确诊断。

4. 孕妇等特殊人群，当怀疑高风险的食管异物嵌顿时，可在铅裙保护下进行 CT 检查，以及时明确异物大小和位置。在不具备 CT 技术条件的基层医院，当异物嵌顿时间小于 24 小时且临床评估风险较小的情况，可直接选择胃镜明确诊断。

（郑　岩）

思 考 题

1. 气管异物与支气管管异物临床表现有哪些不同？
2. 气管、支气管异物术前术后最重要的护理措施是什么？
3. 如何在症状上区分患者属于消化道异物还是呼吸道异物？
4. 如何向大家普及气管食管异物的预防知识？

URSING

第二十三章

耳科患者的护理

23章 数字内容

─── 学 习 目 标 ───

知识目标：

1. 掌握外耳、中耳、内耳疾病以及先天性耳部疾病、耳聋、耳鸣、面神经疾病、耳肿瘤等疾病的临床表现、护理诊断/护理问题、护理措施和健康教育内容。

2. 熟悉外耳、中耳、内耳疾病以及先天性耳部疾病、耳聋、耳鸣、面神经疾病、耳肿瘤等疾病的定义、治疗要点。

3. 了解外耳、中耳、内耳疾病以及先天性耳部疾病耳聋、耳鸣、面神经疾病、耳肿瘤等疾病的病因和发病机制。

能力目标：

能运用本章所学知识为耳外伤、耵聍栓塞、外耳道异物、耳硬化症、梅尼埃病、迷路炎、良性阵发性位置性眩晕、前庭神经炎、耳聋以及听神经瘤患者制定完善的护理计划并实施，能结合患者具体情况实施健康教育。

素质目标：

培养学生思考问题、分析问题的能力，根据耳部疾病的特点，从生理、心理、社会等方面给予患者支持与照护，促进学生职业道德、心理护理、沟通交流等素养的形成。

患儿，女性，5岁。5年前患儿双耳听力筛查未通过，致聋病因不明，4岁双耳佩戴助听器使用至今，不会讲话，不能交流。经听力检查后，门诊以"双耳极重度聋"收入院。

　　请思考：

　　1. 试述该患者耳聋属于哪种类型？可能的病因有哪些？

　　2. 试述该患者入院后将采取何种治疗方式？

第一节　先天性耳前瘘管患者的护理

　　先天性耳前瘘管（congenital preauricular fistula）是一种最常见的先天性耳畸形（图23-1）。瘘管多为单侧性，也可为双侧。瘘口多为于耳轮脚前，少数可在耳郭之三角窝或耳甲腔部，另一端为盲管。

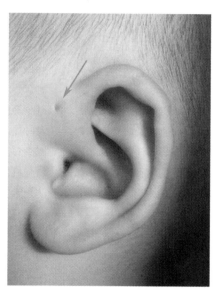

图 23-1　先天性耳前瘘管

【病因】

　　因胚胎时期形成耳郭的第1、2鳃弓的6个小丘样结节融合不良或第1鳃沟封闭不全所致。

【护理评估】

（一）健康史

　　评估患者是否有其他先天性疾病，是否有瘘管反复感染史，近期是否有急性感染等情况。

（二）身体状况

　　管腔壁为复层扁平上皮，含有毛囊、汗腺、皮脂腺等，挤压时有少量白色黏稠性或干酪样分泌物从管口溢出。平时无症状，偶尔局部发痒，检查时仅见外口为皮肤上一个小凹，继发感染时出现局部红肿疼痛或化脓。反复感染可形成囊肿或脓肿，破溃后则形成脓瘘或瘢痕。

（三）心理-社会状况

　　因担心感染破溃或手术会遗留瘢痕，影响美观和社会交往而产生焦虑心理。护士应注意评估患者对疾病的认知和心理状况，使其对疾病、治疗方式及治疗效果有正确的理解和认识。

Note：

【治疗要点】

无感染者可暂不处理。急性感染时，全身应用抗生素，对脓肿形成者，应先切开引流，待感染控制后再行手术切除。术前可注入少许亚甲蓝液于瘘管内，并以探针为引导，将瘘管及其分支彻底切除，以防复发。术毕宜加压包扎，防止形成空腔。

【护理诊断和护理措施】

常见护理诊断 / 护理问题	护理措施	措施的依据
有感染的危险	1. 日常应保持外耳清洁，勿用手自行挤压瘘管，避免污水进入瘘管	预防感染的发生
	2. 注意观察患者耳前瘘管口局部的情况，有无红、肿、热、痛，有无分泌物排出	管腔壁为复层扁平上皮，含有毛囊、汗腺、皮脂腺，若有感染可以出现局部红肿疼痛或化脓
	3. 合并感染时，遵医嘱使用抗生素	抗感染治疗
	4. 脓肿形成者，配合医生切开排脓，并做好伤口引流及换药	引流脓液，控制感染
	5. 术后及时更换敷料，保持伤口清洁、干燥	敷料潮湿或污染可能引发感染，影响伤口愈合
知识缺乏	1. 向患者讲解本病特点及防止感染的措施	减少易感因素
	2. 出现局部疼痛、有分泌物时及时到医院就诊	及时控制感染，减少囊肿或脓肿形成
	3. 术后平卧或健侧卧位，患耳避免硬物摩擦	减少对局部伤口的刺激
	4. 摄入营养丰富、易消化的软食	增强机体抵抗力
	5. 加强锻炼，增强机体抵抗力	防止术腔感染

知识拓展

耳显微镜技术在耳前瘘管切除中的应用

先天性耳前瘘管多有细小分支，若不完全切除，术后容易复发。多篇文献报道在探针、亚甲蓝、甲紫等辅助下手术能降低复发率，而伴随着显微技术的发展，显微镜应用到耳前瘘管手术中，显微镜下耳前瘘管切除术有分辨率高、无需亚甲蓝染色、损伤小、切除准确、复发率低等诸多优点，目前已经广泛地应用于临床当中。

第二节　耳外伤患者的护理

一、耳郭外伤

耳郭外伤（injury of auricle）是指各种外力因素造成的耳郭损伤。常见的耳郭外伤有挫伤、撕裂伤、冻伤和烧伤等。临床以前两者为多见，可单独发生，亦可伴发头面部损伤。

【病因】

因耳郭外露于头两侧，极易遭受外力损伤。挫伤多由钝器撞击所致；撕裂伤多由钝器或锐器撞

Note:

击以及外力撕扯等原因所致；天气寒冷，外耳保暖不足可造成耳郭冻伤；开水、蒸汽、某些化学药品等可灼伤耳郭。

【护理评估】

（一）健康史

1. 询问患者外伤史，了解受伤的时间、场所、致伤物和外力大小，以及是否采取应急处理措施等。

2. 了解患者耳部既往状况。

3. 评估患者有无合并头面部损伤等。

（二）身体状况

根据受伤原因和外力大小，不同时期的症状也有所不同。早期多为血肿、出血和耳郭断裂，受损处易感染；后期多为耳郭缺损、畸形。

1. 挫伤轻者，表现为皮肤擦伤或红肿；重者，皮下或软骨膜下出现紫红色血肿，面积与外力大小有关。

2. 撕裂伤轻者，耳郭仅有较小裂口和少量出血；重者，可有耳郭缺损、部分或全部离断，大出血多为颞浅动脉或耳后动脉受损。

（三）心理 - 社会状况

评估患者年龄、性别、受教育程度、性格特点、职业及家庭经济状况等，了解其对耳外伤危害性认知程度。患者可因担心预后不良、局部畸形导致外观形象改变而产生焦虑、悲观情绪。通过与患者沟通交流，了解其心理状态。

【治疗要点】

1. 及早进行伤口清创、止血、缝合，尽量保留组织避免形成畸形。

2. 小的血肿应在严格无菌操作下抽出积血，局部加压包扎 48 小时；血肿较大时，应予手术切开，清除积血和血凝块，局部可用碘仿纱条填塞或缝合后加压包扎，同时使用抗生素严防感染。

3. 必要时注射破伤风抗毒素。

【护理诊断和护理措施】

常见护理诊断 / 护理问题	护理措施	措施的依据
急性疼痛	1. 告知患者疼痛的原因和可能持续的时间	有助于减轻患者焦虑、恐惧
	2. 积极协助医生处理伤口	减轻耳郭肿胀对感觉神经的压迫
有感染的危险	1. 观察耳郭的温度和颜色，注意生命体征变化	及时发现有无感染
	2. 遵医嘱应用抗生素，观察用药后反应	控制感染，及时发现用药不良反应
自我形象紊乱	1. 与患者交流，让患者有适当的期望值	畸形矫正修复比较困难，防止患者心理期望值过高
	2. 指导患者改善身体外观的方法，例如女性患者可以留长发遮挡耳郭的畸形；鼓励患者参加正常的社会交往活动	增强患者自信心和社会适应能力
	3. 对举止怪异或有自杀倾向者加强观察，必要时请心理科会诊或咨询	防止意外发生
知识缺乏	1. 讲解疾病相关知识，指导患者注意保护外耳，避免外力碰撞	耳郭外露于头两侧，极易遭受外力损伤
	2. 冬季注意耳部保暖	耳郭外露容易引起冻伤

知 识 拓 展

组织工程学在耳郭外伤中的应用

耳郭外伤的患者若组织修复不佳，会出现耳郭畸形，目前自体软骨移植、异体软骨移植以及人工合成生物材料等可用于治疗软骨缺损，近些年组织工程为软骨损伤修复提供了新的选择，操作方便、安全有效、经济实惠的软骨缺损修复方法，在动物模型建立安全的基础上，也将造福于耳郭外伤的患者。

二、鼓膜外伤

鼓膜外伤（injury of tympanic membrane）是指鼓膜遭受直接或间接外力冲击所致的损伤。临床以左耳较为多见，主要为掌击所致。

【病因】

鼓膜位于外耳道底部，结构菲薄，受到外力冲击后易穿孔、破裂，多发生在鼓膜紧张部。直接性损伤多见于用硬物挖耳、取耵聍或外耳道异物时；间接性损伤多为空气压力发生急剧变化所致，如掌击耳部、巨大爆破声、高台跳水、潜水等。此外，颞骨纵行骨折、火花溅入、小虫飞入亦可造成鼓膜损伤。

【护理评估】

（一）健康史

1. 询问患者外伤史，了解患者受伤原因、经过以及有无突发耳聋、听力减退等情况。

2. 了解患者有无用硬物挖耳等不良习惯。

（二）身体状况

1. 单纯鼓膜外伤，表现为突发耳痛、听力减退伴耳鸣、耳闷，外耳道少量出血。

2. 如内耳受损，还可出现眩晕、恶心及混合性聋。

3. 合并颞骨骨折时，则有耳出血、脑脊液耳漏表现。

（三）辅助检查

1. **耳镜检查**　可见外耳道少量血迹，鼓膜多呈不规则裂隙状穿孔，边缘有少量血迹或血痂；颞骨骨折伴脑脊液耳漏时，出血量较多并有清水样液流出。

2. **听力检查**　为传导性耳聋或混合性耳聋。

（四）心理 - 社会状况

评估患者年龄、性别、受教育程度、性格特点、职业及家庭经济状况等，了解其对本病的认知程度。患者可因耳鸣、听力减退而产生焦虑情绪。通过与患者沟通交流，了解其心理状态。

【治疗要点】

1. 清除外耳道内存留的异物、血凝块和脓液等；保持耳内干燥，如无继发感染，局部禁止滴入任何滴耳液。

2. 嘱患者切勿用力擤鼻，以防来自鼻咽的感染。如果无感染征象，不必应用抗生素。

3. 穿孔愈合前，禁止游泳或任何水液入耳，防止逆行感染。大多数外伤性穿孔 3～4 周内可自行愈合，较大且经久不愈的穿孔可行鼓膜修补术。

【护理诊断和护理措施】

常见护理诊断 / 护理问题	护理措施	措施的依据
急性疼痛	告知患者疼痛的原因和可能持续的时间	有助于减轻患者焦虑、恐惧
有感染的危险	1. 协助医生做好外耳道的消毒,堵塞外耳道的棉球污染时及时更换,保持清洁干燥	预防潮湿和不洁易引起细菌的滋生
	2. 若伴有脑脊液耳漏者,禁止堵塞外耳道	脑脊液逆流易引起颅内感染
焦虑	与患者交流,让患者了解疾病相关知识和预后,适当的分散注意力	沟通和知识的掌握有利于心理压力的减轻
知识缺乏	1. 告知患者外伤后 3 周内外耳道不可进水或滴药,勿用力擤鼻、打喷嚏等	避免继发中耳感染影响鼓膜愈合
	2. 养成良好的卫生习惯,不用发夹、木签等硬物挖耳	避免异物伤及鼓膜
	3. 遇到爆破情况或进行跳水、潜水时,注意保护双耳。在强气压环境中工作者要戴防护耳塞	防止压力改变对鼓膜的损伤

知 识 拓 展

鼓膜穿孔修复材料

目前已有多种具有优良特性的结构材料供鼓膜穿孔修复手术选择,例如:细胞外基质、交联水凝胶、蚕丝纤维蛋白等。也有生长因子被广泛用于鼓膜穿孔愈合的研究,其中被广泛研究的生长因子有表皮生长因子、碱性成纤维细胞生长因子、透明质酸,且大多数研究表明,这些生物因子对鼓膜的再生有显著疗效。

第三节 外耳疾病患者的护理

一、耵聍栓塞

耵聍栓塞(impacted cerumen)是指耵聍在外耳道堆积成团,并阻塞于外耳道内。

【病因】

正常情况下,耵聍随着咀嚼、张口等下颌运动可自行脱落排出。下列因素可导致耵聍排出受阻。
1. 外耳道因炎症等刺激致耵聍分泌过多。
2. 外耳道狭窄、瘢痕、肿物、畸形、异物残留等。
3. 油性耵聍或耵聍变质。
4. 老年人肌肉松弛,外耳道口塌陷,下颌关节运动无力。

【护理评估】

(一)健康史
评估患者年龄、皮脂腺分泌状况,有无外耳道炎症、狭窄、瘢痕、外伤史、异物史等。
(二)身体状况
1. 根据耵聍大小、阻塞部位及阻塞程度的不同,症状也有所不同。

（1）耵聍小、未完全阻塞耳道时，仅有局部瘙痒感。

（2）耵聍大、完全阻塞耳道时，有耳闷塞感、听力减退，可伴眩晕、耳痛。

（3）阻塞外耳道后壁时，可有咳嗽症状。

2. 如有感染，外耳道皮肤红肿致耳痛加剧，可有脓液。

（三）辅助检查

1. 耳镜检查可见黄色、棕褐色或黑色块状物阻塞外耳道，质地坚硬或松软（图23-2）。

2. 听力检查为传导性听力损失。

（四）心理 - 社会状况

评估患者年龄、性别、受教育程度、性格特点、工作环境等，有无经常挖耳习惯，了解其对本病的认知程度。通过与患者沟通交流，了解其是否有恐惧、焦虑等心理状态。

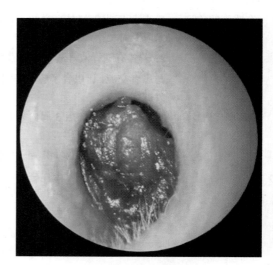

图 23-2 **耵聍栓塞**

【治疗要点】

取出耵聍是唯一的治疗方法。

1. **耵聍钩取出法** 将耵聍钩沿外耳道后上壁与耵聍之间轻轻插入到外耳道深部，注意不要过深，以防损伤鼓膜，然后轻轻转动耵聍钩，钩住耵聍，一边松动，一边缓慢向外拉动，将其取出。也有人主张在耵聍与外耳道之间滴入油剂润滑，再用耵聍钩取出。如果此法不能取出，或患者不能配合，则可以采用外耳道冲洗法或吸引法。

2. **外耳道冲洗法** 对于坚硬、较难取出的耵聍，可采取外耳道冲洗法。先用3%～5%碳酸氢钠溶液滴耳，每日4～6次，待2～3天耵聍完全软化后用温的生理盐水将耵聍冲出。有外耳道狭窄、急慢性化脓性中耳炎者，不宜采用此法。已有外耳道炎者，应先控制感染。

3. **吸引法** 如遇不能用冲洗法取出耵聍或儿童等配合不佳者，可在滴耳液软化耵聍后用在耳内镜辅助下充分清理外耳道耵聍，避免损伤外耳道及鼓膜。

【护理诊断和护理措施】

常见护理诊断 / 护理问题	护理措施	措施的依据
有感染的危险	1. 配合医生取耵聍时，操作要轻柔；对耵聍坚硬难以取出的患者，遵医嘱按时滴耳药，并观察耵聍软化情况	防止皮肤破损引起感染
	2. 合并外耳道感染者，遵医嘱用药	控制感染
有继发损伤鼓膜和外耳道的危险	配合医生取耵聍时，保证环境安全，避免他人撞击	操作不当易伤及鼓膜和外耳道
知识缺乏	1. 对耵聍腺分泌过盛或耵聍排出受阻的患者，嘱其定期清除	防止耵聍堆积成团，阻塞外耳道
	2. 建议患者减少摄入脂类食品	减少油性耵聍的产生
	3. 改掉经常挖耳的不良习惯	减少外耳道因各种刺激致耵聍分泌过多
	4. 避免外耳道进水	水进入外耳道，浸泡皮肤，角质层被破坏，微生物得以侵入，引起感染

Note:

耳源性咳嗽

耳源性咳嗽是儿童慢性咳嗽的一个少见原因，由于迷走神经的耳支、咽支和气管支存在纤维交叉。当外耳道受刺激时，可反射性地引起咽部发痒，诱发咳嗽。研究表明，耵聍刺激外耳道后壁的迷走神经耳支支配区时，通过迷走神经背核，支气管和肺神经丛，可引起反射性咳嗽，因此当患者出现不明原因咳嗽时，也要排除耵聍栓塞。

二、外耳道异物

外耳道异物（foreign body in external auditory meatus）是指体积小的物体或虫类等进入外耳道。通常分为植物性异物、动物性异物和非生物性异物三种。

【病因】

1. **植物性异物** 如黄豆等，多见于儿童在玩耍时将其塞入外耳道，遇水膨胀易引起患耳胀痛或感染。

2. **动物性异物** 如蟑螂、飞虫等，爬入或飞入外耳道内，因其爬行扑动可致患者奇痒难忍，耳内轰鸣，也可因其刺激鼓膜或外耳道后壁迷走神经耳支，引起耳痛和反射性咳嗽。

3. **非生物性异物** 多见于成人挖耳时将棉签棒、棉球等不慎留于外耳道内；小石子意外溅入耳内；偶有治疗耳病时将棉片或纱条遗留耳内。近些年纽扣电池、蓝牙耳机、助听器配件、橡皮泥、水银温度计、子弹壳均有报道。体积较小者初期可无明显变化，后期可因感染流脓或被耵聍包裹形成耵聍栓塞。

【护理评估】

（一）健康史

1. 询问患者年龄，是否有将异物塞入耳内以及异物的种类。

2. 询问患者休息环境是否有土栽植物，有无挖耳习惯或耳外伤史，有无剧烈耳痛、噪声等。

3. 评估患者耳道有无肿胀、畸形等。

（二）身体状况

1. 小的无刺激性的异物通常无明显症状，体积较大者可有耳闷胀感、耳痛和反射性咳嗽等症状。

2. 豆类异物遇水膨胀后可加剧外耳道疼痛，患者多表现为用手不停抓挠患耳，哭闹不止。活虫类异物可致耳内奇痒难忍，有明显的轰鸣声。坚硬锐利的异物可损伤鼓膜，疼痛明显。

（三）辅助检查

耳镜检查可见明显异物（图23-3）。如外耳道肿胀或异物细小并有异物史者，检查时应小心仔细。

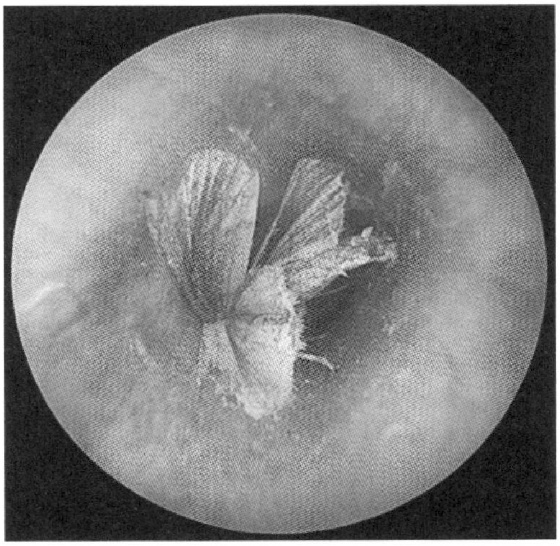

图 23-3 外耳道异物

（四）心理 - 社会状况

评估患者的年龄、生活环境、文化程度等，了解患者有无挖耳习惯及对本病的认知程度。有时患者可因知识缺乏而产生恐惧心理。通过与患者沟通交流，了解其心理状态。

Noté：

【治疗要点】

1. 根据异物的种类、大小和形状，选择合适的器械和正确的方法取出。

（1）植物性及非生物性异物：可用耳钩或耳镊取出。对已泡胀的豆类异物，先用95%酒精滴入，使其脱水缩小后再行取出。对较硬的或圆球形异物，如小石子、玻璃球等，可沿外耳道与异物之间的缝隙轻轻将耳钩伸入异物内侧，边松动边向外拨动取出异物，如异物较为锐利，取出的过程中应注意使其尖部避开外耳道皮肤。对较软的异物，可将耳钩直接刺入其中轻轻拉出。

（2）动物性异物：先用油类、乙醇等滴入耳内，或用浸有乙醚（或其他挥发性麻醉剂）的棉球置于外耳道数分钟，待虫死后，再用镊子取出或用冲洗法冲出。

2. 如异物嵌入外耳道皮下或骨质中，可考虑在麻醉状态下手术取出。对躁动不合作、异物较难取出的小儿，需在全身麻醉下进行。

3. 外耳道感染者，可先行抗感染治疗，炎症控制后再取出异物；或将异物取出后积极治疗外耳道炎。

【护理诊断和护理措施】

常见护理诊断/护理问题	护理措施	措施的依据
急性疼痛	1. 告知患者疼痛的原因	减轻患者焦虑、恐惧
	2. 积极协助医生处理伤口	外耳道异物刺激或感染会引起疼痛
有鼓膜损伤的危险	配合医生取异物时，保证环境安全，避免他人撞击	操作不当易伤及鼓膜
知识缺乏	1. 教育儿童不要将小玩物塞入耳内，成人应改掉用棉签棒、火柴棍等物挖耳的习惯	以防异物残留耳内
	2. 卧室内消灭蟑螂、尽量不要放置土栽植物等，野外露宿时要加强防护	防止昆虫进入耳内
	3. 告知患者一旦异物入耳，应及时就医，切勿盲目自行取异物	防止将异物推入外耳道深部甚至损伤鼓膜
	4. 特殊工作中注意保护耳朵	防止小石块、木屑、铁屑等飞入耳内

三、耳郭假性囊肿

耳郭假性囊肿（pseudocyst of auricle）是指耳郭外侧面有囊肿样隆起，内含浆液性渗出液。多发于一侧耳郭，以男性居多，好发年龄在30～40岁。

【病因】

病因不明，可能与某些机械性刺激有关，如硬枕压迫、经常触摸或挤压耳郭等，造成局部微循环障碍，使组织间呈无菌性炎性渗出液积聚。

【护理评估】

（一）健康史

询问并了解患者睡眠用枕的硬度和睡眠时的习惯卧姿，有无挤压耳郭的情况，以及患者是否有经常触摸耳郭的习惯等。

（二）身体状况

耳郭外侧面有局限性隆起，刺激后可增大（图 23-4）。小囊肿无明显症状，大的囊肿可有胀感或痒感，触之有波动感，无压痛。

（三）辅助检查

局部穿刺可见淡黄色液体，细菌培养为阴性。

（四）心理 - 社会状况

评估患者的年龄、生活习惯等，了解患者对本病的认知程度。患者可因疾病相关知识缺乏而产生不良情绪。通过与患者沟通交流，了解其心理状态。

【治疗要点】

1. 起病初期或为小囊肿，可用冷敷、超短波、紫外线照射等理疗方法，以促进渗液吸收并控制继续渗出。

2. 无菌状态下行局部穿刺抽液，给予加压包扎或石膏固定 10～14 天；也可在抽液后囊腔内注入平阳霉素、15% 的高渗盐水或 50% 葡萄糖等溶液，再加压包扎，以防止液体再生，促进囊壁粘连愈合。

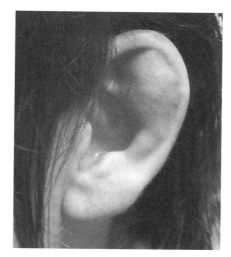

图 23-4　**耳郭假性囊肿**

3. 久治不愈者可行手术治疗，切除部分囊壁，清除积液，若囊肿内有肉芽，应予以刮除。术腔可放置引流条，缝合后加压包扎。

【护理诊断和护理措施】

常见护理诊断 / 护理问题	护理措施	措施的依据
舒适受损：耳郭疼痛、肿胀、瘙痒	1. 在严格无菌操作下行局部穿刺抽液，并给予局部加压	消除耳郭软骨间积液刺激引起的胀感或痒感。局部加压预防再次形成积液
	2. 若进行耳郭石膏外固定，需要告知患者石膏加压的作用，尽量减小咀嚼、发声等动作幅度	避免牵拉患耳，引起不适
	3. 打石膏期间不食辛辣、硬性、带骨刺等刺激类食物，戒烟酒	刺激引发咳嗽、喷嚏，牵拉耳郭处石膏，造成疼痛
知识缺乏	1. 注意避免对耳郭的机械性刺激，如指导患者睡觉时用软枕头，勿经常触摸或挤压耳郭等	局部微循环障碍，使组织间呈无菌性炎性渗出液积聚
	2. 保持耳郭囊肿部位清洁，勿乱敷药物	继发感染会引起化脓性软骨膜炎而导致耳郭畸形

知 识 拓 展

耳郭假性囊肿加压材料

对耳郭假性囊肿的治疗，无论是手术切除前壁或者后壁，最后的创面都离不开有效加压。近些年的研究表明，加压材料除了常规的棉球、纱条外，还有：采用术后囊肿处输液管加压缝合、输血器的 PVC 片、衬衫纽扣、压力器具、橡胶止血带片和棉球夹层压缩缝合、波纹状排水板耳夹板、硅树脂基材料等。在选用加压材料时结合就诊者的职业、生活环境等就地取材进行有效加压，最大限度降低并发症。

Note：

四、小耳畸形

小耳畸形（microtia）是耳郭形态、体积及位置均有不同程度的畸形，且常与耳道狭窄、闭锁及中耳畸形伴发。按畸形程度可分三级：

第一级：耳郭形体较小，但各部尚可分辨，位置正常，耳道正常或窄小，亦有完全闭锁者。

第二级：耳郭正常形态消失，仅呈条状隆起，可触及软骨块，但无结构特征，附着于颞颌关节后方或位置略偏下，无耳道，且常伴中耳畸形。

第三级：在原耳郭部位，只有零星不规则突起，部分可触及小块软骨，位置多前移及下移，无耳道，常伴有小颌畸形，中耳及面神经畸形，少数可伴 Branchio-oto-Renal（BOR）腭弓发育畸形综合征，此为早期发育障碍所致，发病率较低，约为外耳畸形的 2% 左右。

【病因】

在胚胎 3 个月内受遗传因素，药物损害或病毒感染，均可影响耳郭发育致出现畸形，可发生在单侧或双侧。

【护理评估】

（一）健康史

询问并了解患者 / 家属，是否出生时就小耳畸形，询问双亲家系中有无类似病例及母亲妊娠时有无染病或服药史。

（二）身体状况

耳郭形体较小，或仅有条状隆起，或只有零星不规则突起（图 23-5）。可触及或部分触及小块软骨。外耳道正常或狭窄，也有完全闭锁者，可伴有中耳畸形。

（三）辅助检查

1. 听功能检查

（1）音叉试验：Weber 试验，内耳功能正常偏患侧，内耳功能不正常可偏健侧。Rinne 试验，内耳功能正常为阴性，内耳功能不正常可为阳性。

（2）电测听：纯音气骨导测试，内耳功能正常者呈传导性聋曲线，内耳功能不正常者呈感音神经性聋曲线。

2. 影像检查　耳部 X 线片和 CT 检查，可以确定骨性外耳道、乳突气房、鼓室、听骨链及内耳结构是否存在、大小及形态是否正常。

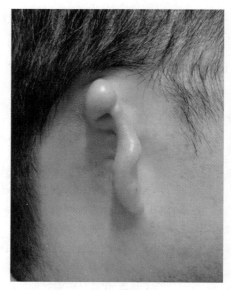

图 23-5　**小耳畸形**

（四）心理 - 社会状况

评估患者的年龄和听力状况，了解患者 / 家属对本病的认知程度。患者会因耳郭形态异常不愿与人交流，影响社会交往或产生自卑心理。通过与患者沟通交流，了解其心理状态，鼓励患者与他人交流。

【治疗要点】

因耳郭形态异常，影响外观要求治疗者，可根据病情和年龄（9 岁以后为宜），安排行整形手术矫治之，但双耳重度畸形伴耳道闭锁者，为改善听力，可在学龄前行耳道及鼓室成形术治疗。耳郭再造技术主要包括：①自体肋骨分期耳再造法；②颞浅筋膜瓣Ⅰ期耳再造法；③乳突区皮肤扩张分期（或同期）耳再造法。其中常采用的是自体肋骨分期耳再造法。Ⅰ期耳郭支架植入手术，同期行外耳道成形

Note:

及鼓室成形术；Ⅱ期行立耳手术，耳后植皮再造耳后沟，并且植入新月形软骨保持耳颅角，完成耳郭整形的全过程。两期手术的间隔时间一般建议为6个月，少数患者也有因个人原因延迟至1~2年。

【护理诊断和护理措施】

（一）术前护理

常见护理诊断 / 护理问题	护理措施	措施的依据
知识缺乏	1. 向患者 / 家属讲解本病的特点及发生的原因	普及知识，避免不必要的先天畸形的发生
	2. 讲解手术的基本过程和可能的治疗效果，帮助其建立合理的期望值，取得家长和患者的理解，达成共识	再造耳与实际的耳朵从外观和形态上都有不同，期望值过高容易引起心理上的落差或不接受
	3. 讲解术前皮肤准备的重要性，为患者备皮	减少术后感染
自我形象紊乱	建立良好关系，耐心与患者沟通，讲解相关知识。指导患者改善身体外观的方法，如留长发、戴帽子等	情感支持、提高适应能力，使患者能正确面对自身形象的改变，并能采取应对措施恢复自身形象

（二）术后护理

常见护理诊断 / 护理问题	护理措施	措施的依据
急性疼痛	1. 向患者解释疼痛的原因及疾病过程，及时评估疼痛的部位、性质和持续时间；必要时遵医嘱给予镇痛剂	有助于减轻患者焦虑、恐惧；疼痛剧烈时能得到及时处理
	2. 咳嗽时用双手按压胸部伤口，同时收缩腹部肌肉，使胸部轻轻震动，促进痰液排出	减少对伤口的牵拉，减轻疼痛
	3. 胸带加压包扎胸部伤口	减少伤口局部渗出和活动时对伤口的牵拉，减轻胸部疼痛
有感染的危险	1. 观察耳部负压引流位置、负压引流管固定情况、引流是否通畅、引流液颜色，性质和量。术后当日渗液量较多，以后逐渐减少，颜色一般由红色转为粉红色、淡黄色，术后根据引流量情况及时清理注射器的渗液，负压引流保持7天	减少术腔渗血，防止感染促进伤口愈合
	2. 负压引流换药时严格无菌操作，引流量多应增加更换次数，引流不通畅时，寻找原因，必要时连接墙壁负压	防止由于操作不当引起的感染
有发生气胸或血胸的危险	Ⅰ期术后严密观察患者呼吸，若出现呼吸困难或呼吸急促时，需排除气胸的发生	Ⅰ期手术需要取肋骨塑形，有可能会损伤血管或胸膜。及时发现并发症并得到及时处理
低效性呼吸型态	调整胸带、抬高床头，教会患者腹式呼吸的方法，监测血氧饱和度，必要时吸氧	有利于肺部通气，改善症状
知识缺乏	1. 同期行听力重建术者避免头部加速运动，必要时头部制动3日	防止植入的听小骨移位
	2. 告知患者睡眠时患耳朝上，保持引流通畅	避免耳部伤口受压而影响愈合和塑形
	3. 嘱患者勿搔抓伤口	避免将引流管拽出

Note：

续表

常见护理诊断 / 护理问题	护理措施	措施的依据
知识缺乏	4. 指导患者进食普通饮食，多饮水，保证维生素、蛋白质的摄入，避免摄入辛辣、硬、酸甜等刺激性食物	以增强抵抗力，促进伤口愈合
	5. Ⅰ期手术的患者腿部有伤口，活动不便，告知活动时需有护士或家长陪同	避免跌倒
	6. Ⅱ期拆除耳包扎前要告知患者及家属，再造耳 3 个月内会有组织肿胀情况	有助于减轻患者因再造耳郭臃肿产生忧虑、沮丧、失望等情绪
	7. 告知患者术后半年内睡眠时不宜压迫术耳。防止皮肤破损和受伤，预防冻伤和暴晒等。创面完全愈合后方可洗澡，注意清洁卫生	预防耳郭受伤和感染
	8. 嘱患者按时复查，若出现局部红肿、感染、破溃再造耳支架外露等情况时及时就诊	及时发现和处理问题

知 识 拓 展

小耳畸形听力重建技术新进展

小耳畸形患者在进行耳郭再造整形的同时也应当重视听力重建，近年来，国内外相关听力学指南也建议尽早为此类患者提供听力干预。目前听力干预的方法有半植入式骨导助听器，包括骨锚式助听器（bone-anchored hearing aid，BAHA）和骨桥（bone bridge，BB）等，以及非植入式骨导助听器，包括粘贴式、软带式、发卡式 BAHA 或 BB 等。

第四节　中耳疾病患者的护理

一、分泌性中耳炎

分泌性中耳炎（secretory otitis media）是以传导性聋及鼓室积液（包括浆液，黏液，浆 - 黏液，而非血液或脑脊液）为主要特征的中耳非化脓性炎性疾病。多发于冬春季，是成人和儿童常见的听力下降原因之一。本病可分为急性和慢性两种，急性分泌性中耳炎病程延续 6～8 周未愈者，可称为慢性分泌性中耳炎。慢性分泌性中耳炎也可缓慢起病或由急性分泌性中耳炎反复发作，迁延转化而来。

【病因和发病机制】

病因尚不明确，目前认为咽鼓管功能障碍、中耳局部感染和变态反应等为其主要病因。

1. **咽鼓管功能障碍**　①机械性阻塞：如儿童腺样体肥大、肥厚性鼻炎、鼻咽部淋巴组织增生、长期的后鼻孔填塞等。②清洁及防御功能障碍：主司咽鼓管开闭的肌肉收缩无力，咽鼓管软骨弹性较差，咽鼓管黏膜的黏液纤毛传输系统功能障碍等。

2. **中耳局部感染**　近年来的研究结果表明，本病可能是中耳的一种轻型的或低毒性细菌感染，细菌产物内毒素在病变迁延为慢性的过程中可能起到一定作用。

3. **变态反应**　儿童免疫系统尚未完全发育成熟，这可能是儿童分泌性中耳炎发病率高的原因之一。慢性分泌性中耳炎可能属一种由抗感染免疫介导的病理过程。

Note:

【护理评估】

（一）健康史

评估患者发病前有无上呼吸道感染史，是否过度劳累，有无腺样体肥大、鼻炎、鼻窦炎等病史。

（二）身体状况

1. 听力下降伴自听增强。头偏向健侧或前倾位时，因积液离开蜗窗，听力可暂时改善。积液黏稠时，听力可不因头位变动而改变。

2. 急性者耳痛较为剧烈，慢性者耳痛不明显。

3. 耳鸣多为低调间歇性，如"嗡嗡"声，当头部运动或打呵欠、擤鼻鼓气时，耳内可出现气过水声，但若液体很黏稠，或液体已完全充满鼓室，此症状缺如。

4. 耳内闭塞或闷胀感，按压耳屏后可暂时减轻。

（三）辅助检查

1. 耳镜检查　急性者鼓膜松弛部或全鼓膜充血，内陷，表现为光锥缩短、变形或消失等。鼓室积液时鼓膜失去正常光泽，呈琥珀色或淡黄色。慢性者可呈灰蓝或乳白色，鼓膜紧张部有扩张的微血管等。若液体未充满鼓室，可透过鼓膜见到液平面（图23-6）。

2. 听力检查　纯音听阈测试及音叉试验示传导性聋。声导抗图对诊断有重要价值，平坦型（B型）为分泌性中耳炎的典型曲线，负压型（C型）示咽鼓管功能不良，部分有鼓室积液。

3. CT扫描可见中耳系统气腔有不同程度密度增高。小儿可作头部X线侧位片，了解腺样体是否增生。

4. 成人应进行鼻咽部检查，注意排除鼻咽癌。

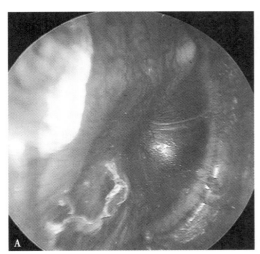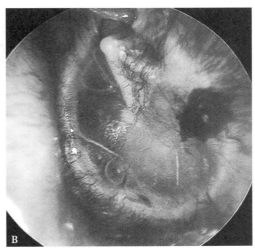

图23-6　**分泌性中耳炎（鼓室积液征象）**

A. 右分泌性中耳炎鼓室积液（鼓膜前上象限可见液平）；B. 左分泌性中耳炎鼓室积液（鼓膜前下象限可见积液和其中的气泡）。

（四）心理 - 社会状况

评估患者的年龄、生活环境、文化程度等，了解患者对本病的认知程度。患者因耳鸣、听力减退、耳闷胀感等导致患者产生焦虑心理，慢性者因病程长、易反复而表现为烦躁不安和失望。儿童因听力下降导致注意力不集中，学习成绩下降，对声音反应迟钝，可能会导致别人责备、嘲笑，久而久之会产生自卑心理。

【治疗要点】

病因治疗,改善中耳通气引流和清除积液为本病的治疗原则。

（一）非手术治疗

1. 急性期可根据病变严重程度选用合适的抗生素。

2. 可用 1% 麻黄碱和含有激素的抗生素滴鼻液交替滴鼻,每日 3～4 次,以保持鼻腔及咽鼓管引流通畅。注意应取头低位滴鼻。

3. 促纤毛运动及排泄功能　稀化黏素类药物有利于纤毛的排泄功能,降低咽鼓管黏膜的表面张力和咽鼓管开放的压力。

4. 口服糖皮质激素类药物做辅助治疗,如地塞米松或泼尼松等。

5. 咽鼓管吹张　慢性期可采用捏鼻鼓气法、波氏球法或导管法。

（二）手术治疗

可根据病情行鼓膜穿刺抽液、鼓膜切开术、鼓室置管术等。积极治疗鼻腔及鼻咽部疾病,如鼻息肉切除术、鼻中隔矫正术、腺样体切除术等。

【护理诊断和护理措施】

常见护理诊断 / 护理问题	护理措施	措施的依据
感知觉紊乱:听觉下降及耳鸣	1. 遵医嘱正确使用滴 / 喷鼻剂,抗生素、促进纤毛运动的药物,糖皮质激素类药物等	控制感染、减轻渗出、促进纤毛运动,保持鼻腔和咽鼓管通畅
	2. 可配合医生进行咽鼓管吹张,正确指导患者进行捏鼻鼓气	保持咽鼓管通畅,减轻中耳的负压状态
	3. 在与单侧听力下降患者沟通时尽量靠近健侧,与双侧耳聋患者沟通时适当提高音量,以患者能够听清为宜	保证与患者有效沟通
知识缺乏	1. 指导患者正确滴鼻、擤鼻	促进咽鼓管的通畅
	2. 进行鼓膜穿刺、置管的患者,要防止污水进入术耳	防止中耳感染
	3. 加强锻炼,增强机体抵抗力,防止感冒	防止感冒引起咽鼓管阻塞
	4. 积极治疗鼻、咽部疾病	防止疾病进一步发展而阻塞咽鼓管

二、急性化脓性中耳炎

急性化脓性中耳炎（acute suppurative otitis media）是中耳黏膜的急性化脓性炎症。病变主要位于鼓室。好发于儿童、冬春季多见,常继发于上呼吸道感染。

【病因和发病机制】

主要致病菌为肺炎球菌、溶血性链球菌、葡萄球菌等。常见的感染途径有:

1. 咽鼓管途径　急性上呼吸道感染,急性传染病,在污水中跳水、游泳,不适当的捏鼻鼓气、咽鼓管吹张或擤鼻等,细菌可经咽鼓管进入中耳。婴幼儿咽鼓管管腔短、内径宽、鼓室口位置低,平卧位哺乳时,乳汁可经咽鼓管流入中耳。

2. 外耳道鼓膜途径　鼓膜外伤、鼓膜置管、不遵守无菌操作的鼓膜穿刺等,致病菌可直接由外耳道进入中耳。

3. 血行感染　极少见。

Note:

【护理评估】

（一）健康史

评估患者是否有上呼吸道感染、传染病等病史，近期是否进行过鼓膜穿刺、鼓膜置管、咽鼓管吹张等治疗，擤鼻方法、哺乳姿势是否正确。

（二）身体状况

1. **耳痛**　多数患者鼓膜穿孔前疼痛剧烈，表现为搏动性跳痛或刺痛，可向同侧头部或牙齿放射。鼓膜穿孔流脓后症状减轻。少数患者可无明显耳痛症状。

2. **听力减退、耳鸣及耳流脓**　初期患者常感明显耳闷、低调耳鸣和听力减退。当鼓膜穿孔后，影响鼓膜及听骨链活动的脓液流出，初为脓血样，后为脓性分泌物。此时，耳聋反而减轻。

3. **全身症状**　可有畏寒、发热、食欲缺乏。小儿全身症状较重，常伴呕吐、腹泻等症状。一旦鼓膜穿孔，全身症状明显减轻，体温恢复正常。

（三）辅助检查

1. **耳镜检查**　起病早期，鼓膜松弛部充血，锤骨柄及紧张部周边可见放射状扩张的血管。当病情进展时，鼓膜弥漫性充血、肿胀、向外膨出，正常标志难以辨别，局部可见小黄点。如炎症不能得到及时控制，即发展为鼓膜穿孔。

2. **耳部触诊**　乳突部可有轻微压痛。小儿乳突区皮肤轻度红肿。

3. **听力检查**　多为传导性聋，少数患者可因耳蜗受累出现感音神经性聋或混合性聋。

4. **血象**　白细胞总数增多，中性粒细胞增加，鼓膜穿孔后血象逐渐正常。

5. **X线检查**　乳突部呈云雾状模糊，但无骨质破坏。

（四）心理 - 社会状况

因剧烈耳痛、听力下降及发热等致患者烦躁不安，小儿常哭闹不止。患者或家属常有焦虑，担心难以治愈及出现耳聋等后遗症，部分家长由于缺乏相关知识，不积极配合治疗和护理，过早停药，导致反复发作转为慢性。护士注意评估患者及家属的认知程度，使其对疾病和治疗有正确的理解和认识。

【治疗要点】

控制感染，通畅引流，祛除病因为本病的治疗原则。

（一）全身治疗

早期、足量使用有效抗生素。一般可用青霉素类、头孢菌素类等药物。抗生素需使用 10 天左右，或流脓停止后继续用药一周。

（二）局部治疗

1. **鼓膜穿孔前**　可用 1% 酚甘油滴耳，消炎止痛。1% 麻黄碱和含有激素的抗生素滴鼻液交替滴鼻，可改善咽鼓管的引流，减轻局部炎症。如全身及局部症状较重，鼓膜膨出明显，而引流不畅时，应在无菌操作下行鼓膜切开术置管，以建立良好的引流。怀疑并发急性乳突炎者，行 X 线拍片或 CT 扫描确诊后立即行乳突切开引流手术。

2. **鼓膜穿孔后**

（1）先用 3% 过氧化氢彻底清洗并拭净外耳道脓液。

（2）局部用抗生素水溶液滴耳，如 0.3% 氧氟沙星滴耳液、利福平滴耳液等。

（3）脓液减少、炎症逐渐消退时，可用甘油或乙醇制剂滴耳。

（4）感染完全控制后，多数患者的鼓膜穿孔可自行愈合。穿孔长期不愈者，可行鼓膜修补术。

（三）病因治疗

积极治疗鼻腔、鼻窦、咽部与鼻咽部慢性疾病，如肥厚性鼻炎、慢性鼻窦炎、腺样体肥大等，有助于防止中耳炎复发。

Note：

【护理诊断和护理措施】

常见护理诊断／护理问题	护理措施	措施的依据
急性疼痛	1. 向患者解释疼痛的原因及疾病过程，及时评估疼痛程度	有助于减轻患者的焦虑、恐惧
	2. 疼痛严重者遵医嘱给予止痛药物	缓解局部疼痛
	3. 当疼痛突然缓解，注意观察患者外耳道是否有分泌物	鼓膜穿孔时，分泌物排出，中耳压力下降，疼痛减轻
体温过高	1. 观察体温变化，高热者卧床休息，摄入营养丰富、易消化饮食	减少体能消耗
	2. 对症治疗 物理降温或药物降温	局部散热／调节体温中枢，达到降温的目的
	3. 多饮水，增加液体摄入	维持体液平衡
潜在并发症：急性乳突炎	若高热不退，注意观察耳郭后上方乳突部位有无红肿、压痛	病菌可通过鼓室后壁解剖途径进入乳突
潜在并发症：耳源性脑脓肿	注意观察患者有无出现恶心、呕吐、剧烈头痛等症状	病菌可通过鼓室上壁解剖途径进入颅内
知识缺乏	1. 指导患者正确滴鼻、滴耳、擤鼻	促进咽鼓管的通畅
	2. 宣传正确的哺乳姿势，哺乳时应将婴儿抱起，使头部竖直，人工喂养所用奶嘴的大小要合适	防止因乳汁鼻腔反流进入中耳腔
	3. 行鼓膜修补术者避免用力擤鼻、咳嗽等	以免修补穿孔鼓膜的筋膜脱落，导致手术失败
	4. 加强锻炼，增强机体抵抗力，防止感冒	感冒可引起咽鼓管阻塞
	5. 生活有规律，注意劳逸结合，忌烟、酒、辛辣刺激性食物	增强抵抗力和局部刺激，促进疾病转归
	6. 鼓膜穿孔未愈者不宜游泳，防止污水进入患耳	防止感染
	7. 及时彻底治疗急性化脓性中耳炎	防止迁延为慢性化脓性中耳炎

知 识 拓 展

规范使用抗生素

多项研究表明，急性化脓性中耳炎患者治疗期间需要重视微生物检验以及药敏试验分析，提高急性化脓性中耳炎临床抗生素使用的针对性。急性化脓性病原菌检出率占据前3位的主要是金黄色葡萄球菌、肺炎链球菌、化脓性链球菌，根据药敏试验可首选左氧氟沙星方案进行治疗，视情况必要时可采取联合用药治疗方案，需要加强对抗生素药物的科学使用与管理。

三、慢性化脓性中耳炎

慢性化脓性中耳炎（chronic suppurative otitis media）是中耳黏膜、骨膜或深达骨质的慢性化脓性炎症，以间断流脓、鼓膜紧张部穿孔和听力下降为特点。常因急性中耳炎未获得恰当的治疗迁延而来。严重者可引起颅内、外并发症。

【病因】

1. 急性化脓性中耳炎未及时治疗或用药不当,细菌毒素过强,身体抵抗力差等都可能是急性化脓性中耳炎迁延为慢性的原因。

2. 鼻咽部存在慢性病灶,如腺样体肥大、慢性扁桃体炎、慢性化脓性鼻窦炎等易导致中耳炎反复发作。

3. 常见致病菌为变形杆菌、大肠杆菌、金黄色葡萄球菌等。还可伴发真菌感染,多为外耳道内真菌感染,中耳内的真菌感染很少见。

【护理评估】

(一)健康史

评估患者既往是否有急性化脓性中耳炎病史,有无鼻咽部慢性疾患,机体抵抗力是否低下等情况。

(二)身体状况

1. **反复流脓** 流脓可反复发作,随着感染的控制脓液可消失,亦可因机体抵抗力下降等诱因再次流脓,甚至持续流脓。分泌物为黏液脓,或稀薄或黏稠,有肉芽或息肉者,分泌物中偶可混有血液。

2. **听力下降** 听力损失程度不等,多为传导性聋。轻者可不自觉,待听力损失严重时方觉听力下降。

3. **耳鸣** 部分患者可出现耳鸣。

4. **耳源性并发症** 中耳炎症引起的并发症分为颅内和颅外并发症,其中最危险的是颅内并发症。常见颅内并发症有:化脓性脑膜炎、脑脓肿、乙状窦血栓性静脉炎等,患者可出现头痛、发热、表情淡漠、颅内压增高等表现。常见颅外并发症有:耳后骨膜下脓肿、迷路炎、周围性面瘫等。

(三)辅助检查

1. **耳镜检查** 耳镜可见鼓膜紧张部穿孔,大小不等,从穿孔处可见鼓室内壁黏膜充血、肿胀、增厚,或有肉芽,鼓室内或肉芽周围及外耳道内有脓性分泌物(图23-7)。

2. **听力检查** 纯音听力测试显示传导性聋或混合性聋,程度轻重不一。少数可为重度感音神经性听力损失。

3. **颞骨CT** 轻者无异常改变,严重者中耳内充满低密度影像,提示伴有黏膜增厚或肉芽生长。

(四)心理-社会状况

部分患者因知识缺乏,不知其严重后果而不予重视。部分患者因耳流脓、听力下降且伴有臭味,而产生自卑心理。部分患者久治不愈,到处求医,影响正常的生活和工作。另因担心手术并发症,如面瘫等,而产生焦虑、恐惧心理。护士应评估患者年龄、受教育程度、对疾病知识的了解情况、通过与患者的沟通交流,了解其心理状态。

【治疗要点】

治疗原则为消除病因,控制感染,清除病灶,通畅引流,尽可能恢复听力。

1. **药物治疗** 引流通畅者,以局部用药为主,炎症急性发作时,宜全身应用抗生素。

(1)局部用药:鼓室黏膜充血、水肿,分泌物较多时,给予抗生素溶液或抗生素与糖皮质激素混合液滴耳。脓液少,鼓室潮湿时,可用乙醇或甘油制剂等。

(2)局部用药注意事项:①用药前用3%过氧化氢或生理盐水彻底清洗外耳道及鼓室的脓液,然后方可滴药;②忌用氨基苷类抗生素制剂滴耳,以免耳中毒;③脓液多或穿孔小者,忌用粉剂,否则影响引流,甚至导致并发症;④忌用腐蚀剂。

Note :

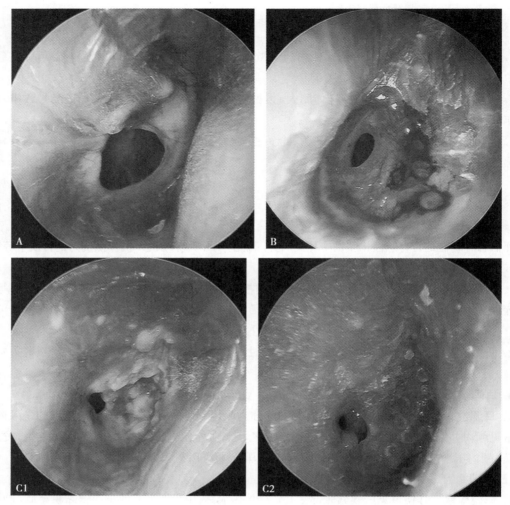

图 23-7 慢性化脓性中耳炎鼓膜紧张部穿孔

A. 鼓膜大穿孔,有钙化(右);B. 鼓膜穿孔合并鼓膜溃疡和肉芽组织生长(右);C1:鼓膜穿孔,其表面附有脓性分泌物;C2:C1 图中鼓膜清理后,见鼓室内肉芽组织经穿孔向外突出。

2. 手术治疗

(1)中耳有肉芽或息肉,或耳镜下虽未见明显肉芽或息肉,而经正规药物治疗无效,CT 示乳突病变明显者,应作乳突开放 + 鼓室成形术。

(2)中耳炎症已完全吸收,遗留鼓膜紧张部中央性穿孔者,可行单纯鼓室成形术。

3. 病因治疗 及时治愈急性化脓性中耳炎,积极治疗鼻咽部慢性疾病,如腺样体肥大、慢性扁桃体炎、慢性化脓性鼻窦炎等。

【护理诊断和护理措施】

(一)术前护理

常见护理诊断 / 护理问题	护理措施	措施的依据
舒适受损:耳鸣,耳流脓	1. 每日用 3% 过氧化氢溶液清洗患耳后滴抗生素滴耳液	减少致病菌对局部的刺激,改善局部症状
	2. 遵医嘱口服抗生素	控制致病菌的感染
感知觉紊乱:听觉下降	在与单侧听力下降患者沟通时尽量靠近健侧,与双侧耳聋患者沟通时适当提高音量,以患者能够听清为宜	与患者有效沟通

续表

常见护理诊断／护理问题	护理措施	措施的依据
潜在并发症：硬脑膜外脓肿、耳源性脑脓肿、耳后骨膜下脓肿	1．观察患者的神志、意识、瞳孔、体温、呼吸、脉搏和血压	以便及时发现病情变化
	2．忌用镇静剂、镇痛剂及阿托品类药物	以免掩盖症状，延误诊断
	3．备好急救物品，保证输液通路通畅	保证急救时使用，避免耽误急救时间
	4．保持大便通畅	防止用力排便引起颅内压增高
知识缺乏	告知患者耳部用药的知识（详见十八章第五节"耳鼻咽喉科常用药物及护理"）	

（二）术后护理

常见护理诊断／护理问题	护理措施	措施的依据
有出血的危险	1．观察敷料渗血颜色、性质和量。如渗血面积持续扩大且为新鲜渗血应立即通知医生给予处理	由于止血不彻底或包扎不牢固，术腔会出现渗血
	2．遵医嘱使用止血药	减少出血
有感染的危险	1．观察有无耳部异常疼痛，异常渗液症状；医生换药时观察伤口有无红肿及渗出	局部红、肿、热、痛时感染的表现
	2．严密监测体温变化，发现异常及时通知医生	局部感染后引起体温升高
	3．严格无菌操作	防止医源性感染
舒适受损	1．询问患者有无眩晕、头痛，有无感到物体旋转等症状	术中可能由于病变的部位损伤前庭、半规管等部位
	2．指导患者绝对卧床休息，限制头部活动	减少对前庭、半规管等部位的刺激
有受伤的危险	1．眩晕症状未消退时一定专人陪伴，避免外伤，做好安全教育	预防跌倒
	2．遵医嘱给予止晕药物，适当延长卧床时间，减少下床活动，活动时必须有护士或家属陪伴	减轻症状，保证患者安全
潜在并发症：面瘫	1．术后让患者做抬眉、闭眼、鼓气、龇牙等动作，观察有无异常	手术时牵拉／损伤面神经会引起相应症状
	2．遵医嘱给予改善微循环及营养神经等药物治疗	促进面神经的恢复
	3．给予滴眼液、涂抗生素眼药膏、睡眠时加盖眼罩等护理措施	面瘫引起患侧眼睛不能闭合，并进行眼部保护
	4．进食柔软易咀嚼的食物	面瘫引起口角歪斜，对进食和咀嚼有影响。避免过度咀嚼牵拉伤口，影响伤口愈合，减轻疼痛
知识缺乏	1．告知植入听小骨的患者，头部避免加速活动，勿擤鼻、打喷嚏，必要时张口呼吸	防止听骨移位，影响术后听力改善效果
	2．若需卧床者，指导患者翻身，起床当日循序渐进活动	避免发生压疮和防止跌倒
	3．保持外耳道清洁，短期不宜游泳，洗头时可用干棉球堵塞外耳道	防止感染
	4．注意保暖，预防感冒	保持咽鼓管通畅
	5．宣传慢性化脓性中耳炎的危害性	减少颅内、外并发症的发生

Note：

知 识 拓 展

不同分期慢性化脓性中耳炎的治疗方式

　　及时有效的治疗对慢性化脓性中耳炎患者显得尤为重要，中耳炎临床分类和手术分型指南（2012 版），将慢性化脓性中耳炎分为静止期和活动期，分期不同治疗及处理方式有所不同，静止期及活动期中耳引流通畅者，可先行局部药物治疗为主，等耳内干燥后若鼓膜不愈合、鼓室存在肉芽或息肉者可考虑行手术治疗。活动期中耳引流通畅者，控制中耳炎症的同时考虑行相应的手术方式进行治疗。

第五节　内耳疾病患者的护理

一、耳硬化症

　　耳硬化症（otosclerosis）是指内耳骨迷路发生局灶性病变，形成海绵状新骨替代原正常骨质，并逐渐硬化而产生的疾病。当硬化病灶侵及前庭窗时，可因镫骨固定而出现临床症状，称为临床耳硬化。女性发病率高于男性，好发年龄 20～40 岁。

【病因和发病机制】

　　目前病因尚不明确，可能与遗传、种族、内分泌代谢障碍等因素有关。

　　1. **遗传因素**　有学者认为，耳硬化是常染色体显性遗传疾病。约有 60% 的耳硬化症患者有家族史。

　　2. **种族因素**　耳硬化症的发病率与人种有很大关系，白色人种发病率高，黑色人种发病率最低，黄色人种介于两者之间。

　　3. **内分泌因素**　女性多见于青春期发病，妊娠期、分娩期病情加重，可能与激素水平有关。

【护理评估】

（一）健康史

　　了解患者年龄、种族等，询问患者听力减退过程，有无韦氏误听现象及头晕等，如为已婚女性，应了解妊娠期听力的情况。了解患者既往病史、家族史。

（二）身体状况

　　1. 进行性听力减退是耳硬化症的主要症状，多为单耳或双耳进行性听力减退。

　　2. 耳鸣多为低调耳鸣，少数为高调，呈间歇性或持续性。

　　3. 韦氏误听患者感觉在嘈杂环境中的听辨能力较安静环境下好，此现象称为韦氏误听（Willis paracusis）。

　　4. 眩晕部分患者在头部活动后出现短暂的轻度眩晕。

（三）辅助检查

　　1. **耳镜检查**　外耳道、鼓膜正常，Schwartze 征阳性。

　　2. **音叉检查**　Weber 试验偏向听力较差一侧，Gelle 试验阴性。

　　3. **纯音测试**　提示传导性聋或混合性聋，中期骨导听力曲线有卡哈切迹。

　　4. **声导抗检查**　提示鼓室导抗图为 A 型或 As 型，镫骨肌反射消失。

　　5. **影像学检查**　重度病例 CT 示两窗区骨迷路或内听道有耳硬化灶性改变，迷路骨影欠规则。

（四）心理 - 社会状况

评估患者的年龄、受教育程度等，了解其对本病的认知水平。由于本病多与遗传因素有关，患者容易产生自卑心理，也可因耳鸣、听力下降及疾病相关知识的缺乏而产生恐惧、焦虑等心理。通过与患者沟通交流，了解其心理状态。

【治疗要点】

1. 手术治疗　植入人工镫骨是治疗耳硬化症的主要方法，以期改善患者听力，控制病情继续发展。

2. 选配助听器　用于不适宜或不愿意接受手术或药物治疗的患者，也可用于术后听力提高不佳者。酌情选配合适的助听器。

【护理诊断和护理措施】

（一）术前护理

常见护理诊断 / 护理问题	护理措施	措施的依据
感知觉紊乱：听觉	在与单侧听力下降患者沟通时尽量靠近健侧，与双侧耳聋患者沟通时适当提高音量，以患者能够听清为宜	与患者有效沟通
有受伤的危险	1. 患者外出时尽量有家属陪同	患者眩晕发作时能保障患者安全
	2. 在患者活动和工作的区域勿放置锐器	防止患者眩晕或晕倒时受伤
焦虑	多与患者接触，鼓励其说出心理感受，向患者讲解疾病知识、手术方法、术后效果，介绍同种成功病例	帮助其解除顾虑、增强信心，配合治疗
知识缺乏	1. 向患者讲解本病的特点和发展	改变认识的误区，提高警惕；一只耳发病后另一只耳也可能发病
	2. 让患者建立起正确的期望值	手术治疗只能改善传导功能，不能阻止病灶的发展，部分进展较快多病灶者，最后有成为重度感音神经性聋之可能

（二）术后护理

常见护理诊断 / 护理问题	护理措施	措施的依据
潜在并发症：面瘫	1. 术后让患者做抬眉、闭眼、鼓气、龇牙等动作，观察有无异常	手术时牵拉 / 损伤面神经会引起相应症状
	2. 遵医嘱给予改善微循环及营养神经等药物治疗	促进面神经的恢复
	3. 给予滴眼液、涂抗生素眼药膏、睡眠时加盖眼罩等护理措施	面瘫引起患侧眼睛不能闭合，并进行眼部保护
	4. 进食柔软易咀嚼的食物	面瘫引起口角歪斜，对进食和咀嚼有影响。避免过度咀嚼牵拉伤口，影响伤口愈合，减轻疼痛
知识缺乏	1. 告知植入听小骨的患者，注意保护头部，避免头部加速运动，和外力碰撞	防止听骨移位，影响术后听力改善效果
	2. 指导卧床患者期间床上翻身，起床当日循序渐进活动，在可能出现危险的地方均应设置警示牌，外出时应有人陪同	避免发生压疮和跌倒等意外
	3. 伤口未愈合不可洗头，防止耳内进水。半年内禁止游泳	预防耳部感染
	4. 半年内禁止乘坐飞机	减少中耳内压力的改变

Note：

知 识 拓 展

镫骨手术的介绍

1956 年 Shea 成功切除镫骨底板，使用 Teflon 假体重建听骨链之后，耳科学进入现代镫骨手术时代。此后镫骨手术技术经历了大孔开窗技术（镫骨底板切除术、镫骨底板部分切除术）和小孔开窗技术（镫骨底板开窗术）的演变。激光技术应用更促进了小孔开窗术普及，出现大量有关镫骨手术效果的研究。镫骨手术可明显改善耳硬化症患者 1kHz 和 2kHz 频率的骨导阈值，缩小骨气导差，术后长期听力可以获得较好保持。

二、梅尼埃病

梅尼埃病（Meniere's disease）是一种以膜迷路积水为主要病理改变，以反复发作性眩晕、波动性听力下降和耳鸣、耳闷为典型临床特征的内耳疾病。多发于 40～60 岁。一般单耳发病，也可累及双耳。

【病因和发病机制】

病因迄今不明。但因其主要病理特征为膜迷路积水，研究学者认为梅尼埃病的发生机制主要是内淋巴的产生和吸收失衡。有下列几种学说：

1. **内淋巴管阻塞和内淋巴吸收障碍**　如内淋巴管狭窄、内淋巴囊发育异常等因素都可能引起内淋巴囊和内淋巴管阻塞，导致内淋巴吸收障碍。

2. **内耳微循环障碍**　自主神经紊乱、内耳小血管痉挛可导致迷路微循环障碍，使膜迷路组织缺氧、代谢紊乱、内淋巴生化特性改变，渗透压升高，引起膜迷路积水。

3. **免疫反应学说**　内耳抗原抗体反应可引起内耳毛细血管扩张，通透性增加，使体液渗入，同时因抗原抗体复合物沉积而使内淋巴囊吸收功能障碍，造成膜迷路积水。

4. **其他学说**　包括内淋巴囊功能紊乱学说、病毒感染学说、遗传学说等。

【护理评估】

（一）健康史

1. 询问患者眩晕及耳鸣发作的特点，以及眩晕发作时有无听力下降或听力下降的程度、有无跌倒发作（drop attack）。

2. 了解患者既往有无耳疾病，有无家族史。

（二）身体状况

1. **眩晕**　多呈突发旋转性眩晕，并伴有恶心、呕吐、面色苍白、出冷汗等症状，持续数十分钟至数小时。通常在 2～3 小时后症状可减轻，但仍有不平衡感或不稳感，可持续数天。眩晕发作次数越多，持续时间越长，间歇时间越短。

2. **耳鸣**　多在眩晕发作前出现，发作时可加重，间歇期可缓解。初期为持续低调音，后期为高音调耳鸣。

3. **耳聋**　患耳听力呈波动性减退，以低频为主。随着发作次数的增多，听力损失的程度会加重，可全频下降。

4. **其他症状**　发作时患耳或头部有胀满感、压迫感。有患者出现复听，即健患双耳将同一纯音听成音调、音色迥然不同的两个声音。也有患者表现为言语分辨率下降，即能听到声音，但不能辨识听到的内容。

（三）辅助检查

1. 耳镜检查　鼓膜正常，声导抗测试正常，咽鼓管功能良好。

2. 听力学检查　呈感音神经性耳聋。纯音听力图早期以低频下降为主，晚期为平坦型或下降型。

3. 前庭功能检查　发作期眼震电图可描记到自发性眼震和位置性眼震，快相向健侧。间歇期可能为正常结果，多次反复发作患者前庭功能减退或丧失。

4. 甘油试验　通过减少异常增加的内淋巴来检测听觉功能的变化。试验方法：50% 甘油按 2.4～3.0ml/kg 空腹饮下，服用前与服用后 3 小时内，每隔 1 小时纯音测听一次。若患耳在服用甘油后平均听阈 >15dB，则为甘油试验阳性。本病患者常为阳性，提示有膜迷路积水。

5. 影像学检查　颞骨 CT、膜迷路 MRI 提示前庭导水管变直、变短、变细。

6. 内耳核磁共振钆造影　通过静脉或鼓室注射钆造影剂，行内耳核磁共振检查，提示前庭积水，伴或不伴耳蜗积水。

（四）心理 - 社会状况

评估患者的年龄、受教育程度等，了解患者对本病的认知水平。患者可因眩晕反复发作而焦虑，或因影响正常的生活和工作而产生悲观情绪。通过与患者沟通交流，了解其心理状态。

【治疗要点】

1. 发作期应卧床休息，选用高蛋白、高维生素、低脂肪、低盐饮食。症状缓解后宜尽早逐渐下床活动。

2. 对症处理　急性发作时给予前庭神经抑制剂如地西泮、苯海拉明等，利尿脱水剂如氢氯噻嗪等，尽快缓解眩晕、恶心等症状。还可应用抗胆碱能药如山莨菪碱等，血管扩张剂及钙离子拮抗剂如氟桂利嗪、尼莫地平等。控制不佳的患者可采用鼓室注射庆大霉素或激素。

3. 手术治疗　对反复发作、症状较重，长期保守治疗无效的患者，可根据情况选择下列术式进行手术治疗：①内淋巴囊手术；②前庭神经切断术；③半规管阻塞术；④迷路切除术。

【护理诊断和护理措施】

常见护理诊断 / 护理问题	护理措施	措施的依据
舒适受损	1. 发作期应卧床休息	减少活动，减轻症状
	2. 室内温湿度适宜、室内宜暗，光线柔和	保持环境舒适、安静
有受伤的危险	1. 卧床时加床档保护	防止眩晕发作时坠床
	2. 对发作频繁的患者，告知其尽量不要单独外出、骑车或登高等。不可从事驾驶、高空作业等职业	防止意外发生
感知觉紊乱：听觉	在与单侧听力下降患者沟通时尽量靠近健侧，与双侧耳聋患者沟通时适当提高音量，以患者能够听清为宜	与患者有效沟通
焦虑	1. 向患者讲解疾病相关知识	消除疑虑，使其能够积极配合治疗
	2. 对眩晕发作频繁的患者多做解释工作	帮助其树立战胜疾病的信心
知识缺乏	1. 对长期应用排钾利尿剂者，注意适当补钾	避免水电解质紊乱
	2. 用镇静药期间，活动时注意看护	防止患者发生意外
	3. 指导患者平时注意保持良好的心态，适当锻炼身体，调节好饮食，有规律地生活和工作，尽量缓解心理压力	避免或减少疾病复发
	4. 指导患者低盐饮食，发作时少饮水	减轻内耳膜迷路积水

Note:

知 识 拓 展

梅尼埃病患者慢性失衡的康复治疗

由于梅尼埃病的单侧外周前庭功能减退且中枢前庭代偿不完全的患者会有严重的慢性失衡（主观性头晕、姿势不稳和动态视力下降），患者跌倒的风险明显增加。美国耳鼻咽喉-头颈外科学会（AAO-HNS）的《梅尼埃病诊疗指南》（2020 版）中提出，梅尼埃病患者的慢性失衡应行前庭康复治疗，包括梅尼埃病发作间期的姿势不稳和迷路切除治疗（包括化学迷路切除即鼓室注射庆大霉素、手术迷路切除术及前庭神经切断）之后的患者。

三、迷路炎

迷路炎（labyrinthitis）又称内耳炎，是化脓性中耳乳突炎较常见的并发症。中耳及乳突的内侧壁与内耳相毗邻，中耳乳突的内侧骨壁就是内耳的骨壁，故当中耳乳突有化脓性炎症时，特别是骨质破坏肉芽增生的中耳乳突炎时很容易通过被炎症侵蚀的内耳骨壁引起内耳炎症发生。迷路炎可分为局限性迷路炎（亦称迷路瘘管）、浆液性迷路炎和化脓性迷路炎 3 个类型。

【病因和发病机制】

1. **局限性迷路炎**　多为胆脂瘤或肉芽组织腐蚀骨迷路形成瘘管，故也称迷路瘘管。此型临床上较多见。多位于外半规管隆凸处，偶尔位于鼓岬处，发生于其他部位者更少见。

2. **浆液性迷路炎**　浆液性迷路炎是以浆液或浆液纤维素渗出为主的内耳弥漫性非化脓性炎性疾病或炎性反应。化脓性中耳乳突炎急性发作时，细菌毒素或脓性分泌物经迷路瘘管、蜗窗、前庭窗或血行途径侵入或刺激内耳，产生弥漫性浆液性炎症。如治疗得当可恢复正常，若治疗不当则可发展成为化脓性迷路炎，将成为死迷路。

3. **化脓性迷路炎**　化脓菌侵入内耳，引起内外淋巴间隙内的弥漫性化脓性炎症，称化脓性迷路炎。破坏正常组织，使内耳功能完全丧失。炎症感染可继续向颅内扩散，引起颅内并发症。化脓性迷路炎多因中耳感染扩散，从浆液性迷路炎发展而来；炎症消退后，内耳肉芽组织生成，继而结缔组织及新骨形成，成为"死迷路"。

【护理评估】

（一）健康史

询问患者有无长期慢性化脓性中耳炎病史，眩晕及耳鸣发作的特点、持续时间，听力下降的程度。

（二）身体状况

1. **局限性迷路炎**　有长期慢性化脓性中耳炎病史。阵发性或激发性眩晕。眩晕多在头位快速变动、耳内操作、压迫耳屏或擤鼻时发作，可伴有恶心、呕吐，持续数分钟至数小时不等，伴听力减退。

2. **浆液性迷路炎**　有明显的恶心和呕吐，眩晕与平衡失调较局限性迷路炎明显，呈持续性。患耳听力迅速明显减退，及时消除病变，听力多可恢复正常。

3. **化脓性迷路炎**　急性病程为 1～2 周。有重度的眩晕、恶心、呕吐，自发性眼震；病初听力即完全丧失，常因其他症状显著，患者多不注意。前庭功能代偿大约需 3～5 周，此时除患耳听力丧失外，无明显其他症状。急性前庭症状消退后，患者的前庭和耳蜗功能永不能恢复，成为"死迷路"。迷路感染可经内耳道、内淋巴囊、耳蜗水管或穿破后半规管骨壁而侵入颅内，发生脑膜炎、小脑脓肿、硬脑膜外脓肿及颅内静脉窦栓塞等并发症。凡脑脊液压力升高及其中淋巴细胞增加者应高度警惕。

（三）辅助检查

1. 听力学检查 局限性迷路炎性质和程度与中耳炎病变程度一致，一般仅有中度听力减退，有时听力尚佳，瘘管位于鼓岬者可呈混合性聋；浆液性迷路炎耳听力明显减退，消除病变后，听力多可恢复正常；化脓性迷路炎听力丧失。

2. 自发性眼震检查 不同种类的迷路炎眼震动方向不同。局限性迷路炎因病变刺激半规管的壶腹嵴，迷路多呈兴奋状态，故眼震方向多朝向患侧。若眼震方向指向健侧，提示病变较重，壶腹嵴的神经组织已遭破坏。浆液性迷路炎自发性眼震，早期眼震属兴奋型，即眼震快相向患侧，前庭功能亢进，该期持续时间短暂，随着病变发展患耳迷路功能由亢进转为抑制或消失，眼震表现为麻痹型，即眼震快相向健侧。待迷路内浆液渗出物吸收后，眼震及眩晕将逐渐消失。化脓性迷路炎自发性眼震向健侧。

3. 瘘管试验阳性 向耳内加压时出现眩晕及眼震，但若瘘管为肉芽组织所堵塞可为阴性。化脓性迷路炎无反应。

4. 前庭功能检查 局限性迷路炎大多正常，或患耳迷路过敏表现为亢进；浆液性迷路炎多受抑制，化脓性迷路炎功能消失，患者的前庭和耳蜗功能永不能恢复，成为"死迷路"。

（四）心理 - 社会状况

评估患者的年龄、受教育程度等，了解患者对本病的认知水平，了解家人对患者的支持程度。患者可因眩晕、恶心、呕吐发作而焦虑，影响正常的生活和工作。通过与患者沟通交流，了解其心理状态，认知程度。

【治疗要点】

1. 局限性迷路炎

（1）发作时应卧床休息，对症治疗，给予镇静剂，呕吐较频者应适当输液并可加用糖皮质激素药物，如地塞米松等，待症状平稳再行乳突手术。

（2）乳突手术：为主要疗法，应彻底清除胆脂瘤，对瘘管附近的上皮进行处理时应谨慎，以免开放迷路引起化脓性迷路炎。若不慎将瘘管打开，或对较大的瘘管，在去除病灶后应用组织将其修补。

2. 浆液性迷路炎

（1）对症治疗，如安定、镇静。呕吐频繁时应适当输液，并用适量糖皮质激素。

（2）急性化脓性中耳炎所致者，应卧床休息，在足量应用抗生素的同时给予对症治疗，严密观察病情，注意听力变化，必要时行单纯性乳突切开术。中耳胆脂瘤引起者，应在抗生素控制下行乳突根治术。

3. 化脓性迷路炎 大量抗生素控制下立即行乳突手术。疑有颅内并发症时，应急行乳突手术，并切开迷路，以利引流。补液应注意水电解质平衡。

【护理诊断和护理措施】

（一）术前护理

常见护理诊断 / 护理问题	护理措施	措施的依据
有受伤的危险	1. 卧床时加床栏保护	防止眩晕发作时坠床
	2. 将硬物、锐器远离患者	防止眩晕跌倒时受伤
	3. 告知患者家属应陪伴患者	及时发现患者的异常，以便医务人员及时处理，将损害降到最低

Note:

续表

常见护理诊断／护理问题	护理措施	措施的依据
营养失调：低于机体需要量	1. 剧烈呕吐者根据医嘱补液	防止水电解质失衡
	2. 发作间歇，根据患者饮食爱好进食可口的高热量、高蛋白质、富含维生素的流食或半流食	补充机体营养的需要
潜在并发症：颅内感染	1. 积极治疗化脓性迷路炎，配合医生做好迷路切开引流的准备	以利通畅引流，防止感染向颅内扩展
	2. 密切观察病情变化，监测生命体征、瞳孔，是否有无颅内压增高、嗜睡、表情淡漠等症状	及时发现颅内并发症，积极治疗
	3. 疑似有颅内并发症时禁用镇静、止痛药	以免掩盖病情，贻误治疗
	4. 遵医嘱使用足量抗生素	控制感染，对症治疗
感知觉紊乱：听觉	在与单侧听力下降患者沟通时尽量靠近健侧，与双侧耳聋患者沟通时适当提高音量，以患者能够听清为宜	与患者有效沟通
焦虑	1. 向患者讲解疾病相关知识	消除疑虑，使其能够积极配合治疗
	2. 对眩晕发作频繁的患者多做解释工作。介绍患者和类似手术且已痊愈的病友交谈	帮助其树立战胜疾病的信心
	3. 建立良好的护患关系	消除患者的恐惧心理
知识缺乏	1. 积极治疗中耳炎症，不可掉以轻心	防止疾病发展引起迷路炎等并发症
	2. 告知患者药物（镇静药、激素等）的作用、服用方法	准确使用药物，减轻症状
	3. 讲解疾病的相关知识和预后	让患者有一个适当的期望值
	4. 发作时减少患者活动及避免患者剧烈的活动（严重时可行头部制动）	避免引起眩晕发作时症状加剧的诱因，减轻症状

（二）术后护理

术后护理参照第二十三章第四节"慢性化脓性中耳炎术后护理"。

（田梓蓉）

四、良性阵发性位置性眩晕

良性阵发性位置性眩晕（benign paroxysmal positional vertigo，BPPV）俗称"耳石症"，典型表现为由头位相对于重力改变而触发的短暂眩晕发作，表现为视物旋转、平衡失控，常伴有恶心呕吐、心慌、出汗等自主神经功能失调的相关症状。常具有自限性，但易复发。

【病因和发病机制】

根据有无明确病因，BPPV 分为特发性和继发性，前者病因不明，临床上多见，约占 75%～90%。继发性 BPPV 原因众多，头部外伤、迷路炎、突发性耳聋、梅尼埃病、前庭神经元炎等是常见原因。BPPV 确切的发病机制尚不清楚，目前公认的学说包括以下两种。

1. **管结石症**　椭圆囊囊斑上的耳石颗粒脱落后进入半规管管腔，当头位相对于重力方向改变时，耳石颗粒受重力作用相对半规管管壁发生位移，引起内淋巴流动，导致壶腹嵴嵴帽偏移，从而出现相应的体征和症状。当耳石颗粒移动至半规管管腔中新的重力最低点时，内淋巴流动停止，嵴帽回复至原位，症状及体征消失。

2. **嵴帽结石症**　椭圆囊囊斑上的耳石颗粒脱落后黏附于壶腹嵴嵴帽，导致嵴帽相对于内淋巴的密度改变，使其对重力敏感，从而出现相应的症状及体征。

Note:

【护理评估】

（一）健康史

1. 询问患者眩晕发作的特点，以及眩晕发作时有无耳鸣、听力下降及听力下降的程度。

2. 了解患者既往有无耳疾病，有无家族史。

（二）身体状况

1. 眩晕多由患者相对于重力方向改变头位（如起床、躺下、床上翻身、低头或抬头）所诱发的、突然出现的短暂性眩晕，持续时间通常不超过 1 分钟。老年人可无眩晕，仅表现为头晕、头重脚轻、漂浮感、走路不稳感等。

2. 其他症状可包括恶心、呕吐、出冷汗等自主神经症状。

（三）辅助检查

1. 位置试验

（1）Dix-Hallpike 变位试验：是诊断后半规管 BPPV 的特异性检查。操作方法：患者坐于检查床上，头转向一侧 45°，在检查者帮助下快速躺下，头悬床边与水平面成 20°，观察 30 秒或至眼震消失后坐起。同手法检查对侧。后半规管 BPPV 患者当患耳朝下时可诱发出短暂眩晕和眼震。眼震有下列特征：①眼震为旋转性，左耳朝下的悬头位时眼震为顺时针方向扭转，右耳朝下时则出现逆时针方向的扭转眼震；②有潜伏期，一般为 2～10 秒，多为 5 秒左右；③持续时间短，一般不超过 1 分钟；④眼震迅速增强而后逐渐减弱，即渐强—渐弱的特点；⑤有疲劳性，反复试验眼震变弱甚至不出现；⑥从悬头位恢复至坐位时，可出现方向反向的极短暂眼震，即反向眼震。

（2）翻转试验（roll test）：是水平半规管 BPPV 的特异性检查。方法：患者坐于检查床上，在检查者帮助下迅速仰卧，抬高头部 30°，在水平半规管平面内左右转头，可诱发出两种类型的眼震即向地性眼震和背地性眼震，分别反映水平半规管 BPPV 的两种类型。

1）向地性眼震：当转向病侧（受累侧）时出现强烈的水平眼震朝向下位耳（受累耳），眼震向地；当患者转向健侧（非受累侧）时出现较弱的水平眼震，但快相仍朝向地（再次向地性眼震但方向已发生变化）；此型眼震多见，被认为是水平半规管管石症。

2）背地性眼震：不常见，仰卧位翻滚无论朝向哪侧诱发的眼震快相均不朝地（背地性）。当出现背地性眼震类型时，耳石很可能黏附于壶腹嵴（顶石症）或接近半规管的壶腹嵴。

准确定侧是水平半规管 BPPV 诊断的关键。水平半规管 BPPV 的有效治疗某种程度上取决于受累侧的正确判定，但有时判断较为困难，需要结合多种位置试验综合分析。一般认为，翻转试验中水平向地性眼震诱发眼震强度大、持续时间长的一侧为患侧；水平背地性眼震中诱发眼震强度小、持续时间短的一侧为患侧。

2. 听力学检查　纯音测听、声导抗等检查通常正常。

3. 影像学检查　一般无需影像检查。

4. 平衡功能检查　静态或动态姿势描记、平衡感觉整合能力测试，可表现为前庭觉不足。

5. 病因学检查　包括钙离子、血糖、血脂、尿酸、性激素等相关检查。

（四）心理 - 社会状况

评估患者的年龄、受教育程度等，了解患者对本病的认知水平。患者可因眩晕反复发作而焦虑、恐惧，或因影响正常的生活和工作而产生悲观情绪。通过与患者沟通交流，了解其心理状态。

【治疗要点】

1. 耳石复位　耳石复位是治疗良性阵发性位置性眩晕的首选方法，操作简便，可徒手或借助仪器完成，效果良好。复位时应根据不同半规管类型选择相应的方法。

（1）后半规管 BPPV 首选 Epley 法，具体步骤：患者正坐于检查床上，检查者位于床旁，双手把持患者头部向患侧转头 45°，保持上述头位不变，同时嘱患者迅速仰卧，头向后悬垂于床平面下 20°，继续把持患者头部向健侧转头 90°；保持头与身体的位置不变，嘱患者向健侧翻身 90°，待眩晕减轻（或消失）后坐起。复位过程中每一个位置都应该保持一定的时间，直到眼震或眩晕消失，通常至少保持30 秒。

（2）水平半规管 BPPV 首选 Barbecue 法，具体步骤：嘱患者取仰卧位头抬高 30°，将头部和身体一起向健侧转 90°；然后继续向健侧再转 90°，此时患者的体位为俯卧位；再继续向健侧转 90°；最后继续转 90° 回到平卧位。每个体位应停留一段时间，待眼震和眩晕消失后再变换下一体位，整个过程头部和身体共转动 360°。

2. **药物治疗** 原则上药物并不能使耳石复位，但鉴于良性阵发性位置性眩晕可能和内耳退行性病变有关或合并其他眩晕疾病，下列情况可以考虑药物辅助治疗：①当合并其他疾病时，应同时治疗该类疾病；②复位后有头晕、平衡障碍等症状时，可给予改善内耳微循环的药物。

3. **手术治疗** 对于诊断清楚、责任半规管明确，经过 1 年以上规范的耳石复位等综合治疗仍然无效且活动严重受限的难治性患者，可考虑行半规管阻塞等手术治疗。

4. **前庭康复训练** 可作为 BPPV 耳石复位后的辅助治疗，用于复位无效以及复位后仍有头晕或平衡障碍的病例，或在复位治疗前使用以增加患者对复位的耐受性。如果患者拒绝或不能耐受复位治疗，那么前庭康复训练可以作为替代治疗。前庭康复尤其适用于伴有头晕、不稳，跌倒风险高的老年患者。

【护理诊断和护理措施】

常见护理诊断 / 护理问题	护理措施	措施的依据
舒适受损	1. 发作期应卧床休息	减少活动，减轻症状
	2. 室内温湿度适宜、室内宜暗，光线柔和	保持环境舒适、安静
有受伤的危险	1. 卧床时加床栏保护	防止眩晕发作时坠床
	2. 对发作频繁的患者，告知其尽量不要单独外出、骑车或登高等。不可从事驾驶、高空作业等职业	防止意外发生
焦虑	1. 向患者讲解疾病相关知识，特别强调本病为良性，不至于引发严重后果	消除疑虑和恐惧心理，使其能够积极配合治疗
	2. 对眩晕发作频繁的患者，加强解释与疾病宣教	帮助其树立战胜疾病的信心
知识缺乏	1. 在进行手法复位的过程中，观察患者有无恶心、呕吐等，必要时遵医嘱给予镇静剂及抗眩晕的药物	及时发现病情变化，减轻患者的相关症状
	2. 用镇静药期间，活动时注意看护	防止患者发生意外
	3. 鼓励患者复位治疗后加强运动，尽快回归正常工作和生活	促进前庭功能代偿
	4. 告知患者在日常生活中需保证充足睡眠，积极治疗高血压、高血脂等基础疾病；中老年女性患者必要时可适当补充维生素 D	降低耳石症复发概率

知 识 拓 展

BPPV 治疗与研究大事记

1921 年　Barany 描述一例女性位置性眩晕的病例

1952 年　Dix 和 Hallpike 正式命名 BPPV，并提出 Dix-Hallpike 试验

1969 年　　Schuknecht 提出顶石症理论

1979 年　　Hall 提出管石症理论

1980 年　　Epley 发明了通过重力作用将半规管内漂浮的耳石迁移出后半规管，即耳石复位法

1983 年　　Semont 报道耳石解脱手法，即 Semont 手法

1985 年　　首例水平半规管 BPPV 报道

1992 年　　Parnes 在后半规管阻塞手术中发现了内淋巴中漂浮的耳石

1994 年　　Lempert 报道水平半规管耳石 BBQ 复位法

1998 年　　Gufoni 报告 Gufoni 复位法

2004 年　　Squires 等建立了耳石在半规管内流体动力学数学模型

2008 年　　BPPV 临床诊疗循证指南诞生，由美国耳鼻咽喉头颈学会（AAO-HNSF）发布

2015 年　　Barany 学会发布 BPPV 诊断标准

2017 年　　AAO 更新 BPPV 临床诊疗指南

2019 年　　John Epley 逝世

五、前庭神经炎

前庭神经炎（vestibular neuritis）是指一侧前庭神经急性损害后出现的，临床表现为急性、持续性眩晕，伴恶心、呕吐和不稳，易向患侧倾倒等症状的一种急性前庭综合征，是临床常见的急性外周性眩晕疾病，仅次于良性阵发性位置性眩晕和梅尼埃病。前庭神经是第Ⅷ对脑神经发出的分支，分为上下两支。前庭上神经在颞骨中穿行的骨性通道比前庭下神经长 7 倍以上。临床上前庭上神经炎最常见（55%～100%），同时累及前庭上、下神经少见（15%～30%），仅累及前庭下神经最少见（3.7%～15%）。

【病因和发病机制】

前庭神经炎确切的发病机制尚不清楚，病毒感染是目前广为接受的可能病因。病理学研究结果显示，2/3 的前庭神经炎患者前庭神经节细胞中可检测到Ⅰ型单纯疱疹病毒（HSV-1）DNA 的表达，伴随 CD8＋T 淋巴细胞、细胞因子和炎症趋化因子的聚集，表明这些患者的前庭神经节中存在 HSV-1 的潜伏感染，因此推测潜伏病毒的再激活可能是前庭神经炎的主要发病原因。病毒激活后会引起前庭神经肿胀，而肿胀的前庭神经受周围骨壁压迫，导致最终的损害。

【护理评估】

（一）健康史

1. 询问患者眩晕发作的特点，发作时有无耳鸣、耳闷、听力下降、有无失衡。

2. 了解患者近期有无病毒感染史。

（二）身体状况

1. 起病急，眩晕症状严重，表现为天旋地转，与体位无关。一般在起病后 24 小时内发展至高峰，随后症状逐渐减轻。急性期患者常会选择健侧耳向下、闭目侧躺、保持头部不动等姿势以减轻眩晕症状。

2. 患者在闭目直立或闭眼原地踏步时会出现向患侧的倾倒或偏科，在坐位或站立时可伴有头部向患侧倾斜，同时可出现患侧眼位低、健侧眼位高（垂直反向偏斜）的眼偏斜体征。

3. 其他症状可包括恶心、呕吐等自主神经症状，头晕、头重脚轻、漂浮感、平衡不稳感，在行走或快速头动时出现振动幻视。

（三）辅助检查

1. 前庭功能检查　包括自发性眼震、凝视眼震、视动、平稳跟踪、扫视、冷热试验、旋转试验、摇头试验、头脉冲试验、前庭自旋转试验、前庭诱发肌源性电位、主观垂直视觉/主观水平视觉等。

（1）自发性眼震：常见为单向水平或水平略带扭转的自发性眼震，眼震快相指向健侧，改变凝视方向时眼震符合亚历山大定律，即向健侧凝视时，眼震速度幅度增大；向患侧凝视时，眼震速度幅度减少，但眼震方向和眼震类型不发生改变。水平方向摇头、乳突或前额部震动、过度通气均可使眼震幅度增强。

（2）头脉冲试验：分别显示 6 个半规管的高频功能状态。在向患侧甩头时，可观察到增益下降伴明显的纠正性扫视眼动。

（3）前庭诱发肌源性电位（vestibular evoked myogenic potentials，VEMPs）：包括眼性前庭诱发肌源性电位（ocular vestibular evoked myogenic potential，oVEMP）和颈性前庭诱发肌源性电位（cervical vestibular evoked myogenic potentials，cVEMP）；oVEMP 来源于椭圆囊，并经前庭上神经传入，投射到对侧眼下斜肌，反映同侧椭圆囊和前庭上神经功能情况。cVEMP 起源于球囊，经前庭下神经传入后，经中枢神经系统分析后引起同侧的胸锁乳突肌收缩，反映同侧前庭下神经和球囊的功能状态。前庭神经炎患者 VEMP 检查主要表现为引出阈值增高、引不出或振幅降低。VEMP 和头脉冲试验结合可辅助前庭神经炎的侧别或前庭上、下神经受累的定位诊断。

2. 听力学检查　听力通常不受损。

3. 影像学检查　耳部 CT、MRI、钆造影 MRI 等，通常无阳性发现。

4. 平衡功能检查　静态或动态姿势描记、感觉整合试验（sensory organization test，SOT）等，可表现为前庭觉不足。

5. 病因学检查　包括血常规、病原学检查等相关检查。

（四）心理 - 社会状况

评估患者的年龄、受教育程度等，了解患者对本病的认知水平。患者可因眩晕剧烈发作而焦虑、恐惧，或因影响正常的生活和工作而产生悲观情绪。通过与患者沟通交流，了解其心理状态。

【治疗要点】

1. 药物治疗　①眩晕急性发作时可短暂应用前庭抑制剂如盐酸异丙嗪、地西泮等药物，但此类药物会延迟中枢代偿的建立，故不建议长期使用，原则上不超过 3 天。②眩晕急性发作时可短期小剂量应用糖皮质激素，通过其抗炎作用，减轻前庭神经和内耳前庭的组织肿胀而改善外周前庭功能。③辅助使用增强前庭代偿的药物如倍他司汀和银杏叶提取物。

2. 前庭康复训练　是目前前庭神经炎的主要治疗方法，通过中枢适应和代偿机制促进患者功能恢复，主要包括一系列反复进行的头部、颈部及躯体的运动训练，目的是：①增强凝视稳定性；②提高姿势的稳定度；③改善眩晕症状；④改善日常活动能力。鼓励患者越早开展康复效果越好。前庭康复训练方案参见知识拓展。

> **知 识 拓 展**
>
> **前庭康复方案概要**
>
> （一）眼动练习
> 眼睛固定于一个静止视靶，左右摇头，上下点头。
> （二）步态与平衡训练
> （1）静止站立在不同的支撑面（脚分开，并拢）。

（2）静态站立，不同的手臂位置（手臂远离身体，手臂接近身体，手臂向前伸，手臂扔球）。

（3）坐位，弯腰拾起物体。

（4）行走时左右摇头。

（5）行走时上下点头。

（6）行走时双手抛球。

（7）平地上脚跟脚尖直线走。

（8）海绵垫/泡沫垫站立（睁眼、闭眼）。

（9）海绵垫/泡沫垫站立（单腿交替）。

【护理诊断和护理措施】

常见护理诊断/护理问题	护理措施	措施的依据
舒适受损	1. 急性发作期应卧床休息	减少活动，减轻症状
	2. 在进行前庭康复训练的过程中，观察患者有无恶心、呕吐等，必要时暂停治疗	及时发现病情变化，减轻患者的相关症状
	3. 室内温湿度适宜、室内宜暗，光线柔和	保持环境舒适、安静
有受伤的危险	1. 卧床时加床栏保护	防止眩晕发作时坠床
	2. 对不稳症状较重、存在运动性视觉模糊的患者，告知其尽量不要单独外出、骑车或登高等。不可从事驾驶、高空作业等职业	防止意外发生
焦虑	1. 向患者讲解疾病相关知识	消除疑虑和恐惧心理，使其能够积极配合治疗
	2. 对眩晕发作剧烈的患者多做解释工作	帮助其树立战胜疾病的信心
	3. 对焦虑严重患者及时进行心理干预	焦虑状态与预后和继发功能性眩晕密切相关
知识缺乏	1. 患者活动时告知家属注意看护	防止患者发生意外
	2. 为患者制定个性化的前庭康复训练方案，指导其尽早开始锻炼	早期前庭康复训练有助于改善症状
	3. 告知患者在日常保持良好的生活习惯，规律运动，增强体质	提高机体抵抗力

（吴沛霞）

第六节　耳聋患者的护理

一、概述

耳为人体可接受声音刺激的唯一器官，其主要功能是听觉。正常情况下，人耳可听到的频率为20～20 000Hz，声强为 0dB HL 的声音。在人体整个听觉系统中，传音、感音、神经冲动、综合分析等任何一个环节出现结构异常或功能障碍，均可表现为不同程度的听觉功能损伤，一般将其统称为耳聋。

根据病变的性质和部位，耳聋可分为器质性耳聋和功能性耳聋两大类。器质性耳聋按病变部位又可分为传导性耳聋、感音神经性耳聋和混合性耳聋。传导性耳聋的主要病变在外耳或中耳，气导听力损失通常不超过 60dB；感音神经性耳聋的主要病变在内耳、听神经或各级听中枢；混合性耳聋则兼具前两者病变。功能性耳聋因无明显器质性病变，又被称为精神性耳聋或癔症性耳聋。根据发病的时间，耳聋可按出生前、后划分为先天性耳聋和后天性耳聋，先天性耳聋又按病因不同分为遗传性耳聋和非遗传性耳聋。也可按语言功能发育的程度，即言语形成前、后可分为语前聋和语后聋。

按 WHO 耳聋分级标准，根据纯音测听的言语频率听阈的平均值分为 5 级：①轻度聋：语频听阈 26～40dB，听低声谈话有困难。②中度聋：语频听阈 41～55dB，听一般谈话有困难。③中重度聋：语频听阈 56～70dB，需大声说话才能听到。④重度聋：语频听阈 71～90dB，需在耳旁大声说话才能听到。⑤极重度聋：语频听阈 >90dB，在耳旁大声说话也听不清。

造成耳聋的原因有很多，如长期的噪声环境、耳外伤、感染、用药不当、免疫性疾病、遗传、某些化学物质中毒等都可引起耳聋。耳聋的发病率很高，据人口调查统计，每 1 000 名新生儿当中就有 1 名先天性聋儿。全球约有 7 亿人口听力损失在中等程度以上（听阈 >55dB），我国有听力语言残疾者达 2 780 万人，其中聋哑人 200 多万，并以每年 3 万多的数量在增长。耳聋给个人和家庭带来了巨大的痛苦，也给社会造成了沉重的负担。因此，对耳聋患者要早发现、早诊断、早治疗，查清病因，改善中耳内环境和传音功能，最大限度地恢复听力。

知 识 拓 展

听力筛查的意义

在我国，每年出生的新生儿中，重度以上听力障碍的发病率高达 1‰～3‰，听力障碍已成为我国第二大出生缺陷疾病；老年性耳聋的发病率亦随着人口比例的增加呈上升趋势，严重者会产生孤独感、情绪低落，增加老年痴呆症的风险。

国内外已有的实践证明，新生儿听力筛查是降低先天性耳聋致残率最有效的措施，而学龄前儿童听力筛查是对儿童听力追踪最有效的途径，也是避免儿童因耳聋致残的关键。由于老年性耳聋发病较隐匿，患者通常在听力障碍较重的情况下才就医，因此非常必要对老年人进行听力筛查，早期发现，早期给予正确、规范干预，从而减轻耳聋的危害性。

二、传导性聋

传导性聋（conductive hearing loss）是指外界声波在传入内耳的途径中，因外耳或中耳病变的阻碍，致使到达内耳的声能减弱，造成不同程度的听力下降。

【病因与发病机制】

1. **耳郭畸形**　先天畸形或后天缺损，使耳郭集声功能降低，对听力有轻微的影响。

2. **外耳道疾患**　畸形、炎症、异物、肿瘤、外伤等原因可致外耳道狭窄甚至闭塞，以致影响鼓膜运动。

3. **鼓膜病变**　鼓膜炎症、粘连或穿孔破裂时，受声波刺激后，其振动面积减少、振幅降低，造成声能损失。

4. **中耳疾患**　听骨链中断可使声能传导障碍；咽鼓管阻塞、感染等引起的急、慢性中耳炎可使鼓膜内陷、鼓室渗液，致听力下降，在临床较为多见。

【护理评估】

（一）健康史

询问患者既往病史，是否患过耳病；了解其用药史、家族史及工作和居住环境等。评估耳聋的程度、持续时间等。

（二）身体状况

主要表现为低音调耳鸣和不同程度的听力减退。

（三）辅助检查

1. 听功能检查

（1）音叉试验：Rinner 试验：阴性；Weber 试验：偏向患侧；Schwabach 试验：受试耳骨导延长。为传导性耳聋的重要特征。

（2）纯音测听：气导听阈提高 >25~60dB，骨导听阈基本正常。有气 - 骨导差。

（3）声导抗检查：判断鼓室压力和鼓膜的完整性。

2. 影像学检查　根据听功能情况选定 X 线、CT 或 MRI 检查，协助确定病变部位、范围及程度等。

（四）心理 - 社会状况

患者可因长期耳鸣、耳聋而痛苦焦虑，或因影响正常的生活和工作而产生悲观情绪，因此，护士应注意评估患者及家属的心理状况和情绪变化。对于易导致传导性耳聋的常见耳病，如鼓膜穿孔、急性中耳炎、外耳道炎症等，有些患者在起病初期不以为然，未能积极有效治疗而导致或加重耳聋，为此，护士还应评估患者的文化层次、对疾病的认知程度等，有助于实施健康教育，增进患者对疾病防治的正确认知，积极配合治疗。

【治疗要点】

1. 手术治疗　耳外伤、畸形，各种压迫咽鼓管疾病等可采取不同的手术方法使听力恢复。

2. 保守治疗　各种炎症所致的传导性耳聋，可应用抗生素使炎症消退，也可应用激素和抗组胺药物，减少渗出，使听力尽快恢复。

3. 选配适宜的助听器　适用于传导性耳聋及轻、中度感音神经性耳聋患者。选配前应作纯音听力测试，感音神经性耳聋患者应进行阈上功能测试或语言测听。依据听力图选用适宜的助听器，纯音听力测试阈值在 45~90dB 建议配用，效果较满意；>90dB 效果欠佳。

【护理诊断和护理措施】

常见护理诊断 / 护理问题	护理措施	措施的依据
感知觉紊乱：听力下降	1. 遵医嘱正确用药，观察用药效果，注意用药后反应。需手术治疗的患者，进行围手术期常规护理	对症治疗，减轻症状
	2. 根据患者听力损失的程度，协助选配适宜的助听器	帮助患者获得满意的助听效果
焦虑	1. 耐心倾听患者叙述，了解患者的心理顾虑，恰当疏导	减轻患者心理负担
	2. 对重度耳聋患者，可选用写字板、配合图片等方式与其交流	保证与重度耳聋患者的有效沟通
知识缺乏	1. 向患者讲解耳聋的相关知识和防护措施，使其正确认识和理解疾病	帮助患者树立战胜疾病的信心
	2. 指导患者积极治疗各种耳部疾病，如发生鼓膜穿孔或急性中耳炎等，应及时就医	防止形成慢性耳病损害听力
	3. 指导患者掌握使用和保管助听器的方法	保证助听器的正常功能

三、感音神经性聋

感音神经性聋（sensorineural hearing loss）是指耳蜗、听神经或听中枢发生病变，致使声音的感受与神经冲动的传导发生障碍，引起听力下降或消失。由于毛细胞病变引起的听力下降，称感音性耳聋；病变位于听神经及其传导径路者，称神经性耳聋；病变发生于听中枢者，称中枢性耳聋。

【病因与发病机制】

1. **先天性聋**　为出生时或出生后不久即发现有听力障碍。由于基因或染色体异常所致耳聋为遗传性聋；因妊娠早期母体病毒感染，或大量应用耳毒性药物，或产伤等因素所致耳聋为非遗传性聋。

2. **非遗传性获得性聋**　占90%以上。常见有老年性聋、传染病源性聋、全身系统疾病性聋、耳毒性聋、创伤性聋、特发性突聋、听神经病及自身免疫性聋等。

【护理评估】

（一）健康史

详细了解患者出生史、疾病史、用药史和家族史等。

（二）身体状况

患者表现为听力下降或耳聋，耳鸣多为高调音。

（三）辅助检查

1. **听功能检查**

（1）音叉试验：Rinner 试验：（±）；Weber 试验：偏向健侧；Schwabach 试验：受试耳骨导缩短。

（2）纯音测听：气、骨导曲线均下降，无气骨导差。一般高频听力损失较重，少数以低频听力损失为主。

2. **影像学检查**　根据听觉功能情况选定 X 线、CT 或 MRI 检查，协助确定病变部位、范围及程度等。

（四）心理-社会状况

患者因耳鸣、耳聋而痛苦，也由于耳聋影响人际交往而对正常生活和工作失去热情，产生悲观和焦虑心理。因此，护士应注意评估疾病对患者生活、工作及心理情绪的影响程度，以及患者年龄、文化层次、经济状况和对疾病的认知程度等。

【治疗要点】

1. **药物治疗**　根据病因及类型用药，如细菌或病毒感染所致耳聋给予抗生素或抗病毒药物治疗；自身免疫性聋可应用类固醇激素或免疫抑制剂。还可应用扩血管药物、降低血液黏稠度药物、能

Note：

量制剂和神经营养药物等。

2. 选配助听器　药物治疗无效可配助听器。

3. 手术治疗　对有手术指征的患者可行手术治疗,去除病变,改善听力。

4. 人工耳蜗植入　主要适用于双耳极重度感音神经性聋、使用助听器等助听装置无法改善听力和言语理解能力的患者等。术前应对患者进行全面、综合的评估,术后需长期进行听觉言语康复训练,可使极重度及全聋患者恢复部分言语功能。

【护理诊断和护理措施】

参见本节"二、传导性聋"。

知 识 拓 展

人工耳蜗的进展

人工耳蜗(cochlear implant)是一种具有特殊的声 - 电能转换功能的精密电子仪器,也称仿生耳、电子耳蜗。1978 年澳大利亚人格雷姆·克拉克(Graeme Clark)首先研制成功了可应用于临床的多导人工耳蜗,先后被批准用于成人和儿童。人工耳蜗植入,是通过提供听觉神经的电子刺激,帮助那些因为耳蜗毛细胞受到损害的极重度及全聋患者感知到声音,获得或恢复部分听觉。如今,人工耳蜗已经是国际公认的,能使重度或极重度感音神经性聋患者恢复听觉的最有效装置,全球已有几十万耳聋者受益于这项技术。我国也已研制成功新一代多导人工耳蜗应用于临床。

第七节　耳鸣患者的护理

耳鸣(tinnitus)是耳科最常见的症状之一,分为主观性耳鸣(subjective tinnitus)和客观性耳鸣(objective tinnitus)。临床上以主观性耳鸣为多见,是指主观上感觉耳内或颅内有响声,而外界并无相应的声源存在。其发病率可随着年龄的增长而升高,一般人群中约有 17% 可发生不同程度耳鸣,老年人的发生率可达 33%。客观性耳鸣少见,是指患者及他人都能听到的耳鸣。

【病因与发病机制】

（一）听觉系统内病变

1. 外耳病变　当耳郭、外耳道软骨部或骨部发生病变阻塞外耳道时,可妨碍声波传入中耳,此时外周环境中的噪声也被隔绝,致使体内产生的生理性杂音因失去外界噪声的掩蔽而相对增强造成耳鸣。

2. 中耳病变　可引起不同程度的传导性聋,削弱环境噪声对体内生理性杂音的掩蔽作用而导致耳鸣。

3. 耳蜗病变　其所致耳鸣的发病机制尚不明确,大多数学者认为与病变部位的自发性放电活动有关。

4. 蜗后病变　该部位病变如听神经瘤、脑膜瘤、胆脂瘤或局部炎症、血管异常等,压迫听神经可刺激产生异常的神经冲动而出现耳鸣。

5. 中枢听觉径路病变　该部位病变如多发性硬化、肿瘤等可对听觉传导路径反射弧造成干扰而产生耳鸣。

（二）听觉系统外病变

1. 血管源性病变　颈动脉或椎动脉系统的血管病变或血管畸形均可引起耳鸣,如动 - 静脉瘘、动脉瘤等,常产生与脉搏同步的搏动性杂音或吹风样杂音。

2. 肌源性病变 腭肌阵挛可听到与软腭痉挛性收缩节律同步的不规则的咯咯声,多由精神因素引起,也可由神经系统病变引起,是客观性耳鸣常见原因。中耳肌的痉挛性收缩也可产生典型节律的咔嗒声。

3. 咽鼓管病变 咽鼓管异常开放可听到与呼吸节律同步的耳鸣声。

4. 颞颌关节病 如牙齿咬合错乱或颞颌关节炎等,可在张口闭口时听到外耳道附近有咔嗒声。

5. 其他疾病 如甲状腺功能异常、颈椎病、高血压、糖尿病等也可引起耳鸣;精神心理疾病患者可出现幻听,如听见被责骂的语言样耳鸣声,但不属于耳鸣。

【护理评估】

（一）健康史

评估患者有无外耳、中耳病变等耳源性疾病史,有无高血压、糖尿病、甲状腺功能异常、神经症等全身性疾病病史,有无耳毒性药物史及家族史。评估发病情况,如耳鸣出现的时间、持续时间、变化的过程及耳鸣的性质、伴随症状、严重程度等,了解耳鸣发生的影响因素,如失眠、疲劳、体位变化、心理状态的影响等。

（二）身体状况

1. 局部症状 以主观性耳鸣多见,表现为单侧或双侧耳鸣,常见描述有嗡嗡声、蝉鸣声、汽笛声、响铃声等,也有复杂的声音如音乐声;声调高低不等,呈间歇性或持续性耳鸣,持续时间不定;轻者仅在安静时感觉到耳鸣声,重者可影响正常的生活和工作。客观性耳鸣主要为血管搏动声、肌肉痉挛声、咽鼓管异常开放的呼吸音;由颞下颌关节紊乱引起者,张口或闭口时可听到咔嗒声。

2. 全身症状 由听觉系统疾病引起的耳鸣可伴有听力下降或眩晕等症状,全身性疾病引起的耳鸣无听力障碍或眩晕发生,却常提示疾病本身的相关症状加重,如高血压患者出现耳鸣或加重时,提示血压升高;长期注射链霉素出现耳鸣,提示发生药物毒性反应等。

（三）辅助检查

1. 专科检查 除常规检查外,应进行颈部检查与颞颌关节检查。如搏动性耳鸣可进行头颈侧及耳部听诊,以评估有无血管搏动声,颈部转动、压迫颈动（静）脉对耳鸣有无影响等。听力有异常者需进一步检查,如前庭功能、神经系统检查。

2. 影像学检查 必要时可行 CT 或增强磁共振和血管磁共振,如搏动性耳鸣需做 MR 动脉成像（magnetic resonance arteriography，MRA）、MR 静脉成像（magnetic resonance venography，MRV）以及颈部血管 B 超。

（四）心理 - 社会状况

耳鸣和焦虑互为因果。耳鸣会影响患者睡眠质量,导致患者出现烦躁、焦虑、抑郁等心理变化,有的患者因担忧耳鸣及所致听力下降的治疗效果,呈现出高度精神紧张状态。而这种压力和焦虑同时也会加重耳鸣,严重者可影响正常的工作和生活。因此,护士应注意评估耳鸣对患者情绪、生活及工作的影响程度,了解患者的文化层次及对疾病的认知程度等,以便给予患者恰当的疏导,促进疾病康复。

【治疗要点】

1. 对因治疗 积极治疗原发病,若原发耳病有手术指征可行手术治疗。

2. 药物治疗 根据患者情况可应用血管扩张剂、钙离子拮抗剂等,改善内耳血液循环;应用三磷酸腺苷、辅酶 A 等促进能量代谢,改善微循环;也可应用局部麻醉剂、肌松剂,口服抗惊厥药物、抗焦虑抑郁药物等。

3. 耳鸣习服疗法 包括咨询和声治疗两部分。咨询是由专业人员给予初步心理诊断和心理干

Note:

预；声治疗是采用音量很小的自然界声音、音乐、相声等转移注意力，原则上不能引起患者任何不适感，因此音量应小于耳鸣声，只能部分掩蔽耳鸣声。

4. 佩戴助听器 对伴有听力下降的耳鸣患者，可通过改善听力降低对耳鸣的关注。

5. 认知行为疗法 对持续耳鸣患者，可指导患者认识到导致自身压力增加的消极想法并改变，将其转变为有益的想法。

【护理诊断和护理措施】

常见护理诊断 / 护理问题	护理措施	措施的依据
舒适受损：耳鸣	1. 观察患者耳鸣的性质、特点，注意发生的时间、持续时间及严重程度，有无听力减退、眩晕等伴随症状	及时发现病情变化，为诊断和治疗提供依据
	2. 遵医嘱按时准确用药，观察用药后反应。配合做好耳鸣习服疗法的相关指导	对因、对症治疗，减轻症状
	3. 如伴有眩晕发作时，嘱患者卧床休息，并上好床挡	防止坠床、跌倒等意外发生
感知觉紊乱：听力下降	1. 保持安静舒适的休息环境，尽量减少或避免噪声的干扰	有助于保护或改善听力
	2. 避免使用耳毒性药物，如庆大霉素、链霉素等	防止引起耳中毒损害听力
	3. 协助选配适宜的助听器，通过治疗听力损失减轻患者对耳鸣的关注	改善患者生活质量
焦虑	1. 关心患者，鼓励其说出内心感受，耐心倾听，了解患者心理顾虑，有针对性进行疏导，使其认识到不良情绪对耳鸣的影响	缓解焦虑情绪，帮助患者做出积极转变
	2. 指导患者可适当听音乐、相声等，选择适合自己的休闲方式放松心情，保证休息和睡眠	帮助患者缓解压力
知识缺乏	1. 向患者讲解耳鸣相关知识和防护措施，正确认识和理解疾病	促进患者树立战胜疾病的信心，积极配合治疗
	2. 指导患者日常注意避免接触强烈的噪声，如遇噪声环境可佩戴防护耳罩、耳塞等。避免使用耳毒性药物	避免耳部神经损伤，保护听力
	3. 指导患者注意培养良好的生活习惯，患有高血压、糖尿病等全身性疾病者，应积极治疗基础疾病等	有效控制血压、血糖等可减轻或避免疾病性耳鸣的发生发展
	4. 指导患者适当调整工作节奏，注意休息和放松心情	缓解压力，避免耳鸣加重

第八节 面神经疾病患者的护理

一、贝尔面瘫

贝尔面瘫（Bell palsy）是指临床中原因不明且不伴有其他症状或体征的单侧、周围性面神经麻痹。主要表现为面部表情肌群麻痹，起病急，多在 72 小时内进行性加重，常为不完全性面瘫，有自愈倾向，多在 1～4 周可恢复；约有 15%～20% 的患者面神经功能完全丧失。

【病因与发病机制】

确切病因不明确。多数学者认为与单纯疱疹病毒（HSV）感染有关，也有学者认为与机体免疫力下降有关。其发病机制为各种原因导致面神经水肿，面神经管腔内压力增高，致使面神经兴奋性传导障碍，出现面瘫；也由于水肿长时间压迫面神经，导致其缺血性改变，严重者出现神经坏死。

【护理评估】

（一）健康史

评估患者近期有无上呼吸道感染、带状疱疹等病毒感染史，是否有身体疲劳感或有受凉情况，有无家族史等。评估发病时间及病情进展情况。

（二）身体状况

1. **局部症状**　口角歪斜，患侧口角下垂，口唇闭合不紧，流涎，笑、露齿时口歪向健侧；眼睑闭合不全，不能抬眉，患侧额纹消失，鼻唇沟浅或消失，睑裂扩大；用力闭眼时，眼球不自主向外上方转动，巩膜外露，称为"贝尔（Bell）面瘫"。

2. **其他症状**　面神经病变累及位置不同，可出现溢泪或无泪等泪腺分泌异常表现；患侧鼓索神经受累可致味觉异常；镫骨肌受累可致听觉过敏，表现为对强声刺激难以耐受。还会出现外耳道疼痛、耳鸣眩晕等症状。

（三）辅助检查

行面神经兴奋试验和面神经电图检查，可提示面神经为可逆病变或不可逆病变。

（四）心理 - 社会状况

贝尔面瘫多为无征兆突然发病，使患者产生紧张、恐惧和焦虑心理，因此，护士应注意评估疾病对患者心理情绪的影响程度。很多患者因面部形象改变而羞于见人，并担心治疗效果不佳而留有后遗症。为此，护士还应评估患者的文化层次、对疾病的认知程度等，有利于做好个体化的健康教育，使其对疾病能够有正确的认识和理解，积极配合治疗，促进康复。

【治疗要点】

1. **非手术治疗**　用于完全性面瘫但面神经可逆病变和不完全性面瘫的患者。常用方法为：①药物治疗，糖皮质激素类药物、抗病毒药物、血管扩张剂、维生素 B 族、脱水剂等。②高压氧治疗。③面部肌肉康复治疗。

2. **手术治疗**　对于完全面瘫、面神经不可逆病变的患者，可行面神经减压术。

【护理诊断和护理措施】

常见护理诊断 / 护理问题	护理措施	措施的依据
有感染的危险	1. 做好眼部保护。遵医嘱正确应用滴眼液或眼药膏；嘱患者减少用眼，外出时可佩戴墨镜，睡前涂眼膏，睡眠时可覆盖纱布或眼罩保护	防止角膜炎、角膜溃疡发生
	2. 遵医嘱正确用药，如糖皮质激素、抗病毒药物、营养神经及扩血管药物、脱水剂等，观察用药反应	正确实施治疗，减轻症状
	3. 做好口腔护理，餐后注意清除口腔内残留食物	防止口腔感染
焦虑	1. 向患者讲解治疗成功的案例，鼓励患者说出内心感受，了解患者心理顾虑，予以恰当疏导	帮助患者缓解焦虑情绪
	2. 指导患者外出可佩戴墨镜、口罩。公共场合进食时尽量选择固体、易咀嚼食物	维护自我形象，克服焦虑心理
知识缺乏	1. 向患者讲解面神经麻痹相关知识和康复措施，正确认识和理解疾病	促进患者树立战胜疾病的信心，积极配合治疗
	2. 指导患者进行患侧面肌锻炼、局部按摩等，忌用冷水洗脸	促进面肌康复
	3. 指导患者注意调节饮食营养均衡，加强身体锻炼，增强体质，预防病毒感染等	提高机体免疫力

二、半面痉挛

半面痉挛（hemifacial spasm）一般指特发性半面痉挛（idiopathetic hemifacial spasm），主要表现为一侧面部肌肉反复性、阵发性、不自主的抽搐。好发于中老年人。

【病因与发病机制】

病因尚无明确定论。有关病因学说主要有两种：一种是微血管压迫学说，认为面神经出桥小脑角处被伴行的微血管压迫所导致。正常与神经交叉走行的血管，如小脑前下动脉、小脑后下动脉、基底动脉等，在中年以后会出现硬变、血压升高，面神经在这些责任血管长期压迫下发生神经髓鞘损伤，神经纤维相互接触发生神经冲动"短路"，而引起面肌痉挛。另一种是面神经核病变学说，认为面神经运动核由于炎症或压迫等因素影响，致使神经节细胞出现异常突触联系，引起局灶性癫痫样放电。

【护理评估】

（一）健康史

评估患者年龄、性别、精神状态，以及是否有疲劳感等。评估面部痉挛发作频率、持续时间及伴随症状。

（二）身体状况

初期症状局限于眼睑阵发性抽搐，逐渐影响到面肌。症状轻者分散注意力可抑制发作；重者则不受意识控制，精神紧张、疲劳状态下可频繁发作，且症状随发作频率增加而加重。可伴有三叉神经痛。

（三）辅助检查

1. 常规检查　行脑电图、肌电图检查。

2. 影像学检查　必要时行中耳乳突 X 线、CT 检查，头 CT 或 MRI 检查，以鉴别是否为听神经瘤等引起的半面痉挛。

（四）心理 - 社会状况

面部阵发性不自主的抽搐给患者带来痛苦，对自身形象受损也造成精神压力，严重者会影响正常工作和生活。因此，护士应注意评估疾病对患者心理情绪、工作及生活的影响程度，了解患者的文化层次和对疾病的认知程度等，有利于做好个体化的健康教育，使其对疾病能够有正确的认识和理解，积极配合治疗，促进康复。

【治疗要点】

应用药物治疗，如口服卡马西平、苯妥英钠等解痉药物；用 80% 乙醇 0.5ml 注入茎乳孔面神经干处可暂时阻断其传导功能；面肌局部注射肉毒素进行面神经阻滞等。如药物治疗无明显效果，可考虑手术治疗，如微血管面神经减压术。

【护理诊断和护理措施】

常见护理诊断 / 护理问题	护理措施	措施的依据
舒适受损：面部抽搐	1. 观察评估患者发病频率、持续时间及有无三叉神经痛等伴随症状	及时发现病情变化，为治疗提供依据
	2. 遵医嘱正确给药，配合医生进行面神经阻滞治疗。如需手术治疗，遵医嘱行术前准备	对症治疗，减轻病症

续表

常见护理诊断 / 护理问题	护理措施	措施的依据
焦虑	1. 向患者讲解治疗成功的案例，鼓励患者说出内心感受，了解患者心理顾虑，予以恰当疏导	帮助患者缓解焦虑情绪
	2. 指导患者外出可佩戴墨镜、口罩	维护自我形象，克服焦虑心理
知识缺乏	1. 向患者讲解面肌痉挛相关知识和康复措施，正确认识和理解疾病	促进患者树立战胜疾病的信心，积极配合治疗
	2. 保持良好的心态和轻松愉快的心情；调节饮食营养均衡，加强身体锻炼，增强体质	提高机体免疫力，促进面肌康复

第九节　耳肿瘤患者的护理

一、听神经瘤

导入案例与思考

　　患者，刘女士，46 岁，三年前无明显诱因出现右耳耳鸣，伴有听力下降，未予重视。近半个月出现头痛、头晕症状，右耳听力下降明显，遂到医院就诊。头 MRI 检查示颅底占位，初步诊断：听神经瘤。

　　请思考：

　　1. 试述该患者术后可能存在的护理诊断有哪些？

　　2. 如该患者术后出现眩晕，早期活动时应做好哪些指导？

　　听神经瘤（acoustic neuroma, AN）是指起源于第Ⅷ对脑神经的良性肿瘤，又称前庭神经鞘瘤。约占颅内肿瘤的 6%～10%，占桥小脑角区肿瘤的 80%～90%。多见于成年人，好发年龄 30～50 岁，无显著的性别差异。单侧多发，偶见双侧。

【病因】

　　AN 起源于内听道内前庭神经的神经膜细胞，多来自前庭下神经，其次为前庭上神经。肿瘤生长速度缓慢，有文献报道，约 0.4～2.4mm/ 年。临床症状与肿瘤的位置和大小相关。早期较小时可引起耳部症状；后期可因肿瘤增大突出内耳道，累及三叉神经、面神经、听神经或压迫小脑、脑干，出现相应的症状。

【护理评估】

（一）健康史

评估患者年龄、性别等，详细询问其疾病史、用药史。

（二）身体状况

　　1. 早期症状　　肿瘤位于内听道时，主要表现为听力下降、耳鸣和前庭功能障碍。患者出现渐进性单侧听力下降为最常见的早期症状，耳鸣为单侧持续高音调，有轻度头晕、步态不稳等。

　　2. 中、晚期症状　　肿瘤进入桥小脑角时前期症状加重，压迫三叉神经可出现患侧面部麻木、神经痛、角膜异物感等；当肿瘤进一步增长压迫脑干，可出现头痛、脑积水、颅内高压一系列症状，严重者可因脑疝而死亡。

（三）辅助检查

1. 听力学检查　早期仅有轻度听力损害。脑干听觉诱发电位如有 V 波延迟或缺失，则提示桥小脑角占位。

2. 声导抗测试　镫骨肌声反射衰减阳性。

3. 前庭功能检查　早期患侧冷热刺激反应下降，出现自发性眼震提示瘤体压迫小脑和脑干。

4. 三叉神经试验　患侧角膜反射消失，皮肤触觉、痛觉下降或消失。

5. 影像学检查　CT、MRI 是诊断听神经瘤的主要依据。

（四）心理 - 社会状况

患者早期可因耳鸣、听力下降而产生焦虑，中晚期可因症状加重而增加痛苦，出现悲观情绪，以致影响正常的工作和生活。因此，护士应注意评估疾病对患者心理情绪、工作和生活的影响程度，了解患者的文化层次和对疾病的认知程度等，有利于做好个体化的健康教育，使其对疾病能够有正确的认识和理解，积极配合治疗，促进康复。

【治疗要点】

1. 手术治疗　通过不同手术入路切除肿瘤，主要途径有乙状窦后、迷路和颅中窝入路。

2. 伽马刀治疗　用于小听神经瘤的治疗。

【护理诊断和护理措施】

（一）术前护理

常见护理诊断 / 护理问题	护理措施	措施的依据
感知觉紊乱：听力下降	1. 保持安静舒适的休息环境，尽量减少或避免噪声的干扰	有助于保护听力
	2. 避免使用耳毒性药物	防止损害听神经
有误吸的危险	对有面部麻木、饮食呛咳等神经麻痹症状的患者，进食宜慢，避免食用过硬不易嚼碎或容易误吸的食物，不使用吸管饮水	防止误吸发生
有急性意识障碍的危险	1. 及时观察病情，注意倾听患者不良主诉，评估头痛性质、特点，遵医嘱按时准确用药	及时发现病情变化，为治疗提供依据
	2. 观察患者有无颅内压增高症状，如头痛加剧，出现呕吐、复视等情况立即报告医生及时处理	防止因颅内压增高发生脑疝
焦虑	1. 关心患者，鼓励患者说出内心感受，了解心理顾虑，予以恰当疏导	帮助患者克服焦虑心理，配合治疗
	2. 向患者讲解疾病相关知识及手术目的，介绍成功的手术案例，并进行术前心理疏导。按耳科患者术前常规护理做好术前准备	帮助患者树立战胜疾病的信心
营养失调：低于机体需要	对吞咽反射功能减弱的患者，遵医嘱静脉输入复方氨基酸、脂肪乳、血浆或白蛋白等。必要时鼻饲	满足机体需要，提高手术耐受力

（二）术后护理

常见护理诊断／护理问题	护理措施	措施的依据
有窒息的危险	1．严格轴式翻身，搬动患者时应轻稳，避免头部震荡或扭曲	防止呼吸中枢受压导致呼吸骤停
	2．注意观察呼吸，及时吸痰，保持呼吸道通畅，给予氧气吸入，如有异常及时通知医生处理，必要时配合行气管切开	术中刺激舌咽神经、迷走神经可致患者咳嗽无力、吞咽障碍，易发生呼吸道梗阻
	3．对声音嘶哑、呛咳的患者，应遵医嘱给予鼻饲饮食；鼻饲时适当抬高床头，注意注食速度不宜过快，防止食物反流	防止误吸导致窒息的发生
潜在并发症：脑水肿、脑出血	1．全身麻醉未醒时予去枕平卧位，待患者清醒后、血压平稳，可抬高床头15°～30°	促进颅内静脉回流，减轻脑水肿
	2．监测颅内压，遵医嘱应用脱水剂	对症治疗，减轻术后脑水肿
	3．密切观察患者神志、瞳孔和生命体征情况，尤其注意瞳孔和呼吸的变化以及有无颅内高压症状	警惕术后颅内出血而导致脑疝发生
	4．观察头部敷料及引流情况，注意引流液的颜色、性质和量。发现异常及时报告医生处理	警惕术后发生颅内血肿
有感染的危险	1．咳痰无力者应按时翻身、叩背并及时吸痰；有气管切开者，按气管切开常规护理，保持呼吸道通畅	防止肺部感染
	2．保持切口敷料清洁，如有渗出通知医生及时更换；保持引流管通畅，避免打折、受压、逆流	防止颅内感染
	3．监测体温变化，遵医嘱正确用药，观察患者用药反应，评估用药效果	预防或控制感染，为治疗提供依据
	4．留置胃管者，给予患者斜坡位，注食速度不宜过快，防止食物反流，并做好口腔护理	防止吸入性肺炎及口腔感染
有跌倒的危险	病情稳定宜早期下床活动。行走时有人搀扶；动作不协调的患者，指导先站稳再起步行走；使用有扶手的坐便器等。眩晕剧烈时注意卧床休息	早期康复锻炼促进前庭代偿，减轻眩晕，同时防止跌倒发生
有角膜溃疡的危险	术后因面瘫致眼睑闭合不全的患者，注意角膜保护，每日按时滴眼药水，睡眠时涂眼药膏并覆盖纱布	防止角膜溃疡
自我形象紊乱	1．关心患者，鼓励患者表达内心感受，了解心理顾虑，予以恰当疏导	帮助患者克服自卑心理，建立信心
	2．指导患者进行面部肌肉康复锻炼，配合按摩、针灸及理疗等	促进面瘫恢复
知识缺乏	1．做好出院指导，向患者讲解疾病康复相关知识，定期随诊复查	随诊病情，预防疾病复发
	2．做好出院后延续性护理，鼓励患者坚持进行面神经康复治疗及功能锻炼，如针灸、理疗、按摩、营养神经药物干预等	促进面瘫康复

二、中耳癌

中耳癌（carcinoma of middle ear）以鳞状上皮癌最多见，原发于中耳，也可继发于耳郭、外耳道或来自腮腺、鼻咽和颅底处的癌肿侵犯。好发年龄为 40～60 岁，无明显性别差异。中耳癌占全身癌的 0.06%，占耳部肿瘤的 1.5%。

【病因】

1. 与耳部炎症有关　约有 80% 的中耳癌患者既往有慢性化脓性中耳炎病史，且中耳炎病程一般在 10 年以上。炎症长期反复刺激出现血性分泌物，应考虑中耳癌的可能。

2. 其他因素　如电离辐射等理化刺激因素，也可继发于外耳道癌、鼻咽癌等癌肿对中耳的侵犯。

【护理评估】

（一）健康史

评估患者有无慢性化脓性中耳炎病史或其他耳源性疾病史。了解患有慢性化脓性中耳炎的病程及发病情况。

（二）身体状况

1. 局部症状　外耳道自发性出血或血性分泌物为最常见症状。早期仅有耳胀感，无明显疼痛；晚期耳部疼痛明显，表现为耳部刺痛或跳痛，可向耳后及咽部放射。

2. 其他症状　听力障碍多为传导性耳聋。肿瘤侵犯面神经时可出现同侧周围性面瘫，侵犯内耳时可出现眩晕；晚期中耳癌侵犯至颞颌关节等造成张口困难。

3. 体征　外耳道或中耳腔新生物，可见红色肉芽，触之易出血。晚期可有颈部淋巴结肿大。

（三）辅助检查

1. 影像学检查　行 CT 和 MRI 检查。CT 可显示中耳腔或乳突不规则的病灶；MRI 可显示肿瘤是否向颅内或腮腺侵犯。

2. 病理检查　取中耳腔或外耳道肉芽进行病理检查可以明确诊断。

（四）心理 - 社会状况

听力下降、外耳道血性分泌物、耳部疼痛、面瘫等一系列病症可导致患者产生焦虑、抑郁等心理变化，以致于影响其正常的工作和生活。因此，护士应注意评估疾病对患者工作、生活及情绪的影响程度。许多患者原有中耳炎所致耳聋，对听力下降未引起重视，通常发现癌变较晚。为此，护士还应评估患者的文化层次、对疾病的认知程度等，有利于做好个体化的健康教育，使其对疾病能够有正确的认识和理解。

【治疗要点】

早期多采用先手术再放疗的治疗方式；晚期则根据患者情况，先放疗缩小病灶，再行手术治疗。

1. 手术治疗　病灶仅局限于中耳腔或乳突腔的较小肿瘤，可行乳突切除术；若肿瘤对周围组织有侵犯时，可行颞骨次全切除术或颞骨全切除术。

2. 放射治疗　肿瘤侵犯颈动脉管手术无法清除时，可先行放疗以缩小肿瘤范围。

【护理诊断和护理措施】

常见护理诊断 / 护理问题	护理措施	措施的依据
语言沟通障碍	与患者沟通时要有耐心，减慢语速，吐字清楚，适当提高音量，也可使用写字板、图片等与患者交流	患者听力减退，应保证与其有效沟通
慢性疼痛	对耳部疼痛患者，遵医嘱正确用药，并观察用药后反应	缓解疼痛，增加患者舒适感
焦虑	1. 关心患者，鼓励患者说出内心感受，了解心理顾虑，予以恰当疏导	帮助患者克服焦虑心理，配合治疗
	2. 向患者讲解手术目的，介绍成功的手术案例，并进行术前心理疏导。按耳科患者术前常规护理做好术前准备	帮助患者树立战胜疾病的信心

Note：

续表

常见护理诊断/护理问题	护理措施	措施的依据
有受伤的危险	伴发眩晕或发作频繁时,指导患者注意休息,卧床时上床挡,行走时有人看护,避免单独外出	防止跌倒、坠床等意外发生
有角膜溃疡的危险	出现面瘫致眼睑闭合不全时,应做好角膜保护,眼部按时使用滴眼液,睡眠时涂抗生素眼膏,覆盖眼罩	防止角膜溃疡
潜在并发症:脑水肿、脑出血	1. 患者术后清醒、血压平稳,可抬高床头15°～30°	促进颅内静脉回流,减轻脑水肿
	2. 观察患者意识、瞳孔和生命体征变化;观察切口及局部敷料情况,有异常及时通知医生	颞骨切除术术中牵拉易导致脑水肿或损伤血管导致颅内血肿,警惕脑疝发生
有感染的危险	1. 保持切口敷料清洁,注意观察患者有无脑脊液漏,发现异常及时通知医生。保持引流管通畅,避免打折、受压、逆流	颞骨切除术若损伤硬脑膜可造成脑脊液漏,及时发现妥善处理预防感染
	2. 监测体温变化,如有高热遵医嘱对症处理,正确应用抗生素,观察用药反应及效果	预防或控制感染,为治疗提供依据
自我形象紊乱	1. 鼓励患者表达自己的感受,特别是如何看待自我的感受,有针对性进行疏导	帮助患者克服自卑心理
	2. 指导患者家人对其形象和情绪的变化有所准备,在家庭适应过程中给予支持鼓励	与家人共同努力,帮助患者建立信心
知识缺乏	1. 向患者讲解疾病相关知识,坚持锻炼,增强体质	帮助患者正确认识和理解疾病,促进康复
	2. 指导患者进食高蛋白、高热量、高维生素、易消化的流质或半流质饮食,忌食辛辣刺激性强及坚硬的食物	补充营养,防止用力咀嚼影响伤口愈合
	3. 指导患者注意保持耳道清洁,洗澡时耳内塞棉球,避免耳内进水	防止耳道感染,减轻放射损伤

(李连红)

思 考 题

1. 动物性外耳道异物是否可以直接取出,原因是什么?
2. 慢性化脓性中耳炎引起常见并发症有哪些?最危险的并发症是什么?患者可出现哪些表现?
3. 良性阵发性位置性眩晕的典型症状表现有哪些?
4. 简述耳鸣患者常见的护理诊断及相应的护理措施。
5. 简述听神经瘤患者术后主要护理诊断和相应的护理措施。

J

K

L

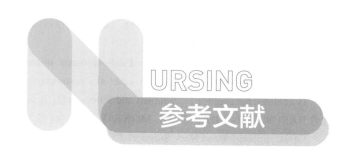

[1] 杨培增,范先群.眼科学[M].9版.北京:人民卫生出版社,2018.

[2] 席淑新,赵佛容.眼耳鼻咽喉口腔科护理学[M].4版.北京:人民卫生出版社,2018.

[3] 肖惠明.眼科护理技术操作规范[M].北京:人民卫生出版社,2018.

[4] 葛坚.眼科学[M].3版.北京:人民卫生出版社,2015.

[5] 韩德民.耳鼻咽喉头颈外科学[M].3版.北京:北京大学医学出版社,2019.

[6] 韩东一,肖水芳.耳鼻咽喉头颈外科学[M].北京:人民卫生出版社,2016.

[7] 席淑新,陶磊.实用耳鼻咽喉头颈外科护理学[M].北京:人民卫生出版社,2014.

[8] 席淑新.耳鼻咽喉科护士手册[M].北京:人民卫生出版社,2009.

[9] 孔维佳,周梁.耳鼻咽喉头颈外科学[M].3版.北京:人民卫生出版社,2018.

[10] 田勇泉.耳鼻咽喉头颈外科学[M].9版.北京:人民卫生出版社,2018.

[11] 胡国华,周善璧.感官系统疾病[M].北京:人民卫生出版社,2017.

[12] 孙虹,张罗.耳鼻咽喉头颈外科学[M].9版.北京:人民卫生出版社,2018.

[13] 韩杰,席淑新.耳鼻咽喉头颈外科护理与操作指南[M].北京:人民卫生出版社,2019.

[14] 韩杰.耳鼻咽喉头颈外科临床护理思维与实践[M].北京:人民卫生出版社,2012.

[15] 田梓蓉,韩杰.耳鼻咽喉头颈外科护理健康教育与康复手册[M].北京:人民卫生出版社,2019.

[16] 赵云娥,黄锦海.先天性白内障诊治精要[M].北京:人民卫生出版社,2019.

[17] 刘文.临床眼底病内科卷[M].北京:人民卫生出版社,2019.

[18] 吴文灿.鼻眼相关微创外科学[M].北京:人民卫生出版社,2020.

[19] 杨培增,叶俊杰,杨柳,等.我国急性前葡萄膜炎临床诊疗专家共识(2016年)[J].中华眼科杂志,2016,52(03):164-166.

[20] 亚洲干眼协会中国分会,海峡两岸医药卫生交流协会眼科学专业委员会眼表与泪液病学组,中国医师协会眼科医师分会眼表与干眼学组.中国干眼专家共识:定义和分类(2020年)[J].中华眼科杂志,2020,56(06):418-422.

[21] 中华医学会眼科学会眼底病学组.我国糖尿病视网膜病变临床诊疗指南(2014年)[J].中华眼科杂志,2014,50(11):851-865.

[22] 魏世辉,张晓君,钟勇,等.视神经炎诊断和治疗专家共识(2014年)[J].中华眼科杂志,2014,50(06):459-463.

[23] 李伊茗,颜华.交感性眼炎临床诊疗的研究现状与进展[J].中华眼底病杂志,2020,36(09):730-734.

[24] 中国单侧眼内期视网膜母细胞瘤诊疗专家共识(2019年)[J].中华眼科杂志,2019(04):250-254.

[25] 中华耳鼻咽喉科头颈外科杂志编辑委员会鼻科组,中华医学会耳鼻咽喉头颈外科学分会鼻科学组.鼻出血诊断及治疗指南[J].中华耳鼻咽喉科头颈外科杂志,2015,50(04):265-267.

[26] 中国医师协会睡眠医学专业委员会. 成人阻塞性睡眠呼吸暂停多学科诊疗指南 [J]. 中华医学杂志, 2018, 98 (24): 1902-1914.

[27] CLYTON JA. Dry eye[J]. The New England journal of medicine, 2018, 378 (23): 2212-2223.

[28] BOSSI P, CHAN A T, LICITRA L, et al. Nasopharyngeal carcinoma: ESMO-EURACAN Clinical Practice Guidelines for diagnosis, treatment and follow-up[J]. Annals of Oncology, 2021, 32 (04): 452-465.

[29] BASURA GJ, ADAMS ME, MONFARED A, et al. Clinical Practice Guideline: Ménière's Disease[J]. Otolaryngology Head Neck Surgery, 2020, 162 (2_suppl): S1-55.